AF610207

TRAITÉ

THÉORIQUE ET PRATIQUE

D'HYDROTHÉRAPIE MÉDICALE

PAR

LE DR F. BOTTEY

Médecin de l'Établissement hydrothérapique de Divonne,
Ancien interne des hôpitaux de Paris et de la Salpêtrière,
Membre correspondant
de la Société d'hydrologie médicale de Paris, de la Société médico-chirurgicale,
de la Société anatomique, etc.

PARIS

G. MASSON, ÉDITEUR
LIBRAIRE DE L'ACADÉMIE DE MÉDECINE
120, Boulevard Saint-Germain

E. PLON, NOURRIT ET Cie
IMPRIMEURS-ÉDITEURS
10, rue Garancière

1895

DU MÊME AUTEUR :

Le « Magnétisme animal ». Étude critique et expérimentale sur l'**Hypnotisme** (léthargie, catalepsie, somnambulisme, suggestions, etc.). In-18 de 300 pages. Paris, 3e édition, 1888; E. Plon, Nourrit et Cie, éditeurs.

Études médicales sur l'hydrothérapie. Paris, 1886; O. Berthier, éditeur.

De la douche froide très courte. Paris, 1886.

De la douche écossaise. *Annales de la Société d'hydrologie*, 1886.

Considérations sur les applications d'eau chaude et sur l'emploi combiné de l'eau chaude et de l'eau froide. *Annales de la Société d'hydrologie*, 1887.

Étude physiologique et thérapeutique sur l'action et la réaction en hydrothérapie. (Travail récompensé par l'Académie de médecine.) Paris, 1888.

De l'emploi du maillot humide. *Revue d'hygiène thérapeutique*, 1889.

De l'emploi du drap mouillé en hydrothérapie. *Revue d'hygiène thérapeutique*, 1890.

Hydrothérapie et neurasthénie. *Revue d'hygiène thérapeutique*, 1892.

Considérations pratiques sur la technique des douches. *Revue de clinique et de thérapeutique*, 1892.

De la douche chaude. *Revue d'hygiène thérapeutique*, 1892.

Considérations sur l'action physiologique de l'eau froide. *Annales de la Société d'hydrologie*, 1891.

Kyste hydatique primitif du poumon droit. Guérison. *Archives du praticien*, 1891.

Note sur un cas de contracture de la jambe droite guérie par l'hydrothérapie et la gymnastique médicale suédoise. *Bulletin de la Société médico-pratique*, 1886.

Réflexions sur un cas de claustrophobie. *Bulletin de la Société médico-pratique*, 1887.

Considérations sur une variété nouvelle de luxation de l'épaule (luxation en arrière et en bas ou rétro-axillaire). Paris, 1884.

La sorcellerie dans le Béarn. *Progrès médical*, 1882.

Du traitement des chancres simples par l'emploi de l'acide pyrogallique. *Annales de dermatologie*, 1883.

Considérations sur un cas d'obstruction intestinale datant de dix-huit jours, levée par l'électricité faradique. *Progrès médical*, 1884.

Réflexions sur un cas d'aphonie hystérique guérie par la suggestion hypnotique. *Bulletin de la Société médico-pratique*, 1887.

De la sialorrhée d'origine nerveuse. *Bulletin de la Société de biologie*, 1884. (En collaboration avec le Dr Gilles de la Tourette.)

Note sur la suggestion provoquée à l'état de veille chez les sujets hypnotisables. *Bulletin de la Société de biologie*, 1884.

Abcès alvéolaire du foie. *Bulletin de la Société anatomique*, 1881.

Luxation des vertèbres cervicales par flexion forcée de la tête. *Bulletin de la Société anatomique*, 1882.

Tumeur stéatomateuse à coque calcifiée du ventricule gauche du cœur. *Bulletin de la Société anatomique*, 1884.

Luxation de la cinquième vertèbre cervicale sur la sixième par extension exagérée de la tête. *Bulletin de la Société anatomique*, 1882.

Lithiase rénale phosphatique d'origine myélopathique. *Bulletin de la Société anatomique*, 1884; etc.

TRAITÉ

THÉORIQUE ET PRATIQUE

D'HYDROTHÉRAPIE MÉDICALE

PARIS. TYPOGRAPHIE DE E. PLON, NOURRIT ET Cie, RUE GARANCIÈRE, 8.

TRAITÉ

THÉORIQUE ET PRATIQUE

D'HYDROTHÉRAPIE MÉDICALE

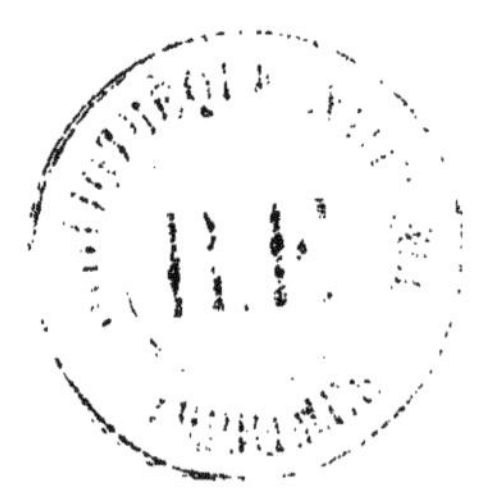

PAR

LE Dr F. BOTTEY

Médecin de l'Établissement hydrothérapique de Divonne,
Ancien interne des hôpitaux de Paris et de la Salpêtrière,
Membre correspondant
de la Société d'hydrologie médicale de Paris, de la Société médico-chirurgicale,
de la Société anatomique, etc.

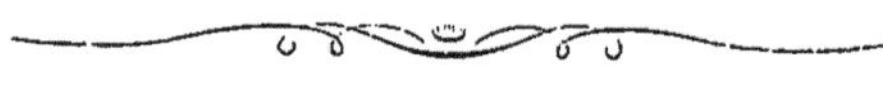

PARIS

G. MASSON, ÉDITEUR
LIBRAIRE DE L'ACADÉMIE DE MÉDECINE
120, Boulevard Saint-Germain

E. PLON, NOURRIT ET Cie
IMPRIMEURS-ÉDITEURS
10, rue Garancière

1895

INTRODUCTION

Après avoir fait ses débuts sans règles et sans formules rationnelles, d'une façon purement empirique, l'hydrothérapie est définitivement entrée, depuis bientôt un demi-siècle, dans une voie positive et expérimentale qui l'élève désormais à la hauteur d'une véritable science. Chaque jour voit éclore des travaux soit sur ses actions physiologiques, soit sur ses applications techniques ou sur les résultats heureux qu'elle enregistre.

Or, malgré le rang qu'elle occupe dans l'art de guérir et l'autorité dont l'appuie le corps médical presque tout entier, malgré la confiance qu'elle inspire aux malades et la place qu'elle a su prendre dans nos mœurs, cette méthode thérapeutique n'a pas encore pris rang — tout au moins en France — dans l'éducation médicale officielle, au point de vue d'un enseignement à la fois scientifique et pratique.

C'est pourquoi, bien que d'excellents ouvrages aient déjà été publiés sur la matière, nous avons pensé faire œuvre utile en venant apporter à notre tour les résultats de notre pratique et de notre observation journalière.

L'hydrothérapie ne se compose pas exclusivement de l'instrumentation et des appareils employés dans les établissements spéciaux. Elle possède, comme moyens d'action, une foule de procédés différents et variés, que l'on peut mettre en œuvre non seulement dans un établissement, mais encore au domicile même des malades; et « hydrothérapie » n'est pas uniquement synonyme de « douches », ainsi que beaucoup le croient.

C'est dans le but d'étudier d'une façon aussi pratique que possible les divers procédés de la méthode hydrothérapique, les actions thérapeutiques qu'ils déterminent et les indications auxquelles ils répondent, que nous avons écrit ce livre. Si nous avons pu, en agissant ainsi, éclaircir dans une certaine mesure les obscurités ou les points douteux qui règnent encore sur l'interprétation théorique des effets de l'hydrothérapie ou sur les applications pratiques de la méthode, notre tâche aura été remplie au delà de nos espérances.

TRAITÉ

THÉORIQUE ET PRATIQUE

D'HYDROTHÉRAPIE MÉDICALE

PREMIÈRE PARTIE

PARTIE PHYSIOLOGIQUE ET TECHNIQUE

CHAPITRE PREMIER

HISTORIQUE

L'*hydrothérapie* (de ὕδωρ, eau, et θεραπεύω, je soigne) est une méthode thérapeutique basée sur l'emploi fondamental de l'eau froide à l'extérieur. Mais, à côté de cette définition exclusive, il convient d'ajouter que l'eau froide peut être soit employée seule, soit combinée avec le calorique à des températures et sous des formes variables.

Temps primitifs. — L'emploi de l'eau, tant au point de vue de l'hygiène que du traitement des maladies, se perd dans la nuit des temps, et a toujours joué dans l'évolution des peuples primitifs un rôle prépondérant.

Dans les cérémonies religieuses de l'Égypte, plusieurs siècles avant Jésus-Christ, ainsi que chez les Perses et chez les Hébreux, les prêtres et les prophètes tenaient pour symbole entre leurs mains un vase plein d'eau. Dans les règles tracées par Moïse à son peuple, l'usage de l'eau est largement conseillé; plus tard, cette tradition est perpétuée par le baptême par immersion de la religion chrétienne et par les ablutions de la loi de Mahomet.

Dans les plus anciennes pratiques des Indous, on trouve le traitement de la rougeole par les affusions d'eau froide. Il en fut de même en Chine, où l'on voit un médecin (220 ans avant Jésus-Christ) prescrire à une femme atteinte de rhumatisme cent affusions d'eau glacée suivies d'enveloppement dans une couverture de laine.

Grecs. — Les Grecs, suivant en cela l'exemple des Scythes et des Mèdes, tenaient l'eau en grand honneur, et les bains froids à Sparte étaient rendus obligatoires par une loi.

La mythologie, du reste, a enregistré les bienfaits de l'hydrothérapie : Hercule a donné son nom aux bains érigés en son honneur et dans lesquels les athlètes venaient retremper leurs forces. Le dieu Mélampe, adoré comme médecin, aurait guéri les trois filles du roi d'Argos, Pétrus, en les obligeant à parcourir dix lieues et à se plonger ensuite dans l'eau glacée du fleuve Anigrus.

On retrouve également les pratiques balnéaires dans les temps héroïques de la Grèce : Ulysse, racontant ses aventures, dit que, dans le palais de la magicienne Circé, une nymphe apporta de l'eau, que l'on versa sur sa tête et sur ses épaules. Puis c'est Télémaque qui, reçu dans les États du roi Ménélas, est aussitôt emmené au bain. Enfin, l'on sait que les profanes ne pouvaient pénétrer dans le temple d'Esculape avant d'avoir pris des bains d'eau pure ou minérale, accompagnés de frictions et d'onctions.

Hippocrate a fourni sur l'emploi de l'eau, comme sur toutes les autres branches de la médecine, des données qui restent encore vraies aujourd'hui. Il recommande les affusions, qui doivent être courtes et précédées et suivies de frictions. Dans ses *Aphorismes,* il signale les qualités réfrigérantes, astringentes et antiphlogistiques de l'eau froide, qu'il applique au traitement des hémorragies, des plaies, des ulcères, du tétanos ; il conseille également les lotions d'eau chaude dans la fièvre bilieuse et les douleurs des yeux (1). Dans son *Traité de l'usage des liquides* et dans celui de la *Diète salubre et du régime,* il revient sur l'emploi médical et chirurgical de l'eau : il constate que le corps refroidi récupère sa chaleur dès qu'il est soustrait à l'action du froid, tandis qu'au sortir d'un bain chaud le corps se refroidit.

Romains. — Avec les Romains l'hydrothérapie se développe de plus en plus. On sait l'importance que jouaient les pratiques bal-

(1) *Aphorismes d'Hippocrate,* sect. V, 20, 21, 22, 23 ; sect. V, 42, 46.

néaires et hydriatriques dans la vie de nos ancêtres, ainsi qu'en témoignent les débris archéologiques des thermes gallo-romains, si répandus sur notre sol.

Tout d'abord les Romains se baignèrent dans le Tibre; puis ils fondèrent des établissements, dont plusieurs furent de véritables palais, remarquables par leurs dimensions et leur somptuosité. La disposition générale de ces bains était la suivante : d'abord une première salle, l'*apodytérium*, où l'on se déshabillait; puis on entrait dans le *tépidarium*, étuve sèche où l'air chaud était maintenu à une température fixe; on passait ensuite dans deux autres pièces, à une température plus élevée, le *calidarium* et le *laconicum;* de là, on pénétrait dans l'*aliptérium*, ou salle de massage, pour se rendre ensuite dans le *lavatorium*, où le baigneur était soumis à des ablutions d'eau tiède; enfin, on terminait par l'*onctorium*, où l'on se faisait essuyer, frictionner et parfumer. Il y avait également d'autres salles, telles que le *vaporarium*, ou étuve humide, le *frigidarium*, piscine d'eau froide, le *balneum*, composé de baignoires (*solia*), d'un bassin (*labrum*) et d'une piscine (*alveus*) d'eau tiède; dans cette dernière salle, certains Romains passaient quelquefois plusieurs heures de la journée, et y prenaient même leurs repas.

Asclépiade, de Bithynie, fut un des premiers fondateurs à Rome de l'hydrothérapie ancienne, au point de vue médical. L'eau à toutes les températures et sous toutes les formes, même en douches, était employée par ce médecin dans une foule de maladies. La doctrine médicale d'Asclépiade relevait du système philosophique d'Épicure; le corps humain, comme le reste de l'univers, était le résultat de la combinaison d'atomes en diverses proportions, et qui se meuvent dans des espaces libres ou pores. Toutes les maladies sont produites par la disproportion des atomes avec les pores, par le resserrement ou le relâchement de ces derniers; les maladies de relâchement (*laxum*) doivent se traiter par l'eau froide, les maladies de resserrement (*strictum*) sont justiciables de l'eau chaude.

L'empereur Auguste fut guéri d'une maladie de foie par un des élèves d'Asclépiade, Musa, grâce à des bains de vapeur suivis d'affusions d'eau froide. Cette guérison mit le bain froid à la mode, et Pline raconte que, pendant plus de cinq siècles, on ne pratiqua à Rome d'autre médecine que celle des bains (1).

Un autre médecin de ce temps, Charmis, avait fondé à Rome une sorte d'institut hydrothérapique, où il guérissait par les bains froids, qu'il prodiguait à ses malades d'une façon plus que rigou-

(1) Pline, *Hist. nat.*, lib. II.

reuse; un jour, en effet, raconte Pline, il aurait réclamé à l'un d'eux 200,000 sesterces (plus de 40,000 francs) pour un traitement hydrothérapique.

Celse, Galien, Cœlius Aurélianus ont également consacré les vertus de l'eau froide dans le traitement des maladies chroniques et de la fièvre.

A Rome, du temps de Galien, vers l'an 170, il existait deux camps bien distincts qui se faisaient une guerre acharnée, les *hydrophiles* et les *hydrophobes*; les partisans de l'eau, eux-mêmes, se divisaient en thermophiles (amis de l'eau chaude), psychrophiles (amis de l'eau fraîche), psychrolites (amis du bain froid), psychropathes (amis des boissons froides), psychropantes (partisans des deux modes).

Moyen âge. — Pendant le moyen âge, les auteurs restent muets sur l'hydrothérapie. Mahomet, vers la fin du sixième siècle, avait, à l'exemple de Moïse, prescrit au point de vue hygiénique des ablutions froides cinq fois par jour, au moment de la prière. Des médecins arabes, Rhazès, Avicenne, Averroès, firent sortir, plus tard, l'emploi de l'eau froide du domaine de la religion du Prophète, pour l'étendre au traitement de la variole et de quelques autres maladies.

C'est au moyen âge que prirent naissance la plupart de ces pratiques superstitieuses qui sont encore en usage de nos jours dans un grand nombre de localités. Les sources dans lesquelles on plongeait les malades ne devaient leurs vertus qu'à des charmes ou à des sortilèges, bien que, déjà, de bons esprits se fussent élevés contre ces superstitions. « Je ne veux laisser dire, écrit Ambroise Paré, qu'aucuns guarissent les playes avec eau pure, après avoir dit dessus certaines paroles, puis trempent en l'eau des linges en croix et les renouvellent souvent. Je dy que ce ne sont les paroles ni les croix, mais l'eau qui nétoye la playe, et par sa froideur garde l'inflammation et la fluxion qui pourrait venir à la partie offensée (1). »

Les thermes, dévastés à la suite de l'invasion des Barbares, furent restaurés par les moines vers le neuvième siècle, et la réglementation de ces bains fut même l'objet d'une assemblée des abbés de France, en 817, à Aix-la-Chapelle. Vers la même époque, le pape Adrien Ier ordonna au clergé d'aller se baigner, en procession et en chantant des psaumes, les jeudis de chaque semaine (2).

(1) Ambroise Paré, *Œuvres*, édit. Malgaigne. Paris, 1840.
(2) Girard, *Recherches sur les établissements de bains.*

Renaissance. — Au quinzième siècle, on voit Savonarola et Bianchelli, en Italie, préconiser les bains froids comme méthode thérapeutique. Barizzi prescrit des douches vaginales froides dans les affections de l'utérus.

Au seizième siècle, Mercurialis, Baccio, Viotti, en Italie, ordonnent les affusions froides et même les douches; il en est de même de Mordano, en Espagne. Gunter, en Allemagne, recommande les applications froides pour faciliter le sommeil.

Ambroise Paré, en France, applique l'eau froide à la chirurgie, et montre les bénéfices que l'on peut tirer de l'irrigation dans le traitement des plaies.

Cette période de la Renaissance pourrait fournir bien d'autres noms. Mais combien, encore, les théories étaient pleines d'obscurité, si l'on en juge par cet extrait d'une dissertation médicale de l'époque : « L'eau — disait un bachelier dans sa thèse — facilite la digestion, tempère le chyle, fluidifie le sang, apaise les humeurs et en corrige l'âcreté, donne de la flexibilité aux solides. On peut l'opposer à la diarrhée, à l'entérite, aux coliques, à la dysenterie, à la dysurie, à l'hystérie... »

Dix-septième siècle. — Il faut arriver au dix-septième siècle pour voir se grouper sous une forme plus précise les notions d'hydrothérapie. En 1697, un médecin anglais, Jean Floyer, publie sur la matière un traité vraiment digne de ce nom (1), dans lequel il donne les conseils de faire suer le patient avant de le plonger dans l'eau froide, d'envelopper le corps dans un linge mouillé et des couvertures chaudes, d'employer la course avant et après une immersion froide.

Vers la même époque, Septala, en Italie, recommandait les douches froides contre les coups de soleil et la céphalalgie; Hermann, en Belgique, se servait de l'eau froide contre la migraine, la manie, la paralysie, la constipation; Bartholin, Diembrœch, en Allemagne, l'employaient journellement en boisson et en immersion dans un grand nombre de maladies.

Dix-huitième siècle. — Au dix-huitième siècle, Frédéric Hoffmann, en Allemagne, fait paraître un volume *De aquâ medicinâ universali*, dans lequel il démontre que l'eau, *intus* et *extrà*, est le remède de toutes les maladies, tant aiguës que chroniques, des obstructions des viscères, de la néphrite, de la goutte, du scorbut,

(1) Floyer, *Psychrolusy or the history of cold bathing*, 2e édit. London, 1706.

des fièvres ardentes, etc. Les maladies étant le résultat de l'obstruction des organes par l'impureté et la stagnation des humeurs peccantes, on ne saurait leur appliquer de meilleur remède que l'eau, qui est le dissolvant universel. Plus tard, dans un second ouvrage *De aquæ frigidæ potu salutari*, il publia les résultats obtenus par l'eau froide dans la fièvre bilieuse, la syncope catarrhale et le choléra.

Les idées d'Hoffmann sont mises en pratique par les frères Hahn, ainsi que par Beer, Kruger, Ferro, qui appliquent l'hydrothérapie non seulement au traitement des affections chroniques, mais encore aux maladies aiguës et aux fièvres exanthématiques, variole, rougeole, érysipèle. J.-G. Hahn, pendant une épidémie de fièvre typhoïde des plus graves qui sévit à Breslau en 1737, soigna tous ses malades par des ablutions d'eau froide et obtint une statistique remarquable ; lui-même fut atteint, et fut guéri par le même traitement.

Moneta (de Varsovie) traite les affections aiguës des voies respiratoires par de fréquentes aspirations froides ; il recommande également, dans les mêmes cas, les bains de pieds froids et les compresses froides autour du cou.

En Russie, Samoïlowitz, médecin de Catherine II, obtient, à l'aide de frictions froides, de grands succès dans la fameuse peste de Moscou en 1771.

Boerhaave, en Hollande, Rovigo, Todano, Lanzani, Cyrillo, à Naples, se montrent les champions de la médication par l'eau.

En France, vers la fin du dix-huitième siècle, c'est surtout l'emploi chirurgical de l'eau froide qui reçoit une vigoureuse impulsion. Un grand nombre de médecins, parmi lesquels on doit citer Pibrac, Louis, Guérin, Percy, Larrey, introduisent définitivement cette méthode dans le traitement des plaies et d'un grand nombre d'affections chirurgicales. « Pour moi, disait Percy, j'aurais abandonné la chirurgie des armées, si l'on m'eût interdit l'usage de l'eau. »

Au point de vue médical, toutefois, il ne faut pas oublier de mentionner, en France, Geoffroy, Noguez, Portal, Tissot, Macquart, Grimaud, et surtout Pomme, qui se fait l'ardent propagateur de l'hydrothérapie et traite les maladies du système nerveux en plongeant les patients quelquefois plusieurs heures de suite dans des bains à 10°.

Mais ce sont encore les médecins anglais qui viennent, dans ce même dix-huitième siècle, apporter à l'hydrothérapie empirique des notions plus précises et plus méthodiques. Wright publiait en 1797 un grand nombre d'observations de maladies fébriles et de typhus guéris par les ablutions froides. Currie, de Liverpool, vient confir mer cliniquement, par de nouvelles observations, les faits précédents et relate cinquante-trois cas de typhus guéris par les affusions froides. En outre, Currie entreprend une série d'expériences physiologiques, en faisant usage du thermomètre qu'il place soit dans la bouche, soit dans l'aisselle des malades, pour démontrer l'action de l'eau froide, tant chez l'homme sain que dans le processus fébrile.

Les grandes bases de l'hydrothérapie de Currie, assises sur l'observation des faits, étaient : la soustraction de la chaleur, la sédation du système nerveux général, la suspension du mouvement phlogistique, l'accroissement de la vitalité des parties.

Dix-neuvième siècle. — Le commencement du dix-neuvième siècle voit encore apparaître quelques travaux sur l'emploi de l'eau froide. Frölich, s'inspirant des observations de Currie, se sert également du thermomètre pour constater l'action de l'eau froide sur l'économie (1821). La méthode de Frölich consistait à faire, dans les vingt-quatre heures, de trois à cinq applications d'une durée d'une à quatre minutes, jusqu'à l'apparition du frisson. En général, dit cet observateur, on voit la fréquence du pouls diminuer de dix à vingt pulsations par minute, la température du corps s'abaisser de 4° à 5° Fahrenheit.

Nous devons citer, en Allemagne, les noms de Reuss, Pfeufer, Hufeland, Thaer, Ærtel, ceux de Kern, en Autriche, de Milius, en Russie, d'Armstrong, S. Cooper et Fergusson, en Angleterre.

En Italie, Giannini applique avec succès l'eau froide au traitement des fièvres intermittentes. Il reconnaît aux affusions et aux immersions froides, employées pendant le stade de chaleur, les propriétés suivantes : arrêt de la fièvre et rémission, régularisation de l'intermittence, augmentation de l'action curative du quinquina, remède de l'accès, le quinquina restant celui de l'intermittence. Giannini appliquait également sa méthode au traitement du typhus, et l'on peut dire que cet observateur a été, avec Currie, le précurseur de Brand dans le traitement de la fièvre typhoïde.

En France, pendant la première moitié du dix-neuvième siècle, de nombreux médecins s'occupent de l'emploi de l'eau froide, tant au point de vue médical que chirurgical. Desgenettes (1802), Laudin, Lagorce, Dufour, Valentin, Cailliot, etc., publient des travaux sur ce sujet. Shaal et Hessert (1812) traitent la fièvre miliaire épidémique par les lotions et les ablutions froides.

Moriceau-Beaupré (1817) signale presque toutes les applications froides de l'hydrothérapie dans un ouvrage intitulé : *Les effets et les propriétés du froid.*

Récamier, Lisfranc, Dupuytren font un fréquent usage des affusions et des immersions froides dans les fièvres continues graves, les fièvres éruptives anormales, la chorée.

Tanchou (1824), La Corbière (1839) publient des observations intéressantes sur l'emploi de l'eau froide. Barbier (d'Amiens) signale les excellents effets des applications froides sur le rachis dans la fièvre typhoïde. Jacquez vante également, dans la même maladie, les compresses d'eau froide sur la tête et sur le ventre nuit et jour, et de l'eau froide en boisson, quel que soit l'état des voies respiratoires; sa statistique lui aurait donné, par ce traitement, un mort sur trente-six malades (1).

Gerdy (1838) étudie d'une façon très complète l'action des bains simples et médicamenteux à diverses températures. (*Archives de médecine.*)

Rochoux vante l'emploi des douches froides et les considère comme un agent excitant (2). Jolly, au contraire, ne reconnaît dans l'eau froide, employée sous forme d'affusions, qu'une action sédative (3). Guersant, de son côté, dit que les affusions froides sont un modificateur à la fois tonique et sédatif, agissant par le double effet du froid et de la percussion, et il les proclame un moyen héroïque dans les fièvres typhoïdes graves, les fièvres éruptives anormales et compliquées, l'érysipèle, les contractures spasmodiques, les débilités musculaires, l'étisie, etc., pourvu qu'elles soient convenablement administrées par une main habile et exercée, et qu'on sache provoquer une prompte réaction (4).

La chirurgie enregistre également les bons effets de l'eau froide, et les noms de Velpeau, Bérard, Nélaton, Jobert, Cloquet, Malgaigne, Richet, Chassaignac, Bonnet (1845), etc., sont à citer comme les défenseurs du froid employé sous formes d'irrigations continues, d'immersions, de fomentations, dans les plaies contuses, les traumatismes graves, les entorses, les arthrites chroniques. Mayor applique les bains locaux prolongés dans les plaies graves et étendues, et Amussat (1850) conseille l'eau tiède de préférence à l'eau froide dans les affections chirurgicales.

Période moderne. — Malgré tous ces travaux, établissant déjà l'hydrothérapie sur des bases expérimentales et scientifiques, il n'en est pas moins vrai que cette méthode thérapeutique serait

(1) *Archives de médecine*, 1847.
(2) *Dictionnaire de médecine*, t. X, art. *Douche*, 1835.
(3) *Dictionnaire de médecine et de chirurgie pratiques*, 1829.
(4) GUERSANT, *Dictionnaire de médecine*, t. I, art. *Affusions*, 1832.

peut-être restée longtemps encore dans l'oubli, si un simple paysan, sorti d'un des plus humbles villages de la Silésie, n'était venu la vulgariser et lui donner un rayonnement qui en fait aujourd'hui une des pratiques médicales les plus usuelles.

Vincent Priessnitz, né à Grœfenberg, en Autriche (1799), était un cultivateur habitué à se servir depuis longtemps de l'eau froide dans la cure des bestiaux qui étaient confiés à sa garde. Un jour, en 1816, il fut renversé de cheval, se brisa deux côtes, reçut de graves contusions, et fut déclaré par les chirurgiens du pays estropié pour le reste de ses jours. C'est alors qu'il eut recours à l'eau froide sur lui-même avec plein succès : après avoir réduit ses deux côtes contre l'angle d'une chaise, il se fit un bandage avec un essuie-main mouillé, but de l'eau en abondance, et fut guéri en peu de temps.

« Cette cure, dit Fleury, bien simple pour un médecin, frappa vivement l'imagination de Priessnitz; il attribua aux moyens qu'il avait employés ce qui est tous les jours le résultat des seuls efforts de la nature, et il se livra avec une nouvelle ardeur à des recherches sur les effets généraux produits par le froid, et sur les lois qui régissent son application dans le traitement des maladies chez l'homme. Je ne rapporterai de toutes ces expériences que l'une d'entre elles : deux porcs ayant été nourris, l'un avec des aliments froids, l'autre avec des aliments chauds, chez le premier, les intestins furent trouvés fermes, blancs, résistants, tandis que chez le second ils étaient rouges, ramollis, et se déchiraient si facilement qu'ils ne purent servir à la charcuterie.

« Priessnitz, ayant été amené à reconnaître les bons effets de l'eau froide dans le traitement d'un grand nombre de maladies, crut bientôt remarquer qu'une condition indispensable, pour rendre son application le plus efficace possible, était de soumettre la peau à de fortes et fréquentes transpirations, et ces deux moyens combinés devinrent la base de sa médication; il les appliqua à quelques cas de goutte, de rhumatisme, et guérit ses malades. Ses cures firent du bruit dans les environs, et sa maison devint trop petite pour contenir les nombreux visiteurs qui venaient y chercher des conseils. Sa réputation grandit rapidement, et les montagnards ne tardèrent pas à le regarder comme un protégé du ciel. Selon eux, l'eau n'avait aucune vertu par elle-même et ne devait son action qu'à une puissance secrète dévolue à Priessnitz : c'est ainsi que partout, aux yeux du vulgaire, les choses les plus simples prennent une apparence de merveilleux, sans laquelle elles seraient souvent rejetées avec dédain. Mais ces mêmes succès firent à Priessnitz de nombreux ennemis; les curés lancèrent des anathèmes contre son art diabolique, les médecins et les vétérinaires le dénoncèrent comme exerçant illégalement la médecine, et l'autorité fut obligée d'intervenir. En 1830, le gouvernement autrichien accorda à Priessnitz l'autorisation de recevoir des malades et de les traiter d'après sa méthode; depuis cette époque, son établissement prit un développement rapide; car, n'ayant réuni que 54 pensionnaires en 1830, il en compta 64 en 1831, 118 en 1832, 206 en 1833, 256 en 1834, 342 en 1835, 469 en 1836, 1,116 en 1842 (1). » Les malades accouraient en foule de tous les points de l'Europe, et les pauvres maisons du village de Grœfenberg furent bientôt remplacées par de vastes hôtels.

Comblé d'honneurs et de fortune, Priessnitz aurait pu compléter sa renommée en laissant des ouvrages et des écrits sur sa méthode et ses observations cliniques. Malheureusement, il n'en fit rien, et il est regrettable qu'une si grande intelligence se soit laissé complètement entraîner par le côté industriel et commercial de sa situation.

Voici, d'une façon succincte, quelle était la méthode employée par Priessnitz. Au début de sa pratique, vers 1825, il ne se servait que d'ablutions froides à l'éponge et de compresses humides. Plus tard, il modifia ses procédés. Avant d'appliquer l'eau froide, il recourait à la sudation; pour obtenir cette transpiration, Priessnitz recouvrait le malade de couvertures et d'édredons; puis, une fois la sudation obtenue, on recourait alors aux applications d'eau froide, qui étaient des plus variées. Il y avait d'abord le grand bain d'immersion, puis le bain partiel, enfin le drap mouillé et les compresses d'eau froide; il y avait aussi la douche en colonne, qui n'était autre chose qu'une grosse masse d'eau venant directement de la montagne et tombant verticalement sur le patient. La température de l'eau variait depuis 4° ou 6° Réaumur jusqu'à 15° et quelquefois 20°; ce dernier chiffre était très rarement atteint; ce n'était que dans des cas absolument exceptionnels, et quand le malade était très impressionnable ou extrêmement faible.

Priessnitz soumettait en même temps ses malades à une hygiène très sévère. Il proscrivait tous les condiments, sauf le sel; les aliments devaient être pris froids; les boissons alcooliques, le thé, le café étaient proscrits. Un exercice constant était ordonné : tous les malades étaient obligés de scier ou de fendre du bois.

L'eau froide était administrée à l'intérieur depuis dix jusqu'à quarante verres dans les vingt-quatre heures.

(1) Louis Fleury, *De l'hydrosudopathie*, in *Archives générales de médecine*, t. XV.

Avec ce traitement compliqué, les malades étaient occupés depuis quatre et cinq heures du matin jusqu'à dix heures du soir, et ce n'était pas là, croyons-nous, une des moindres causes des succès obtenus par Priessnitz dans un grand nombre de maladies. Chaque jour, en effet, on roulait dans un cercle d'occupations qui remplissaient tous les instants, et les malades, sans cesse absorbés par les soins à donner à leur personne, étaient rarement atteints d'ennui. Qu'on en juge par le tableau suivant, décrit par Scoutetten, de la journée d'un malade à Grœfenberg : « A quatre heures du matin en été, à cinq heures en hiver, le malade est éveillé par le garçon de bain, qui, après l'avoir fait sortir du lit, l'y replace pour l'envelopper, comme un enfant au maillot, dans deux ou trois couvertures de laine, sur lesquelles il jette souvent encore un plumon. Le malade, ainsi enveloppé, reste immobile sur son lit. Après un temps qui varie depuis une demi-heure jusqu'à une heure et plus, la sueur commence à paraître; elle se manifeste d'abord sur la poitrine et l'abdomen, puis elle s'empare successivement de tout le corps; le domestique ouvre alors les fenêtres de la chambre, et il présente au malade, de quart d'heure en quart d'heure, un verre d'eau fraîche. La sueur devient de plus en plus abondante; elle est quelquefois si considérable qu'elle pénètre les couvertures, les matelas et la paillasse. Le temps fixé pour la durée de la sueur étant écoulé, le domestique dégage les jambes enveloppées dans les couvertures; il met aux pieds des sandales en jonc et il aide le malade à descendre au bain. C'est une grande cuve de 1^{m},30 de profondeur et de largeur sur 2 mètres de longueur; une eau de source y coule sans cesse. Le malade se dépouille tout à coup des couvertures qui l'enveloppent, il se mouille les mains et la poitrine avec l'eau froide et il se précipite immédiatement dans le bain, où il reste une ou deux minutes, en s'agitant et en se donnant beaucoup de mouvement. Lorsqu'il en sort, sa peau devient rouge; l'eau, qui se vaporise, forme un nuage qui environne le corps, et bientôt il éprouve un bien-être inconnu jusqu'alors. Le malade s'essuie fortement, s'habille aussitôt et va se promener à grands pas sur la montagne.

« Toutes ces opérations conduisent à sept heures du matin, la promenade dure une heure et demie; pendant ce temps le malade doit boire six ou huit verres d'une eau fraîche et pure, qui s'échappe des fontaines et des sources qu'il rencontre presque à chaque pas. A huit heures le déjeuner est servi; il est de la plus grande simplicité : c'est un verre de lait froid et un morceau de pain bis; on peut recommencer si l'appétit le réclame, car il ne faut pas compter sur les accessoires. Après le déjeuner promenade nouvelle; elle dure une heure. A onze heures le malade se déshabille, et on lui jette sur le corps un drap mouillé, mais bien tordu. Le domestique frictionne avec force et rapidité la partie postérieure du corps, pendant que le malade se frotte la partie antérieure; cette opération dure de cinq à dix minutes. Un drap sec sert à essuyer le corps, qui devient tout rouge. Le malade s'habille, puis il sort ou se donne du mouvement dans sa chambre.

« A une heure la cloche annonce le dîner. Lorsque le dîner est terminé, le malade doit se promener de nouveau sans être jamais arrêté par le mauvais temps. Entre trois et quatre heures il se rend à la douche. C'est ici qu'il faut reconnaître que Priessnitz n'a rien fait pour séduire l'imagination.

« Les douches, au nombre de cinq, sont au milieu d'un bois de sapins plantés sur la montagne, au-dessus et à un quart de lieue de Grœfenberg. Ce sont des baraques en planches formant une espèce de chambre fermée, dans laquelle on se déshabille. Dans une pièce attenante tombe un filet d'eau d'un diamètre de deux ou trois doigts, amené par un conduit en bois, qu'alimentent de petits ruisseaux qui rampent sur le flanc de la montagne.

« L'une de ces baraques, exclusivement destinée aux femmes, est ouverte par le haut; c'est là, quelque temps qu'il fasse, été comme hiver, que les dames les plus délicates s'exposent, le corps complètement nu, à l'action de la douche.

« La première impression produite par la chute de l'eau est pénible, mais bientôt l'effet de la percussion et la réaction de l'organisme contre le froid rougissent la peau, rétablissent l'équilibre et font éprouver à beaucoup de personnes une sensation si agréable, qu'on est obligé de prendre des précautions pour qu'elles ne dépassent pas le temps prescrit, qui ordinairement est de quatre à cinq minutes. Après la douche, le malade s'essuie, s'habille, remet la ceinture abdominale, et retourne à grands pas dans son appartement. Il jouira de sa liberté jusqu'à sept heures et demie; à ce moment la cloche sonne pour l'appeler au souper. Ce repas est la répétition exacte du déjeuner : un ou deux verres de lait froid et un morceau de pain bis en font tous les frais.

« La journée du lendemain ramène les obligations et les fatigues de la veille... (1). »

Si Priessnitz, par le retentissement qu'il a donné à l'hydrothérapie, a été le vulgarisateur de cette méthode thérapeutique, on ne peut

(1) SCOUTETTEN, *De l'eau sous le rapport hygiénique et médical, ou de l'hydrothérapie.* Strasbourg, 1843.

néanmoins s'empêcher de constater qu'il l'a toujours entourée des formules du plus pur empirisme. Ses idées en médecine étaient absolument grossières, puisqu'il considérait le corps humain comme une éponge, qu'il s'agissait de nettoyer par l'eau froide. Ses divers procédés hydriatriques étaient presque invariablement appliqués à tous les malades. Cette uniformité, jointe à l'exagération de ses pratiques, lui a certainement apporté plus d'un déboire, que les historiens complaisants ont dû passer sous silence. Nous signalerons également les nombreuses crises, telles qu'éruptions cutanées, furoncles, abcès, salivation, vomissements, diarrhée, flux hémorroïdal, fièvre, etc., que Priessnitz considérait comme des phénomènes favorables, et qui, en somme, n'étaient que des accidents provoqués par l'uniformité et l'exagération de ses procédés (1).

Les méthodes de Priessnitz, publiées par Scoutetten (2), Schedel (3) et d'autres (4), font bientôt des adeptes. En 1840, soixante-dix établissements hydrothérapiques s'étaient déjà fondés, la plupart en Allemagne, les autres en Belgique, en Hollande, en Angleterre, en Russie. En France, deux médecins, Engel et Wertheim, à la suite d'un voyage à Grœfenberg, présentent un mémoire à l'Académie de médecine (1839); une commission, composée de Bouillaud, Velpeau et Roche, est nommée, et des expériences sont pratiquées à l'hôpital Saint-Louis dans les services de Gibert et Devergie. Des rapports favorables sont publiés, et à partir de ce moment l'hydrothérapie devient d'une application courante.

C'est Baldou qui, en 1840, fonde en France le premier établissement hydrothérapique au château de l'Arcade, et modifie la tech-

(1) Il existe actuellement en Bavière, dans le village de Wœrishofen, un empirique, le curé Sébastien Kneipp, dont l'histoire ressemble un peu à celle du paysan silésien. Après s'être soigné lui-même par l'eau froide, il appliqua sa méthode autour de lui, et aujourd'hui sa réputation s'étend dans toute l'Allemagne.

Ce qui donne à la méthode de Kneipp son cachet d'originalité, c'est l'importance que celui-ci attribue à l'action de l'eau froide sur les extrémités inférieures. Il fait marcher ses malades dans un ruisseau d'eau courante, sur une pelouse humide de la rosée du matin, sur des dalles fraîchement arrosées.

Kneipp emploie peu la douche. Il recommande surtout les ablutions et les bains, à la condition qu'on ne s'essuie pas et qu'on ne se frictionne pas. On doit se vêtir rapidement et faire sa réaction dans sa chemise mouillée.

Cette méthode, issue du plus profond empirisme, a pu améliorer ou guérir certains malades, car l'hygiène et le régime jouent dans ce traitement un rôle considérable. Mais, appliquée aveuglément à tous les sujets, et sans la moindre notion médicale précise, ainsi que le fait Kneipp, elle devait évidemment produire des accidents et causer bien des revers à son auteur : c'est ce qui est fatalement arrivé.

(2) *Loc. cit.*

(3) *Examen clinique de l'hydrothérapie*. Paris, 1845.

(4) ARQUÉ, *Considérations générales sur l'hydrothérapie*. Paris, 1858. — DELMAS, *Recherches historiques et critiques sur l'emploi de l'eau en médecine et en chirurgie*. Thèse de Paris, 1859.

nique jusqu'alors usitée, en ce sens qu'il introduit dans la thérapeutique hydriatrique l'usage de l'eau tiède (1).

En 1847, Lubansky publie les résultats cliniques de son établissement de Pont-à-Mousson (2). Ce médecin élargit le cadre des formules, et donne la plus large part à la douche, dont il modifie les formes et les durées d'application.

En 1848, Paul Vidart fonde le grand établissement de Divonne (Ain) qui, par la grande renommée qui s'y est attachée dès ses débuts, peut être considéré comme un des berceaux de l'hydrothérapie moderne (3).

Puis Andrieux, à Brioude, vient préconiser l'emploi de la douche tiède et chaude et des étuves.

Enfin, nous voyons Gillebert-Dhercourt, Leroy-Dupré, Tartivel, Macario (du Croisic), Noguez (de Toulouse), A. Rey (de Grenoble), Lemarchand (du Tréport), Delmas (de Bordeaux), Greuell (de Gérardmer), Béni-Barde (4), Duval, Keller, Descourtis, à Paris, et bien d'autres, marquer de nouvelles étapes dans cette voie du progrès, soit en perfectionnant les procédés, soit en les combinant avec plusieurs formules de la balnéation annexe.

Mais, de tous ces établissements, qui devaient imprimer à l'hydrothérapie une marche si progressive, celui qui a fait le plus dans ce sens est assurément celui de Bellevue, dirigé par L. Fleury. Ce médecin a opposé à l'hydrothérapie purement empirique l'hydrothérapie rationnelle et méthodique, et en a exposé les préceptes dans son ouvrage intitulé : *Traité pratique et raisonné d'hydrothérapie*, 1852. Fleury repousse l'emploi de l'eau chaude et de l'eau tempérée; il n'admet que l'emploi de l'eau froide sous forme de douches, dont il multiplie les variétés, et qui, d'après lui, doivent répondre à presque tous les cas. Exceptionnellement, il fait intervenir la chaleur sous forme de sudation à la lampe à alcool et au fauteuil.

Le livre de Fleury est rempli de faits cliniques des plus instructifs, et son œuvre restera certainement un des plus beaux monuments élevés à l'hydrothérapie rationnelle; car on peut dire que ses travaux ont assis la méthode sur les bases solides de l'expérience et de l'observation.

Malgré cela, et tout en reconnaissant le mérite de Fleury, il est impossible à l'heure actuelle, pour faire de la bonne hydrothérapie,

(1) Baldou, *Instruction pratique sur l'hydrothérapie*. Paris, 1846.

(2) Lubansky, *Études pratiques sur l'hydrothérapie*. Paris, 1847.

(3) Paul Vidart, *Manuel d'hydrothérapie*. Genève, Cherbuliez édit. — *Études pratiques sur l'hydrothérapie*, 1855.

(4) M. Béni-Barde a été l'apôtre fervent de l'emploi de l'eau chaude en hydrothérapie, et c'est à lui que l'on doit surtout la vulgarisation de la douche écossaise.

d'accepter l'exclusivisme de cet auteur. Les divers procédés et les variétés de procédés sont nécessaires et doivent être aussi multiples que le sont elles-mêmes les nombreuses indications des maladies que l'on a à traiter. Ainsi qu'on l'a dit souvent, la clinique est la branche de la médecine qui nous apprend à soigner non pas les maladies, mais bien les malades; c'est dire que ceux-ci constituent autant d'individualités, autant de réactions distinctes qui nécessitent et légitiment la multiplicité des procédés employés.

En dehors du froid, qui constitue, il faut l'avouer, l'élément fondamental et la résultante habituelle de l'hydrothérapie, il est reconnu aujourd'hui qu'il est nécessaire d'employer la chaleur à toutes ses températures et sous toutes ses formes. Bien plus, la forme même du procédé peut avoir une très grande importance; et, loin d'imiter les Allemands qui suivent encore les préceptes de Priessnitz, en n'employant presque exclusivement que les immersions, les demi-bains et les enveloppements humides, nous dirons que ce n'est que par une sélection raisonnée, en sachant choisir ou combiner entre eux, suivant les cas, les procédés sans percussion (immersions, etc.) ou les procédés avec percussion, tels que la douche, que l'on fera de la sage thérapeutique hydriatrique.

Les noms que nous avons cités en France ne doivent pas nous faire oublier ceux des médecins étrangers qui ont publié des travaux intéressants sur l'hydrothérapie. Nous signalerons les noms de Mercadente, Chappioni, Burgonzio, en Italie ; ceux de Johnson, Gully, Chapmann, en Angleterre; de Bell, Rojas, en Amérique; de Rosen, Pleniger, Winternitz, en Autriche.

Quelques râres expériences sur l'action thermique de l'eau froide avaient été tentées par Fleury, mais elles sont très incomplètes et peu concluantes. En Allemagne, de nombreux observateurs ont fait des recherches expérimentales sur l'action physiologique de l'eau froide; nous citerons Winternitz, Jurgensen, Rosbach, Liebermeister, Barth, Pletzer et d'autres. En France, P. Delmas (de Bordeaux) a institué une série d'intéressantes recherches sur les modifications de la température à la suite d'applications froides; Couette, Aubert, de Lyon, publient également des travaux dans ce sens. Thermes, Hénocque étudient l'action de l'eau froide au point de vue de l'hématopoïèse, A. Robin, Quinquaud, au point de vue des combustions interstitielles et des excrétions.

Arrivé à la fin de ce rapide historique, si nous jetons un coup d'œil en arrière, nous voyons que l'hydrothérapie, suivant en cela, dans son évolution, la même marche que bien des branches de la thérapeutique, a traversé trois périodes distinctes. La première, toute d'empirisme brutal, s'étend jusqu'à, et y compris, Priessnitz, qui n'a été en somme que le vulgarisateur d'idées qui avaient été émises bien avant lui par Floyer, Hahn, Currie, Giannini, Pomme.

Dans la seconde période, nous voyons l'hydrothérapie entrer dans une voie d'empirisme médical et raisonné qui lui donne déjà un cachet scientifique : Schedel, Guersant, Baldou, Andrieux, Lubansky, et surtout Fleury, sont les principaux agents de cette période de transformation, que Currie avait préparée depuis longtemps déjà.

Aujourd'hui, on devient plus exigeant encore, et on comprend que l'hydrothérapie doit être basée sur de solides notions physiologiques, qui fassent pénétrer cette méthode thérapeutique dans la troisième phase, c'est-à-dire la période expérimentale et réellement scientifique, dernier stade auquel aspire l'esprit humain dans le développement de toute science.

CHAPITRE II

LES AGENTS PHYSIQUES DE L'HYDROTHÉRAPIE : LA CHALEUR ET LE FROID. — LEUR ACTION PHYSIOLOGIQUE.

Nous venons de voir qu'avec la génération médicale actuelle le domaine des procédés hydrothérapiques s'était notablement étendu. A part quelques rares médecins qui continuent, suivant les traditions de Fleury, à n'employer exclusivement que l'eau froide dans leurs opérations hydriques, la plupart ajoutent, et avec raison, l'eau chaude à leur arsenal thérapeutique, l'eau froide restant toujours, néanmoins, la résultante finale de toute opération hydrothérapique. L'emploi de la chaleur, en effet, est rendu indispensable non seulement par les nombreux tempéraments morbides en présence desquels on se trouve (arthritisme, névralgies, etc.), mais encore par les cas fréquents d'impressionnabilité soit pathologique, soit individuelle, et dans lesquels les malades ne peuvent être soumis d'emblée aux applications froides; c'est alors qu'il est nécessaire de les entraîner progressivement par des températures mitigées ou par des combinaisons d'eau chaude et d'eau froide : c'est pour avoir méconnu ces principes que l'on a vu quelquefois, chez certains sujets, l'hydrothérapie être plutôt nuisible qu'avantageuse, et ceux-ci se dégoûter à jamais d'une méthode dont ils auraient pu cependant retirer de grands bénéfices.

L'hydrothérapie étant, par conséquent, la médication par l'eau employée à l'extérieur à toutes ses températures, nous devons étudier avant toutes choses les deux agents physiques, la *chaleur* et le *froid*, qui en constituent les éléments essentiels.

Scientifiquement parlant, le froid n'existe pas, puisqu'il n'est que l'absence de calorique; on n'exprime par le mot *froid* qu'un état relatif, car toute température inférieure à une autre est du froid par rapport à celle-ci.

Le calorique lui-même n'est autre chose qu'une modalité du mouvement, cette force unique qui revêt plusieurs formes (chaleur, son, électricité, magnétisme, lumière), suivant la vitesse des vibrations moléculaires de l'éther. Or, de même qu'il existe dans le son des degrés de vibrations différentes qui aboutissent à des notes déterminées, de même dans le calorique il existe des degrés différents, correspondant à des vibrations plus ou moins rapides : ces vibrations sont perçues par nos sens et font naitre en nous deux sensations différentes que nous appelons, l'une la *chaleur*, l'autre le *froid*. Le degré de caloricité des corps s'appelle la *température*.

C'est grâce à l'impression sur l'organisme humain du froid (1), seul ou combiné à la chaleur, que se produisent les effets thérapeutiques de l'hydrothérapie. C'est en influençant d'une façon profonde les diverses fonctions de la peau et la chaleur propre de l'individu, et en provoquant sur le tégument cutané des phénomènes perturbateurs complexes, que ces agents physiques aboutissent à des actions médicatrices. C'est pourquoi nous devons émettre rapidement quelques considérations générales sur la chaleur animale et le fonctionnement de la peau, éléments physiologiques primitivement influencés et qui, par leurs réactions spéciales, constituent les sources mêmes de la méthode qui nous occupe.

Chaleur animale. — La chaleur animale n'est autre chose que la température propre du corps humain. Cette température est constante chez l'homme, comme chez tous les animaux à sang chaud; c'est-à-dire que nous avons la faculté de conserver notre chaleur propre, malgré la diversité de température des différents milieux dans lesquels nous pouvons être placés.

La température du corps humain, prise sous l'aisselle, est de 37° C. environ; si on pénètre plus profondément dans l'économie, on trouve que la température augmente légèrement : aux extrémités, exposées à des déperditions considérables, la température est un peu plus basse.

Davy donne les moyennes suivantes :

Sous la plante des pieds	33°,22
Entre la malléole interne et le tendon d'Achille.	33 ,89
Sur le milieu du tibia	33 ,06
Sur le milieu du mollet	33 ,89
Dans le pli du genou	35

(1) Le pouvoir d'absorption de l'eau pour le calorique étant beaucoup plus considérable que celui de l'air, on comprend en effet toute l'influence que peuvent avoir les applications extérieures de l'eau froide sur le corps.

Au milieu de la cuisse (face interne)............	34°,44
— (face antérieure).........	32 ,78
Au nombril................................	35
Au niveau de la sixième côte, à gauche.........	34 ,44
— à droite..........	33 ,89
Sous l'aisselle............................	36 ,67

On peut dire, d'une façon générale, que la température de la peau, dans les parties où les vêtements la protègent contre la perte de calorique, est d'environ 35° (1); que la chaleur est à peu près la même sous la langue et dans les muscles; et qu'enfin on a trouvé 38° dans le rectum et les organes sexuels de la femme. Il faut même savoir que, si on enfonce plus profondément le thermomètre dans ces organes, le rectum par exemple, on peut trouver 39°, ainsi que l'a démontré Ch. Richet, phénomène dont il faut tenir compte lorsqu'on pratique certaines expériences, comme chez le lapin ou le chien, chez lesquels la loi reste toujours la même.

Pour maintenir constante la température du corps et résister aux influences de la température ambiante, l'économie produit de la chaleur d'une part, et possède d'autre part des moyens énergiques pour éliminer la chaleur en excès.

Aujourd'hui il est bien démontré que les sources de la chaleur animale sont les combustions qui se produisent dans l'organisme : nous brûlons, au moyen de l'oxygène fourni par la respiration, le carbone et l'hydrogène des aliments, ou de nos propres tissus comme dans l'inanition. Ces combustions se font au niveau des capillaires, dans l'intimité des tissus, et non pas au niveau du poumon, ainsi que le pensait Lavoisier. La chaleur ainsi produite est régulièrement répartie dans le corps par la circulation du sang; d'où il résulte que celui-ci se trouve être plus chaud dans la circulation veineuse générale que dans les artères.

Des déperditions de chaleur se font par la surface du corps quand le milieu ambiant est d'une température inférieure à la nôtre. Mais l'économie présente plusieurs dispositions ayant pour but de diminuer les fâcheux effets de ce rayonnement. Il y a la couche cornée de l'épiderme, le duvet, les poils, la matière grasse, ou sébum, sécrétée par les grandes sébacées, qui sont autant de mauvais conducteurs du calorique; il en est de même du tissu cellulo-graisseux sous-cutané, qui constitue une couche protectrice.

Ces mêmes enveloppes, douées d'un faible pouvoir conducteur, permettent aussi de lutter contre les élévations exagérées de la

(1) D'après Winternitz, la température au niveau du tronc, sous les vêtements, serait de 32°.

température extérieure. Dans ce dernier cas, nous connaissons également l'immense influence des phénomènes d'évaporation qui se produisent au niveau du poumon et de la surface cutanée, et qui permettent de combattre l'excès de chaleur.

Le système nerveux exerce une influence évidente sur la production de la chaleur animale. Puisque la chaleur développée par les organes (muscles, glandes, centres nerveux) est en raison directe de l'activité de leur fonctionnement, c'est-à-dire des oxydations qui s'y produisent, il est évident que les nerfs qui provoquent ce fonctionnement président par cela même à la production de la chaleur.

Le nerf grand sympathique, par ses filets vaso-moteurs, détermine un afflux plus ou moins considérable de sang, véhicule de la chaleur produite dans les principaux foyers internes de la combustion (foie, rate, viscères), et régit alors pour une grande part les variations de température auxquelles peut être sujet l'organisme.

Mais en dehors de cette action thermique, circulatoire et pour ainsi dire mécanique, du grand sympathique, il faut également admettre, avec Claude Bernard, que ce nerf exerce une influence directe sur la calorification, influence essentiellement trophique, toute différente de l'action vaso-motrice mécanique, et qui aurait pour conséquence une suractivité dans les échanges chimiques avec production directe de calorique, sous l'action des nerfs vaso-dilatateurs (nerfs calorifiques). Inversement, sous l'action des nerfs vaso-constricteurs (nerfs frigorifiques) il se produirait du froid, parce que ceux-ci, en même temps qu'ils rétrécissent les vaisseaux, ralentissent le mouvement chimique de la nutrition (1).

La température du corps est un peu moins élevée chez les nouveau-nés et chez les vieillards. D'après Béni-Barde, la moyenne de la température chez cinquante vieillards, âgés de plus de soixante-dix ans et jouissant d'une bonne santé, serait représentée par 36°5. Ce qu'il y a de certain, c'est que les vieillards recherchent le soleil, le coin de feu, et semblent accuser ainsi leur moindre résistance contre le froid.

La femme offre au froid une plus grande résistance que l'homme. Ne la voyons-nous pas tous les jours assister des heures entières, les épaules et les bras nus, à des cérémonies et à des fêtes. Il y a chez elle, en dehors de la question d'entraînement, des raisons anatomiques et physiologiques, telles que tissu cellulaire sous-cutané

(1) Les expériences de Frédéricq, Heidenhain, Ch. Richet et d'autres ont parfaitement établi qu'il existe des centres de régulation thermique, situés près du bulbe, entre la moelle et le cerveau, dont l'action entretient les combustions interstitielles : le système nerveux augmente ou diminue ces combustions, indépendamment des effets mécaniques vaso-moteurs.

plus développé, activité nerveuse et combustions exagérées, fonctions d'évaporation de la peau moins intenses.

La température animale peut subir une modification sous l'influence du climat ou du milieu ambiant. Il est certain que sous les tropiques elle est un peu plus élevée que dans nos climats. En été, la chaleur propre de l'homme est plus élevée qu'en hiver de un à deux dixièmes de degré.

Il en est de même des heures de la journée. A partir de huit heures du soir, la température va en s'abaissant jusqu'à six heures du matin environ (Fröhlich). Le minimum de la température s'observerait entre minuit et trois heures du matin, et le maximum entre deux heures et quatre heures du soir (Bonnal). Du reste, Helmholtz a démontré que l'organisme ne produit que 36 calories par heure de sommeil, tandis que dans l'état de veille on trouve 112 calories par heure au repos, et 271 pendant le mouvement (Hirn); tout exercice musculaire, en effet, même de courte durée, a toujours pour conséquence d'élever la température de la chaleur propre.

Le travail intellectuel détermine une élévation de la température dans certaines régions de la tête (Davy), et il existe souvent, dans ces cas, un contraste frappant entre les pieds qui sont froids et la tête qui est chaude. Les passions, les émotions morales élèvent ou abaissent la température (Longet); les unes sont stimulantes, telles que l'espérance, la joie, la colère; les autres sont déprimantes, la crainte, la frayeur, le chagrin. On sait enfin que, chez les sujets hypnotisables, on peut, par suggestion, élever ou abaisser la température centrale : nous l'avons démontré l'un des premiers dès 1884 (1).

La limite de l'élévation de la température du corps est de 42°; au delà, la mort survient par coagulation du sang et arrêt du cœur. A la suite de certaines maladies, le tétanos et la rage, par exemple, il n'est pas rare de voir la température s'élever de 2° à 3° après la mort; ce phénomène s'explique par ce fait que, l'évaporation cutanée et pulmonaire (source de refroidissement) n'existant plus, les combinaisons chimiques (source de chaleur) s'exécutent encore jusqu'à ce que tout l'oxygène ait été consommé.

Les différences de température existant entre certains points de l'organisme produiraient, d'après Gautrelet, des courants électriques dans le corps des animaux à sang chaud en général, et dans celui

(1) F. Bottey, *le Magnétisme animal*, Étude critique et expérimentale sur l'hypnotisme ou sommeil nerveux, etc. In-18 de 300 pages. Paris, 1888, 3e édit., Plon, Nourrit et Cie, éditeurs.

de l'homme en particulier. Ces courants, d'ordre thermique, sont dirigés du centre à la périphérie, et leur intensité est en rapport direct avec la différence des températures centrale et périphérique (1).

La peau, avons-nous dit, par les phénomènes d'évaporation qui se produisent à son niveau, permet de lutter contre les élévations exagérées de la température extérieure. Ces phénomènes d'exhalation sont dus au fonctionnement des glandes sudoripares qui, suivant leur activité plus ou moins grande, peuvent déterminer un état soit de perspiration cutanée insensible, soit de moiteur, soit de véritable sueur; cette sécrétion, en dehors de son rôle physique consistant à rafraîchir le corps par le fait de la chaleur qu'elle emprunte pour se vaporiser, joue de plus le rôle très important de produit excrémentitiel (urée et acides divers).

La peau, enfin, par son réseau capillaire très développé et par les nombreuses terminaisons nerveuses qui se ramifient dans ses papilles, est le point de départ de phénomènes circulatoires et d'actes réflexes qui jouent, ainsi que nous le verrons plus loin, un rôle primordial en hydrothérapie.

Classification des diverses températures de l'eau chaude et de l'eau froide. — Avant d'aborder l'action de l'eau chaude et de l'eau froide sur l'économie, il est nécessaire de bien établir, au préalable, la terminologie de ces différents termes. La question a son importance, car nous voyons tous les jours des médecins hydropathes être loin de s'entendre au sujet des expressions d'eau chaude, d'eau très chaude, d'eau tiède, etc., ce qui peut jeter une grande confusion, tant dans les expérimentations que dans les observations cliniques et les déductions thérapeutiques.

Beaucoup d'auteurs, parmi lesquels Maret, Macquart, Hallé, Nysten, O. Henry, ont proposé des classifications. Rostan avait adopté la suivante :

Eau très froide	de 0°	à 12°,5 C.
— froide	12 ,5	à 18 ,75
— fraîche	18 ,75	à 25
— tiède	25	à 31 ,25
— chaude	31 ,25	à 37 ,5
— très chaude	37 ,5	à 45

L. Fleury appelait bains froids les bains de 0° à 25°, parce qu'ils abaissent la température animale, diminuent la fréquence du pouls,

(1) Gautrelet, *Bulletin de la Société médico-pratique*, 1890.

et activent l'absorption, qui l'emporte sur l'exhalation. Il donnait le nom de bains neutres aux bains de 25° à 30°, parce qu'ils sont sans influence appréciable sur la température animale, le pouls, l'absorption et l'exhalation. Enfin les bains chauds étaient, pour lui, les bains de 30° à 40°, parce qu'ils élèvent la température animale, accélèrent le pouls et activent l'exhalation, qui l'emporte sur l'absorption.

Si nous ouvrons le *Manuel d'hydrothérapie* du docteur Béni-Barde (1), nous y voyons que cet auteur, se basant sur les sensations subjectives perçues par la majorité des sujets, propose les désignations suivantes :

L'eau de	8° à 12° C.	serait de l'eau	très froide.
—	12 à 16	—	froide.
—	16 à 20	—	fraîche.
—	20 à 26	—	dégourdie.
—	26 à 30	—	tempérée ou tiède.
—	30 à 40	—	chaude.
—	au-dessus de 40°	—	très chaude.

D'autre part, le Dr P. Delmas, dans son *Manuel* (2), se basant également sur les diverses sensations éprouvées par le sujet, adopte les expressions suivantes :

Eau excessivement froide.......	de 0° à 6° C.
— très froide................	7 à 10
— froide....................	11 à 15
— fraîche...................	16 à 20
— dégourdie.................	21 à 25
— attiédie..................	26 à 30
— chaude....................	31 à 35
— très chaude...............	36 à 40
— excessivement chaude......	41 à 50 et 70°

A notre avis, toutes ces divisions sont plus ou moins arbitraires, plus théoriques que pratiques. Il n'est pas exact de prétendre, avec Fleury, que le bain de 25° à 30° est un bain neutre et n'a pas d'action sur le pouls; Chossat, Poitevin, Rotureau et bien d'autres ont observé une diminution très notable des battements du pouls dans les bains de 30° C. Nous-même (3) avons confirmé les résultats de ces derniers observateurs, et nous avons noté la diminution des

(1) Béni-Barde, *Manuel d'hydrothérapie*, 2e édit. Paris, 1883, G. Masson, éditeur. Dans un ouvrage plus récent, *l'Hydrothérapie dans les maladies chroniques et les maladies nerveuses* (Paris, 1893, G. Masson, éditeur), MM. Béni-Barde et Materne ont légèrement modifié la première classification, en donnant le nom d'*eau tiède* à l'eau de 26° à 34°, et d'*eau chaude* à l'eau de 34° à 40°.

(2) Paul Delmas, *Manuel d'hydrothérapie*. Paris, 1885, O. Doin, éditeur.

(3) *Considérations sur les applications d'eau chaude*, etc., Société d'hydrologie, 1887.

pulsations, ainsi que l'abaissement de la température centrale dans des bains entre 26° et 32°.

Dans les classifications de MM. Béni-Barde et Delmas, il est surtout tenu compte des impressions subjectives perçues par l'organisme. Or nous pensons, pour notre part, que cette notion ne saurait constituer la base d'une division en matière de températures hydriatriques. Il existe à ce sujet trop d'idiosyncrasies particulières, trop de sensibilités individuelles : tel malade aura froid dans un bain à 31° ou 32°, tel autre y aura chaud; à un troisième il faudra des températures de 35° et 36° pour être à son aise. « Les évaluations thermométriques actuelles, fait très justement remarquer M. Onimus, sont absolument insuffisantes au point de vue physiologique. La même température qui paraîtra chaude à onze heures du matin, paraîtra froide à cinq heures du soir. Ce fait peut être comparé aux différences considérables qui s'observent dans la température d'un thermomètre ordinaire et d'un thermomètre enveloppé d'un linge mouillé. De même qu'alors l'évaporation amène un refroidissement plus ou moins grand suivant l'état hygrométrique de l'air, de même les sensations de froid éprouvées et tenant à la déperdition de chaleur de l'organisme varient avec l'état sec ou humide de l'air (1). »

Sans doute, il est de toute nécessité, en pratique, de tenir compte des prédispositions individuelles; mais si nous voulons, au point de vue général et rationnel, chercher une base sérieuse pour une classification des températures, il faut faire reposer cette base sur une donnée physiologique et sur les phénomènes objectifs toujours constants.

Cette base physiologique existe, et nous l'avons proposée, dès 1887, à la Société d'hydrologie (2) : elle nous est fournie par l'action des diverses températures de l'eau sur la chaleur animale de l'individu.

Chacun sait que, d'une façon générale, la chaleur tend à augmenter la température du corps, le froid tend à l'abaisser. Mais, entre ces deux termes extrêmes, il existe un terme moyen, une température neutre sans influence sur l'organisme : c'est ce que l'on a appelé la *ligne neutre*, à laquelle les agents extérieurs sont sans action sur le corps.

Cette ligne neutre varie évidemment avec les individus et le milieu ambiant; aussi est-il impossible de fixer une température uniforme qui s'applique à tous les cas particuliers. Toutefois il résulte des recherches d'un grand nombre d'observateurs (G. von

(1) Onimus, *Communication à l'Académie de médecine*, 1893.
(2) *Loc. cit.*

Liebig, Liebermeister, etc.) que la ligne neutre, dans l'état apyrétique, bien entendu, et chez un sujet bien portant, peut être fixée approximativement entre 34° et 35°, mais qu'aux environs de cette température il existe, soit au delà, soit en deçà, une zone de 1° à 2°, ou *zone neutre,* dans les limites de laquelle les agents extérieurs sont sans influence sensible sur la chaleur animale.

Par conséquent, chaque fois que l'on soumettra un sujet à une application d'eau chaude (douche ou immersion) oscillant entre 33° et 36° inclusivement, c'est-à-dire dans la zone neutre, on ne produira aucune élévation de sa chaleur propre.

Chaque fois, d'autre part, que l'on soumettra le sujet à une application d'eau chaude à 37° et au delà, on élèvera sa chaleur propre, non seulement sa température cutanée, mais aussi sa température centrale. Cette élévation de la chaleur animale peut, d'après nos expériences, varier de quelques dixièmes à 2°, suivant la thermalité plus ou moins haute et la durée plus ou moins prolongée de l'application (1).

Au contraire, à partir de 32° en descendant l'échelle des températures, les applications hydriques produiront une hypothermie plus ou moins notable, suivant le degré plus ou moins bas de l'eau. Déjà à 32° le bain chaud possède une action nettement réfrigérante : nous avons pu constater sur nous-même, à la suite d'un bain à 32° administré dans l'état de parfaite santé, un abaissement de la température rectale qui a été de 3 dixièmes de degré au bout de 20 minutes d'immersion, et de 6 dixièmes de degré après 30 minutes. Dans une eau à 28° de la même durée, Liebermeister a vu se produire un abaissement de 9 dixièmes de degré.

A mesure que l'on descend l'échelle thermique et que la température de l'eau devient plus basse, l'abaissement de la chaleur animale sera d'autant plus marqué et plus rapide; nous ne voulons pas y insister pour le moment, car nous aurons à y revenir longuement plus tard.

Mais il nous semble facile, dès maintenant, de pouvoir s'entendre sur les expressions à donner aux différents degrés de la gamme thermique. Si nous prenons comme point de départ, comme étalon, la température de 37°, au delà de laquelle les applications d'eau élèvent la chaleur animale du sujet, nous pourrons appeler *eau très chaude* l'eau à 37° et au delà. Nous réserverons l'expression d'*eau chaude* à l'eau comprise entre 37° et 32°, c'est-à-dire aux tempéra-

(1) Dans des bains à 37° et au-dessus, Liebermeister a noté des élévations de la température variant de 1° à 4°.

tures de 36°, 35°, 34° et 33°, qui n'apportent aucune modification sensible à la chaleur propre. Enfin nous donnerons le nom d'*eau tiède,* ou tempérée, à l'eau à 32°, température sous l'influence de laquelle on commence déjà à noter une réfrigération sensible de l'individu; nous ferons descendre les températures tièdes jusqu'à 26°, pour nous conformer à l'usage admis, et parce que, en somme, la généralité des sujets établissent assez nettement, au point de vue des impressions subjectives qu'ils ressentent, une différence marquée relativement à la transition des températures à partir de 25° à 26°.

En nous basant également sur les sensations éprouvées par les malades, nous pensons qu'il y a tout avantage à simplifier la classification et à supprimer du tableau de l'échelle thermique l'*eau dégourdie,* admise par quelques auteurs. Nous ne conserverons que les expressions d'*eau fraîche, eau froide* et *eau très froide,* qui répondent à des impressions subjectives très nettes, en même temps qu'à des effets hypothermiques parfaitement définis.

Pour nous résumer, voici la classification que nous proposons (1) :

Eau très chaude........	37° C.	et au delà (2)	
— chaude............	de 36	à 33°	inclusivement.
— tiède ou tempérée...	32	à 26	—
— fraîche............	25	à 18	—
— froide............	17	à 13	—
— très froide.........	12	à 6	—
		et au-dessous, jusqu'à 0°.	

Au point de vue hydrothérapique, 6° représentent la limite *minima* à laquelle on puisse faire avantageusement, à notre avis, des applications générales d'eau froide; passé cette limite, l'eau serait trop irritante, produirait des érythèmes et des éraillements du tégument cutané.

ACTION DE LA CHALEUR SUR L'ORGANISME.

Action de la chaleur sur la peau. — La chaleur modérée, c'est-à-dire celle qui est un peu au-dessus de la zone neutre (vers 40°), exalte la sensibilité de la peau et produit une rougeur plus ou moins intense de l'enveloppe cutanée, par suite de la dilatation des

(1) Notre classification des températures chaudes est actuellement admise par plusieurs auteurs, entre autres par M. Huet, art. *Hydrothérapie* du *Manuel de médecine* de Debove et Achard. Paris, 1894.

(2) Afin d'éviter toute équivoque, les températures que nous indiquerons dans le cours de cet ouvrage seront toutes énoncées d'après l'échelle centigrade.

vaisseaux sanguins. Cette rubéfaction est due à une action de la chaleur sur les nerfs vaso-moteurs, celle-ci excitant les vaso-dilatateurs et paralysant les vaso-constricteurs.

Une température plus élevée (45° à 50°) diminue ou abolit la sensibilité; nous verrons plus loin comment on peut utiliser cette insensibilité cutanée provoquée, dans l'application de la douche écossaise. Avec des températures de plus en plus élevées, surviendraient les différents degrés de la brûlure.

Si on administre peu à peu et progressivement, sous forme de douche ou de bain, une température même très élevée (45° et plus), on produit, avons-nous dit, une dilatation des petits vaisseaux et une rubéfaction plus ou moins vive. Si, au contraire, on administre cette même température élevée d'emblée, et sans transition, on provoquera alors une constriction spasmodique des petits vaisseaux de la peau, comme résultat local une pâleur des téguments, et comme résultat général un grand frisson de tout l'organisme; dans ce dernier cas, du reste, ce phénomène de vaso-constriction n'est que transitoire, et l'on voit ensuite lui succéder la vaso-dilatation habituelle produite par la chaleur.

La chaleur très élevée administrée localement, au niveau de la peau ou des muqueuses, produit des phénomènes analogues de vaso-contriction. C'est ainsi que des fomentations très chaudes arrêtent les hémorragies capillaires; des irrigations très chaudes combattent les épistaxis rebelles et réduisent les hémorroïdes procidentes et tuméfiées; elles constituent également un excellent moyen hémostatique dans les hémorragies consécutives à l'extraction des dents (Scheff).

La peau supporte sans douleur une température excessive (55° et même plus) lorsqu'on a fait intervenir progressivement la chaleur, tandis qu'une transition subite est insupportable.

La chaleur sèche se supporte beaucoup plus facilement que la chaleur humide, et l'on arrive, dans les étuves sèches, à tolérer jusqu'à 80° et même davantage. Bonnal a pu séjourner pendant quinze minutes dans une étuve sèche à 135°, à titre d'expérimentation, et attendant pour en sortir le moment où la syncope allait se produire. Ce même observateur est également resté pendant quinze minutes dans un bain d'eau chaude élevée d'emblée à 46° : dans cette expérience, la transpiration a continué pendant une heure après le bain, et la perte totale a été de 2,200 grammes, perte récupérée, du reste, au bout de vingt-quatre heures (1).

(1) BONNAL, *Comptes rendus de l'Académie des sciences*, 1887.

Les autres effets de la chaleur sur la peau sont d'augmenter la perspiration et de provoquer la sueur.

Action de la chaleur sur la circulation sanguine. — Une forte chaleur accélère les battements du cœur et augmente la vitesse du pouls, d'où contre-indication chez les sujets congestifs et cardiaques. On connaît, au contraire, les bons effets d'un bain très chaud de quatre à cinq minutes, dans la mort apparente des nouveau-nés (Le Bon, Goyard).

De trop hautes températures produiraient une augmentation de volume du sang et par conséquent un obstacle au fonctionnement du cœur, qui s'arrêterait alors dans une syncope.

Action de la chaleur sur la respiration. — Une chaleur humide et très élevée accélère les mouvements respiratoires; chacun connaît les bons effets du bain très chaud dans la dyspnée. Une chaleur sèche au contraire les ralentit.

La proportion d'acide carbonique exhalé s'abaisse en raison directe de l'élévation de la température, ce qui permet au corps de lutter contre l'élévation de sa chaleur propre. Les expériences de Quinquaud sur les bains chauds (1) sont venues contrôler cette vérité.

Action de la chaleur sur le système nerveux. — Une température peu élevée, presque équivalente à celle de la peau, c'est-à-dire aux environs de la zone neutre (de 33° à 36°), calme les nerfs et diminue l'irritabilité du système nerveux, d'où l'action sédative des bains chauds prolongés.

Une chaleur très élevée, au contraire, produirait des phénomènes d'excitation (céphalalgie, vertiges, insomnie, etc.), ce qui explique l'importance des applications froides consécutives à des applications très chaudes préalables, comme dans la douche écossaise par exemple.

L'application locale de la chaleur sur certaines parties de la moelle, ou plutôt sur certaines régions du rachis, exerce sur les ganglions du grand sympathique et sur l'innervation médullaire des actions réflexes spéciales, dont le résultat est d'agir sur les fibres lisses et de rétrécir les petits vaisseaux dans les organes correspondant à cette innervation. Mais, pour obtenir ces effets constrictifs, il faut que la chaleur soit très élevée; car, avec une

(1) *Société de biologie*, 1886.

chaleur modérée, on ne déterminerait que les phénomènes habituels de vaso-dilatation. Comme applications thérapeutiques, nous citerons l'emploi d'eau très chaude ou de sable très chaud sur la région lombaire pour combattre les métrorragies; l'eau très chaude, appliquée à la nuque, décongestionne le cerveau et calme souvent les douleurs de tête.

Appliquée sur d'autres points de l'économie, l'eau très chaude provoque des phénomènes analogues, d'ordre réflexe, que l'on utilise en thérapeutique. Les lavages de la tête sont utiles pour favoriser le sommeil, chez les sujets dont le cerveau est congestionné outre mesure; les fomentations très chaudes sur l'hypocondre droit produisent le dégorgement de la glande hépatique; ce procédé calme également les névralgies dentaires d'origine congestive.

Relativement à l'influence de la chaleur sur la circulation cérébrale de l'homme, Musso et Bergesio ont fait d'intéressantes remarques chez un malade qui avait perdu une partie de la région pariéto-occipitale droite du crâne, à la suite d'une fracture compliquée d'esquilles. Ces observateurs ont constaté qu'un grand bain chaud de 38° à 39° engendre, dans les trois ou quatre premières minutes, une congestion veineuse avec ralentissement des battements du pouls, puis de l'anémie cérébrale, avec accélération du pouls, qui survit assez longtemps après la cessation du bain. Un bain de pieds chaud de 40° à 42° détermine les mêmes phénomènes qu'un grand bain chaud, quoique à un moindre degré.

Vasilieff a constaté, par de nombreuses expériences, que si on maintient pendant une heure et demie les mains dans l'eau chaude, on observe une élévation de température dans le méat auditif externe, une accélération du pouls, un accroissement considérable de pression dans les artères temporales et une dilatation veineuse de la rétine. Ces expériences tendent à prouver que l'action réflexe joue, au même titre que le froid, un rôle important dans l'influence de la chaleur sur la circulation capillaire et sur les phénomènes thermo-vasculaires. Du reste, les effets thermiques produits à distance par les applications chaudes avaient déjà été mis en évidence par les expériences de Brown-Séquard et Tholozan.

Action de la chaleur sur le système musculaire. — Une chaleur modérée favorise le travail musculaire en augmentant légèrement l'excitabilité du muscle strié. Au contraire, une chaleur très élevée diminue l'excitabilité musculaire, rend les muscles paresseux, incapables d'efforts soutenus, et produit la fatigue. Certaines contractures et certains phénomènes spasmodiques (vaginisme, spasme glottique) sont efficacement combattus par ce moyen.

Sur les muscles lisses, une chaleur très élevée détermine des effets opposés; elle provoque un spasme de la fibre musculaire, une véritable action constrictive, que l'on utilise dans beaucoup de cas : nous citerons les métrorragies combattues par les bains très chauds, par les injections vaginales très chaudes, l'involution utérine favorisée par les mêmes moyens. Les lavements très chauds ont également une grande influence dans la constipation, en sollicitant la contraction des fibres musculaires de l'intestin; de même, dans l'hypertrophie de la prostate.

Action de la chaleur sur la sécrétion sudorale, les combustions, les excrétions, etc. — Sous l'influence de la chaleur, la sécrétion de la sueur est activée; cette suractivité est la conséquence de l'afflux du sang à la peau, en même temps que de l'excitation des nerfs sudoraux.

Par suite de cette sudation exagérée, on note une diminution de la sécrétion urinaire, en raison du balancement qui existe entre ces deux sécrétions.

Un séjour, même de courte durée, dans un milieu dont la température est supérieure à celle de l'homme, a pour effet constant de provoquer une perte de poids. Cette perte est en rapport direct avec la température du milieu et la durée du séjour. A température égale, elle est beaucoup plus grande dans l'air saturé de vapeur que dans l'air chaud. Après un séjour de trois heures dans une étuve sèche à 40°, Bonnal a constaté une différence de 1,100 gr., et, chez le même sujet, une perte de 600 grammes après un séjour de vingt-cinq minutes dans une étuve saturée de vapeur à 41°. De plus, tandis que la transpiration s'arrête immédiatement et d'elle-même au sortir d'un bain d'air chaud à 50°, elle se continue pendant très longtemps au sortir d'un bain saturé de vapeur ou d'un bain de baignoire à 40° (1).

Les combustions interstitielles seraient diminuées par les bains chauds (Quinquaud), qui ralentiraient l'absorption de l'oxygène et diminueraient l'exhalation de l'acide carbonique. L'excrétion de l'azote et l'élimination de l'acide urique seraient augmentées (E. Formanck, Schleich); il en serait de même après les bains de vapeur (Bartels).

La chaleur, sous forme de bains très chauds, peut produire de la glycémie et de la glycosurie (Quinquaud). Il faut donc se montrer

(1) Bonnal, *loc. cit.*

très réservé, chez les diabétiques, dans l'emploi de ces bains, qui ne devront être ni trop chauds, ni trop prolongés.

La richesse du sang en oxyhémoglobine est notablement influencée par la chaleur. Hénocque (1) a constaté, sous l'influence des bains chauds et des douches chaudes, une augmentation de la réduction de l'oxyhémoglobine. Winternitz a noté, sous l'action des bains chauds, des bains de vapeur, des douches chaudes, une diminution du nombre des leucocytes.

Action de la chaleur sur la température du corps. — La chaleur extérieure élèverait la température du corps dans la proportion de 1/20; c'est-à-dire qu'une élévation de 20° de la chaleur extérieure au delà de la ligne neutre ferait monter de 1° celle du corps.

Dans les étuves artificielles, la chaleur animale peut augmenter de 1° ou 2°, mais elle reste toujours bien au-dessous du milieu ambiant. Flemming a noté une élévation de 2° de la température centrale, après un séjour de 50 minutes dans une étuve à 76°. MM. Béni-Barde et Materne, se servant de l'étuve à la lampe, où la température vacille environ de 38° à 45°, ont rarement vu la température du malade, mis dans cette étuve, augmenter de plus de 1°,5. Sous l'influence des applications d'eau très chaude, nous avons souvent constaté une élévation de plus de 2° de la température périphérique.

Il est démontré (Edwards) que la chaleur extérieure a d'autant moins d'influence sur la température des individus que ceux-ci ont été exposés à des refroidissements plus fréquents, qui ont diminué graduellement chez eux leur faculté de produire de la chaleur. C'est pourquoi les pratiques hydrothérapiques permettent de braver beaucoup plus facilement les fortes chaleurs de l'été, et d'être moins incommodé par les brusques élévations de température.

(1) *Société de biologie*, 1887.

CHAPITRE III

LES AGENTS PHYSIQUES DE L'HYDROTHÉRAPIE : LA CHALEUR ET LE FROID. — LEUR ACTION PHYSIOLOGIQUE.

(Suite.)

ACTION DU FROID SUR L'ORGANISME.

Nous suivrons, dans l'étude de l'action du froid sur l'organisme, la même marche que pour la chaleur.

Action du froid sur la peau. — Le froid très vif détermine tout d'abord sur la peau une impression douloureuse qui peut se transformer en une insensibilité complète, si l'on maintient pendant quelque temps l'application de l'agent réfrigérant. Tout le monde sait que l'on peut pratiquer certaines opérations (extraction de dent, incision d'abcès, ablation d'ongle incarné) en pulvérisant de l'éther ou du chlorure d'éthyle ou en appliquant un mélange réfrigérant sur la partie malade.

Cette insensibilité des téguments, à la suite d'une application de froid vif, est le résultat d'une constriction des petits vaisseaux sanguins, d'une véritable anémie de la peau; ces phénomènes s'accompagnent, du reste, d'un abaissement local de la température, et, si l'on poussait trop loin la réfrigération excessive, on risquerait de produire de la congélation des tissus et une véritable mortification par arrêt de la circulation locale.

L'application d'un froid vif et de courte durée provoque au niveau de la peau une contraction spasmodique des artérioles et des capillaires sanguins (1); il en résulte une anémie et une pâleur de l'en-

(1) Gillebert-Dhercourt a parfaitement étudié tous ces phénomènes sur la membrane des grenouilles. (*Annales de la Société d'hydrologie médicale*, 1870.)

veloppe cutanée, qui peut même présenter des marbrures violacées, indice d'une gêne de la circulation veineuse par suite du spasme des capillaires. Il se produit en outre une constriction des tissus, et un abaissement de la température locale, le sang étant refoulé des parties superficielles vers les parties profondes (1). Tels sont les phénomènes qui se manifestent, par exemple, après une douche ou une piscine très froides de courte durée.

Cette action constrictive du froid sur les capillaires de la peau est essentiellement d'ordre réflexe, ainsi que nous le démontrerons plus tard. Quand l'application froide est de courte durée, cette action n'est que momentanée, et bientôt on voit lui succéder un phénomène opposé qu'on appelle la *réaction*. Il consiste dans la dilatation réflexe des petits vaisseaux sanguins primitivement resserrés, de telle sorte qu'à la constriction et à l'anémie des tissus succède l'expansion, la congestion : le liquide sanguin abandonne le centre pour se porter avec force vers la périphérie, la peau se colore, et, quand les phénomènes sont assez accentués, on voit la rougeur apparaître sur le tégument cutané.

En même temps la chaleur revient dans les parties primitivement réfrigérées; mais il est remarquable d'observer que, dans le plus grand nombre des cas, malgré la rougeur plus ou moins vive de la peau, malgré une agréable sensation de chaleur perçue par le malade, le refroidissement de l'enveloppe cutanée au-dessous de la normale, constaté au thermomètre, n'en persiste pas moins pendant un temps souvent très long. Ce phénomène curieux peut s'expliquer facilement : la rougeur de la peau indique un violent afflux de sang produit par la dilatation paralytique des vaisseaux cutanés; mais cette masse de sang se refroidit au contact des tissus qui viennent d'être réfrigérés par l'application froide; à chaque systole cardiaque une nouvelle masse sanguine, apportant de la chaleur des parties profondes, vient combattre peu à peu le refroidissement de la périphérie; mais il faut encore un temps assez long pour que la température cutanée soit revenue à son chiffre primitif.

Ainsi donc, à la constriction primitive du réseau capillaire produite par le froid succède une dilatation secondaire de ce même réseau, et c'est à ce phénomène consécutif que nous avons donné, avec les auteurs, le nom de *réaction*. Il importe, néanmoins, de compléter cette expression, car il ne s'agit là que d'une des formes de la *réaction* en hydrothérapie; aussi, pour bien spécifier ce phénomène, d'ordre essentiellement vasculaire, l'appellerons-nous *réac-*

(1) Ces faits sont admis par tous sans conteste et ont été mis récemment en relief par les nombreuses expériences du professeur Marey.

tion circulatoire. Nous aurons à nous y étendre longuement plus loin.

Une immersion lente et progressive dans l'eau froide est plus désagréable qu'une immersion rapide. Tous ceux qui ont pris des bains froids de rivière ou de piscine ont pu observer ce fait.

La sensation que fait naître l'eau projetée sur la peau est beaucoup plus vive lorsque le liquide est très divisé et la force de projection peu considérable (douche en pluie, en poussière); elle est bien moins prononcée si l'eau n'est pas divisée et si elle détermine un choc violent (douche en jet, en nappe). L'impression de l'eau en piscine est généralement plus pénible que l'eau sous forme de douche.

La sensation est moins intense lorsque le corps est préparé par la transpiration ou par un échauffement préalable (exercice, eau chaude, étuve).

Nous ajouterons que, à partir d'une certaine température (18° à 20° par exemple) en descendant l'échelle thermique, la sensation que produit l'eau froide n'est pas toujours en rapport avec l'abaissement de la température de l'eau; un grand nombre de sujets, même, trouvent l'eau très froide (6° à 12°) bien moins froide que l'eau froide (de 13° à 18°), au point de vue des impressions subjectives : ce qui s'explique par ce fait que l'eau très froide provoque une réaction circulatoire bien plus rapide.

Beaucoup de sujets trouvent l'impression du froid agréable (femmes névropathes, enfants), ou indifférente (malades anesthésiques); chez d'autres, au contraire, affectés d'hyperesthésie, la sensation du froid est absolument insupportable.

Le plus souvent, la surprise produite par la première impression de l'eau froide est désagréable. Le sujet jette un cri, est pris d'horripilation, de claquement de dents, de tremblement, de chair de poule, ensemble de phénomènes auquel on a donné le nom de *frisson primitif*.

Action du froid sur la circulation sanguine. — Complétons par de plus grands développements les notions que nous venons d'exposer sur la circulation périphérique de la peau.

A la constriction primitive du réseau capillaire produite par le froid succède, avons-nous dit, la dilatation secondaire (réaction circulatoire).

L'action passagère du froid excite les vaso-constricteurs et paralyse momentanément les vaso-dilatateurs; d'où anémie locale.

Mais, en vertu de la loi de Stokes, à l'excitation des vaso-constricteurs succède bientôt leur dépression; d'où rougeur secondaire dans la réaction. Pendant ce temps cesse peu à peu la paralysie des vaso-dilatateurs.

Toutefois, si l'application froide est trop intense, comme force et comme durée, alors la paralysie des vaso-dilatateurs, au lieu d'être momentanée, devient permanente et empêche toute expansion vasculaire dans les tissus. Cette action constrictive sur les vaisseaux est souvent utilisée en thérapeutique, mais il faut bien veiller à ne pas dépasser le but, car on pourrait produire une sidération locale et quelquefois la mortification.

Ainsi qu'on le voit, l'action du froid sur les vaso-moteurs est différente de l'action de la chaleur sur ces mêmes vaso-moteurs : la chaleur, ainsi que nous le savons, excite les vaso-dilatateurs et paralyse les vaso-constricteurs; toutefois, une chaleur très forte et administrée d'emblée, sous forme d'eau très chaude par exemple, au niveau de certains points de l'économie, produit, ainsi que nous l'avons vu dans le chapitre précédent, des actions réflexes de vaso-constriction. Dans un cas comme dans l'autre, du reste, ces phénomènes ne sont pas suivis de réaction, tandis que la réaction est de règle après une application froide de courte durée.

L'influence du froid sur la circulation périphérique est due à l'action réflexe, ainsi que le démontrent des expériences rigoureuses de physiologie.

Naumann (1) opère sur des grenouilles : il détache toutes les parties du membre postérieur, de telle sorte que ce membre ne tienne plus au reste du corps que par le nerf sciatique, puis il applique le froid ou des corps irritants sur le membre ainsi séparé et observe au microscope les effets qui se produisent dans la circulation mésentérique. Il constate alors que, toutes les fois que l'excitation est très légère ou l'action du froid passagère, il se produit une diminution dans la circulation capillaire; tandis qu'au contraire, lorsque l'irritation est un peu plus active ou l'action du froid un peu plus prolongée, on constate une dilatation des vaisseaux. Cette expérience, des plus intéressantes, montre parfaitement que l'excitation provoquée par le froid porte d'abord sur les vaso-constricteurs, puis sur les vaso-dilatateurs, et elle explique en même temps pourquoi il n'est pas rare d'observer une rougeur de la peau pendant l'application froide elle-même.

Schüller, opérant sur des lapins, constate qu'une douche froide lancée sur le ventre et sur le dos de cet animal produit un rétrécis-

(1) NAUMANN, *Zur Lehre von den Reflex*, 1872.

serrement du réseau capillaire de la pie-mère, qui fait place à une dilatation lorsque l'application froide a cessé.

Brown-Séquard et Tholozan (1) ont appelé l'attention sur les effets thermo-vasculaires à distance qu'ils ont observés à la suite de l'application de l'eau chaude ou froide aux extrémités. Ils ont constaté qu'une augmentation ou un abaissement considérable de la température d'une des extrémités, de la main ou du pied, plongée dans l'eau très chaude ou très froide, détermine une augmentation ou un abaissement de la température de l'autre main ou de l'autre pied, resté libre dans l'atmosphère ambiante. Cet effet devrait être rapporté à une dilatation ou à une contraction des vaisseaux s'opérant par l'influence du système nerveux et par action réflexe. Ces mêmes observateurs ont montré, d'autre part, que cette élévation ou cet abaissement de la température dans ces parties sont impuissantes à modifier la température générale.

Avant eux, Edwards avait déjà démontré que l'immersion d'une main dans l'eau froide déterminait une diminution de la température, non seulement dans cette main, mais aussi dans celle qui reste libre. Il l'attribuait à un effet de voisinage et de transmission, ce qui n'est pas exact.

François Franck (2) a pu enregistrer, d'une façon pour ainsi dire mathématique, les modifications circulatoires chez l'homme, à l'aide d'un instrument spécial, le plethysmographe. Il a ainsi pu démontrer la réalité des phénomènes de resserrement et de dilatation vasculaires à distance par l'application du chaud ou du froid aux extrémités. La main est placée dans un vase hermétiquement clos et rempli d'eau; elle y est fixée d'une façon absolue, et l'augmentation ou la diminution du membre amène une variation dans le niveau du liquide, variation qui est transmise à un tambour enregistreur. La main gauche, par exemple, étant placée dans l'appareil, si l'on prend un morceau de glace dans la paume de la main droite, on voit au bout de deux ou trois secondes la main gauche diminuer de volume, cette diminution s'accentuer peu à peu, atteindre un certain niveau, rester à ce niveau pendant une demi-minute, puis s'atténuer progressivement, de telle sorte qu'au bout d'une minute la main a repris son volume initial. Cette expérience montre très nettement le point de départ dans l'impression du froid sur la peau de la main droite, un point de réflexion à la moelle, un point d'arrivée aux nerfs vasculaires de la main gauche.

(1) *Journal de physiologie*, 1858.
(2) Fr. Franck, *Travaux du laboratoire du professeur Marey*, t. I.

Mosso est arrivé aux mêmes conclusions à la suite d'expériences identiques.

Mais ce n'est pas seulement dans les régions symétriques que se produisent les actions réflexes thermo-vasculaires à distance. MM. Béni-Barde et Materne (1), reprenant sur le pied les expériences de Brown-Séquard et Tholozan, sont arrivés aux résultats suivants. Le sujet place la plante des pieds devant deux semelles d'où jaillissent de nombreux jets d'eau froide ayant une certaine force de projection. Une impression froide naît aussitôt au point de contact de l'eau; après un certain temps qui varie entre cinq et dix secondes, suivant la température de l'eau, on constate un abaissement de chaleur dans quelques parties non mouillées des membres inférieurs. Cet abaissement correspond presque toujours avec la sensation d'une contraction que le sujet éprouve au point même où l'on constate le refroidissement. Dans certains cas, la contraction se manifeste jusque dans la région abdominale, pouvant même intéresser les organes qui se trouvent dans cette cavité.

Winternitz (2), en appliquant de la neige sur le bras, a vu la température du creux de la main correspondante s'abaisser pendant les cinq premières minutes de 34°,2 à 33°,1, puis s'élever au bout de vingt-cinq minutes à 34°,9.

Il a constaté également que, en plaçant le coude dans l'eau à 10° pendant trente minutes, la température s'élève dans le creux de l'aisselle, en raison de l'abaissement qui se produit dans la température périphérique. Il en est de même dans le creux poplité, quand on applique la plante du pied sur de la neige.

Suivant Schlikoff (de Moscou), les soustractions de calorique opérées sur des points limités du tégument externe entraînent des abaissements de température sur d'autres points, mais seulement sur les points voisins. Un thermomètre placé dans la bouche indique un abaissement de la température de cette cavité, lorsqu'un morceau de glace est appliqué sur la joue du même côté. De la glace dans la paume de la main produit un abaissement de la face dorsale de cette même main. De l'eau glacée ingurgitée dans l'estomac détermine un abaissement de la région épigastrique. Il s'agit là vraisemblablement de phénomènes de voisinage, et l'on ne constate, dans ce cas, aucune modification de la température centrale.

En frictionnant avec de la neige la région cubitale, au niveau

(1) *Loc. cit.*, p. 35.

(2) Winternitz, *Die Hydrothérapie auf physiolohischer und Klinischer grundlage.* Wien, 1880.

de la gouttière, Winternitz a produit un retrait de l'artère très appréciable au sphygmographe.

En frictionnant le pli du coude avec de la neige, il a constaté une diminution dans la hauteur du tracé de l'artère radiale.

L'artère radiale est également influencée par une application de glace sur la région sus-claviculaire.

Malgré les nombreuses expériences que nous venons de signaler, tout n'est pas action réflexe dans l'influence du froid sur la circulation. Certains observateurs admettraient également une action directe. Il y a longtemps déjà, Robert Latour prétendait que l'action du froid était purement physique, en suspendant le pouvoir dynamique du grand sympathique et en déterminant une action inhibitoire proportionnelle à la durée de l'application : il se produirait alors une condensation dans les tissus et un retard dans la progression du sang dans les petits vaisseaux (1).

Waller, appliquant de la glace sur le nerf cubital au niveau du coude, remarque que les muscles de la région hypothénar se paralysent; les deux derniers doigts, l'annulaire et l'auriculaire, deviennent rouges, et de 32° (température initiale de la main) vont à 36°. Pendant ce temps, les trois autres doigts baissent à 28° par compensation et dérivation. Cette expérience est assimilable à celle de Claude Bernard qui, à la suite de la section du sympathique cervical chez le lapin, constate qu'une oreille devient rouge, et l'autre pâle.

Certains auteurs (Frédéricq, Goltz) font également intervenir, dans les variations de température, l'activité directe des fibres lisses des vaisseaux et des centres ganglionnaires périphériques.

Des effets thermo-vasculaires à distance, d'origine réflexe, peuvent être observés sans que l'on puisse saisir *à priori* le lien qui existe entre le point excité et l'organe éloigné qui est le siège de ces modifications; le point d'application, dans ces cas, a une grande importance.

Winternitz (2), Rosbach et d'autres ont démontré quels étaient les points de la peau qui avaient une action élective sur la circulation d'un département vasculaire, lorsqu'on applique l'eau froide sur différents points. Nous y reviendrons tout à l'heure en traitant l'action de l'eau froide sur le système nerveux.

Quels sont maintenant les effets du froid sur la circulation générale. Le froid ralentit la circulation et diminue la fréquence du pouls. Au début, cependant, pendant l'application même, il se

(1) Robert LATOUR, *Communication à l'Académie des sciences*, 1846.
(2) *Loc. cit.*

produit une légère accélération (Winternitz) de courte durée, à laquelle succède un ralentissement d'autant plus accentué que la température de l'eau a été plus basse. Nous avons nous-même, dans toutes nos expériences, observé ce ralentissement de la circulation générale et la diminution dans le nombre des battements du pouls, immédiatement après l'application froide.

Ces phénomènes sont dus à l'influence réflexe sur les nerfs du cœur de l'excitation phériphérique causée par l'eau froide : il est parfaitement démontré, par les expériences de Ludwig et Cyon, que l'excitation porte sur le nerf accélérateur de Cyon, ce qui explique l'accélération des battements du cœur dans les premiers instants de l'application froide; puis l'excitation périphérique se réfléchit sur la pneumogastrique, et c'est alors qu'on observe une diminution des pulsations.

Cette action de l'eau froide sur l'organe cardiaque est en désaccord avec la loi de Marey, qui veut que la fréquence des battements du cœur soit en raison inverse de la pression sanguine.

Pour Vulpian, « l'accélération ou le ralentissement des pulsations du cœur à la suite du retrait ou de la dilatation des vaisseaux périphériques, artérioles ou veinules, n'est pas la conséquence mécanique ni de ces modifications de l'étendue du champ circulatoire, ni du degré d'élévation de la pression du sang qui s'y meut. Ces variations du rythme et de la force propulsive du cœur sont instiguées par des mécanismes régulateurs plus compliqués, dont la mise en jeu dépend de l'impression que fait sur la surface interne du cœur le liquide qui y arrive, sous une pression plus forte ou plus faible. L'impression ressentie par les épanouissements terminaux des rameaux nerveux de l'endocarde sera différente dans les deux cas; elle sera transmise à l'axe bulbo-rachidien par les nerfs cardiaques centripètes et, selon qu'elle atteindra plus spécialement les nerfs dépresseurs, les filets sympathiques du cordon et du ganglion cervical supérieur, ou enfin les fibres cardiaques du nerf vague, elle provoquera un ralentissement de l'organe central de la circulation avec ou sans redoublement de son énergie, ou bien une accélération pure et simple (1). »

Rœrhig (2), dans des expériences sur le lapin, a démontré que des excitations cutanées (froid) passagères augmentent les battements du cœur, tandis que les excitations fortes ou très étendues en abaissent le nombre.

Les actions du froid sur le cœur et la circulation générale méritent

(1) Vulpian, *Leçons sur l'appareil vaso-moteur*, 1875.
(2) Rœrhig, *Die Physiologie der Haut*, etc. Berlin, 1876.

d'être bien connues, dans l'application de l'hydrothérapie chez les cardiaques. Il est probable qu'un grand nombre de mécomptes de Priessnitz provenaient de l'administration trop brusque, trop prolongée, ou à de trop basses températures, de l'eau froide sur les sujets atteints d'affections organiques du cœur.

Musso et Bergesio (1), en se rendant compte des modifications de la circulation intra-cranienne, au niveau d'une mince cicatrice provenant d'une fracture du crâne, ont constaté, à l'aide de l'appareil de Mosso, qu'un grand bain froid de trente minutes à 20° détermine une congestion artérielle du côté du cerveau, qu'ils attribuent à une stimulation de l'activité du cœur.

Action du froid sur la respiration. — Il existe à ce sujet un certain désaccord parmi les auteurs. Johnson constate une augmentation de deux à huit inspirations par minute.

Richter et Pléniger (2) observent une augmentation de six inspirations par minute, coïncidant avec une diminution de quinze pulsations.

Au contraire, Guibert, Hallé, Nysten prétendent que la respiration se ralentit dans les mêmes proportions.

Fleury déclarait que ses expériences n'avaient été suivies d'aucune modification appréciable.

Enfin, P. Delmas (3) dit qu'il y aurait tantôt une augmentation des inspirations, tantôt une diminution, sans règles précises.

Nous pensons qu'au milieu de ces opinions contradictoires, on peut néanmoins établir ce qui se passe le plus souvent, par l'observation attentive des cas. Sous une douche froide, la respiration est activée, et les inspirations sont plus fréquentes, mais plus courtes; elle se ralentit ensuite, une fois l'opération terminée. Dans une immersion, au contraire, c'est-à-dire quand le procédé est sans percussion, la respiration est ralentie d'emblée, mais les mouvements respiratoires sont plus amples et plus profonds.

Dans tous les cas, l'activité des combustions respiratoires est augmentée, et elle est d'autant plus grande que la température de l'eau est plus basse.

Il résulte des expériences de Quinquaud que les bains très froids possèdent la propriété d'augmenter d'une façon considérable, du double et du triple, l'absorption de l'oxygène, et d'accélérer à peu près dans les mêmes proportions l'exhalation de l'acide carbonique.

(1) *Loc. cit.*
(2) *Physiologie des Wasserheilverfahrens.* Vienne, 1863.
(3) *Loc. cit.*

Ces effets sont constants, à la condition que le refroidissement ne soit pas poussé trop loin et que, chez le chien en particulier, la température rectale ne descende pas au-dessous de 30° ou 29°. Si la température est abaissée de 28° à 22°, on observe, au contraire, à la fois une diminution de l'absorption de l'oxygène et de l'exhalation de l'acide carbonique. Refroidi à 22° (température rectale), le chien succombe; cependant si, dès que se manifestent les premiers signes de la mort, on a soin de plonger immédiatement l'animal dans un bain chaud à 50°, on le voit presque aussitôt revenir à la vie, respirer de plus en plus librement et recouvrer, au bout de quelques minutes, l'usage de tous ses sens (1).

Action du froid sur le système musculaire. — Le froid diminue la contractilité musculaire; il peut même l'anéantir s'il est trop intense : chacun sait combien il est difficile, par un froid vif, de s'occuper à des travaux manuels.

Sur les muscles lisses, au contraire, le froid produit une contraction plus ou moins vive (phénomène de la *chair de poule*). Sous l'influence de la douche froide, les mamelons se dressent, le pénis se recourbe, le prépuce se ride, les testicules remontent vers l'anneau; quelquefois, il y a évacuation involontaire des cavités naturelles.

Quand l'eau est projetée sur l'un des côtés de la poitrine, les aspérités, dues à la contraction des bulbes pileux, se manifestent aussitôt; après un certain temps, qui varie entre cinq et quinze secondes, le même phénomène se montre du côté opposé, que l'eau n'a pas touché (Béni-Barde), ce qui démontre encore une fois l'évidence des actions réflexes.

De même, lorsqu'on projette de l'eau sur les pieds, le phénomène de la chair de poule apparaît instantanément dans la région inférieure et se généralise avec beaucoup de rapidité. Quand on entre dans une piscine froide, le frisson et le claquement de dents se produisent dans les parties supérieures avant même que l'eau les ait touchées.

Action du froid sur le système nerveux. — Cette action nous a déjà été démontrée quand nous avons parlé des actions réflexes intéressant la peau et la circulation capillaire.

Au point de vue du système nerveux central, un froid modéré excite le cerveau et favorise le travail intellectuel. Mais une température très basse engourdit l'intelligence et rend incapable de tout

(1) Quinquaud, *Communication à la Société de biologie*, 1887.

effort cérébral; ce fait a été parfaitement observé par les voyageurs des zones glaciales.

Le froid intense sec est peut-être plus excitant que le froid humide, chez les sujets nerveux.

L'action prolongée d'un froid excessif sur un nerf provoque un engourdissement et une insensibilité de tout le territoire innervé. Mais bientôt, quand survient la réaction, il se produit des picotements et de la douleur au niveau des parties primitivement insensibles.

Les actions réflexes à distance produites par le froid sur le système nerveux sont très nombreuses, et nous avons dit que, dans beaucoup de cas, il était difficile de saisir le lien qui unissait les stimulations nerveuses périphériques à l'organe influencé. Ces actions réflexes sont d'ordre différent : elles aboutissent à des effets soit vaso-dilatateurs, soit vaso-constricteurs, ou à des contractions dans la sphère des muscles lisses; elles peuvent même influencer les sécrétions et le fonctionnement dynamique de certains organes. Ces phénomènes sont, dans beaucoup de cas, soumis à l'intensité et à la durée de l'application froide : ainsi, par exemple, du côté de la circulation capillaire, si l'application froide est très courte et très percutante, ce sont des effets de vaso-dilatation que l'on observe; tantôt, au contraire, si cette application est plus prolongée et moins intense, ce sont des phénomènes de vaso-constriction que l'on constate.

Nous citerons quelques-unes de ces actions réflexes, dont l'importance n'échappera à personne, et que l'on utilise chaque jour en hydrothérapie.

Une application très froide et très courte sur le front et sur la nuque dilate les vaisseaux du cerveau. Prolongée davantage, elle les contracte. Si l'eau froide sur la nuque était percutante, sous forme de douche par exemple, elle produirait des vertiges et des phénomènes douloureux.

L'eau froide à la nuque agit sur les organes de la respiration. Une application sur la partie supérieure du corps agit également sur la sphère du pneumogastrique : la respiration et les contractions cardiaques, d'abord accélérées, sont ensuite ralenties.

L'immersion prolongée des mains dans l'eau froide combat l'hyperhémie cérébrale, et fait contracter les vaisseaux de la pituitaire. Il en est de même de l'eau froide sur les pieds.

Le froid au niveau de la région dorsale influence également les vaisseaux de la pituitaire, ce qui explique la coutume populaire d'appliquer une clef dans le dos pour combattre les épistaxis. La glace au niveau des vertèbres dorsales arrête les vomissements.

Une application froide sur les seins fait contracter les vaisseaux de l'utérus (Scanzoni).

La douche froide sur la région lombaire augmente la sécrétion de l'urine.

Une application de glace au niveau des vertèbres lombaires produit une dilatation vaso-motrice des vaisseaux de l'utérus (Chapmann) et active également la circulation des extrémités inférieures.

La douche lombaire froide, lorsqu'elle est à pression modérée et d'une durée assez longue (de 15 à 40 secondes et davantage) produit un spasme des vaisseaux de l'utérus. Au contraire, lorsqu'elle est très percutante et très courte, elle produit une dilatation des vaisseaux utérins, phénomène qui trouve son indication lorsqu'on veut combattre l'aménorrhée, la dysménorrhée spasmodique.

Le froid appliqué sur la face interne des cuisses détermine une contraction des vaisseaux de l'utérus.

Un bain de pieds froid en immersion de courte durée ou un pédiluve avec percussion moyenne (douche plantaire) suffisamment prolongé font contracter également les vaisseaux de la matrice, et peuvent être utiles dans la ménorragie. Une application courte et très percutante, au contraire, comme une douche au jet plein et fort sur les régions dorsale et plantaire des pieds, favorise l'hémorragie utérine, tant en dilatant les capillaires utérins qu'en attirant le sang vers le segment inférieur du corps.

Le bain de pieds froid augmente la sécrétion de l'urine.

Ce même procédé, ainsi que la douche sur les pieds, facilite l'expulsion des selles.

L'eau froide sur les pieds produit un rétrécissement des vaisseaux de l'encéphale, en même temps qu'elle détermine, surtout si l'on percute violemment, un afflux de sang vers les extrémités : ce dernier fait, du reste, rentre dans l'action générale de l'hydrothérapie sur la circulation périphérique.

Le froid appliqué au niveau de la partie inférieure du sternum augmente la fonction urinaire.

Enfin, les applications froides plus ou moins percutantes (douches localisées) au niveau de certains organes, tels que le foie, la rate, l'estomac, etc., déterminent des contractions réflexes dont la thérapeutique tire les plus grands profits.

Action du froid sur les sécrétions, les excrétions, les combustions, etc. — A l'inverse de la chaleur, le froid diminue ou supprime la sécrétion sudorale; comme conséquence de cette suppression, la sécrétion urinaire est augmentée. Il convient de dire, cependant, que lorsqu'il s'agit d'une application d'eau froide, d'ordre thérapeutique, destinée à solliciter une réaction secondaire du côté de la peau, les faits ne se passent plus de la même façon, et la douche froide devient un excellent moyen pour favoriser l'action des glandes sudoripares. Sous l'influence également de ce procédé, la quantité d'urine serait diminuée (Popoff); d'après K. Muller, au contraire, les pratiques hydrothérapiques augmenteraient l'émission de l'urine (1).

Le bain froid diminuerait la formation de l'urée, d'après Sassetzki. D'après Bauer et Kunstle, au contraire, il l'accroîtrait; c'est également la conclusion à laquelle est arrivé A. Robin dans ses expériences (2); il en est de même de Kirejeff, qui a toujours constaté une augmentation de l'urée, de l'acide urique et des chlorures. Les applications froides augmentent les processus d'oxydation et les combustions interstitielles (Quinquaud, d'Arsonval), ainsi que l'on peut s'en assurer en ayant recours à l'extraction des gaz du sang simultanément sur divers points de l'appareil circulatoire. Hanriot et Ch. Richet sont arrivés aux mêmes conclusions et ont prouvé que les bains froids augmentent beaucoup les échanges et la ventilation.

Les expériences de Richter et Lhemann démontrent également la suractivité des combustions organiques sous l'influence de l'eau froide. Ainsi, 100 grammes d'urine contiennent environ 14.45 de matières solides dans les conditions ordinaires; après un bain de siège d'un quart d'heure seulement, à la température de 10° à 15°, les matières solides contenues dans la même proportion d'urine montent à 19.40. Pour couvrir la perte de chaleur éprouvée par le corps à la suite de l'application de l'eau froide, il a donc fallu une combustion intérieure très active.

En outre, la quantité d'acide phosphorique excrétée augmente par rapport à la quantité d'azote, et c'est bien là l'indice de l'action

(1) Récemment M. Wertheimer (*Académie des sciences*, 1893) a fait connaître le résultat de ses recherches sur les variations de la circulation rénale causées par le froid. Les expériences ont été faites sur huit animaux, et sept fois les résultats obtenus ont été identiques, à savoir, que l'impression du froid sur les terminaisons nerveuses de la peau agit sur la circulation du rein, comme aussi sur celle du cerveau, de la même façon qu'une excitation quelconque, mécanique ou électrique, des nerfs sensitifs. Quant aux conséquences physiologiques à en tirer au point de vue des autres organes abdominaux, l'auteur fait remarquer que, dans la lutte de l'organisme contre le froid, la diminution de l'activité circulatoire du réseau vasculaire abdominal vient en aide au resserrement des vaisseaux cutanés, pour réduire à son minimum la déperdition de calorique. Comme les organes profonds ne perdent guère de leur chaleur que proportionnellement à la quantité de sang qui les traverse, il s'ensuit que le ralentissement de la circulation abdominale est avantageux au maintien de la température centrale.

(2) *Société de biologie*, 1886.

de l'eau froide sur le système nerveux; ces phénomènes se produisent surtout lorsque l'excitation produite par le froid est très intense. Dans ces cas, on peut même constater de l'albumine et du sucre. Sous l'influence d'un froid trop vif, en effet, la glycogénie, la glycémie et la glycosurie subissent des variations : le lapin refroidi devient facilement glycosurique; il survient de l'hyperglycémie chez le chien dans la première période de réfrigération; il résulte de ces faits que les bains trop froids ou trop prolongés sont nuisibles aux diabétiques. Il n'en est pas moins vrai que l'hydrothérapie froide, appliquée dans des limites rationnelles et thérapeutiques, régularise les combustions interstitielles et les sécrétions et rétablit l'harmonie dans tous les actes d'assimilation et de désassimilation.

Relativement à la composition du sang, le froid augmente non seulement le nombre des globules rouges, mais aussi leur valeur physiologique en hémoglobine (Thermes). Cette action modificatrice de l'eau froide sur le sang a été confirmée par Winternitz : cet observateur a noté l'augmentation des hématies, celle des leucocytes aussi, mais dans une proportion moindre, un accroissement de la proportion d'hémoglobine. Les applications locales d'eau froide donneraient lieu à une augmentation du nombre d'hématies dans le sang pris au niveau de l'application locale. De son côté, Hénocque a constaté que les bains froids, de même que les bains chauds, augmentent l'activité de réduction de l'oxyhémoglobine.

L'eau froide, sous forme d'applications extérieures, exerce une action très manifeste sur l'absorption. Introduisez dans le rectum, dit Fleury, une mèche enduite de pommade belladonée, et administrez une douche excitante (c'est-à-dire une douche à forte pression); l'action de la belladone sur la pupille et le goût belladoné dans la bouche se manifesteront immédiatement; que la douche ne soit pas donnée, et ces phénomènes feront défaut ou ne se produiront que plus tard et avec moins d'intensité. Si l'on administre une substance colorante qui passe facilement dans les urines, et en même temps une douche excitante, on constatera immédiatement la présence de la substance colorante dans l'urine. Que la douche ne soit pas donnée, et le passage sera beaucoup plus tardif. A doses égales, ou même à doses inférieures, les effets de l'absorption de certains médicaments, fer, mercure, iodure de potassium, sulfate de quinine, etc., sont beaucoup plus rapides et plus intenses chez les sujets soumis au traitement hydrothérapique que chez les sujets auxquels ce traitement n'est pas appliqué. On comprend l'importance que peut acquérir ce fait dans le traitement de la syphilis, de la chlorose, de certaines fièvres intermittentes, etc. (1).

Action de l'eau froide sur la température du corps. — Après une application froide locale, même de très courte durée, et sous n'importe quelle forme (douche, immersion, affusions, etc.), la température périphérique du corps est abaissée. Quand l'application de l'eau froide, au lieu d'être locale, est générale, non seulement la température périphérique est abaissée, mais également la température centrale (2).

Currie est un des premiers observateurs qui aient constaté cet abaissement de la température du corps sous l'influence de l'eau froide; il a en même temps montré, chez un sujet, la limite extrême à laquelle le corps pouvait être refroidi sans danger. Nous relaterons cette intéressante expérience : un homme adulte et jouissant d'une bonne santé fut plongé dans un bain à 4°, 5; sa température, qui était de 36°, 4 au moment de l'immersion, descendit à 28°, 4, puis elle remonta, en treize minutes, jusqu'à 33°, 3, degré auquel elle resta pendant dix-neuf minutes. Ensuite la température descendit rapidement, en trois minutes, jusqu'à 29°, 4. Currie interrompit l'expérience à ce moment-là, le sujet étant dans le bain depuis trente-cinq minutes. On le plaça alors dans un bain chaud à 35°, 5, où il frissonna beaucoup; la température du bain fut chauffée graduellement jusqu'à 42°,7, et au bout de vingt-huit minutes, le patient avait recouvré sa température primitive (3).

« Par le séjour prolongé, dit Poiseulle, d'une portion du corps dans un milieu froid, toute la masse du sang éprouve un abaissement de température. La circulation des capillaires des autres points du corps devient aussi plus difficile et s'effectue avec plus de lenteur (4). »

Herpin, dans ses expériences sur les bains froids, avait constaté les effets suivants : refroidissement à l'extérieur, qui peut descendre à 21°, 2; retour lent de la chaleur, plus lent que la sensation propre ne le fait présumer. Ainsi, le thermomètre tenu dans la main gauche marquant 34°, 4, la main droite est plongée pendant une minute dans la rivière d'Arve, dont la température est de 14°,

(1) FLEURY, *loc. cit.*, p. 165.

(2) Cet abaissement de la température est un fait constant. Aussi sommes-nous étonné que dans un travail récent (ROLAND; *Du mécanisme de l'action de l'eau froide en hydrothérapie*. Paris, 1894) on ait pu le nier, ce qui ne saurait s'expliquer que par une observation incomplète des faits.

(3) CURRIE, *Medical Reports on the effects of y water cold*, etc. London, 1797.

(4) POISEULLE, *Recherches sur les causes du mouvement du sang dans les vaisseaux capillaires*. Paris.

et alors le thermomètre, transporté dans celle-ci, descend à 21°, 9. Dans une autre expérience, la main ayant été plongée dans l'eau pendant une minute, et le thermomètre y ayant été placé ensuite, on le voit d'abord descendre à 21°, 2, puis, au bout de six minutes employées à une marche rapide, il monte à 22°, 5, après neuf minutes, à 23°, 7, et enfin après quinze minutes, il ne s'élève plus qu'à 28°, 7 (1).

Tous ces faits ont été vérifiés et contrôlés depuis par un grand nombre d'observateurs. Dans un bain de 10° à 14° de vingt-cinq minutes à une heure de durée, Fleury a noté un abaissement de 4° de la température sub-linguale (2). Une immersion de 10° à 12°, de vingt-cinq minutes de durée, a donné, entre les mains de Jürgensen, un abaissement de 3°, 6.

Mais ce ne sont pas seulement les températures froides qui produisent l'abaissement de la chaleur animale. Les applications d'eau fraîche et d'eau tempérée déterminent également, quoique à un moindre degré, l'abaissement de la température du corps, périphérique et centrale : il suffit, ainsi que nous l'avons dit, que la température de l'eau soit au-dessous de la zone neutre, c'est-à-dire au-dessous de 33°, pour que le phénomène se produise; il est seulement plus long à se manifester.

(1) Herpin, *Recherches sur les bains de rivière à basse température*. Paris, 1844.

(2) Voici les propositions que Fleury établit, à ce sujet, dans son *Traité thérapeutique et clinique d'hydrothérapie*, 1875 :

« Une immersion partielle suffisamment prolongée (une demi-heure) dans de l'eau modérément froide (15° à 9°) peut abaisser la température de la partie immergée, de la main par exemple, de 19° et même de 23°, de telle façon qu'il n'existe plus, entre la température de la partie vivante et celle du milieu réfrigérant, qu'une différence de 1°,5 au profit de la première.

« Cet énorme abaissement de la température partielle n'exerce aucune influence sur la température générale du corps.

« Une immersion ou une douche générale suffisamment prolongées (25 minutes à 1 heure), dans de l'eau modérément froide (14° à 10°), peuvent abaisser la température animale, prise sous la langue, de 4°. Ce résultat est accompagné d'une sensation si pénible pour le sujet de l'expérience, qu'il ne m'a pas été possible de pousser celle-ci plus loin.

« L'abaissement de la température générale est accompagné d'une diminution dans la fréquence du pouls (6 à 9 pulsations par minute), sans modification appréciable de la respiration.

« Pendant les quelques minutes (10 à 15) qui suivent l'immersion générale, la température du corps, quelle que soit celle de l'atmosphère ambiante, baisse encore de quelques dixièmes de degré (4 à 9 dixièmes), et ce nouvel abaissement est également accompagné d'une nouvelle diminution dans la fréquence du pouls (1 à 2 pulsations).

« Lorsque la température animale a été préalablement élevée de 3° à 4° par le séjour dans une étuve sèche, les applications extérieures d'eau froide, sous forme de douche ou d'immersion, ramènent d'abord rapidement la température et le pouls à leurs chiffres primitifs et physiologiques, et produisent ensuite des effets analogues à ceux que nous venons d'indiquer.

« Ces phénomènes sont suivis d'un mouvement vital, d'une *réaction* qui ramène plus ou moins rapidement la température animale et le pouls à leurs chiffres primitifs et physiologiques. »

Liberman a produit, par une application fraîche de 17° à 22°, de quinze à trente minutes, un abaissement de la température de 2° à 3°. Draper a vu un bain de 23° à 24° déterminer, après une heure, un abaissement de 0°,55 à 0°,77.

Dans une immersion tiède de 28° à 30°, la température centrale s'abaisserait au bout de quarante minutes (Liebermeister); dans une eau de 25° à 28°, elle mettrait vingt à vingt-cinq minutes à s'abaisser (C. Barth, Walh).

Avec de l'eau froide, la réfrigération du corps est très rapide. On peut dire, du reste, d'une façon générale, que les applications d'eau depuis 33° jusqu'à 0° provoquent une hypothermie de l'individu en rapport direct avec la longueur et le degré d'autant plus bas de l'application (1).

Lorsque l'abaissement de la température animale, à la suite d'une application froide, a atteint son maximum, au bout d'un temps qui varie suivant certaines conditions que nous aurons à étudier plus loin, alors commence un grand mouvement vital de *réaction,* en vertu duquel l'organisme tend à récupérer la chaleur qui lui a été soustraite par l'eau froide. Nous donnerons à cette forme de réaction le nom de RÉACTION THERMIQUE : c'est elle qui fait remonter la température du corps à son chiffre primitif et physiologique, chiffre qu'elle dépasse même, dans beaucoup de cas.

Mais il faut, pour que ce phénomène réactionnel se produise, que l'application froide n'ait été ni trop forte ni trop prolongée; dans ce cas, en effet, on provoquerait dans l'économie une soustraction de calorique beaucoup trop intense, en même temps qu'une sidération du système vasculaire et un arrêt dans l'excitabilité réflexe du système nerveux : dans ces conditions, l'organisme épuisé n'aurait plus la force de *réagir* pour se retrouver dans les conditions physiologiques où il était avant l'application froide, et on assisterait alors à un arrêt des fonctions vitales.

(1) Des expériences comparatives sur des douches à 8° et des douches à 13°, de même durée, nous ont montré qu'après ces dernières l'abaissement de la température centrale était moins prononcé qu'avec les douches à 8°.

CHAPITRE IV

DE LA RÉACTION EN HYDROTHÉRAPIE

Nous avons étudié, dans les chapitres précédents, les différentes actions de la chaleur et du froid sur l'organisme. Toutes ces actions sont utilisées dans l'application des diverses médications hydrothérapiques.

Dans un grand nombre de cas que nous aurons à étudier, et spécialement dans les applications de l'hydrothérapie locale, l'*action* immédiate seule de l'hydrothérapie est recherchée et mise en jeu pour obtenir les effets thérapeutiques désirés : dans ces cas, les phénomènes secondaires, c'est-à-dire la réaction, sont évités en partie ou en totalité.

Mais dans l'immense majorité des circonstances, alors qu'il s'agit de rechercher et de provoquer sur l'économie les effets généraux de l'hydrothérapie froide, c'est grâce à la *réaction*, ou plutôt aux réactions multiples et complexes consécutives à l'action perturbatrice du froid sur le tégument cutané, que l'on obtient les effets curatifs que l'on réclame de cette méthode thérapeutique.

La *réaction* peut être définie, à un point de vue synthétique, l'ensemble des mouvements vitaux qui se manifestent à la suite d'une application froide; mais, prise dans son sens analytique et physiologique, elle se décompose elle-même en une série de phénomènes biologiques qui ont chacun leur importance manifeste, et sur lesquels nous devons nous étendre. Déjà, dans plusieurs travaux antérieurs (1), nous avons donné à cette importante question toute l'extension qu'elle comporte, et nous sommes heureux de voir que

(1) F. Bottey, *Étude physiologique et thérapeutique sur l'action et la réaction en hydrothérapie*. Paris, 1888. — *Considérations sur l'action physiologique de l'eau froide* (*Annales de la Société d'hydrologie médicale*, 1890). — *Hydrothérapie et neurasthénie* (*Revue d'hygiène thérapeutique*, 1892).

nos idées au sujet de l'analyse et de l'interprétation des phénomènes physiologiques de la réaction ont été adoptées et reproduites par plusieurs auteurs, parmi lesquels nous citerons MM. Huet et Oulmont (1).

RÉACTION CIRCULATOIRE

Sous les premiers effets de l'eau froide, le sang, chassé de la périphérie par la violente contraction des capillaires de la peau, est refoulé dans les différents viscères, et en particulier dans les organes hématopoïétiques; mais, bientôt, à ce mouvement de retrait du sang succède un mouvement d'expansion dans les vaisseaux du tégument cutané : mouvement secondaire centrifuge qui n'est autre chose que la *réaction circulatoire.* Il se produit alors une activité plus grande dans la circulation capillaire et une augmentation des combustions chimiques. Cet afflux et ce reflux du liquide sanguin ont une influence sur le mouvement vital de tout l'organisme : le transport des matériaux de nutrition, ainsi que celui des déchets provenant de la désassimilation, sont facilités dans tous les organes par ce va-et-vient circulatoire.

Au point de vue des impressions ressenties par le sujet, le premier choc de l'eau froide sur la peau détermine une sensation pénible; les follicules pileux se redressent, le patient grelotte, claque des dents, tremble, a la chair de poule, frissonne : c'est ce que l'on appelle le *frisson primitif.*

Ces phénomènes cessent aussitôt après l'application. Le calme renaît dans l'organisme, et une sensation de chaleur agréable s'empare de l'individu.

Mais, si l'application froide continue, le refroidissement s'accentue davantage et outre mesure, l'activité du cœur diminue, la circulation cesse dans les vaisseaux superficiels, il se produit une concentration violente du sang vers les parties profondes et un épuisement de l'excitabilité nerveuse, sidérée pour ainsi dire par l'eau froide. Le malade éprouve alors, soit pendant l'opération froide, soit immédiatement après, des frissonnements auxquels nous donnons le nom de *frissons secondaires externes* : « secondaires » par opposition au frisson primitif de tout à l'heure, « externes » pour les différencier d'un autre genre de frissons, *frissons secondaires internes,* qui se mon-

(1) HUET, article *Hydrothérapie,* in *Manuel de Debove et Achard.* Paris, 1894, Rueff, éditeur. — OULMONT, *Thérapeutique des névroses.* Paris, 1894, O. Doin, éditeur.

trent lorsque, à la suite d'une application froide trop intense ou trop prolongée, la perte de calorique imposée à l'organisme est tellement considérable que celui-ci n'est plus en mesure de compenser cette hypothermie provoquée.

Ces frissons secondaires indiquent que l'on a dépassé la limite physiologique et thérapeutique dans l'application de l'eau froide, et que l'économie serait près de succomber dans sa lutte contre le froid, si l'on n'en cessait aussitôt l'application.

La réaction circulatoire constitue la cause efficiente de ce que nous appelons l' « action frigorigène » de l'application froide (voy. plus loin); elle précède la « réaction thermique », car c'est elle qui, en favorisant la réfrigération totale du corps, mettra tout à l'heure l'organisme dans l'obligation de réagir pour reproduire la chaleur perdue.

La réaction circulatoire se montre immédiatement après l'application froide; mais souvent aussi elle apparaît avant que celle-ci soit complètement terminée : il n'est pas rare, en effet, de voir des sujets rougir sous la douche même.

Elle est d'autant plus prompte et plus intense que l'atmosphère est plus chaude et plus sèche; d'où l'indication de restreindre la durée des applications par les temps humides.

Elle est également plus rapide et plus intense si l'opération froide est suivie de frictions généralisées et d'un exercice modéré, ou précédée d'exercice préalable (préaction) qui amène la transpiration.

Une application chaude avant l'eau froide favorise la réaction circulatoire, et l'afflux du sang à la peau sera d'autant plus prononcé que l'écart entre les deux températures, chaude et froide, sera plus accentué, et la transition plus brusque. C'est sur ce principe que repose l'application de la douche écossaise dite « révulsive », lorsqu'on veut produire des effets révulsifs et dérivatifs; on comprend également que, lorsque la réaction circulatoire a de la peine à s'établir chez un malade après une application froide, on la favorisera en faisant précéder cette application d'une douche très chaude suffisamment prolongée.

Plus l'eau est froide et plus elle frappe les tissus avec force, plus la réaction circulatoire sera rapide. Aussi une douche est-elle suivie d'une réaction plus prompte qu'un autre procédé sans percussion (immersion, affusions, lotions, etc.); d'où la nécessité de pratiquer un exercice préparatoire plus énergique avant une piscine froide qu'avant une douche.

Les applications d'eau tiède (bains, douches tièdes) ne sauraient produire de constriction spasmodique des vaisseaux de la peau, et par conséquent pas de réaction circulatoire.

La puissance de réaction circulatoire varie d'individu à individu, suivant l'état du système nerveux vaso-moteur, la jeunesse et la vigueur du sujet.

La réaction circulatoire peut se produire alors même que les parties sont congelées, raidies et insensibilisées par le froid; mais dans ces cas extrêmes elle n'est pas spontanée, et il faut la favoriser par la chaleur.

Lorsque la réaction circulatoire ne se fait pas, on observe quelques accidents, tels qu'angoisse, palpitations, frissonnement général (1), tendance à la syncope, accidents sans gravité si on a soin de frictionner et de réchauffer immédiatement le malade. Cette absence de réaction est le plus souvent le résultat d'une application trop prolongée du froid.

RÉACTION THERMIQUE.

Considérations générales sur l'évolution de la température centrale après une application froide. — Après une application froide, même de très courte durée (en douche, en immersion, ou sous toute autre forme), la température centrale est toujours abaissée.

Mais cet abaissement de la température, résultat final de toute opération hydriatrique, ne se produit pas toujours d'emblée.

Ainsi Liebermeister (2) établit que, chez un sujet sain, l'action peu prolongée de l'eau froide ne détermine aucun abaissement de la température du corps; souvent même on observe une légère élévation. Le bain de rivière ne fait pas baisser la température centrale, souvent même il la fait monter. Après le bain, la température intérieure s'abaisse un peu, au moment même où, la peau se réchauffant, il se produit une sensation agréable de chaleur. Il y a là une réaction, comme après la douche; les vaisseaux de la peau se dilatant, la circulation superficielle étant plus abondante, il se ferait une déperdition de calorique qui peut se traduire par un léger abaissement de la chaleur centrale.

Aussi, dans les applications de la méthode réfrigérante aux

(1) Ce frissonnement rentre dans le groupe des *frissons secondaires externes* que nous avons signalés plus haut.

(2) *Deutsche Klinik*, 1859.

maladies fébriles, Liebermeister conseille-t-il de faire précéder le bain froid par l'emploi de moyens propres à amener la rubéfaction de la peau (sinapismes, frictions énergiques, etc.), afin d'augmenter la surface de déperdition du calorique intérieur et de rendre plus sensible l'abaissement de la température générale.

Hoppe a fait des expériences sur le chien, d'où il résulte également que la soustraction subite du calorique à la surface du corps par une application courte d'eau froide est immédiatement suivie d'une augmentation intérieure de chaleur appréciable au thermomètre; l'excès de chaleur ainsi produit se répand ensuite à la surface du corps, et y détermine la sensation du réchauffement ou du retour à la chaleur, tandis que la température centrale diminue.

Jurgensen (1) et Winternitz disent également que l'application du froid fait diminuer la température du corps après une hausse primitive plus importante.

P. Delmas (2), au contraire, prétend que, pendant la douche froide, la température centrale et celle de la zone intermédiaire ne sont pas abaissées du tout ou le sont très peu; après la douche, la température baisse plus ou moins vite suivant que le sujet se livre au repos ou à un exercice approprié : dans le premier cas, la température centrale baisse très peu et dépasse même le chiffre accusé pendant la douche.

Le docteur Couette (de Lyon) (3), dans un travail sur l'action thermique de l'eau froide, soutient que, dans toute opération hydrothérapique froide, la température centrale subit toujours une oscillation d'abord et rapidement ascendante.

Il est facile de faire la lumière au milieu de ces opinions qui, au premier abord, semblent contradictoires.

Afin d'élucider cette question, nous avons pratiqué un certain nombre d'expériences (4), qui nous ont donné les résultats suivants. Sur un relevé de trente-quatre opérations hydrothérapiques (douches et piscines) à 7° de 3 et 10 secondes de durée, nous avons trouvé que la réfrigération du corps a été précédée seize fois d'une élévation passagère de la température sublinguale : cette élévation a varié de 1 à 3 dixièmes de degré; la durée moyenne pendant laquelle elle se maintient est de 10 minutes environ, après quoi

(1) *Deutsch. Archiv. fur Klinische Medicin*, 1868.

(2) *Loc. cit.*, p. 107.

(3) COUETTE, *Étude expérimentale sur l'action thermique de l'eau froide en applications hydrothérapiques*. Lyon, 1886.

(4) F. BOTTEY, *Études médicales sur l'hydrothérapie*. Paris, 1886, O. Berthier, éditeur. — *Étude physiologique et thérapeutique sur l'action et la réaction en hydrothérapie*. Paris, 1888.

elle fait place à l'abaissement progressif de la température, résultante finale de toute application froide.

Dans les dix-huit autres cas, la température centrale a été abaissée d'emblée, plus ou moins rapidement, après l'opération hydriatrique.

L'évolution de la température centrale, après une application froide de courte durée, se montre donc sous deux modalités différentes. Tantôt l'abaissement de la température est précédé d'une élévation temporaire de courte durée, tantôt il est immédiat.

Si nous prenons le premier type, c'est-à-dire celui qui présente une double oscillation, hyperthermique et hypothermique, nous pourrons le représenter par le schéma suivant :

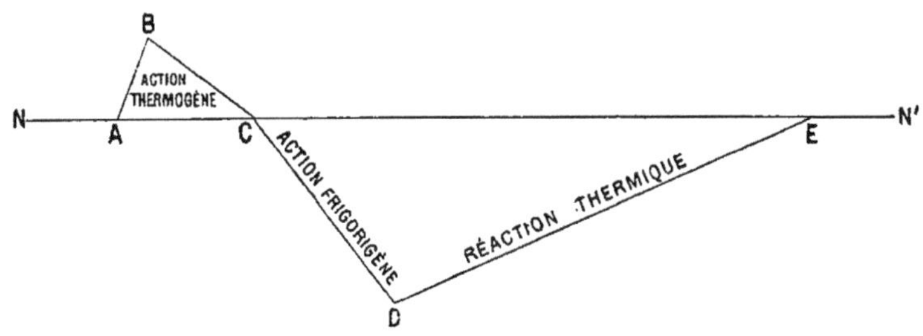

Soit NN' la température normale. AB représente l'ascension brusque de la température au delà de la normale, et BC le retour rapide à la normale; la courbe ABC, dans son ensemble, sera produite par ce que nous appellerons l'*action thermogène* de l'application froide.

La ligne CD, qui représente l'abaissement lent de la température au-dessous de la normale, sera déterminée par ce que nous nommerons l'*action frigorigène* de l'application froide.

Enfin la ligne d'ascension DE n'est autre chose que la RÉACTION THERMIQUE, c'est-à-dire le retour progressif de la chaleur animale à son point de départ initial, qu'elle peut même dépasser dans certains cas.

Si nous voulons également représenter graphiquement le second type, nous aurons le schéma suivant, beaucoup plus simple que le précédent :

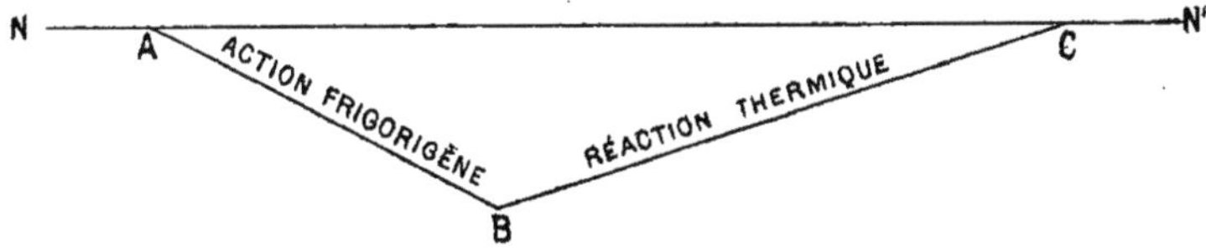

Soit NN' la température normale. Ici, on n'a pas d'action thermogène, et l'on assiste d'emblée à l'*action frigorigène* AB, qui se produit immédiatement après l'application froide. BC représente la RÉACTION THERMIQUE, ou le retour à la température initiale.

Analysons maintenant les différentes phases de ces évolutions thermiques, ainsi que les diverses conditions physiologiques qui les régissent.

La réfrigération du corps est due à une double action, physique et nerveuse. — La réfrigération de l'organisme qui se produit après toute application froide (douche, piscine, etc.), et à laquelle nous donnons le nom d'*action frigorigène*, est due à deux effets, l'un physique, l'autre nerveux.

La loi de Newton, en vertu de laquelle deux corps d'inégale température échangent leur calorique, explique le premier de ces effets : le corps se refroidit parce que l'eau froide extérieure absorbe une partie de sa chaleur.

L'effet nerveux repose tout entier sur la grande loi des actions réflexes. Le grand sympathique, ainsi que l'a démontré Claude Bernard (1), exerce une action thermique, calorifique par les vaso-dilatateurs, frigorifique par les vaso-constricteurs. L'excitation des filets nerveux de la peau sous l'influence de l'eau froide retentit sur les centres ganglionnaires et aboutit à une action réflexe réfrigérante : nous citerons dans cet ordre d'idées les expériences si connues d'Edwards, de Brown-Séquard et Tholozan, François Franck, Lombard, etc.

Nous pensons que, dans la production du refroidissement de l'organisme par l'eau froide, l'action physique des échanges joue le plus grand rôle. Mais il n'en est pas moins vrai que l'action nerveuse d'ordre réflexe doit également être prise en sérieuse considération, sans quoi on s'expliquerait difficilement pourquoi plusieurs applications froides, dans les mêmes conditions de température individuelle et de milieu ambiant, produisent sur un même sujet des différences thermiques fort appréciables (2).

(1) *Leçons sur la chaleur animale*, 1876.

(2) Botkin a émis l'idée originale qu'il existait un centre nerveux présidant au refroidissement normal du corps. L'altération fonctionnelle de ce centre aurait pour conséquence l'hyperpyrexie des états typhiques.

Frédéricq admet également l'existence d'un centre nerveux spécial, mais qui, pour lui, serait thermogène. Le froid exercerait sur ce centre une action d'arrêt, ou inhibitoire.

Enfin, Robert Latour pensait que l'eau froide agissait sur le nerf grand sympathique, dont elle suspendait l'action calorigène. Dans la théorie de cet auteur, le système du grand sympathique était chargé de solliciter, par son pouvoir dynamique, la combinaison chimique de l'oxygène avec les matériaux mélangés avec lui dans le sang : de cette combinaison résultait une combustion qui était la véritable source de la chaleur animale.

Action thermogène. — Aussitôt que l'eau froide entre en contact avec la peau, celle-ci perd immédiatement une partie de sa chaleur, tandis que les parties profondes ne sont pas impressionnées par le froid, par suite de la mauvaise conductibilité du tégument cutané pour les agents physiques. A ce moment-là, la peau est donc seule refroidie.

Mais, en même temps, il se produit sous l'influence de l'agent réfrigérant une contraction spasmodique de toutes les artérioles de la peau : le sang est aussitôt chassé vers les parties profondes, d'où élévation de la température centrale, si la masse sanguine est suffisamment abondante. « On peut comparer le sang en circulation dans les vaisseaux à l'eau chaude qui circule dans les tuyaux dont on se sert pour chauffer les serres. Lorsqu'une partie du corps accuse plus de chaleur, c'est qu'elle reçoit plus de sang, de même un compartiment d'une serre aura une température plus élevée qu'un autre compartiment dans lequel on aura diminué le débit d'eau chaude (1). »

Cet afflux du sang de la périphérie au centre, sous l'influence immédiate du premier contact de l'eau froide, est absolument instantané, et le sang n'a donc pas encore eu le temps d'être refroidi. De plus, ce fait assez curieux que l'élévation temporaire de la température centrale immédiatement après l'application froide n'est pas en rapport avec la durée de cette application, — puisque nous voyons des opérations de 3 secondes déterminer une élévation quelquefois plus forte que des opérations de 10 secondes, — indique clairement que le phénomène de la contraction spasmodique des petits vaisseaux de la peau, et la propulsion du sang qui en est la conséquence, sont instantanés et se produisent sous l'influence du *premier contact* de l'eau froide. La propulsion du sang de la périphérie au centre explique donc aisément l'*action thermogène* (2), et nous ne comprenons pas la répugnance qu'ont certains auteurs à admettre cette théorie si simple (3).

Nous avons remarqué, dans nos expériences, que l'élévation temporaire de la chaleur animale à la suite d'une douche ou d'une piscine froides se manifestait généralement après les opérations

(1) Mathias DUVAL, *Leçons sur la physiologie du système nerveux*. Paris, 1883.

(2) Nous ferons remarquer en passant le contraste qui existe entre la température centrale et le pouls, pendant l'*action thermogène*. Tandis que, pendant cette phase, on constate une élévation temporaire de la température centrale, on note, au contraire, une diminution dans le nombre des battements du pouls : il existe donc un rapport inverse entre le pouls et la température.

(3) On ne saurait nier également que l'*action thermogène* ne puisse être momentanément renforcée par la rétention de la chaleur due à la déperdition moins grande du calorique, par suite de la constriction de la peau par le froid.

qui avaient été précédées d'une préaction énergique (marche rapide, gymnastique, escrime, etc.). Ce fait s'explique aisément si l'on songe que l'exercice provoque un afflux de sang à la périphérie, et que ce sang en grande abondance sera bientôt chassé vers les parties profondes sous l'influence constrictive du froid. Cela vient également à l'appui de la théorie que nous avons proposée pour expliquer l'action thermogène.

Une conséquence thérapeutique découle de cette interprétation physiologique. En effet, dans la méthode hydrothérapique, la réfrigération imposée à l'économie par l'eau froide ne constitue pas le seul facteur important; on doit également faire entrer en ligne de compte ce va-et-vient du liquide sanguin qui rend la circulation plus énergique et imprime une activité nouvelle à toutes les fonctions d'élimination. Par conséquent, il faut solliciter l'action thermogène de toute application froide, et pour cela mettre la périphérie du corps en état de fournir à l'agent réfrigérant un coefficient sanguin aussi considérable que possible. On réalisera cette condition en faisant précéder la douche, la piscine, ou toute autre opération froide, d'une préparation énergique (préaction), soit par l'escrime, la gymnastique, la marche rapide, etc., en un mot par un exercice approprié qui élève la chaleur du corps et détermine un afflux de sang au niveau de la peau.

L'élévation de la température centrale, produite par le fait de la projection vers les parties profondes d'une masse sanguine plus ou moins considérable, est également renforcée par les combustions et les oxydations, qui deviennent momentanément plus actives sous l'influence de ce plus grand coefficient de sang qui baigne les tissus profonds. C'est pourquoi Liebermeister a pu trouver dans ces conditions un excès d'acide carbonique exhalé.

Une application d'eau tempérée (bain tiède, douche tiède) n'est jamais suivie d'action thermogène, puisqu'elle ne saurait produire de crispation des artérioles de la peau et de reflux sanguin vers les parties profondes. Elle rentre donc dans le second type d'évolution thermique que nous avons signalé (voy. le 2e schéma). Quant à la réfrigération du corps dans le cas d'eau tiède, elle se produit par le même mécanisme que celui que nous allons étudier tout à l'heure.

Influence du système nerveux sur l'action thermogène. — Nous venons de dire que la première phase d'une évolution thermique complète après une application froide, phase à laquelle nous donnons le nom d'*action thermogène* (voy. le 1er schéma), est constituée par un effet mécanique de circulation sanguine qui s'établit vers le centre au détriment de la périphérie. A cet effet mécanique se joint très vraisemblablement une action nerveuse d'origine réflexe sur les ganglions du grand sympathique.

L'action excitante du froid sur les terminaisons nerveuses de la peau, en même temps qu'elle s'exerce d'une façon centripète sur les centres nerveux frigorifiques (ainsi que nous l'avons démontré plus haut), se fait également sentir sur les centres calorifiques du système nerveux : la résultante de cette excitation aboutit à une élévation de la température du corps, qui vient s'ajouter à celle déjà produite par le refoulement du liquide sanguin vers les organes centraux. Nous citerons les faits suivants, qui prouvent cette influence nerveuse calorigène du froid sur l'organisme.

Quand on fait suivre immédiatement l'application froide d'une friction généralisée de 4 à 5 minutes, on produit au niveau de la peau un afflux de sang qui devrait tendre, on le comprend, à diminuer l'excès de la masse sanguine qui tout à l'heure avait été projeté vers les parties profondes par l'agent réfrigérant. Dans ces circonstances, la température centrale devrait donc baisser : or, on n'en constate pas moins le maintien de l'élévation de cette température pendant 10 minutes, et même davantage.

Il n'est pas rare également de voir l'expansion secondaire des vaisseaux de la peau (réaction circulatoire) apparaître pendant l'application froide elle-même; le fait devient même habituel, si l'on fait précéder l'eau froide d'une application chaude suffisamment prolongée : la peau prend alors une teinte rouge plus ou moins vive, indice d'une fluxion périphérique, et malgré cela on peut voir, dans beaucoup de cas, la température centrale se maintenir au delà de la normale pendant quelques minutes.

Pour ces raisons, il est nécessaire d'admettre, à côté de l'action oscillatoire des vaisseaux sanguins, une action nerveuse calorigène sous la dépendance du système ganglionnaire.

Résumé synthétique des effets primitifs de l'eau froide sur l'organisme. — L'influence de l'eau froide sur l'organisme est donc essentiellement complexe. Les premiers phénomènes provoqués sont :

1° Réfrigération directe de la peau par le froid, par suite de la différence des températures du corps humain et de l'agent physique (loi de Newton);

2° Réfrigération par action nerveuse d'origine réflexe de la peau et des parties profondes;

3° Élévation de la température centrale, par suite de la constriction des vaisseaux de la peau qui produit un afflux sanguin vers les organes profonds, afflux suffisamment considérable dans la moitié des cas pour déterminer cette élévation thermique;

4° Élévation de la température centrale et de la température périphérique par action nerveuse d'origine réflexe (1).

Ces quatre phénomènes sont connexes. Mais, au niveau du tégument cutané, le second et le quatrième se combattent, de telle sorte qu'il ne reste plus que le premier phénomène, c'est-à-dire le refroidissement de la peau que l'on constate au thermomètre. Du côté des parties profondes, le second et le quatrième phénomène se détruisent réciproquement, et il ne reste plus que le troisième pour expliquer la surélévation passagère de la température centrale que l'on constate dans la moitié des cas.

En somme, à la périphérie on note deux éléments de réfrigération pour un élément de calorification; au centre, au contraire, on remarque deux éléments de calorification pour un élément de réfrigération : dans chaque cas deux éléments contraires se combattent pour laisser la place au troisième. Cette conception théorique permet de comprendre les phénomènes qui se produisent dans les premiers instants qui suivent les applications froides, et explique en même temps ce fait en apparence paradoxal d'une double action simultanée d'origine nerveuse à la fois frigorifique et calorifique.

Action frigorigène. — Sous l'influence de l'eau froide, avons-nous dit, la peau seule est refroidie, et le sang du réseau cutané est en même temps refoulé vers les parties profondes, pour revenir bientôt à la périphérie.

Par suite de ce mouvement d'expansion secondaire du sang du centre vers la périphérie (réaction circulatoire), le liquide sanguin vient se refroidir au niveau de la peau réfrigérée (2), et retourne bientôt vers les organes profonds qu'il va refroidir à son tour. A chaque mouvement circulatoire et à chaque systole cardiaque, ce phénomène se reproduit, et à chaque fois un coefficient de froid abandonne la périphérie pour se porter vers le centre, jusqu'à ce

(1) Une douche très chaude exclusive (37° et au delà), non suivie d'application froide, élèvera également la température du corps. Mais cette action thermogène n'a aucun rapport avec celle que nous étudions ici : elle est simplement due, dans ce cas, à un échange physique entre la température de l'eau chaude extérieure et celle du corps. Voy. nos *Considérations sur les applications d'eau chaude*, etc. (*Annales de la Société d'hydrologie*, 1887).

(2) Nous avons pratiqué un certain nombre d'expériences sur la réfrigération locale de la peau à la suite de douches ou d'immersions froides. Pour une durée d'application froide à 7° de 15 secondes, la moyenne d'abaissement de la température périphérique a été de 2°,5.

que la réfrigération soit uniformément équilibrée sur l'ensemble de tout l'organisme.

C'est à cette phase d'échange de calorique et de froid entre la peau et le sang des parties profondes que nous donnons le nom d'*action frigorigène* de l'application froide. Objectivement elle est caractérisée, ainsi qu'on le sait, par l'abaissement progressif de la température centrale et l'élévation en sens inverse de la température cutanée vers la normale; l'abaissement de la température centrale ne se fait pas toujours d'une façon régulière, il est quelquefois interrompu par des oscillations ascendantes jusqu'au moment où il arrive au dernier terme de la chute thermique.

Quand on fait précéder l'application froide d'une douche très chaude suffisamment prolongée, l'action frigorigène se produit rapidement, par suite de la réaction circulatoire très vive provoquée au niveau de la peau par le contraste des températures; mais l'intensité de cette action frigorigène est moins grande, étant donné qu'une partie des effets réfrigérants de l'eau froide a été perdue dans l'absorption du coefficient artificiel de chaleur dont on avait préalablement surchargé la peau par la douche chaude.

Dans la douche écossaise révulsive proprement dite, — c'est-à-dire celle dont la formule consiste à absorber à l'aide d'une douche froide très courte le surcroît de calorique fourni par une application chaude préalable, sans toutefois abaisser la température au-dessous de son chiffre physiologique, — dans cette douche, disons-nous, il ne saurait y avoir ni action thermogène, ni action frigorigène : on n'assiste qu'à une réaction circulatoire très vive, mais sans aucune réfrigération de la peau ni des parties profondes (1).

Les bains et les douches tempérés produisent une action frigorigène, mais jamais d'action thermogène. La réfrigération, dans ces circonstances, s'opère par le même mécanisme : échange physique entre le sang des parties profondes et celui de la peau, à chaque ondée sanguine physiologique.

Réaction thermique. — Quand l'action frigorigène est complètement terminée et que l'hypothermie est arrivée à son point le plus bas, alors commence le grand mouvement vital de la réaction thermique, en vertu duquel l'organisme tend spontanément à récupérer la perte de chaleur qui lui a été imposée. On voit la température centrale remonter peu à peu vers la normale, tantôt d'une façon régulièrement progressive, tantôt par une série d'oscillations

(1) F. Bottey, *De la douche écossaise* (*Annales de la Société d'hydrologie médicale*, 1886).

irrégulières et quelquefois régressives : cette évolution ascendante se produit le plus souvent d'une façon lente, et dans beaucoup de cas il n'est pas rare de voir la température dépasser son chiffre initial.

La durée de l'action frigorigène et par conséquent le moment où commence la réaction thermique varient suivant les conditions de statique ou de dynamique du sujet après l'opération froide, c'est-à-dire suivant que celui-ci pratique la marche ou reste au repos, ainsi que nous le verrons plus tard. La forme du procédé hydrothérapique employé a également une influence sur la rapidité et la durée de la réaction thermique. On peut, comme moyenne, assigner une durée de deux à trois heures, et même davantage, à l'évolution totale de l'action frigorigène et de la réaction thermique.

La réfrigération du corps à la suite de l'eau froide est le point de départ d'une série de phénomènes dont la réaction thermique n'est que l'expression physiologique, et qui vont bientôt modifier toute la vie fonctionnelle de l'individu.

En effet, « toucher à la calorification, dit Lubansky, c'est en quelque sorte toucher au ressort de l'existence et faire retentir les mouvements qu'on lui imprime du côté des fonctions les plus importantes de l'économie. Placer l'organisme dans la nécessité de produire une plus grande quantité de chaleur en l'exposant à des pertes réitérées de calorique, c'est d'abord accélérer la consommation de la matière organique, par cela même accélérer le mouvement de décomposition ; c'est stimuler la respiration et l'oxygénation du sang qui en est la conséquence ; c'est exciter la circulation et la mutation de la matière dans les dernières divisions capillaires ; c'est éveiller le besoin de réparation et, enfin, impressionner directement l'innervation (1). »

La réaction thermique est donc cet effort spontané de l'organisme, en vertu duquel celui-ci tend à regagner la chaleur qui lui a été soustraite par l'eau froide. La puissance de cet effort est toujours en raison directe de l'intensité de l'application froide. Elle varie également avec les conditions individuelles et l'énergie vitale du sujet, et avec les conditions atmosphériques extérieures et celles du milieu ambiant.

Si l'application du froid était trop intense ou trop prolongée, alors on pourrait voir l'organisme succomber dans sa lutte contre l'agent réfrigérant : des frissons, que nous appellerons *frissons secondaires internes* (2), apparaîtraient, indice de l'épuisement des fonctions calorigènes.

(1) Lubansky, *loc. cit.*

(2) D'autres frissons secondaires internes, *tardifs*, peuvent se montrer assez long-

Mais, dans les conditions normales et thérapeutiques où le médecin administre l'eau froide, la réaction thermique peut-elle manquer quelquefois? Fleury soutenait qu'il n'avait jamais rencontré un sujet assez faible pour ne pas pouvoir supporter une application froide de très courte durée. Il faudrait, dit Bégin, pour que la réaction fît défaut après l'application d'un excitant aussi énergique, que le sujet touchât au dernier terme de la débilité vitale. C'est aussi l'avis de Gillebert-Dhercourt, de Macario et de bien d'autres : le tout est d'adapter au tempérament du sujet le procédé qui lui convient; si faible que soit un malade, il est toujours possible de réveiller chez lui les forces organiques qui sommeillent par un traitement convenablement dirigé.

A côté de l'interprétation théorique que nous venons de donner sur l'évolution de la température après une application froide, nous signalerons celle du docteur Aubert, de Lyon, sur l'action et la réaction en hydrothérapie (1), interprétation à laquelle, disons-le de suite, nous ne saurions souscrire.

Le schéma suivant, emprunté à cet observateur, montrera la façon dont il conçoit ces phénomènes (2) :

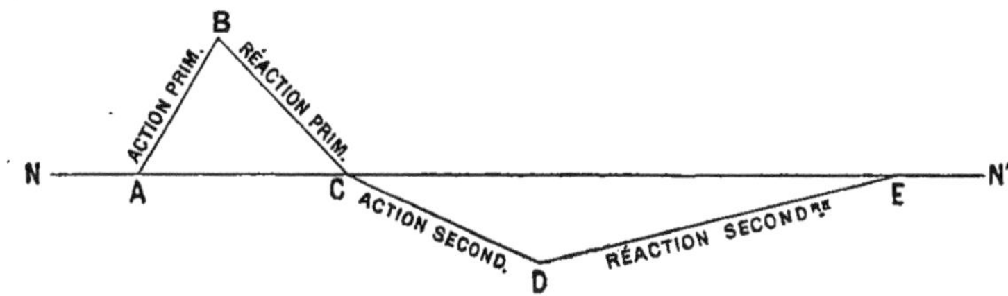

Pour le docteur Aubert, l'*action* est toute modification qui tend à écarter la température de la ligne d'état NN', et la *réaction* est tout changement qui tend à ramener à cette ligne la température écartée. Soit, par exemple, un bain de mer de 15 minutes. Il y a l'action AB qui se produit au début de l'immersion et se maintient à un degré variable tant que celle-ci dure, puis la réaction BC qui ramène la température au voisinage du point normal : ce sont là l'action et la réaction primitives. L'écart se fait ensuite en sens

temps après une opération froide, sans que celle-ci ait été pour cela prolongée au delà des limites physiologiques du patient, lorsque, par exemple, pour des raisons que nous étudierons plus tard, la calorification a de la peine à s'établir chez le sujet.

(1) P. Aubert, *Influence des bains de mer sur la température du corps* (*Physiologie des bains froids*. Lyon, 1883).

(2) Nous avons légèrement modifié le schéma d'Aubert, sans toutefois l'altérer en rien dans sa forme générale, afin de mieux établir la comparaison avec le nôtre.

inverse, CD, et abaisse lentement et progressivement la température au-dessous du degré normal; après un temps plus ou moins long se produit une réaction nouvelle qui ramène lentement la température au degré normal E : ce sont là l'action et la réaction secondaires.

Cette conception n'est pas exacte, car elle ne peut s'appliquer à l'ensemble de la méthode hydrothérapique.

En effet, après une opération froide de courte durée, on voit dans un très grand nombre de cas — ainsi que nous l'avons dit — la température baisser immédiatement après l'application, sans que cette hypothermie ait été précédée d'une élévation temporaire de la chaleur animale : on n'assisterait donc là, d'après M. Aubert, à aucune action ni réaction primitives, mais d'emblée à une action et à une réaction secondaires. Il en est de même après une douche ou un bain tièdes, qui ne produisent jamais d'élévation de température, mais d'emblée un refroidissement. Les termes de *secondaires* sont donc illogiques, puisqu'en réalité ils n'ont été précédés, dans ces circonstances, d'aucune action primitive.

D'autre part, les mots *réaction primitive* appliqués, toujours d'après M. Aubert, au changement qui tend à ramener à la ligne normale la température préalablement surélevée, ne nous semblent pas répondre à une signification physiologique. Il ne saurait y avoir, d'après nous, de réaction au sens propre du mot, puisqu'il n'existe dans cette période d'abaissement aucune spontanéité physiologique : la température rétrocède vers son point de départ d'une façon pour ainsi dire passive, simplement parce que les causes incitantes (action du froid sur la peau) qui avaient stimulé la thermogénèse n'existent plus ou ont épuisé leur effet.

Pour toutes ces raisons, il nous semble donc préférable d'adopter les termes que nous avons proposés dans notre schéma personnel (voy. p. 54), et de donner le nom d'*action thermogène* à l'ensemble de l'ascension et de la chute de la température au delà des limites de la chaleur normale, cette action thermogène pouvant du reste faire défaut dans beaucoup de cas (douches et piscines froides non précédées de préaction énergique, douches et bains tempérés, douches écossaises révulsives). Le nom d'*action frigorigène* sera réservé à l'abaissement de la température en deçà de son point de départ initial. Enfin la *réaction thermique*, qui sera toujours une en l'espèce, sera constituée par ce grand phénomène du retour spontané à la température initiale, qui représente un des résultats principaux recherchés dans toute opération hydrothérapique.

Avant de terminer le chapitre de l'évolution de la température animale après une application froide, nous pensons qu'il sera intéressant de dire quelques mots des phénomènes qui se produisent lorsqu'on fait suivre une opération froide d'une application chaude.

D'après Pflüger, cité par M. Hayem (1), chez le lapin, en aspergeant l'animal avec de l'eau chaude au moment où il sort d'un bain froid court, l'abaissement thermique est plus prononcé qu'il ne le serait par la prolongation du bain froid. Après avoir vérifié ce fait intéressant, Finkler et Pletzer ont opéré sur des animaux rendus fébricitants, chez lesquels ils ont obtenu une défervescence beaucoup plus sensible. Ils en ont conclu que ce procédé pourrait être avantageusement appliqué à l'homme.

Nous avons repris, pour notre part, les expériences des observateurs allemands, et nous sommes arrivé à des résultats peu concluants. Nous commencerons, tout d'abord, par faire remarquer que, pour peu que l'on prolonge pendant une certaine durée (1 ou 2 minutes) l'aspersion chaude consécutive au bain froid, on sera certain de fournir à l'économie, par cette application chaude prolongée, une quantité de calorique assez considérable pour rétablir l'équilibre thermique un instant troublé par le bain froid; dans ces conditions, si on prend la température centrale après cette double opération (bain froid court suivi d'une aspersion chaude longue), on ne constatera aucune modification de la chaleur animale, le plus souvent même on notera une surélévation. Ce fait, que le simple raisonnement permettait de concevoir, nous a été démontré expérimentalement chez l'homme. Nous n'y insisterons donc pas.

Le seul résultat physiologique auquel on puisse arriver avec les expériences de Pfluger ne peut être obtenu, *à priori*, que si l'aspersion chaude dont on fait suivre le bain froid court est elle-même de *très courte durée*. Or, voyons ce que nous disent nos expériences personnelles à ce sujet.

Deux séries d'expériences furent pratiquées sur des lapins. Cinq de ces animaux étaient soumis à une simple opération froide (immersion à 7° depuis 20 secondes jusqu'à 1 minute de durée); les cinq autres furent également soumis à la même opération, mais au sortir de l'eau froide ils recevaient une aspersion très chaude (50°) en pluie pendant 30 secondes. Or, en comparant la moyenne des températures des cinq premiers individus avec la moyenne de celles des cinq derniers, il nous a été impossible de trouver une différence en faveur de l'une ou de l'autre des deux séries. Dans les deux cas,

(1) *Leçons de thérapeutique*, 1887, p. 213.

l'abaissement de la température rectale était toujours considérable, de 3° en moyenne, et se produisait immédiatement après l'opération hydrothérapique; quant au retour à la chaleur normale, il évoluait avec une grande lenteur et par oscillations successives, ainsi qu'on pourra s'en convaincre par l'expérience suivante, prise au hasard parmi les dix que nous avons pratiquées :

Le lapin est plongé dans l'eau à 7° pendant 50 secondes. La température rectale tombe aussitôt de 38°,2 à 36°,1.

On fait une aspersion très chaude (50°) pendant 30 secondes. La température remonte alors à 36°,7, pour retomber à 35°,1 au bout de 5 minutes.

10 minutes après l'opération			34°,6
12	—	—	34 ,8
15	—	—	35 ,3
18	—	—	35 ,2
20	—	—	35 ,3
25	—	—	35 ,4
30	—	—	35 ,3
35	—	—	35 ,5
40	—	—	35 ,4
50	—	—	35 ,5
55	—	—	35 ,4
1 heure		—	35 ,6
1 heure 5 min.		—	35 ,6
1 heure 20 min.		—	35 ,6

Chez l'homme, les expériences n'ont pas été plus concluantes que chez le lapin. Nous les avons pratiquées sur nous-même, à plusieurs jours de distance, et dans l'état de parfaite santé. Voici les résultats thermométriques qu'elles nous ont fournis :

1° Immersion dans la piscine à 7° pendant 3 secondes, suivie d'une douche chaude à 48° pendant 30 secondes. Pas de frictions. Repos complet pendant l'expérience. Température extérieure : 15°.

Température sublinguale		37°,4
5 minutes après		36 ,9
10	—	37 ,5
20	—	37 ,4
25	—	37 ,4
30	—	37 ,4
45	—	37 ,35
55	—	37 ,35
1 heure 15 minutes après		37 ,25
2 heures après		37°,2

2° Immersion dans la piscine à 7° pendant 3 secondes, suivie d'une douche à 45° pendant 10 secondes. Pas de frictions. Repos complet. Température extérieure : 15°.

Température sublinguale		37°,4
5 minutes après		37 ,1
10	—	37 ,1

15 minutes après	37°.1
20 —	37 ,2
25 —	37 ,3
30 —	37 ,2
40 —	37 ,»
1 heure 5 min. après	37 ,»
1 heure 20 min. après	36 ,9
2 heures après (après 15 min. d'exercice : marche et haltères)	37 ,»

Ces deux expériences ont été accompagnées de phénomènes subjectifs absolument identiques. Aussitôt après l'opération, et quoique l'on ne constatât aucune rougeur appréciable de la peau, celle-ci était envahie par une sensation de chaleur mordicante extrêmement désagréable et par des sueurs généralisées, en même temps que nous éprouvions, au contraire, un sentiment profond de froid, caractérisé par de petits frissonnements. Pendant plusieurs heures, ces phénomènes ont persisté, et avec eux une grande lassitude, un peu de dyspnée, un état nauséeux et une légère céphalalgie; le pouls battait entre 70° et 76°.

Assurément, nous ne voudrions pas tirer des conclusions prématurées, qui ne reposeraient que sur un chiffre expérimental beaucoup trop restreint. Il nous sera permis, cependant, de faire remarquer que le fait physiologique qui se dégage nettement de nos deux expériences est constitué par les irrégularités et les oscillations de la défervescence thermique : on note, en effet, une hypothermie très rapide, puis une ascension de la température suivie elle-même d'un nouvel abaissement. Cette irrégularité anormale et antiphysiologique peut suffire pour expliquer les troubles subjectifs qui ont accompagné ces expériences.

Quoi qu'il en soit (et c'est le point important qui nous intéresse dans l'espèce), nos deux expériences démontrent jusqu'à présent que l'abaissement de la température, après une immersion froide courte suivie d'une courte aspersion chaude, n'est pas plus considérable qu'après une simple immersion froide d'égale durée et même de durée plus longue. Pas plus chez l'homme que chez le lapin, l'expérience de Pflüger ne donne aucun résultat positif, et, loin de la recommander dans la thérapeutique balnéaire, ainsi que le font Finkler et Pletzer, nous la proscrivons, au contraire, jusqu'à nouvel ordre, comme une méthode perturbatrice et dangereuse (1).

(1) C'est pourquoi nous ne saurions recommander le procédé mis en pratique par Vinaj, qui consiste à faire suivre l'application d'un *bain refroidi* (bain de 34°-36° abaissé à 25°-26° pendant une période de cinq à quinze minutes) d'une immersion dans l'eau chaude pendant deux ou trois minutes.

RÉACTIONS ORGANICO-RÉFLEXES

En dehors des deux réactions, circulatoire et thermique, sur lesquelles nous venons de nous étendre longuement, il est de la plus grande évidence que chaque organe, chaque fonction, chaque cellule même, *réagit* également, par un mode réflexe et d'une façon pour ainsi dire individuelle, à l'action excitante et perturbatrice du froid sur les nerfs sensitifs périphériques, constituant ainsi une quantité de mouvements vitaux auxquels on peut donner le nom de *réactions organico-réflexes*.

La nécessité de ces réactions organico-réflexes s'impose, si l'on songe que, dans beaucoup de cas, l'application de l'eau froide est tellement courte qu'il devient difficile de ne faire entrer en ligne de compte que la soustraction de calorique et les phénomènes circulatoires produits par le froid.

Il suffit de se reporter à ce que nous avons dit de l'action du froid sur l'organisme pour constater que tous les systèmes de l'économie sont influencés par cet agent. En premier lieu, le système nerveux tout entier est ébranlé et stimulé. « Mieux qu'aucune autre méthode thérapeutique, dit Scheuer, mieux que n'importe quel agent de la matière médicale, l'excitation du froid sur l'enveloppe cutanée embrasse d'un seul trait l'ensemble du système nerveux, procède, allions-nous dire, à la mobilisation simultanée de la totalité des éléments de l'axe cérébro-spinal. Nos meilleurs, nos plus fidèles médicaments, l'opium, la digitale, la belladone, l'ergotine, etc., ne sont doués que de propriétés électives sur telle ou telle section du névraxe; les anesthésiques eux-mêmes ne le dominent tout entier qu'après l'avoir fractionné en segments, pour l'influencer département par département. Seules, les applications excitantes générales de l'hydrothérapie le touchent et le subjuguent à la fois dans toutes ses parties... Le système nerveux tout entier, depuis ses plus fins ramuscules excentriques jusqu'à chacune des divisions constituantes, est ébranlé, excité, animé.

« Or, dit Czerwinski, le système nerveux est, dans l'agencement de l'organisme animal, le pouvoir directeur. Il n'est pas la cause première de la vie. Au contraire, il a été créé lui-même par de simples métamorphoses cellulaires; mais, une fois constitué, il devient l'anneau principal de la chaîne de la vie. Il asservit à son empire tous les phénomènes de la vie organique. Directement ou indirectement, tout dépend de lui, rien dans le corps de l'animal ne se passe sans lui. La doctrine cellulaire ne détrônera jamais la conception nerveuse des fonctions organiques. Les cellules travaillent, mais le blastème nutritif qu'elles élaborent leur est fourni d'ailleurs, le gaz vivifiant leur arrive du dehors, le plasma leur est charrié, les déchets de leur fonctionnement sont enlevés et rejetés au dehors, tout cela sous la haute direction du système nerveux. Incontestablement, les cellules sont les ateliers du travail organique, mais les nerfs en sont les contremaîtres.

« Nous nous plaisons à le redire, aucune médication ne peut prétendre à cette simultanéité d'action, sur toutes les branches du système nerveux, que possèdent les excitations de la peau, surtout quand c'est le froid qui en est l'instigateur (1). »

Cette excitation du système nerveux retentit sur tous les organes et produit une série de réflexes modificateurs sur les circulations locale et générale, les mouvements cardiaques et respiratoires, les contractions des fibres lisses ou striées, les combustions organiques et interstitielles, les échanges nutritifs, les sécrétions, les excrétions, etc. A ces effets on peut joindre l'augmentation de l'intensité des courants thermo-électriques organiques, provoqués par l'augmentation instantanée, sous l'influence de l'eau froide, de la différence des températures périphérique et centrale (Gautrelet). Ces nombreuses modifications constituent autant de *réactions organico-réflexes* qui aboutissent toutes, par des mécanismes variés et par des voies différentes, à une grande synthèse physiologique dont le résultat final est : augmentation de la vitalité générale, activité plus grande des fonctions digestives et assimilatrices, accroissement de la force musculaire et de l'aptitude au travail, sensation de bien-être, d'équilibre physique, intellectuel et moral, ensemble remarquable qui fait de l'hydrothérapie, en dehors des effets thérapeutiques que l'on réclame d'elle, une méthode hygiénique par excellence.

(1) Scheuer (de Spa), *Essai sur l'action physiologique et thérapeutique de l'hydrothérapie considérée plus spécialement dans le traitement des états chloro-anémiques*. Paris, 1885, A. Delahaye et E. Lecrosnier, éditeurs.

CHAPITRE V

PROCÉDÉS ET APPAREILS

HYDROTHÉRAPIE GÉNÉRALE

Nous étudierons d'abord l'*hydrothérapie générale*, c'est-à-dire celle qui s'adresse au tégument cutané tout entier, et nous passerons en revue : 1° les applications générales de l'eau froide; 2° les applications générales de l'eau chaude (1). Viendra ensuite l'étude de l'*hydrothérapie locale*, dirigée exclusivement contre certaines régions locales. Enfin, il nous restera à parler des *procédés annexes de l'hydrothérapie*, tels que les procédés de sudation (vapeur sèche, humide, etc.)

1° *Applications générales de l'eau froide.*

Les procédés que l'on emploie dans les applications générales de l'eau froide peuvent être percutants ou non percutants. Les premiers, animés d'une pression plus ou moins forte, sont exclusivement constitués par les *douches*.

(1) Nous avons décrit un grand nombre des procédés de l'eau froide et de l'eau chaude dans des publications antérieures (*De l'emploi du maillot humide*. Paris, 1889. — *De l'emploi du drap mouillé*, 1890. — *Hydrothérapie et Neurasthénie*, 1892. — *De la douche froide très courte*, 1886. — *De la douche écossaise*, 1886. — *Considérations sur les applications d'eau chaude*, 1887. — *Considérations pratiques sur la technique des douches*, 1892. — *De la douche chaude*, 1893). C'est avec satisfaction que nous avons vu quelques médecins reproduire nos descriptions, entre autres M. Oulmont, dans son excellent livre sur la *Thérapeutique des névroses*; ce même auteur s'est également inspiré de nos travaux antérieurs (*Étude physiologique et thérapeutique sur l'action et la réaction*, etc.), lorsqu'il s'étend sur les frictions, la préaction et l'exercice consécutif.

DOUCHES FROIDES

La douche est une colonne de liquide, d'une hauteur et d'un diamètre déterminés, dirigée sur le corps et agissant par le choc et la température. On a multiplié à l'infini les variétés de douches; nous ne nous occuperons que de celles qui sont le plus utilisées en pratique.

La température la plus favorable pour l'hydrothérapie froide est celle de 7° à 8°, provenant d'une eau de source à une température constante. Néanmoins, jusqu'à 12° à 13°, les applications froides sont encore efficaces; mais, comme l'hypothermie provoquée et la réaction spontanée sont d'autant moins prononcées que la température de l'eau est moins basse, il est évident qu'à 13° on est obligé de prolonger davantage la durée de l'opération. On a donc tout intérêt, lorsqu'on le peut, à se servir de températures très froides (7° à 8°), car avec des douches de très courte durée on obtiendra une réaction plus profonde et plus rapide, sans avoir à redouter les phénomènes d'excitation qui pourraient se manifester après une application d'eau moins froide, mais plus prolongée.

Au-dessus de 13° à 14°, une douche de courte durée ne produirait qu'une réfrigération et des phénomènes de réaction thermique et circulatoire insignifiants : il faudrait alors prolonger l'application outre mesure, ce qui pourrait avoir des inconvénients.

Au-dessous de 6°, la douche serait trop froide et pourrait déterminer des érythèmes et des éraillures de la peau; on serait obligé d'en restreindre tellement la durée qu'on n'obtiendrait plus les phénomènes réactionnels suffisants. Nous sommes convaincu que les accidents du côté de la peau, érythèmes, furoncles, que Priessnitz provoquait souvent par sa méthode, et qu'il attribuait à des crises bienfaisantes, n'étaient autre chose, dans bien des cas, que des éruptions pathologiques dues aux températures extrêmement basses qu'il employait (à Grœfenberg, l'eau était presque à 0° en hiver).

La pression de l'eau employée pour la douche devra avoir 12 mètres de hauteur au minimum, 16 mètres au maximum. Il est préférable, lorsqu'on le peut, de se rapprocher plutôt de cette dernière limite, car il est toujours facile de diminuer l'intensité de la pression, soit à l'aide du robinet qui commande le tuyau d'apport, soit en restreignant avec le doigt la lumière de l'orifice du jet s'il s'agit de la douche mobile.

Certains médecins se servent de pressions beaucoup plus fortes. C'est ainsi que Lemarchand, dans son établissement du Tréport, met en jeu une pression de 10 à 15 atmosphères, ce qui équivaut à plus de 150 mètres d'élévation (1). A notre avis, des douches administrées dans de semblables conditions sont beaucoup trop fortes, contusives, et peuvent produire de graves accidents; on doit les bannir de la thérapeutique hydriatrique.

La composition chimique de l'eau employée sous forme de douches froides n'a aucune importance. Les douches froides d'eau de mer, d'eau minérale, d'eau chargée de sels de chaux, de magnésie, etc., n'ont pas d'effets thérapeutiques différents de ceux de l'eau simple; il en est de même des eaux auxquelles certains médecins attribuent un état électro-statique. Le point important, nous le répétons, est d'avoir une eau très froide et à une température constante.

Les douches peuvent être fixes, immuables, ou bien mobiles, c'est-à-dire dirigées par la main de l'opérateur.

Douches fixes. Douche en pluie verticale. — La douche en pluie verticale consiste en une grosse pomme d'arrosoir, de 20 à 22 centimètres de diamètre, de 9 à 10 centimètres de hauteur, et s'adaptant à un tuyau de raccord de 3 1/2 à 4 centimètres de diamètre. Cette pomme d'arrosoir est située à une hauteur de 2m,50 à 3 mètres du sol, et sa surface plane est percée de 250 à 300 trous d'un millimètre, de telle sorte que l'eau tombe en imitant la pluie d'orage et enveloppe complètement le malade. A la partie supérieure de la pomme se trouve un robinet, que l'opérateur peut ouvrir ou fermer à volonté à l'aide d'un levier spécial manœuvré par une chaîne qui se rend à la tribune.

La douche en pluie fixe, par suite de sa chute verticale avec une percussion violente et une grande division de l'eau, est un procédé très excitant, et sa durée doit être très restreinte, 15 à 20 secondes au maximum. Le malade aura soin de mettre un bonnet en caoutchouc, afin d'atténuer le choc sur la tête, et se livrera à un mouvement actif pendant toute la durée de la douche, en tournant doucement sur lui-même ou en sautant alternativement sur chaque jambe, et en se frictionnant la poitrine avec les mains.

Certains malades préfèrent se mettre d'eux-mêmes sous la douche en pluie préalablement ouverte, d'autres aiment mieux la recevoir après s'être placés tout d'abord sous l'appareil : ces deux façons de procéder n'ont aucune importance particulière.

(1) LEMARCHAND, *Emploi de l'eau de mer chaude et froide dans la douche écossaise, Annales de la Société d'hydrologie*, 1893.

Cette douche était très employée autrefois dans le traitement des vésanies. Fleury en faisait un usage fréquent dans sa pratique hydriatrique. Pour nous, considérant qu'elle produit une stimulation très vive de l'organisme et qu'elle augmente de beaucoup la puissance des actions réflexes, nous pensons que son emploi doit être réservé à des cas assez restreints. Les malades qui constituaient la clientèle de Fleury étaient surtout des anémiques, des lymphatiques, qui avaient besoin d'être stimulés, et chez lesquels la douche en pluie verticale faisait merveille; mais aujourd'hui que la classe des névropathes est venue grossir le nombre des malades soumis à la cure hydrothérapique, il est certain que ce procédé produirait chez eux des phénomènes d'excitation trop prononcés et doit être remplacé, dans l'immense majorité des cas, par la douche mobile, que l'on peut manier et graduer à volonté. Nous en dirons autant des psychopathies, affections dans lesquelles la pluie verticale, à part quelques rares exceptions, est absolument contre-indiquée.

Quoi qu'il en soit, la douche en pluie verticale restant un procédé très stimulant, doit toujours être employée froide, et nous ne comprenons pas l'intérêt qu'ont certains médecins à se servir de la pluie verticale chaude (Delmas) ou tempérée (Béni-Barde) : c'est multiplier inutilement et comme à loisir les procédés, la douche mobile en jet ou en pluie pouvant, dans ces derniers cas, rendre exactement les mêmes services.

Douche en colonne ou en jet vertical. — La douche en colonne se compose d'une lance verticale fixée à la même hauteur que précédemment. Le diamètre de ce jet doit avoir, d'après Fleury, de 2 à 2 1/2 centimètres. Pour nous, cette dimension est insuffisante : le diamètre de la colonne doit avoir 6 centimètres environ, de telle sorte qu'une véritable trombe d'eau tombe sur les régions du corps qui sont soumises à son action.

Le malade devra éviter le choc de la douche en colonne sur la tête et la poitrine; il recevra cette douche sur la colonne vertébrale et la région lombaire, puis sur les épaules, les bras, les cuisses, les jambes et les pieds.

L'usage de cette douche est assez restreint. On l'emploiera dans certaines circonstances où l'on a besoin d'une très forte percussion. Comme procédé de douche localisée, elle trouvera son emploi dans certains cas de sciatique, d'arthrite chronique, de lumbago, etc., affections dans lesquelles elle exerce un véritable massage. Sa durée variera de quelques secondes à une minute et plus.

Douche en cercles ou en poussière. — Cette douche se compose d'un tube vertical en cuivre, de 2m,10 de hauteur et de 0m,20 de circonférence. A ce tube sont adaptés horizontalement 8 à 10 segments de cercle creux en cuivre, superposés les uns aux autres à des intervalles égaux, sur une hauteur de 1m,60 environ.

Les cercles creux ont une étendue de 2m,45 sur leur convexité; les extrémités de chaque cercle devront être distantes l'une de l'autre de 0m,50 à 0m,52. Ces cercles sont percés sur leur face antérieure d'une double rangée de petits trous d'un demi-millimètre de diamètre. Chaque cercle est muni d'un robinet qui, placé entre lui et la colonne d'eau, le rend indépendant.

Un peu au-dessus de l'appareil se trouve une pomme d'arrosoir qui lui est annexée, et qui est également rendue indépendante du tube vertical à l'aide d'un robinet.

Un robinet principal donne accès à l'eau dans les segments de cercle, dont les robinets particuliers ont été préalablement ouverts en plus ou moins grand nombre suivant la taille du sujet, ce robinet principal pouvant être ouvert ou fermé du dehors à l'aide d'un levier mis en communication avec la tribune par une chaîne.

Le malade devra se placer préalablement dans l'appareil avant que l'on donne accès à l'eau, et, de même que pour la douche en pluie verticale, il devra s'agiter et tourner sur lui-même pendant tout le temps que durera l'opération. La durée n'excédera pas dix à quinze secondes.

La douche en cercles, en effet, est un procédé très excitant, par suite de la grande réfrigération qu'il impose à l'économie, de l'impression très vive qu'il provoque et de la perturbation considérable qu'il occasionne; elle est de plus très révulsive, et la sensation physique éprouvée par le patient ressemble à celle que produirait une grande quantité de pointes d'aiguille sur la peau.

Cette douche doit être réservée à des cas d'anémie torpide, de lymphatisme, d'états asthéniques bien caractérisés, qui n'ont pu être modifiés par d'autres procédés. Certains cas de mélancolie dépressive et de stupeur pourront également bénéficier de l'emploi de ce moyen.

Douche en lame oblique ou en col de cygne. — Cette douche se compose d'un tuyau de 0m,04 environ de diamètre, recourbé en forme de col de cygne, et dont l'orifice supérieur est situé à deux mètres au-dessus du sol. A cet orifice s'adapte un éventail constitué par deux plaques de cuivre soudées ensemble sur les côtés, et dont le bord libre, d'une étendue transversale de 0m,40, laisse échapper l'eau par un espace de 1 1/2 millimètre d'ouverture.

Un robinet permet d'ouvrir ou de fermer le tuyau d'apport, et en même temps de modérer la pression suivant les indications.

La douche en col de cygne n'est en somme qu'une véritable affusion à pression plus ou moins forte. Le malade se place sous la lame d'eau, en présentant la colonne vertébrale et en exécutant des mouvements de flexion et d'extension du tronc, afin que toutes les parties postérieures soient successivement atteintes; il pourra ensuite se retourner et recommencer l'opération sur les parties antérieures, en ménageant toujours la tête.

Ce procédé rendra souvent des services dans certaines affections du système nerveux où dominent des symptômes d'hyperesthésie médullaire : irritation spinale, ataxie locomotrice, etc. La durée des applications variera, suivant les indications, de quelques secondes à une minute.

Douches mobiles. Douche en jet mobile. — La douche en jet mobile constitue sans contredit le procédé le plus important de l'hydrothérapie, car, par sa nature même, il permet à l'opérateur de localiser à volonté, avec une intensité variable suivant les besoins, l'action percutante de l'eau froide sur les diverses parties du corps. « C'est pour ainsi dire, dit Leroy-Dupré, la main humide de l'opérateur palpant et massant le sujet dans une direction ascendante, descendante ou transversale, mais toujours graduée, variant à tout instant en épaisseur, en densité, en largeur, en direction, selon toutes les circonstances qui se rattachent à l'âge du malade, à son sexe, à sa pusillanimité, à la maladie dont il est atteint (1). »

La douche froide en jet plus ou moins brisé devra donc être employée chaque fois qu'on le pourra et que le malade la supportera, car c'est le procédé qui donnera les résultats les plus profonds et les plus durables (2).

La douche en jet mobile se compose d'un tuyau en caoutchouc flexible de 0m,06 de diamètre et de 0m,80 de longueur environ, communiquant avec le grand tuyau d'alimentation par un robinet coudé dont le levier doit être à la portée de l'opérateur. L'extrémité libre de ce tuyau est munie d'une lance de 15 à 16 centimètres de longueur, dont l'orifice aura 16 à 18 millimètres de diamètre. Un diamètre de 17 millimètres d'ouverture constitue une bonne dimen-

(1) Leroy-Dupré, *Des indications et des contre-indications de l'hydrothérapie*. Paris, 1875, J.-B. Baillière, éditeur.

(2) F. Bottey, *Considérations pratiques sur la technique des douches*, in *Revue général de clinique et de thérapeutique*, 1892.

sion et permet de donner au jet toutes les formes et les modifications que l'on veut; celui de 13 millimètres, préconisé par Fleury, est beaucoup trop petit.

Il est inutile de dire que le tuyau de la douche mobile sera à une hauteur telle que l'opérateur puisse le manœuvrer aisément avec la main droite, tandis que la main gauche actionnera le robinet d'apport, dont elle pourra modifier à volonté le degré d'ouverture et par conséquent la force de projection. Nous ne comprenons pas, en effet, l'installation absolument vicieuse de certains établissements, dans lesquels les tuyaux des douches mobiles sont manœuvrés par la main gauche de l'opérateur, tandis que les robinets sont actionnés par la main droite : à moins d'être gaucher, nous pensons que l'installation inverse rend le maniement de la douche beaucoup plus facile et plus pratique.

Certains médecins douchent leurs malades de plain-pied et au même niveau qu'eux. Nous préférons nous placer sur une petite estrade de 60 centimètres de hauteur au-dessus du sol, situation qui permet de dominer beaucoup mieux le patient et de diriger le jet bien plus facilement et plus vigoureusement sur les différentes parties du corps; cette position un peu élevée permet également de ménager beaucoup plus aisément la tête du sujet.

A l'aide de la lance, on peut administrer le *jet plein* ou le *jet brisé* plus ou moins étalé, en lame ou en éventail.

Pour briser le jet, certains opérateurs se servent d'une palette ou d'une plaque concave qu'ils adaptent à l'orifice de l'embout. Ces petits appareils peuvent être utiles lorsqu'on veut confier l'administration de la douche à un subalterne plus ou moins expérimenté. Mais le médecin aura toujours plus d'avantage à se servir simplement du doigt pour briser le jet mobile; à l'aide de l'index, dont l'extrémité de la pulpe effleurera la partie inférieure de l'orifice de la lance, on divisera le jet à volonté en appuyant plus ou moins sur la colonne d'eau : on produira de la sorte tous les degrés de la lame, depuis le jet plein et fort jusqu'à l'éventail le plus étalé, en passant par tous les degrés intermédiaires. Le procédé du doigt est beaucoup plus pratique que celui de la palette ou de la plaque, car il permet d'obtenir plus facilement, et surtout bien plus rapidement, des modifications dans le volume, la forme et la force de la masse liquide.

Douche en pluie mobile. — Si à la place de la lance on adapte une pomme d'arrosoir, on aura la douche en pluie mobile. Cette pomme d'arrosoir devra avoir 10 centimètres de diamètre et sera percée sur sa face libre de trous fins et nombreux. Sa surface adhérente sera légèrement bombée, mais non conique comme pour la pluie verticale, afin que la trombe d'eau qui sortira de cette pomme produise une sorte de gerbe massive, presque cylindrique, et ne s'éparpille pas dans un trop grand écartement.

De toutes façons il sera préférable, au lieu d'adapter la pomme d'arrosoir au même tuyau en caoutchouc que la lance, d'avoir un second tuyau indépendant terminé par une pomme destinée à la pluie mobile. Ce tuyau devra lui-même être attaché, par l'intermédiaire d'un robinet coudé, à un tuyau métallique se bifurquant et se mettant en communication, d'une part avec le grand tuyau d'alimentation de l'eau froide, et d'autre part avec le grand tuyau d'apport de l'eau chaude; chacune des branches de la bifurcation sera armée d'un robinet qui permettra de graduer à volonté l'afflux de l'eau froide ou de l'eau chaude dans le tuyau métallique qui sert de mélangeur. Il est bien entendu que le tuyau de cette douche en pluie devra se trouver à droite de l'opérateur, tandis que les robinets seront placés à portée de sa main gauche. Il peut y avoir, du reste, à cet égard une série de détails, faciles à résoudre par les constructeurs, et qui ne peuvent prendre place dans cet ouvrage.

Cet appareil, que nous venons de décrire, servira à l'emploi non seulement des douches froides, mais aussi des douches chaudes et des douches mitigées, c'est-à-dire celles dans lesquelles on mélange dans des proportions variables l'eau chaude et l'eau froide (douches tièdes, douches fraîches). Il servira surtout, et c'est là son but principal, à l'administration de la douche écossaise, c'est-à-dire de la douche chaude, suivie avec ou sans transition de la douche froide : nous y reviendrons plus loin (1).

La douche froide en pluie mobile produit les mêmes effets, mais atténués, que la douche au jet brisé. C'est donc un procédé plus doux, que l'on peut administrer soit aux enfants, soit aux sujets pusillanimes au début d'un traitement.

Administration de la douche froide mobile. — Le malade, complètement nu (2), vient se placer à une distance de deux mètres

(1) On trouve encore, dans certaines salles d'hydrothérapie, une foule d'autres procédés, tels que les douches en pluie horizontale fixe, en pluie verticale circulaire, en lame verticale, en lames concentriques, en cloche, etc. Tous ces appareils ne font que compliquer inutilement la technique hydrothérapique, sans autre intérêt que celui de décorer les salles où ils sont placés.

(2) Nous signalerons la pratique étrange du Dr Lemarchand (du Tréport), qui administre les douches à ses malades du sexe féminin recouvertes d'un maillot. Nous ne voyons guère ce que la pudeur a à gagner à ce procédé, qui présente, en revanche, de très graves inconvénients : diminution ou abolition des excitations physiques et

de la tribune; il devra, autant que possible, relâcher son système musculaire, éviter toute contraction, respirer largement, se mettre en un mot dans une immobilité passive, et tournera le dos à l'opérateur. Celui-ci arrose alors, avec le jet plus ou moins brisé, d'abord les pieds et les mollets, puis la surface postérieure tout entière du corps, pendant un temps variable, en ayant soin toutefois de ménager la tête et la nuque. Le malade se retourne, et on arrose les parties antérieures. On termine en dirigeant le jet, sans le briser, sur les pieds pendant quelques secondes.

On aura donc soin, ainsi qu'on le voit, de commencer la douche de bas en haut, et non pas de haut en bas, ainsi que le font certains médecins. Les aspersions devront être assez rapides, mais sans exagération : la vitesse de deux aspersions à la seconde nous semble être une bonne moyenne.

Dans les douches de moyenne durée, dépassant 20 secondes, on devra faire retourner de nouveau le malade en arrière et en avant, afin de répartir alternativement et d'une façon plus régulière les aspersions d'eau froide.

Suivant les cas, on se contentera d'aspersions généralisées avec le jet brisé, en éventail, sur les parties postérieure et antérieure du corps. Dans d'autres cas, les plus nombreux, on joindra aux aspersions généralisées la percussion avec le jet plein sur les cuisses, les mollets et les pieds.

On pourra également localiser le jet, plus ou moins fort ou plus ou moins brisé, sur certaines régions du corps, par exemple au niveau du foie, de la rate, de la colonne vertébrale, etc. Tous ces points spéciaux seront développés ultérieurement.

La durée de la douche devra toujours être courte, l'expérience ayant appris que ce sont les douches courtes qui constituent le mode de traitement le plus efficace et le plus sûr. Il faut tenir compte à ce sujet des idiosyncrasies particulières, et bien savoir que la durée de la douche doit être proportionnelle à la réaction de chaque sujet. Quelques secondes suffisent dans beaucoup de cas pour provoquer les phénomènes perturbateurs nécessaires à la production de l'action thérapeutique. Avec l'eau à 7°-8° que nous employons à Divonne, des douches de 4 à 6 secondes au début, et même pendant toute la durée du traitement, ont produit entre nos mains des effets curatifs très marqués (1).

réflexes de l'eau froide sur la peau, danger de refroidissement pour les malades, avec tous les accidents qui en sont la conséquence.

(1) F. Bottey, *De la douche froide très courte, Études médicales sur l'hydrothérapie*. Paris, 1886, O. Berthier, éditeur.

Quoi qu'il en soit, la durée pourra varier, suivant l'entraînement et les conditions individuelles des malades, depuis une à deux secondes jusqu'à une à une minute et demie, limite extrême qu'on ne devra jamais dépasser. Avec de l'eau à une température très froide (7°-8°), nous appelons douches très courtes les douches de 1 à 10 secondes, douches courtes de 10 à 20 secondes, douches de moyenne durée de 20 à 30 secondes, douches longues au delà de 30 secondes. Tartivel, avec de l'eau moins froide (12° à 14°), assignait comme durées moyennes, chez les enfants 5 à 10 secondes, chez les femmes et les vieillards 25 à 30 secondes, chez les hommes 30 secondes à une minute. Il faut également tenir compte, dans la durée de la douche, de l'humidité plus ou moins grande de l'atmosphère et des dispositions physiques et morales du sujet, conditions qui imposeront des limites d'autant plus courtes dans l'application de la douche froide.

Fleury administrait simultanément la douche en pluie verticale et la douche mobile en jet. A part de rares exceptions, nous ne sommes pas partisan de cette pratique, qui constitue, dans l'espèce, une application trop excitante. Il convient de laisser à chaque procédé de l'eau froide son individualité et sa spécialisation d'action. Nous en dirons autant des pratiques qui consistent à se plonger dans une immersion après avoir reçu auparavant une douche mobile : cette façon de procéder, acceptable au point de vue hygiénique, comme dans les *hammams*, par exemple, où l'on procède à des séances de sudation et de massage préalables, n'a plus sa raison d'être dans les applications réellement thérapeutiques de l'hydrothérapie.

Après la douche, les malades sont essuyés, frictionnés, et se livrent à un exercice musculaire approprié, afin de faciliter la réaction spontanée de l'organisme. Toutes ces questions importantes seront étudiées plus loin avec les détails qu'elles comportent.

Les douches froides peuvent quelquefois déterminer quelques accidents sans gravité, mais sur lesquels il est bon d'être fixé.

C'est d'abord une douleur de tête, à laquelle on a donné le nom de *céphalée hydrothérapique*. Cette douleur, quelquefois assez violente, peut occuper toutes les régions de la tête; le plus souvent, elle se localise à la région frontale ; elle se produit immédiatement après la douche et peut se prolonger plusieurs heures. On l'évitera ou on la combattra par des lotions froides sur la tête avant la douche, par un bandeau froid sur le front, une compresse froide à la nuque, un bain de pieds chaud avant, pendant et après la douche, par une percussion vigoureuse de la plante des pieds avec le jet froid soit avant, soit après la douche, par une douche chaude sur les pieds avant ou après; ou, enfin, en ne douchant, tout au moins au début, que la moitié inférieure du sujet, jusqu'à la ceinture. Nous l'avons également combattue avec efficacité, dans certains cas, par une compresse très chaude sur la nuque appliquée avant la douche.

La céphalée hydrothérapique a été diversement interprétée par les auteurs. Tandis que Fleury l'attribue à un phénomène de congestion, due à « l'excitation brusque imprimée à la circulation encéphalique et au choc que reçoit l'encéphale », Tartivel pense qu'il s'agit là plutôt d'anémie cérébrale produite par action réflexe, et résultant de la contraction des petits vaisseaux encéphaliques, sous l'influence de la douche froide.

Pour nous, nous pensons avec Fleury que, chez certains sujets anémiques ou très sensibles, le choc cérébral produit par la poussée congestive des vaisseaux encéphaliques sous la première impression de l'eau froide (1) peut suffire pour déterminer la céphalée hydrothérapique. Il y aurait également lieu d'invoquer, dans certains cas, une influence perturbatrice, purement réflexe, indépendante de toute modification circulatoire.

Quoi qu'il en soit de la théorie, cet accident, quoique sans gravité, est quelquefois très pénible pour les malades, et leur fait redouter les applications hydrothérapiques. Lorsqu'il ne cesse pas à l'aide des différents moyens que nous avons énoncés, on en viendra à bout en employant la douche écossaise, et même la douche fraîche ou tempérée, pendant les premiers temps. C'est pour avoir banni l'eau chaude de sa pratique hydrique que Fleury voyait ses malades souffrir de la céphalée hydrothérapique pendant de longues semaines, et n'avait plus à leur conseiller que « la patience et la résignation comme les seuls remèdes efficaces ».

La douche froide provoque quelquefois des vertiges légers, sans la moindre gravité, mais qui ne laissent pas que d'inquiéter les malades. Ce phénomène, d'ordre réflexe, sera combattu par les mêmes moyens que précédemment.

On peut également constater, parfois, à la suite de la douche froide, une transpiration très abondante localisée à la tête et au front. Une compresse froide avant et pendant l'opération fera disparaître ce petit accident sans importance.

Chez certains malades, la douche froide produit des phénomènes

(1) La céphalée hydrothérapique ne se produit pas seulement après les douches froides, on l'observe également après toute autre application très froide, telle que la piscine, par exemple.

de suffocation, d'oppression, des palpitations. On les préviendra par la projection d'un peu d'eau froide sur le devant de la poitrine avant la douche, ou par une compresse d'eau froide maintenue *in situ* pendant l'opération ; on pourra également, dans le même but, enduire d'un corps gras le devant de la poitrine, ou enfin s'abstenir de doucher cette région. Quand ces moyens ne réussissent pas, il faut administrer la douche écossaise.

Chez quelques hystériques, des symptômes douloureux du côté du ventre sont réveillés par la douche froide. Souvent, il faut bien le dire, il ne s'agit là que d'un effet de suggestion. Cependant on pourra, dans ces cas, éviter de doucher la partie antérieure du corps, et ne faire porter les aspersions froides que sur les côtés et les régions postérieures. Il faudra également, chez les hystériques présentant des zones hystérogènes à fleur de peau, doucher avec la plus grande prudence et la plus grande légèreté, et éviter la percussion *loco dolenti*.

Quelquefois, toujours chez les hystériques, la douche froide, même ultra-courte, réveille des crises soit de léthargie, soit de pseudo-catalepsie. Il n'y a souvent pas lieu d'en tenir compte, ces crises finissant par disparaître à la suite de l'entraînement. Ce n'est que dans des cas bien rares que nous avons été obligé d'interrompre momentanément le traitement.

Les douches froides peuvent produire des phénomènes d'excitation caractérisés par de l'agitation nocturne, de l'insomnie, et au contraire une certaine fatigue et de la somnolence pendant le jour. Ces phénomènes ne sont souvent que passagers, mais il peut arriver qu'ils persistent ou qu'ils augmentent, et s'accompagnent d'autres phénomènes généraux d'excitation tels que courbatures, irritabilité, spasmes divers, douleurs, oppression, palpitations, etc., qui obligent alors à recourir soit aux douches écossaises, soit à des procédés sans percussion.

DOUCHE FRAICHE

La douche fraîche est celle dont la température est comprise entre 18° et 25°. Certains médecins en font un véritable abus, en l'administrant au début du traitement pour lutter contre la pusillanimité de leurs malades, et pour préparer graduellement ceux-ci aux applications froides ultérieures.

Ce procédé constitue un très mauvais moyen pour lutter contre la répugnance des malades pour l'eau froide, car, administré d'emblée, sans eau chaude préalable, il produit, au point de vue des phénomènes subjectifs, les mêmes sensations désagréables que l'eau très froide (12° et au-dessous). Nous dirons même que l'eau très froide est beaucoup moins pénible à supporter, car elle détermine des phénomènes de calorification spontanée qui ne sauraient exister avec l'eau fraîche, et qui corrigent immédiatement l'impression aiguë de l'eau. Il vaut donc mieux, à tous égards, administrer une douche froide très courte, ou une douche écossaise suivant l'une ou l'autre des formules que nous indiquerons plus loin.

Cependant, il est certains cas où les douches fraîches peuvent trouver leur emploi. Bien que l'eau fraîche, comme du reste l'eau au-dessus de 14°, n'ait sur la circulation et la calorification qu'une action pour ainsi dire insignifiante, lorsqu'elle est administrée dans des limites aussi restreintes que celles d'une douche, cependant l'impression périphérique qu'elle détermine suffit, chez certains malades très susceptibles, pour provoquer des actions réflexes qui aboutissent à des réactions organiques thérapeutiques. C'est pourquoi, chez quelques sujets d'une excitabilité physique très grande, qui ne peuvent supporter ni les douches très froides (par suite de leur thermalité trop basse), ni les douches écossaises (par suite de leur durée trop longue), la douche fraîche pourra quelquefois être d'une certaine utilité. Elle sera également indiquée dans certains cas de pléthore, lorsqu'on ne voudra pas déterminer une excitation trop vive du système circulatoire.

DOUCHE TEMPÉRÉE

La douche tempérée ou tiède oscille à une température de 26° à 32° (1), et est également administrée par quelques-uns comme mode de préparation à l'eau froide. On peut à ce sujet faire les mêmes remarques que pour la douche fraîche. C'est un procédé désagréable à supporter, en ce sens que toutes les parties du corps ne pouvant être aspergées en même temps, il en résulte une évaporation rapide au niveau des régions exposées à l'air et un refroidissement consécutif du tégument cutané; quant à l'abaissement de la

(1) Certains médecins, entre autres M. Béni-Barde, donnent le nom de *douche tempérée* à la douche dont la température est comprise entre 32° et 36°. Cette dénomination nous semble très mauvaise : il s'agit là d'une douche chaude et non plus d'une douche tempérée. Ces deux formes de douches ont chacune leur action physiologique et thérapeutique particulière : il importe donc de bien spécifier.

température centrale produit par cette douche, il est absolument nul. Les malades n'ont aucune réaction thermique et circulatoire à la suite d'une application tiède, et par conséquent aucune tendance à se réchauffer spontanément; ils ont du frisson, la chair de poule, et le refroidissement superficiel de la peau va quelquefois jusqu'à provoquer le réveil de douleurs névralgiques ou rhumatismales, ainsi que nous l'avons observé : accidents qui ne se produisent pas avec une douche froide très courte, par suite de la réfrigération minime imposée à l'économie, de la réaction consécutive, et de la calorification rapide qui se développe à la suite de ce procédé.

De même que la douche fraîche, la douche tempérée constitue donc un très mauvais procédé de préparation à la douche froide. Aussi répétons-nous ce que nous avons déjà dit, à savoir que, toutes les fois que la douche froide sera indiquée, il sera préférable de commencer le traitement hydrothérapique par la douche très froide d'emblée, réduite à son minimum de durée (une à deux secondes s'il le faut) : dans ces conditions, nous l'avons presque toujours vu parfaitement supporter, même par les malades les plus faibles et les plus excitables. Au besoin, si la douche froide généralisée est mal tolérée, on peut se contenter de doucher la moitié inférieure du corps seulement, procédé qui produira des effets perturbateurs encore plus puissants que la douche tempérée généralisée. Du reste, on aura toujours la ressource, lorsque l'eau froide d'emblée ne sera pas bien supportée, de faire précéder celle-ci d'une application chaude préalable (douche écossaise dans ses différentes variétés).

Cependant, comme, en clinique, il faut savoir compter avec les nombreuses individualités morbides qui la constituent, nous devons dire que, dans certains cas, chez des sujets très sensibles, la douche tempérée pourra trouver son emploi. L'excitation qu'elle provoque au niveau des terminaisons nerveuses de la peau, bien que minime, peut amener néanmoins un retentissement réflexe favorable du côté des organes profonds. De plus, cette impression périphérique, par le fait même de son intensité très faible, sera utilisée dans certaines circonstances, chez les malades atteints d'une hyperesthésie médullaire très grande, certains ataxiques par exemple.

IMMERSIONS FROIDES

Les immersions froides, procédés sans percussion, comprennent la *piscine*, le *bain de baignoire*, le *bain de rivière* et le *bain de mer*.

Piscine froide. — La piscine est un vaste bassin de quinze à vingt mètres carrés, plus long que large, revêtu de faïence, de ciment ou de marbre, avec deux ouvertures à chaque extrémité, l'une pour l'arrivée de l'eau et l'autre pour l'écoulement; une pelle installée à ce second orifice permet d'augmenter ou de diminuer la hauteur du niveau du liquide. La profondeur de l'eau variera en moyenne de 1m,25 à 1m,30.

Un escalier de quelques marches en pierre permettra l'accès dans la piscine; cet escalier sera extérieur au bassin et non saillant dans la cavité, afin que le malade ne risque pas de heurter ses jambes ou ses genoux en sortant de l'eau. Une rampe en métal sera disposée sur tout le pourtour de la piscine, à quelques centimètres au-dessus du niveau de l'eau.

La piscine pourra être à température très froide (6° à 8°) et à eau courante, ou au contraire à température moins basse (13° à 15°) et à eau dormante; ces deux formes du même procédé sont surtout subordonnées aux facilités plus ou moins grandes d'avoir de l'eau à une thermalité plus ou moins basse et en quantité suffisante. Dans les établissements des grandes villes, il est certain que l'on a plus souvent affaire à la piscine à température moins froide et à eau dormante. La piscine froide, du reste, quels que soient sa température et l'écoulement du liquide, produit toujours les mêmes phénomènes physiologiques : ceux-ci sont seulement d'autant plus accentués que l'eau est courante et à une température plus basse.

Le malade, après s'être mouillé rapidement la tête et la poitrine avec de l'eau froide, doit entrer résolument dans l'eau, soit dans la position verticale, soit en faisant le plongeon. Il ne doit pas rester immobile; il agitera ses bras et ses jambes, ou nagera si c'est possible; avant de sortir de l'eau, il sera bon, dans certains cas, de plonger la tête une ou plusieurs fois. Les malades trop craintifs et qui ne savent pas nager pourront se maintenir à la rampe adaptée à cet usage.

La durée de la piscine très froide à eau courante variera depuis deux à trois secondes jusqu'à une minute au plus. Dans les piscines moins froides et à eau dormante on pourra dépasser ce maximum, sans toutefois aller au delà de deux minutes. Il est bien entendu qu'aux premiers indices du frisson secondaire on devra se hâter de sortir immédiatement. Chez les sujets qui ne savent pas nager, on se basera, pour l'appréciation de la durée de l'immersion, sur un nombre déterminé de plongeons correspondant chacun à une seconde : le patient, se tenant à la rampe dont nous avons parlé, plongera verticalement, jusqu'à la tête exclusivement, le nombre de fois prescrit par le médecin.

Les malades infirmes ou impotents seront immergés dans la piscine soit dans un drap tenu par des aides, soit dans une nacelle manœuvrée par un treuil.

L'impression de refroidissement que l'on ressent en entrant dans une piscine froide est extrêmement vive, par suite de l'énorme masse d'eau et de l'absence de percussion. La respiration est entrecoupée, il y a de l'horripilation de tout l'individu, et il se produit une sensation de fourmillements et de piqûres à la peau, ainsi qu'un engourdissement contre lequel on doit lutter par le mouvement actif. Ces premiers phénomènes ne persistent pas, et les sensations ultérieures sont loin d'être désagréables, dans beaucoup de cas, surtout si l'on a eu soin de se plonger dans l'eau froide le corps plus ou moins ruisselant de sueur.

La piscine froide détermine une violente concentration du sang vers les parties profondes, et par conséquent une action thermogène très manifeste. L'action frigorigène, c'est-à-dire l'hypothermie provoquée, est également très considérable, et la réaction thermique assez lente à se produire. Il est intéressant, à ce point de vue, de comparer ce procédé avec la douche froide (1).

La piscine à une température très basse possède un pouvoir réfrigérant beaucoup plus prononcé que la douche, à durée et à température égales. Des expériences comparatives pratiquées sur les douches et les piscines à 7° d'une durée de trois secondes nous permettent d'affirmer que l'hypothermie provoquée par ces deux procédés est dans le rapport moyen de 0°,24, à 0°,40; c'est-à-dire que l'immersion pendant trois secondes dans la piscine très froide détermine un abaissement de la température centrale qui est presque le double de celui que produirait la douche.

Il en est de même pour les opérations de durée plus longue, 10 secondes par exemple. Tandis que la douche mobile à 7°, de 10 secondes de durée, nous a donné une moyenne hypothermique

(1) F. Bottey, *Étude physiologique et thérapeutique sur l'action et la réaction en hydrothérapie*. Paris, 1888.

de 0°,36, la piscine à 7°, de 10 secondes, nous a fourni un chiffre de 0°,45.

Il ne semble pas, cependant, que l'abaissement de la température du corps produit par la piscine à 7° soit en rapport avec la durée de l'immersion. Si nous faisons le relevé de nos expériences, nous trouvons une moyenne d'hypothermie de 0°,42 pour une immersion de 3 secondes. La réfrigération, ainsi qu'on le voit, n'est pas sensiblement proportionnée à la durée du procédé (1).

L'examen comparatif des résultats thermiques produits par les douches et par les piscines froides permet également de constater, dans la majorité des cas, une différence dans l'évolution de la température à la suite de l'application de chacun de ces deux procédés. Après la douche mobile de courte durée, l'abaissement de la température centrale se manifeste plus rapidement qu'après la piscine. Mais, en revanche, à la suite de la douche, cet abaissement persiste moins longtemps, et le retour à la chaleur normale se produit plus promptement qu'à la suite de l'immersion; de plus, il est plus rare de voir, après la piscine, la température centrale dépasser, dans le mouvement ascensionnel de la réaction, son point de départ initial, tandis que ce phénomene, au contraire, s'observe plus souvent après la douche.

La piscine froide produit des effets toni-sédatifs très puissants, au même titre que la douche et les autres applications froides. Mais c'est un tort de la considérer, ainsi que le font certains auteurs, comme un procédé sédatif d'emblée; il est probable que, dans ces cas, les malades étaient améliorés par la piscine, alors que la douche les excitait, tout simplement parce que ces sujets ne pouvaient supporter de procédé percutant : il s'agissait là d'une question de prédisposition individuelle et nullement de l'action spéciale de l'agent employé.

Il faut dire également que d'autres auteurs, et des plus recommandables, admettent l'action sédative directe de la piscine, si l'on a soin de prolonger la durée de l'opération de quelques

(1) Au contraire, pour les douches à la même température (7°), il semble que la durée du procédé ait une influence sur l'intensité de l'hypothermie provoquée, puisque, ainsi que nous l'avons signalé plus haut, la moyenne de la réfrigération était de 0°,24 après la douche mobile de 3″, et de 0°,36 après la douche de 10″. Il serait bon toutefois de multiplier les expériences relativement aux opérations froides de très courte durée; nous trouvons en effet, dans le travail du Dr Couette (*loc. cit.*), les moyennes suivantes : une douche de 11° à 13° de 10″ de durée produirait un abaissement moyen de la température sublinguale de 0°,16; une douche de 30″, un abaissement de 0°,12; une douche d'une minute, un abaissement de 0°,28; une douche de 3′, un abaissement de 0°,7; une piscine à 15°, variant de 40″ à 3′ de durée, produirait un abaissement moyen de la température de 0°,45, c'est-à-dire un chiffre égal à celui que nous obtenons nous-même à Divonne avec la piscine à 7° de 3″ à 10″ de durée.

minutes après la fin de la période de réaction vasculaire. Ces idées sont plus théoriques que pratiques et, nous ne craignons pas de le dire, empreintes des plus grands dangers. Pour notre part, nous ne connaissons pas de malades qui pourraient supporter la piscine froide, même à eau dormante, pendant *plusieurs* minutes, sans que cette durée produisît chez eux de graves phénomènes de concentration profonde et des effets très notables — non pas de sédation — mais bien d'excitation d'ordre pathologique. Il est même un certain nombre de sujets (neurasthéniques pour la plupart) chez lesquels la piscine très froide, même réduite à son minimum de durée, deux à trois secondes par exemple, produit des phénomènes d'excitation, insomnie, etc.

Par suite de la grande réfrigération et du violent refoulement du sang qu'elles déterminent, les piscines comportent dans leur emploi des contre-indications importantes qui sont : les manifestations rhumatismales, les affections cardiaques ou pulmonaires, les tendances aux hémoptysies comme chez certaines hystériques, les palpitations fréquentes, les accès d'oppression, de suffocation, les névralgies, la rachialgie, le vertige, les maladies congestives du cerveau et de la moelle épinière, le ramollissement cérébral, et tous les états organiques ou fonctionnels dans lesquels on a à redouter des hyperhémies profondes.

La piscine est indiquée dans beaucoup de circonstances où l'on veut obtenir une forte réfrigération de l'économie. C'est ce qui justifie son emploi habituel après les sudations sèches ou humides. On pourrait également l'employer avec avantage après une application très chaude préalable (piscine écossaise), lorsqu'il s'agit de provoquer à la fois une violente excitation de la peau et une hypothermie très marquée.

La piscine froide rend de grands services chaque fois que la douche froide, par suite de sa percussion, n'est pas tolérée par le sujet. Sous ce rapport, il faut savoir également que beaucoup de malades, en particulier les neurasthéniques, ne peuvent supporter la piscine très froide à eau courante, qui détermine chez eux des phénomènes d'excitation, tandis qu'au contraire la piscine moins froide et à eau dormante est parfaitement tolérée par ces mêmes malades; considérations qui imposent l'obligation de posséder toujours, dans un établissement hydrothérapique, une piscine à eau dormante et à température modérément froide.

Dans d'autres circonstances, on peut, par l'usage alternatif de la piscine et de la douche, éviter les phénomènes d'excitation qui se produiraient à la suite de la douche exclusive biquotidienne.

BAINS DE BAIGNOIRE FROIDS

Bain froid. — Le bain de baignoire froid (7° à 12°) diffère de la piscine en ce sens que, par suite des proportions très réduites de ce procédé, le malade ne peut s'y livrer à des mouvements actifs bien intenses. Aussi devra-t-il ne séjourner dans le bain froid que très peu de temps, quelques secondes à une demi-minute, avoir soin de s'agiter sans cesse et de s'y frictionner. Il faudra également, avant de se plonger dans l'eau froide, avoir le corps préalablement échauffé, comme au sortir du lit par exemple; le bain froid sera suivi d'une friction avec un drap sec et rude.

Le bain froid possède les mêmes indications que la piscine, et peut à la rigueur remplacer celle-ci au domicile des malades. Il est très utile dans la chorée (Trousseau) et dans d'autres affections spasmodiques. Comme moyen hygiénique et prophylactique il rend de grands services.

Bain frais. — Le bain frais, et non pas le bain froid — comme on appelle improprement ce procédé — est très employé dans le traitement des maladies aiguës, lorsqu'on veut abaisser la température du corps, calmer l'éréthisme circulatoire et l'excitabilité nerveuse, comme dans les fièvres typhoïdes adynamiques par exemple.

Dans ces cas, les bains, donnés suivant la méthode de Brand, sont à une température de 18° à 20°; ce sont donc, à proprement parler, des *bains frais*. C'est le docteur Glénard qui a introduit pour la première fois dans les hôpitaux de Lyon (1) cette méthode, dont la technique a été plus ou moins modifiée depuis par les nombreux médecins qui s'en sont occupés. Les malades sont transportés dans un cabinet de bains spécial; dans les cas graves, quand l'hyperthermie est grande, Brand recommande de placer la baignoire à côté du malade. Dès que le malade entre dans le bain, on lui fait une affusion avec une eau de 7° à 8°, ou on lui place une compresse d'eau froide ou même une vessie de glace sur la tête, surtout si on redoute des symptômes nerveux. Le bain doit être de 18° à 20° et la durée variera, suivant les cas, entre 6 et 20 minutes. Le malade devra être plongé dans l'eau jusqu'au cou, et il est important, pour éviter les complications pulmonaires, que les épaules ne sortent

(1) GLÉNARD, *Du traitement de la fièvre typhoïde par les bains froids à Lyon.* (*Lyon médical*, 1874.)

pas du bain. Apès l'opération, le patient est enveloppé d'un drap et d'une couverture, et reconduit dans son lit sans être essuyé. On lui fait prendre alors un potage et quelques cuillerées de vin, mais on ne suit pas la prescription de Brand, qui conseille de faire prendre une gorgée d'eau froide tous les quarts d'heure. Au cas où il y a un météorisme très marqué, on applique à demeure des compresses froides sur le ventre.

La durée, avons-nous dit, doit être de 15 minutes en moyenne pour les adultes, de 6 à 8 minutes pour les enfants. Pendant le bain, il faut avoir soin de faire des frictions sur les membres supérieurs et sur la poitrine; ce massage est surtout utile pour les malades qui sont cyanosés. Dès que le frisson est imminent, et cela arrive généralement au bout de 10 à 12 minutes, on doit frictionner vigoureusement le malade et lui donner quelques gorgées de vin.

Les bains doivent être répétés toutes les trois heures, même la nuit, tant que la température rectale dépasse 39°. Dans les cas, bien rares, où la température n'atteint pas 39°, on peut se départir de cette rigueur. C'est dire que, lors de la défervescence et au début de la convalescence, le nombre des bains quotidiens pourra alors être diminué.

L'application de cette méthode exige donc que la température des malades soit prise toutes les trois heures; on devra également la prendre après chaque bain pour noter l'abaissement obtenu.

Le malade devra se plonger brusquement dans l'eau, afin de diminuer le sentiment d'angoisse et d'oppression que ce procédé détermine; du reste, on évite cette gêne respiratoire en pratiquant immédiatement une affusion froide sur la tête. Une impression de bien-être fait bientôt place à ces premiers phénomènes, et ce n'est qu'au bout de quelques minutes, lorsque se feront sentir les premiers indices du frisson secondaire, que le patient éprouvera de nouveau du malaise.

Le frisson indique le commencement de l'abaissement de la température centrale. En effet, pendant les premières minutes du bain froid, il se produit dans la majorité des cas une action thermogène très nette, et une élévation de la température centrale, par suite de la puissante concentration du sang vers les parties profondes; ce n'est qu'au bout de ce temps que l'action frigorigène commence, et la réfrigération du corps sera d'autant plus grande que la période de frisson est plus longue.

L'abaissement de la température obtenu après chaque bain n'est jamais très considérable; il ne dépasse guère 0°,8 à 1°,2. Des abaissements de 2° à 3° sont très rares; souvent même ils ne sont que de 0°,2 à 0°,5. Après le bain, la température descend encore pendant un quart d'heure environ, reste stationnaire jusqu'à la fin de la première heure, pour remonter ensuite (Arnould). Au commencement de la maladie, les rémissions sont faibles et ne deviennent considérables que dans les derniers jours.

L'application des bains froids amène rapidement une diminution de l'intensité des symptômes; les phénomènes d'ordre nerveux disparaissent les premiers, trois ou quatre bains emportent le délire (Chapuis).

Bain progressivement refroidi de Ziemssen. — Ziemssen a décrit sous le nom de *bain progressivement refroidi* la pratique suivante, qu'il emploie dans la fièvre typhoïde comme procédé antithermique.

Une baignoire spéciale est remplie d'eau à une température inférieure à celle du malade de 5° à 6° seulement, à 35° par exemple lorsque la température fébrile est de 40° à 41°.

Le malade y est plongé en entier et on lui pratique des frictions sur les extrémités. Puis, dès la première impression passée, on fait arriver de l'eau froide par un tuyau placé au fond de la baignoire, tandis que le trop-plein s'écoule à l'aide d'ouvertures ménagées à sa partie supérieure. On laisse arriver peu à peu l'eau froide jusqu'à ce qu'on obtienne une température de 20°.

L'immersion doit durer de 20 à 30 minutes, pour cesser au moment de l'apparition de frissons intenses. Ziemssen a réussi à mettre les malades à l'abri des grandes perturbations provoquées par le bain froid d'emblée. Il n'en a pas moins obtenu des abaissements thermiques de 1°,9 à 2°,4. D'après ses observations, un bain progressivement refroidi de 30 minutes équivaudrait au bain froid à 20°, de 10 minutes de durée (1).

DEMI-BAINS

Les demi-bains, encore appelés bains partiels, peuvent être administrés à une température fixe ou, au contraire, progressivement refroidie.

Demi-bain fixe. — Le malade s'assoit dans une baignoire con-

(1) Hayem, *Leçons de thérapeutique*. Paris, 1887, Masson, éditeur.

tenant 12 à 14 centimètres d'eau froide, fraîche ou tempérée, suivant les cas; l'eau doit couvrir seulement les membres inférieurs et les hanches. Alors un aide lui frictionne vivement les épaules, le dos et la poitrine avec les mains trempées sans cesse dans l'eau du bain, pendant qu'un second aide malaxe plus ou moins vigoureusement les muscles des régions lombo-fessières et des membres inférieurs. Le malade lui-même, pendant ce temps, ne reste pas inactif et s'asperge à chaque instant la poitrine et le visage.

L'opération doit durer environ trois à quatre minutes, quelquefois davantage si la chaleur de la peau se maintient assez intense; elle devra cesser immédiatement, bien entendu, s'il survenait du frisson et des signes de refroidissement.

Le demi-bain fixe est un procédé que l'on pratiquait très souvent autrefois à l'issue du maillot sec ou du maillot humide, comme dérivatif contre les diverses congestions, tant cérébrales que thoraciques. Priessnitz en faisait un véritable abus, qui n'a pas dû être étranger aux nombreux accidents que sa méthode déterminait souvent. Parfois, raconte Schedel, « il arrivait à Priessnitz d'avoir recours au bain partiel pour produire une réaction violente sur toute l'économie, et alors il le fait prendre à 4° ou 6° R., et sa durée est d'une à trois heures, temps pendant lequel on ne cesse de frotter le malade; généralement pour obtenir une vive réaction, il le donne alternativement avec le grand bain froid. Ainsi, après quelques minutes de frictions dans le bain partiel, le malade est plongé dans le bain de cuve, d'où on le retire aussitôt pour le remettre de nouveau dans le bain partiel; dix minutes après, une nouvelle immersion est faite dans le grand bain; puis on donne encore un bain partiel, et ainsi de suite, quelquefois jusqu'à ce que le malade n'en puisse plus supporter davantage (1). »

Le demi-bain à température fixe peut être employé avec succès, comme moyen antithermique, dans certains cas de fièvre typhoïde où l'ataxie se combine à l'hyperpyrexie. On fait usage dans ces circonstances d'un demi-bain de 25° à 30°, dans le cours duquel on fait jeter deux ou trois brocs d'eau froide à 10° sur la tête. Deux ou trois séances, faites à des intervalles de 6 à 8 heures, permettent ensuite de continuer par des procédés plus réfrigérants (bain de Ziemssen, bain frais, affusions fraîches).

Demi-bain refroidi. — Ce procédé, très usité en Allemagne, consiste en une immersion dans une baignoire, dont l'eau arrive à

(1) Schedel, *loc. cit.*

peu près jusqu'à la moitié du corps, le malade étant assis dans la baignoire, comme pour le demi-bain fixe.

Le traitement débute généralement par un bain à la température de 30°. Pendant l'immersion, dont la durée est en moyenne de 5 à 15 minutes au plus, on abaisse insensiblement la température de l'eau de 30° à 26°. Lorsque, au bout de deux à trois jours, le malade s'est accoutumé à ce refroidissement graduel, on lui prescrit le demi-bain de 28° à 24°, puis de 26° à 22° et enfin même de 24° à 18°, en ne descendant jamais au-dessous de cette température, qu'il n'est du reste pas toujours aussi facile d'obtenir que quelques praticiens le prétendent.

Aussitôt que le malade est entré dans la baignoire, le doucheur lui verse sur la tête, le dos et la poitrine, de l'eau à la température de celle du bain, et il le frictionne légèrement le long du dos et à la nuque. Pendant ce temps, un second aide lui frictionne et lui masse énergiquement les jambes et les muscles lombaires. Le bain terminé et la baignoire vidée, on verse lentement sur le corps du baigneur deux ou trois baquets d'eau, l'eau étant à deux degrés au-dessous de la température du bain.

Telle est la description que fait Glatz du *demi-bain refroidi* (1).

Pour notre part, nous pensons que la durée *maxima* de 15 minutes, assignée par cet auteur à ce procédé, est exagérée; nous n'avons jamais pu dépasser chez nos malades la limite extrême de 5 à 6 minutes, surtout lorsqu'on arrivait aux températures fraîches (20°-22°) : le frisson survenait et mettait un terme à l'opération.

Le demi-bain est un procédé calmant et révulsif.

C'est une des meilleures opérations balnéaires que l'on puisse faire dans tous les cas d'excitation nerveuse, quelle qu'en soit du reste la cause, dans la surexcitation alcoolique, dans la fièvre qui s'accompagne de délire, d'agitation cérébrale, dans l'exagération de l'excitabilité spinale (sclérose en plaques, réflexes exagérés), dans certains cas de *tabes dorsalis,* dans l'insomnie, l'excitation cérébrale, l'irritation spinale à forme hyperesthésique, avec pertes séminales, etc. (Glatz).

BAIN TEMPÉRÉ

Le bain tempéré ou tiède commence à 32°, c'est-à-dire à la limite à laquelle les applications d'eau suffisamment prolongées abaissent

(1) GLATZ, *Études techniques et pratiques sur l'hydrothérapie*. Paris, 1887, O. Doin, éditeur

la température centrale, dans l'état apyrétique. En nous basant sur les sensations subjectives éprouvées par la plupart des malades, nous ne faisons descendre le bain tempéré que jusqu'à 26°.

Le bain tempéré (32°-26°) diminue la chaleur propre du corps et ralentit le nombre des pulsations cardiaques. La soustraction de calorique sera d'autant plus marquée que la température du bain sera plus près de 26°, et que la durée en sera plus prolongée. Elle sera également d'autant plus prononcée que la température du sujet sera plus élevée, et que l'écart, par conséquent, sera plus considérable.

Dans le bain tempéré, le patient doit avoir une sensation de fraîcheur agréable, mais n'allant pas jusqu'au frisson. Cette impression varie nécessairement avec les sujets, et tel malade se trouvera à son aise dans un bain tiède à 27°, tandis qu'un autre grelottera à 29° ou 30°.

D'après M. Caulet, le bain tempéré n'aurait pas de température propre, et serait uniquement caractérisé par l'abaissement de la chaleur animale, coïncidant avec la sensation de fraîcheur éprouvée par le sujet, cette sensation et cet abaissement corrélatif pouvant se manifester aussi bien à 30° qu'à 33°, 34° et même davantage (1). Cette assertion ne nous semble pas exacte. Chez les sujets non fébricitants, nous avons toujours constaté qu'à partir de 33° en remontant l'échelle thermique le bain ne produisait aucun abaissement de la température centrale; quelques-uns pouvaient peut-être, à 33°, avoir une légère sensation de fraîcheur, mais il ne s'agissait là que d'une illusion du sens thermique qui n'était nullement le reflet de l'action réfrigérante de l'eau.

Le bain tempéré ne produit pas d'action thermogène, ainsi que cela s'observe pour les applications froides; sous son influence, la température centrale se refroidit d'emblée, sans être jamais précédée d'élévation temporaire. Ce fait s'explique si l'on considère que l'action constrictive des vaisseaux de la peau, peu intense du reste, ne se fait pas brusquement, comme sous l'influence de l'eau froide, et qu'il ne saurait par conséquent se produire d'afflux considérable de sang vers les parties profondes; de plus, la réaction circulatoire étant, pour la même raison, peu développée et très ralentie, il ne peut se faire une grande déperdition dans l'émission de la chaleur (2). Quant à la réaction thermique, elle s'opère très lentement après le bain tempéré.

(1) Caulet, *Étude physiologique et thérapeutique sur le bain tempéré*. Paris, 1883.
(2) Winternitz (1872) a constaté que la contraction des vaisseaux cutanés peut diminuer de 90 pour 100 l'émission de la chaleur.

Dans l'application du bain tempéré, on devra faire varier la durée du bain suivant les impressions perçues par le sujet : celui-ci devra sortir aux premiers signes du frisson. Les premières fois, le frisson peut se montrer dès les deux ou trois premières minutes, mais peu à peu la sensibilité s'émousse, et le malade ne tarde pas à séjourner dans le bain 5, 10 minutes et même plus.

Par suite de ses effets toni-sédatifs très nets, le bain tempéré pourra rendre des services comme application générale de l'hydrothérapie. On n'a pas à craindre ici, comme pour la douche tempérée, un refroidissement superficiel du tégument cutané, puisque toutes les régions du corps restent immergées en même temps; de plus, la durée suffisamment prolongée de l'application permet au procédé de développer dans l'organisme les impressions nécessaires à la manifestation d'une bonne réaction.

Le bain tempéré constitue, de plus, un excellent agent antipyrétique. On comprend en effet que, si on s'adresse à un fébricitant, la réfrigération provoquée sera encore plus puissante, puisque, avec la fièvre, la ligne neutre du malade se sera élevée, et par conséquent il y aura un plus grand écart entre la zone neutre et la température de l'eau. Dans ces conditions, un bain tempéré, de 30° à 32°, rendra les plus grands services dans un grand nombre de maladies fébriles. Il sera beaucoup moins perturbateur que le bain frais, et il ne sera nullement nécessaire de prolonger l'application au delà du frisson secondaire. Il sera bon, pendant la durée du bain, de maintenir une compresse froide sur la tête; le malade ne sera pas frictionné, on se contentera de l'envelopper dans une couverture de laine.

Bain tempéré avec irrigation froide sur la tête. — Voici comment en parle Burgonzio, qui a essayé ce moyen dans quelques cas: « Le patient étant placé dans une baignoire ordinaire pleine d'eau à 32°-33° C., au bout de 2 minutes on lui fait couler sur la tête un courant d'eau à 10° C., avec un arrosoir à trous très fins et sans pression, entre 5 à 10 minutes environ.

« Les observations ont été prises sur des individus affectés de pachyméningite, de méningite cérébro-spinale dans le stade de subacuité, avec parésie du nerf facial, du glosso-pharyngien, avec retard des manifestations intellectuelles, paralysie générale progressive et épilepsie.

« Dans deux cas le pouls était petit, lent; dans trois autres à peu près normal, et il offrait quelques légères intermittences. Chez tous, pendant la durée du bain, le pouls descendait de 65 à 60 pour la plupart, quelquefois jusqu'à 55; la respiration, au contraire, se faisait plus librement chez les deux premiers; chez les autres, elle était plus pénible; la peau ne rougissait que faiblement, l'intelligence paraissait encore plus tardive, les malades tenant leurs yeux fermés et ne répondant plus aux questions qui leur étaient adressées. Dans un cas d'épilepsie, quelques secondes après l'impression de l'irrigation froide sur la tête, il s'éveilla tout à coup des contractions musculaires isolées, du trismus, une sensation de pesanteur, de la céphalalgie, et il ne fut pas possible d'obtenir du malade qu'il restât plus de 4 à 5 minutes dans le bain. Il est inutile de dire que l'examen de la sensibilité cutanée, non plus que l'examen dynamométrique ne furent possibles pendant l'opération.

« Dans deux cas de méningite, après le bain, le pouls remonta à 62-65, et un quart d'heure après à 70, la respiration s'accéléra (24-26), l'intelligence se manifesta tout à coup plus claire, la parole était moins empâtée, et les malades ne scandaient pas aussi nettement. Les pupilles réagissaient plus librement, et enfin la locomotion était moins incertaine. Il est permis de penser que les malades trouvaient là un certain soulagement de ce procédé, auquel ils se soumettaient avec moins de répugnance.

« Après un traitement de vingt jours, comme il me paraissait que les malades en avaient retiré quelque avantage, je fis terminer l'opération que je viens de décrire par une douche générale en pluie, très courte, à la température de 12° C., à la pression de 1/2 atmosphère et d'une durée de 20 secondes.

« J'ai voulu essayer d'autres fois ce même procédé chez des malades affectés de paralysie générale progressive au second degré; mais, en raison de leur agitation continuelle et de leur extrême mobilité, il ne fut pas donné suite à ces observations (1). »

BAIN DE RIVIÈRE

Le bain de rivière n'est pas, à proprement parler, un procédé hydrothérapique, car son emploi est très difficile à réglementer et à surveiller par le médecin. Il ne saurait donc être question ici d'un bain thérapeutique.

Quoi qu'il en soit, le bain de rivière devra être pris après une préaction suffisante pour amener la transpiration ou tout au moins

(1) L. C. Burgonzio, *Technique des pratiques hydrothérapiques*, traduit de l'italien, avec notes et commentaires, par le Dr Max Durand-Fardel. Paris, 1891, Rueff, éditeur.

un certain degré de moiteur. On devra seulement veiller à ce que les battements du cœur ne soient pas trop précipités, et la respiration trop haletante. On se jettera résolument dans l'eau et on se livrera à la natation, pendant un temps variant entre 5, 10 et 15 minutes, et même davantage, suivant l'entraînement. On se hâtera de sortir de l'eau dès les premières menaces du frisson. On se mettra également en garde contre le phénomène connu sous le nom de *crampe,* et caractérisé par des fourmillements et une raideur douloureuse des muscles des mollets, de la plante des pieds ou des doigts de la main, contracture quelquefois si violente et si douloureuse qu'elle peut amener une syncope; les sujets prédisposés à la crampe feront bien de ne se livrer à la natation qu'à quelques brassées du bord, et de ne prendre que des immersions de très courte durée.

BAIN DE MER

Le bain de mer est un procédé thérapeutique qui tient à la fois de l'hydrothérapie et du traitement hydrominéral : il confine à la première de ces méthodes en ce sens qu'il constitue une des formes de l'immersion froide; il se rapproche de la seconde par la composition chimique toute particulière de l'eau, ainsi que par la nature spéciale de l'atmosphère maritime dans laquelle évolue le baigneur.

Aussi le bain de mer présente-t-il une action complexe, tenant à ces deux caractéristiques, et dont les effets peuvent même varier suivant les côtes et les plages. « On a souvent le tort de comprendre, dit Durand-Fardel, sous la dénomination générale de *bain de mer,* deux médications fort dissemblables et qui n'ont guère de commun que l'atmosphère qu'elles comportent. Près des plages du Nord, aux mers refroidies et toujours en mouvement, la médication marine est essentiellement hydrothérapique. Près des plages qui garnissent nos côtes de l'Ouest, la plupart réchauffées par le voisinage du *gulf stream,* là surtout où elles se trouvent emprisonnées dans des criques ou des bassins tels que celui d'Arcachon, la médication marine est essentiellement une médication minérale et médicamenteuse. Ce sont là deux caractéristiques qui ne sont pas assez vulgarisées, et qu'il faut toujours avoir présentes à l'esprit, quand il s'agit des applications médicales des bains de mer (1). »

(1) M. Durand-Fardel, *Congrès d'hydrologie et de climatologie de Biarritz,* 1867.

Néanmoins, bien que la situation géographique des plages et des stations maritimes joue un rôle important, tant par la nature et la direction des vents que par la température de l'eau et l'intensité des lames, il n'en est pas moins vrai que le bain de mer, au point de vue thérapeutique, constitue toujours une immersion froide renforcée par l'action de la lame et du milieu ambiant et par l'absorption d'un air médicamenteux : autant d'éléments qui font de ce procédé un agent stimulant et reconstituant par excellence, mais aussi très excitant dans beaucoup de cas.

La température de l'eau de mer est modérément froide, plutôt fraîche, dans les trois mois d'été. Elle oscille entre 15° et 20° sur le bord de la Manche, entre 18° et 25° sur plusieurs plages de l'Océan, entre 18° et 28° sur certaines plages françaises de la Méditerranée. Les causes qui font varier accidentellement les températures normales sont le soleil, les vents et la pluie ; à Arcachon, l'action du soleil sur le sable, à marée basse, fait monter la mer de 5° au retour du flot ; à Dieppe, les vents pluvieux de l'ouest la font baisser de 2°,3 pendant une seule nuit, tandis que les vents d'est la font remonter ; à Cette, les vents violents du nord peuvent la faire descendre de 6° à 10°, et les vents du sud l'élever d'autant : chaque côte maritime a ses vents froids et ses vents chauds. Il existe également des rapports constants entre la température de la mer et celle de l'air, rapports qui diffèrent seulement suivant la latitude, la saison et l'heure du jour. C'est ainsi que sur les côtes et dans nos climats, la température de la mer est supérieure à celle de l'air ; pendant l'été, elle lui est inférieure au milieu du jour, supérieure la nuit, à peu près égale le matin et le soir (1).

Le bain de mer produit sur l'organisme les mêmes phénomènes physiologiques immédiats et secondaires que le bain froid. Mais il y a en plus les mouvements alternatifs de flux et de reflux de la lame, qui déterminent une action percutante, une sorte de massage d'un genre spécial. Il faut aussi noter l'absorption du sel par les voies respiratoires, ainsi que l'imbibition et l'excitation que subit la peau, tous phénomènes qui raffermissent et tonifient les tissus.

Beaucoup de malades, et surtout les enfants en bas âge, ne devront pas se baigner dès le lendemain de leur arrivée. Il sera souvent nécessaire de commencer par des affusions, consistant en plusieurs seaux d'eau de mer qu'on verse lentement de manière à couvrir le corps d'une nappe d'eau.

On dit qu'on prend les bains à la lame lorsque le baigneur, seul

(1) DUTROULAU, *Dictionnaire encyclopédique des sciences médicales*, art. *Bains de mer*, 1868.

ou maintenu par un guide, se place de façon à être submergé un instant et successivement par les flots qui arrivent au rivage. Le bain par immersion n'en diffère que par le choc produit par la vague, car il consiste à plonger à plusieurs reprises en restant quelques instants dans l'eau.

Chez les malades délicats ou sujets à des congestions internes, les bains devront être très courts (1 à 3 minutes), pour éviter des effets de concentration vers les centres nerveux ou les organes profonds.

Les sujets amaigris, débilités, les femmes chlorotiques, anémiques, les enfants rachitiques ne doivent guère les prolonger au delà de 4 à 5 minutes; quelquefois même deux ou trois immersions très courtes sont préférables.

Les jeunes femmes lymphatiques peu impressionnables, les scrofuleux adolescents prendront avec avantage des bains de 12 à 15 minutes; chez eux la réaction est moins vive et demande un temps plus long pour se produire (Bovet).

Les adultes robustes supporteront sans inconvénient une durée variant de 20 à 30 minutes, et souvent plus.

Il sera bon, pour faire avantageusement l'hydrothérapie maritime, de pratiquer avant le bain quelques exercices ou une marche plus ou moins longue, afin de provoquer une certaine chaleur de tout le corps; de même, après l'immersion, on devra faciliter la réaction par une marche appropriée.

Les contre-indications à l'emploi des bains de mer sont les mêmes que celles de l'eau froide en général; cependant, la présence d'une affection organique cardio-pulmonaire prime toutes les autres. Nous les proscrivons également dans la grossesse.

Il est certains états nerveux, tels que la neurasthénie, l'hystérie, et en général toutes les névroses excitables, dans lesquels l'emploi des bains de mer ne réussit pas; ce procédé provoque dans ces affections des phénomènes d'excitation, et en exagère les symptômes.

Les états morbides dans lesquels les bains de mer réussissent sont : les états de faiblesse générale, impossibles à définir physiologiquement, et qui résultent d'un certain degré de surmenage physique ou intellectuel, d'un défaut d'assimilation, sans altération appréciable d'aucun organe; la faiblesse cutanée avec tendance aux refroidissements et impressionnabilité anormale de la peau; certaines formes de rhumatisme chronique musculaire; plusieurs formes de scrofulose, notamment lorsqu'il n'existe aucune localisation grave; le rachitisme, les états de lymphatisme ainsi que ceux d'anémie légère : il faut, en effet, savoir que les individus très pâles, très anémiques et très déprimés devront s'abstenir de bains de mer, ou tout au moins n'en user qu'avec beaucoup de prudence.

DRAP MOUILLÉ

Le drap mouillé (1) constitue un procédé hydrothérapique très efficace et peut être employé de deux façons différentes, qui répondent à des indications particulières. Ces deux modes d'applications sont : 1° le *drap mouillé tordu avec frictions;* 2° le *drap mouillé ruisselant sans frictions.*

1° *Drap mouillé tordu avec frictions.*

Un drap de grosse toile et d'une certaine grandeur est trempé dans l'eau froide de 8° à 12°, puis fortement exprimé et tordu. Le malade, complètement nu, après avoir rapidement mouillé son visage, sa tête et sa poitrine, reçoit sur le corps ce drap, que le doucheur lui applique en l'enroulant et en le serrant autour des extrémités inférieures. La tête doit être laissée entièrement libre. Le malade, prenant à pleines mains les parties du drap qui se trouvent au devant de lui, se frictionne lui-même la poitrine, l'abdomen et toutes les parties antérieures du corps; pendant ce temps, le doucheur frictionne à plat avec la paume des deux mains le dos, les lombes et les membres inférieurs. Les pieds nus du sujet devront reposer à terre et non sur la partie inférieure du drap, pour ne pas empêcher la réaction de se produire du côté des extrémités inférieures.

La friction sera pratiquée pendant un temps variant de 3 à 5 minutes, jusqu'à ce que la peau devienne chaude et que le drap lui-même s'échauffe. Aussitôt la friction terminée, on remplace le drap mouillé par un autre, sec et rèche, avec lequel on frictionnera de nouveau le malade pendant quelques minutes. Après quoi celui-ci s'habillera à la hâte et ira faire une promenade en plein air, de façon à favoriser la réaction; s'il ne peut marcher, on pratiquera des mouvements passifs ou on conseillera le repos au lit.

Chez les malades qui ont de la tendance à la céphalalgie, on

(1) F. Bottey, *De l'emploi du drap mouillé en hydrothérapie* (*Revue d'hygiène thérapeutique*, 1890).

mettra une compresse froide sur la tête, avant l'application du drap mouillé, et on pourra également leur faire mettre les pieds dans l'eau chaude pendant toute la durée de l'application.

La première impression du drap mouillé est pénible; le patient éprouve souvent de la suffocation; il y a un arrêt momentané de la respiration, suivi d'inspirations rapides et profondes; on constate un ralentissement du pouls (Pleniger). La peau rougit bientôt sous l'influence des vaisseaux périphériques dilatés, et l'afflux du sang à la peau sera d'autant plus considérable que la température du corps aura été plus élevée avant l'application du drap mouillé; c'est pourquoi il est utile de pratiquer auparavant une préaction par l'exercice musculaire approprié, ou bien encore de subir le drap mouillé le matin, dans sa chambre, au sortir du lit. En somme, les effets du drap mouillé sont identiques, mais en proportion moindre, à ceux de la douche; ce sont des effets excitants au niveau de la peau. c'est-à-dire révulsifs, décongestifs, et toni-sédatifs relativement à l'ensemble des fonctions organiques, ainsi que toutes les applications d'eau froide.

Ce drap mouillé rendra souvent des services au début d'une cure hydrothérapique, chez les sujets délicats, car il n'entraîne pas une grande perturbation dans l'économie; on pourra même, chez certains, très sensibles et ayant des tendances à l'oppression, commencer par un demi-drap sur la partie inférieure du corps seulement. Dans quelques cas spéciaux, par exemple au début d'une cure hydrothérapique chez des cardiaques, on pourra appliquer le drap trempé seulement dans de l'eau tempérée (26°), pour abaisser ensuite peu à peu la température de l'eau dans les séances suivantes.

Le drap mouillé donnera de bons résultats dans des cas légers d'anémie, de lymphatisme, de chorée, de neurasthénie. Il convient parfaitement aux enfants chétifs et débiles, dont il relève les forces. Il est très utile chez certains sujets atteints d'inflammation chronique des voies digestives, qui ont la peau chaude et sèche. C'est un excellent procédé d'hydrothérapie à domicile, que l'on pourra employer au point de vue hygiénique et prophylactique.

Enfin, c'est un moyen de révulsion hydrothérapique très puissant, à employer dans certaines fièvres typhoïdes graves, quand les phénomènes d'asthénie et d'adynamie cardio-vasculaire l'emportent sur les phénomènes d'hyperpyrexie, dans les cas, par exemple, où les malades ont la face vultueuse et les extrémités cyaniques. On peut, dans ces circonstances, répéter l'opération plusieurs fois par jour.

On rencontre quelquefois certains malades très sensibles chez lesquels les frictions au drap mouillé ne peuvent être tolérées, soit par suite d'une excitabilité trop vive du système nerveux, soit par suite d'une hyperesthésie trop accentuée de la peau. Dans ces conditions, on se contentera d'appliquer très rapidement sur le corps du patient le drap trempé dans l'eau froide et fortement tordu. Une simple pression, légère et très vive, mettra le drap en contact avec le corps entier; puis le malade, sans être frictionné, enveloppé simplement dans un peignoir, s'habillera ou ira s'étendre quelques instants dans son lit. Ce procédé n'est qu'une atténuation du précédent.

Quelques médecins emploient le drap mouillé tordu pour obtenir des effets antithermiques. Ils appliquent tout d'abord un drap tordu, qu'on enlève presque aussitôt et qu'on remplace par un drap sec sans pratiquer de frictions. On recommence ensuite les deux mêmes opérations, jusqu'à ce que la température du corps soit notablement abaissée et la fréquence du pouls diminuée. On peut continuer ainsi ces substitutions pendant deux heures à deux heures et demie; il y a même des hydropathes qui disent les avoir pratiquées pendant une demi-journée (1).

2° *Drap mouillé ruisselant sans frictions.*

Ce second procédé est tout à fait différent du précédent. Le drap est trempé dans l'eau froide comme précédemment; mais il n'est pas tordu et est appliqué ruisselant sur le corps. Puis, au lieu de faire des frictions énergiques, comme tout à l'heure, l'aide ne pratique que de légers tapotements, une sorte de petit clapotage des mains, qu'il continue pendant deux ou trois minutes. Ensuite, le patient est frictionné légèrement avec un drap sec.

Dans certains cas, on peut répéter deux ou trois fois de suite dans la même séance l'application du drap très mouillé.

On peut également pratiquer ce procédé plusieurs fois dans la même journée.

Comme le précédent, ce procédé produit des effets toni-sédatifs puissants. Par suite de la faible réaction qu'il détermine, à cause de l'absence de frictions, il sera souvent beaucoup mieux supporté que le premier, et pourra donc rendre des services dans les premiers jours de la cure hydrothérapique chez les malades impressionnables.

(1) E. Duval, *loc. cit.*

Chez les sujets excités, atteints d'insomnie, fatigués par le surmenage intellectuel, dans certains cas de neurasthénie chez lesquels se combinent simultanément les symptômes d'excitation et de dépression, ce procédé sera employé avec avantage. En somme, il sera indiqué toutes les fois que le malade ne supportera pas d'emblée des applications perturbatrices d'eau froide (douche, piscine, frictions au drap mouillé tordu, etc.), et, dans ces cas, il constituera un excellent moyen d'entraînement et de préparation. On pourra même, chez certains sujets très impressionnables, pratiquer le drap mouillé avec de l'eau fraîche (18° à 24°), tout au moins dans les premières applications.

Le drap mouillé que nous venons de décrire est également antipyrétique. La réaction qu'il provoque est faible et ne vient pas contrarier l'hypothermie produite par le contact de l'eau à la surface du corps. Du reste, quand on voudra obtenir des effets antithermiques plus accentués, on renouvellera l'application plusieurs fois dans une même séance, et on pourra terminer l'opération par la projection sur le corps de deux ou trois baquets d'eau froide.

On pourra donc, à l'aide de ce procédé, remplir certaines indications de la méthode antipyrétique. Nous signalerons la fièvre typhoïde, dont on combattra l'hyperthermie par une série d'applications de drap mouillé faites plusieurs fois dans la même journée (Béni-Barde). Dans les premières séances, les phénomènes de réaction se manifestent, mais dans les dernières les malades ne répondent qu'incomplètement à cette attaque par le froid. On peut constater l'abaissement de la température du corps, et, comme le système nerveux a été épuisé par ces applications successives, on ne remarque aucun signe de suractivité fonctionnelle.

Nous citerons également certaines formes de goitre exophtalmique dans lesquelles domine ce sentiment exagéré, et si désagréable pour les malades, de chaleur généralisée, fièvre d'une nature tout à fait particulière, puisque MM. Gilles de la Tourette et Cathelineau (1) ont trouvé le *excreta* urinaires normaux, alors que la température allait jusqu'à 39°,2. Dans ces cas, l'application du drap mouillé, répétée plusieurs fois dans la même journée, diminuera l'intensité et la durée de ces périodes pyrétiques de la maladie de Basedow.

(1) *Progrès médical*, 1890.

MAILLOT HUMIDE

Le maillot humide (1) est un procédé très efficace, qui ne mérite pas l'oubli dans lequel il est tombé depuis quelque temps. Trop employé en Allemagne, où l'on en fait un véritable abus, il ne l'est pas assez en France, car il réussit souvent là où la douche et les autres procédés de l'hydrothérapie ont échoué. C'est une sorte de procédé mixte, dont les effets sont particuliers, par suite de cette combinaison du froid et de la chaleur humide périphérique qui constituent les éléments de son action, tout au moins dans une de ses variétés.

La technique du maillot humide est des plus simples. On dispose sur un lit ordinaire, ou mieux sur un lit de sangle garni d'un matelas, deux couvertures de laine, par-dessus lesquelles on étend un drap qui vient d'être trempé dans de l'eau de 8° à 12° C., puis fortement tordu. Le malade est placé nu sur le drap, après avoir été aspergé rapidement de quelques gouttes d'eau froide, afin que le saisissement soit moins violent; puis on l'enveloppe en interposant un pli du drap entre les jambes et d'autres plis entre les bras et le corps, de manière que toute la surface de la peau soit en contact avec le drap mouillé. On replie ensuite les couvertures sur le malade, en serrant assez fortement pour que le contact soit immédiat, pas trop cependant, pour ne pas gêner les mouvements de la respiration. Une serviette sera placée entre les couvertures et le menton, afin d'éviter le frottement désagréable de la laine.

Pour la première fois, il est bon de laisser les pieds en dehors du drap mouillé; ceux-ci ne sont alors enveloppés que par l'extrémité des couvertures de laine. Cette précaution est de rigueur chez les personnes qui, au début de la cure, ont de la difficulté à obtenir une réaction suffisante vers les extrémités inférieures. Cette difficulté cesse peu à peu sous l'influence du traitement général, et dès lors l'enveloppement dans le drap mouillé doit être complet.

Suivant la manière dont il est pratiqué, le maillot humide peut agir de trois façons différentes. Il peut être employé soit comme antithermique, soit comme toni-sédatif, soit comme agent de sudation.

Si on recherche l'*action réfrigérante, antithermique,* on renouvelle

(1) F. Bottey, *De l'emploi du maillot humide* (*Revue d'hygiène thérapeutique,* 1889).

le drap mouillé au bout de dix minutes (un second lit sera disposé à cet effet) ; une séance comprendra cinq à six applications du drap : on ne la prolongera d'ailleurs que jusqu'à l'apparition d'un fort frisson qui survient parfois dès le quatrième enveloppement. Ce moyen est très puissant et possède une action antithermique supérieure à celle des affusions froides, et est en général bien supporté (Hayem). C'est à ce procédé que Winternitz donne la préférence dans le traitement de la fièvre typhoïde; cet observateur a constaté que quatre enveloppements successifs produisent le même effet qu'un bain à 20° de dix minutes.

Toutefois, nous ferons remarquer que, si les phénomènes d'asthénie et d'adynamie cardio-vasculaire l'emportent sur les phénomènes d'hyperpyrexie, comme dans certaines fièvres typhoïdes graves, il est préférable d'avoir recours, dans ces cas, aux procédés de révulsion hydrothérapique, frictions énergiques au drap mouillé tordu, lotions froides et frictions.

Le maillot humide, tel que nous venons de le décrire, c'est-à-dire comme agent antithermique, trouve son emploi dans les maladies aiguës. Voyons, maintenant, les services qu'il peut rendre dans les maladies chroniques, en tant qu'agent toni-sédatif ou qu'agent de sudation.

Si l'on recherche les *effets toni-sédatifs* de l'enveloppement, on laissera le malade dans le drap pendant un temps qui variera de 10 à 20 minutes. Pendant cet enveloppement, le malade éprouve d'abord une sensation de fraîcheur, puis un léger frisson; mais les couvertures de laine sont à peine relevées que cette sensation disparaît presque aussitôt. Peu à peu l'énergie et la fréquence du pouls diminuent, et souvent celui-ci s'abaisse de quinze à vingt pulsations au bout de quelques instants; en même temps un sentiment de calme et de bien-être envahit le malade. Mais bientôt la réaction circulatoire commence à s'annoncer, le pouls tend à se relever, et c'est alors qu'il faut cesser l'application du maillot : cette limite, nous le répétons, est habituellement comprise entre 10 et 20 minutes, et lorsqu'on retire le drap, celui-ci doit être à peine tiède.

Si on prolonge l'application de l'enveloppement au delà des limites que nous venons d'indiquer, et surtout si l'on a soin d'en favoriser l'action par des bouillottes d'eau chaude appliquées sur les côtés et aux extrémités inférieures du malade, alors on voit peu à peu apparaître des *effets sudorifiques, diaphorétiques* : la chaleur s'accroît graduellement, le pouls s'accélère, une excitation plus ou moins vive s'empare du sujet; cette agitation n'est que passagère et précède toujours l'instant où la sueur va se déclarer. La sudation s'établit alors, plus ou moins abondante, suivant la durée de l'application, les prédispositions individuelles et le milieu ambiant; cette durée variera entre une heure et demie et trois heures, et lorsqu'on retirera le drap, celui-ci devra être chaud et fumant.

Pendant l'enveloppement, dès que la moiteur s'est manifestée, on applique des compresses humides sur le sommet de la tête, renouvelées fréquemment, on ouvre la fenêtre de la chambre et on fait boire au malade de petites gorgées d'eau froide.

Heymann explique ainsi les effets calmants qui se montreraient après l'enveloppement dans les draps mouillés de courte durée : il se produirait d'abord une irritation de l'extrémité périphérique des nerfs qui serait bientôt suivie d'une dilatation, d'une sorte de gonflement humide et de relâchement. L'effet est d'autant plus énergique que la température du corps est plus élevée au moment de l'application; l'irritation des nerfs sensibles de la peau influence par voie réflexe les organes de la circulation, des sécrétions et de la respiration. Lorsque le drap mouillé a atteint la température du corps, la surface cutanée se trouve comme plongée dans un bain de vapeur; or, comme le corps ne peut presque rien perdre de son calorique par évaporation, toute la chaleur animale s'accumule à la surface externe. Grâce à cette chaleur, on voit disparaître l'irritation produite sur les nerfs cutanés par la première impression du froid; c'est pourquoi, même en prolongeant la durée du maillot jusqu'à ce qu'il provoque la sueur, aucun désordre n'est à craindre dans la circulation.

N'oublions pas également l'influence directe du froid sur le système circulatoire. Après la première contraction causée par le froid vient un relâchement des vaisseaux cutanés; cette dilatation des vaisseaux périphériques, en élargissant le lit de ces milliers de petits ruisseaux sanguins, favorise naturellement la circulation d'une plus grande quantité de liquide et nous explique les effets dérivatifs des enveloppements humides (Glatz).

Le maillot humide offre une action essentiellement calmante et n'est pas débilitant. Pendant son application même, il n'est pas rare de ressentir un engourdissement plus ou moins prononcé, de la somnolence, de la pesanteur des paupières et enfin le besoin de dormir. Il trouve son indication dans l'insomnie, et il devra être pratiqué, dans ce cas, dans la chambre même du malade, le soir, au moment où celui-ci se couchera.

Il est également indiqué dans les cas d'excitation nerveuse d'ordre neurasthénique ou de nature hystérique, dans les contractures musculaires, dans l'excitation cérébrale provoquée par certaines dyspepsies, etc.

Dans beaucoup de cas, on peut, avec avantage, faire suivre l'application du maillot humide d'une lotion fraîche (de 18° à 24°) avec frictions, d'un demi-bain progressivement refroidi, d'affusions tempérées. On ne devra jamais employer d'eau froide après le *maillot toni-sédatif,* mais seulement de l'eau tempérée ou fraîche, qui aura pour but de réprimer l'excès de calorification périphérique qui aurait pu se produire après une application de moyenne durée, mais qui ne risquera pas de réfrigérer le malade outre mesure et d'amener par la suite une réaction trop vive.

Le *maillot diaphorétique,* c'est-à-dire celui qui sera prolongé pendant deux heures, trois heures et même davantage, reste indiqué comme méthode de sudation, avec cette particularité qu'il est beaucoup moins excitant et moins débilitant que les méthodes dans lesquelles on se sert de la vapeur, comme les étuves humides. C'est ce maillot prolongé qu'employait Priessnitz comme moyen de préaction avant de soumettre ses malades à l'eau froide. Après cet enveloppement, en effet, une application *froide* (douche ou piscine) est indiquée, à l'inverse de ce que nous avons dit tout à l'heure pour le maillot de courte durée.

Le maillot prolongé donnera de bons résultats dans les cachexies syphilitique, paludéenne, dans la morphinomanie, dans certains cas de dilatation d'estomac, dans la diathèse arthritique, goutteuse, dans l'obésité. Il sera contre-indiqué chez les individus ayant des tendances aux congestions cérébrales; chez les diabétiques on devra le manier avec prudence, par suite de son action irritante sur la peau, action qui pourrait déterminer des éruptions cutanées chez les malades glycosuriques. Nous aurons, du reste, à revenir plus tard sur son emploi lorsque nous étudierons les procédés de sudation.

Nous devons cependant dire quelques mots du *demi-maillot diaphorétique,* que l'on emploiera dans les cas d'insomnie rebelle, quand l'enveloppement humide généralisé de 10 à 20 minutes aura échoué. Ce demi-maillot s'applique comme le précédent, mais il est limité au tronc, laissant libres les mouvements des membres. Le malade le garde toute la nuit, et le lendemain matin il est bon de pratiquer une friction ou une lotion froide quand on l'enlève, afin de réprimer la légère excitation que pourrait produire la transpiration partielle que ce procédé a déterminée.

AFFUSIONS

Le patient se place tout nu, assis ou debout, dans une baignoire ou dans un récipient à grand diamètre (*tub*), et reçoit sur le dos et sur la poitrine une large nappe d'eau qui lui est versée à l'aide d'un seau ou d'un arrosoir. Lorsqu'on se sert d'un arrosoir, on peut faire usage d'une pomme, ou bien adapter à l'orifice une palette analogue à celle dont se servent les jardiniers pour briser le jet; la pomme d'arrosoir représente la forme la plus douce de l'affusion. L'eau sera projetée à quelques centimètres au-dessus des épaules, de façon à obtenir une très légère percussion, et le sujet se frictionnera énergiquement la poitrine pendant tout le temps de l'opération. A la fin, on pourra terminer, dans certains cas, en versant doucement une certaine quantité d'eau froide sur la tête préalablement recouverte d'une serviette pliée en quatre, afin d'éviter le choc immédiat de l'eau.

La durée de l'affusion variera depuis quelques secondes jusqu'à une minute; le nombre des ondées liquides, ainsi que leur volume, sera réparti alternativement en arrière et en avant suivant le temps assigné à l'opération.

La température de l'eau sera froide, quelquefois fraîche, et même tempérée dans certains cas. Les affusions fraîches seront surtout employées pour terminer certaines applications de maillot humide, ainsi que nous l'avons vu précédemment, ou dans les affections aiguës comme agent antithermique.

Sous l'influence de l'affusion froide, il se produit, comme phénomènes immédiats, une sensation de refroidissement intense et une accélération du pouls, en même temps que les inspirations deviennent saccadées et anxieuses. Bientôt ces phénomènes s'apaisent : le pouls se ralentit, la respiration devient large, et un sentiment de chaleur et de calme envahit le sujet.

La peau cependant, après l'affusion froide, ne revêt pas l'aspect rose vif, animé, qu'elle présente après le drap mouillé et certaines autres applications; elle ressent plus longtemps l'effet du froid, et en général on ne remarque pas de réaction avant la friction avec un drap sec, dont on doit toujours faire suivre immédiatement l'opération.

La sensibilité cutanée est augmentée : avec l'esthésiomètre de Weber, on note des augmentations de 4^{mm} jusqu'à 6^{mm} dans les diverses régions du corps; on a constaté aussi un accroissement de la force de pression de 5 à 10 au dynamomètre de Collin (Burgonzio).

Les affusions seront contre-indiquées chez les malades congestifs et chez ceux qui sont atteints d'affections cardiaques et pulmonaires; les rhumatisants et les sujets prédisposés aux névralgies devront également s'en abstenir. Ces contre-indications s'expliquent par la grande réfrigération et la puissante concentration sanguine que ce procédé impose à l'organisme et par la réaction thermique toujours plus lente qu'avec les procédés percutants ou excitateurs de la peau.

L'affusion constitue un excellent agent d'hydrothérapie à domicile. Elle rend également de grands services pour préparer les malades à la douche froide, et dans ce but nous pensons qu'il y a tout intérêt à agir d'emblée avec de l'eau froide. Enfin, ce moyen supplée aux autres applications froides, quand celles-ci sont mal supportées; il est également d'un fréquent emploi chez les aliénés, les mélancoliques, et chez les malades atteints d'hallucinations.

Les effets toni-sédatifs et antithermiques très nets observés à la suite des affusions en font un puissant moyen d'action dans le traitement de certaines maladies aiguës. Nous aurons à y revenir plus tard, mais disons de suite que les affusions froides ou fraîches, seules ou associées aux demi-bains, rendent tous les jours de grands services dans les fièvres typhoïdes adynamiques, les fièvres éruptives et les états fébriles accompagnés d'algidité et de collapsus. Lorsqu'on les emploiera seules, dans un but antipyrétique, elles seront aux environs de 18° à 20°, et on les prolongera pendant 3 à 5 minutes, jusqu'à l'apparition d'un grand frisson (Jürgensen).

LOTIONS

Le sujet entre nu dans un *tub*, à demi rempli d'eau ou non (1), et l'aide, armé d'une grosse éponge, lotionne le corps de bas en haut, en exprimant successivement l'éponge sur les membres inférieurs, les bras, la poitrine, le dos et la tête. A défaut d'un aide, le patient peut lui-même pratiquer l'opération. La lotion, de même que toutes les autres applications froides, sera suivie d'une friction avec un drap sec.

(1) Il est préférable que le *tub* soit vide et qu'un récipient d'eau soit placé à côté, par suite de la difficulté qu'ont les extrémités à se réchauffer.

Dans certains cas, affections aiguës par exemple, la lotion devra être pratiquée au lit du malade, celui-ci étant couché.

Les lotions froides ne devront pas durer plus d'une à une minute et demie. Si elles étaient trop prolongées, on verrait survenir tous les accidents inhérents à une application froide trop longue et sans percussion : pâleur des téguments, frissonnements, malaises, courbature, oppression, etc., phénomènes dus à la trop grande concentration sanguine et à l'absence de réaction spontanée.

Les lotions réalisent le type de l'hydrothérapie à domicile, et bien que leur action représente la forme la plus atténuée de l'hydrothérapie, il n'en est pas moins vrai qu'elles constituent un moyen très utile et très efficace dans un grand nombre de cas.

Sans parler de leurs effets hygiéniques incontestables, les lotions froides sont journellement employées pour suppléer aux douches ou aux autres applications de l'hydrothérapie, lorsque celles-ci sont rendues difficiles ou impossibles pour des raisons diverses. C'est un bon procédé soit pour entraîner les malades à la douche, soit pour les entretenir constamment sous l'action de l'eau froide, soit enfin pour compléter à domicile un traitement commencé dans un établissement.

Dans les maladies aiguës, l'emploi des lotions froides est fréquemment utilisé, par exemple dans les fièvres ataxo-adynamiques, les fièvres intermittentes, les exanthèmes, où elles favorisent et régularisent l'éruption.

Chez les enfants en bas âge, affaiblis ou lymphatiques, ce procédé possède une action tonique et reconstituante remarquable. Chez les tout jeunes sujets, on pourra, suivant les cas, graduer la thermalité de l'eau; on pourra même, chez certains enfants très susceptibles, pratiquer des lotions chaudes (35° à 36°) que l'on fera suivre immédiatement de lotions fraîches ou froides.

ABLUTIONS. — FRICTIONS HUMIDES

Dans les *ablutions* on se sert simplement des mains pour asperger et frictionner les différentes régions de la peau. C'est surtout un procédé hygiénique, employé localement pour entretenir la propreté du corps. Nous savons cependant qu'il vient en aide, comme moyen complémentaire, à certains procédés hydrothérapiques, les demi-bains par exemple.

Les *frictions humides*, pratiquées sur tout le corps avec des serviettes très mouillées, constituent également un agent hydrothérapique qui peut rendre quelques services chez des sujets très susceptibles, pour calmer l'excitation nerveuse et faciliter le sommeil.

2° *Applications générales de l'eau chaude.*

Nous aurons à étudier les applications combinées d'eau chaude et d'eau froide, qui comprendront la *douche écossaise*, la *douche alternative*, le *bain alternatif;* puis les applications d'eau chaude exclusive, auxquelles se rattachent les *douches chaudes exclusives*, les *immersions chaudes* et les *lotions chaudes*.

DOUCHE ÉCOSSAISE

Prise dans sa définition générale, la douche écossaise n'est autre chose qu'une douche froide courte précédée d'une application préalable plus ou moins prolongée d'eau chaude.

Il est reconnu aujourd'hui par la presque totalité des médecins que l'emploi de l'eau chaude en thérapeutique hydrothérapique, comme procédé d'association à l'eau froide, est rendu absolument indispensable par la multiple variété des tempéraments et des idiosyncrasies que l'on a à traiter à l'aide de cette méthode.

Quelques rares médecins, parmi lesquels nous citerons M. E. Duval, se montrent encore les adversaires de l'emploi de l'eau chaude en hydrothérapie. « Sous divers prétextes, dit celui-ci, mais tous également mauvais, certains baigneurs hydropathes préconisent les douches tièdes ou chaudes, seules ou associées aux douches froides, soit pour accoutumer les malades à celles-ci, soit pour les faire alterner avec elles, une ou plusieurs fois; quand elles n'alternent qu'une fois, elles prennent le nom de *douches écossaises;* quand elles alternent plusieurs fois, par conséquent pendant un temps plus ou moins long, mais indéterminé, on ne leur a pas, que nous sachions, donné de nom déterminé (1). Une fois lancés dans cette voie, les baigneurs ne s'arrêtent plus...; avec les douches écossaises, qui ont surtout leurs préférences, ils font des bains de jambes écossais, des bains de pieds écossais, des bains de siège écossais, des douches vaginales et rectales écossaises! Qu'un

(1) M. Duval oublie qu'on leur a donné le nom de *douches alternatives*.

baigneur s'occupe de toute cette balnéologie fantaisiste, cela s'explique; mais un hydrothérapeute sérieux doit la proscrire, car rien de tout cela n'est de l'hydrothérapie, rien de tout cela n'est utile, médicalement parlant; si cela est utile, ce n'est que pour jeter de la poudre aux yeux de quelques médecins qui, faute d'une étude suffisante de l'hydrothérapie, n'y voient déjà pas bien clair; c'est de la part des baigneurs un pur moyen de charlatanisme. Cette balnéologie a pourtant une autre utilité encore... pour les baigneurs, c'est de retenir plus longtemps les malades dans leurs établissements, car pendant qu'on s'amuse aux bains chauds ou mitigés, et qu'on se distrait aux douches écossaises, la véritable hydrothérapie n'agit pas et la cure se prolonge d'autant.

« Nous avons la certitude que les douches écossaises ne servent à rien ou à peu près à rien, si ce n'est à amuser les malades, et quant à la nécessité d'une ou plusieurs douches mitigées pour conjurer les dangers des douches froides données d'emblée ou pour y habituer les malades, nous pouvons affirmer, en nous fondant sur une expérience de plus de vingt-cinq ans, que les douches tièdes ne préparent nullement, — si ce n'est au point de vue des appréhensions purement morales, — les malades à l'application des douches froides, l'impression de ces dernières étant exactement la même, qu'on ait ou qu'on n'ait pas pris antérieurement des douches mitigées (1). »

Nous sommes absolument de l'avis de M. E. Duval au sujet de l'administration des douches tempérées ou mitigées comme préparation à la douche froide; ainsi que nous l'avons démontré plus haut, les sensations physiques éprouvées par le patient sont, avec la douche tiède, aussi désagréables, pour ne pas dire plus, qu'avec l'eau froide, et ce procédé ne saurait donc constituer un moyen bien efficace de préparation.

Mais c'est au sujet de la douche écossaise (c'est-à-dire la douche froide à la température aussi basse que possible, précédée d'une application préalable d'eau chaude pendant un temps plus ou moins long) que nous avons de la peine à nous expliquer les lignes précédentes écrites par M. Duval. Nous sommes étonné qu'un médecin sérieux n'ait pas mieux mis à profit son sens d'observation, pour ne pas avoir remarqué, en vingt-cinq ans de pratique, que l'emploi combiné de l'eau chaude et de l'eau froide (douche écossaise) était, dans certains cas, rendu indispensable par l'impressionnabilité nerveuse ou morale des malades ou par leur tempéra-

(1) E. Duval, *La pratique de l'hydrothérapie*. Paris, 1891, G.-B. Baillière, éditeur.

ment diathésique spécial, et constituait chez eux soit un excellent mode de préparation à l'eau froide d'emblée, soit même un traitement définitif.

Cependant, alors même que M. Duval eût eu sur ce point des opinions personnelles, il eût été en droit de les défendre scientifiquement, et il se fût trouvé, en cela, en bonne compagnie, puisqu'on sait que Fleury bannissait également l'eau chaude de sa pratique hydrothérapique. Mais nous ne comprenons pas comment l'esprit de parti et d'individualisme ait pu l'aveugler au point d'écrire que « la balnéologie écossaise n'a d'autres raisons d'être que des raisons de charlatanisme ou d'intérêt industriel, sans aucun rapport avec l'intérêt scientifique ou humanitaire ». Il nous semble, au contraire, que les médecins qui font précéder l'emploi de l'eau froide d'une application chaude, lorsque la chose est nécessaire, sont les seuls qui rendent un réel service aux malades, en même temps qu'ils comprennent l'hydrothérapie dans son sens véritablement clinique et pratique. Le plus étrange est que nous voyons M. Duval (1), fort peu logique avec lui-même, se servir de la sudation pour atténuer l'impression désagréable de l'eau froide, ce qui revient exactement au même que d'administrer de l'eau chaude préalable pour calmer l'impressionnabilité des malades.

L'intervention de l'eau chaude dans le traitement hydrothérapique est donc de la plus haute importance, car, en dehors des effets thérapeutiques tout spéciaux que les applications préalables d'eau chaude déterminent, celles-ci permettent de préparer les malades à l'action efficace du froid : elles les empêchent de se rebuter contre les premières rigueurs du traitement et de compromettre ainsi une cure dont ils retireront plus tard les plus grands bénéfices. Qu'il nous soit permis de citer ici, comme résumant parfaitement cette question, une partie de l'allocution prononcée par M. Béni-Barde à la Société d'hydrologie médicale, en réponse aux attaques de M. Durand-Fardel contre l'emploi de l'eau chaude en hydrothérapie : « A l'époque de Priessnitz, dit M. Béni-Barde, le traitement hydrothérapique était désigné sous le nom d'hydrosudopathie, ce qui prouve que ceux qui l'appliquaient avaient recours à la fois au calorique et au froid. La douche froide était installée loin de l'établissement principal, où l'on employait les maillots secs et humides, les bains, les demi-bains, l'eau en boisson, etc.; et les malades n'étaient soumis à l'action de cette douche, qu'après avoir payé le tribut aux agents de la calorification et de la sudation. Je

(1) *Eod. loc.*, p. 82.

dois dire que la sudation était alors fort en usage; et cela se comprend aisément, puisque les malades traités dans ces établissements étaient pour la plupart des rhumatisants, des goutteux et des arthritiques. On faisait suer parce que l'on croyait, en agissant ainsi, débarrasser l'organisme des *humeurs peccantes* qui obstruaient les tissus. On demandait ensuite à l'eau froide son action reconstituante pour réparer l'épuisement produit par cette dépuration forcée.

« Je passe à côté de la question de doctrine que peut soulever cette intervention thérapeutique, et je me contente de déclarer simplement que les succès obtenus dans l'établissement de Priessnitz à Grœfenberg furent nombreux et retentissants. Attirés par la renommée de ses succès, les malades accoururent en foule dans ce coin retiré de la Silésie autrichienne, pour demander au célèbre empirique la guérison de leurs maux. Dans ce pèlerinage d'une nature toute spéciale, quelques médecins accompagnèrent leurs clients, afin d'étudier les effets d'une méthode toute nouvelle. Après avoir reconnu ses bienfaits sur un grand nombre de malades, et notamment sur les arthritiques, ils constatèrent qu'elle était infidèle dans certains cas; par une observation attentive et soutenue, ils finirent notamment par découvrir qu'elle était nuisible à la plupart des anémiques, qui, eux, parurent se trouver tous beaucoup mieux de l'emploi exclusif des applications froides.

« Plus tard, Fleury créa son établissement de Bellevue, où vinrent se faire traiter de nombreux malades issus de cette génération que l'illustre Broussais avait tant affaiblie par sa méthode des saignées répétées. C'étaient tous des épuisés; il leur rendit leur force et la santé en les soumettant à l'usage des douches froides habilement appliquées. Les succès furent considérables; et, dès ce jour, la douche froide devint, à juste titre, l'un des agents les plus puissants de la méthode reconstituante.

« Lorsque je remplaçai Fleury à Bellevue, je continuai les errements de ce praticien éminent. Quelque temps après mes débuts, je remarquai que les malades soumis à mon observation n'étaient plus les mêmes. Je vis venir vers moi, avec les anémiques des premiers jours, les arthritiques, et, au milieu d'eux, cette légion de névropathes qui prirent bientôt dans ma clinique une place considérable.

« Je m'aperçus assez vite que la douche froide, qui tout d'abord m'avait donné de très heureux résultats, devenait insuffisante et même nuisible à certains malades. Je résolus alors de recourir à l'emploi du calorique; je mis en pratique les divers procédés usités avant moi, en les contraignant, pour ainsi dire, à me donner les preuves de leur action thérapeutique. Mes tentatives ne furent pas toujours satisfaisantes; et tout en reconnaissant la valeur de quelques-unes de ces modifications dans certains cas déterminés, je me décidai à leur substituer l'eau chaude, dont l'application me parut plus efficace et plus facile chez des malades qui demandaient à être traités sûrement et surtout promptement.

« Aux anciens procédés de calorification à l'aide desquels on préparait les malades à l'action bienfaisante de la douche froide, je substituai l'emploi de l'eau chaude et je fus très agréablement surpris de voir que ce procédé de calorification rendait de grands services aux malades qui, pour des motifs divers, ne pouvaient se préparer par un exercice quelconque à l'action de la douche.

« Ce résultat, dont personne ne peut nier l'importance, parce qu'il permet d'appliquer la douche aux impotents, aux paralytiques et aux personnes qui ont une calorification peu développée, autorise et explique l'intervention de l'eau chaude dans l'hydrothérapie.

« Poussant plus loin mes investigations, je résolus de combattre les névralgies et les douleurs de toutes sortes en substituant, dans beaucoup de cas, aux sudations suivies d'applications froides les douches écossaises, voire même les douches de vapeur. J'étudiai avec soin ce procédé emprunté à la médication thermale; je m'efforçai d'en réglementer le mode d'application et d'en vulgariser l'emploi. Introduit de cette façon dans des établissements hydrothérapiques, ce procédé nous a permis de combattre avec succès les névralgies les plus tenaces et les rhumatismes les plus invétérés. Et vous voulez qu'en présence de ces résultats si heureux je proscrive l'eau chaude de nos salles hydrothérapiques; vous voulez que je prive de la douche écossaise tous les arthritiques qui souffrent et les personnes chez lesquelles le froid ou toute autre cause détermine une douleur intense, parce que, selon vous, l'eau chaude ne doit être utilisée que dans les établissements thermaux!

« Au surplus, pour compléter mes renseignements, je puis ajouter que l'eau chaude administrée avec une certaine vigueur pendant une courte durée et à une température très élevée, peut quelquefois, rarement il est vrai, remplacer l'action excitante de l'eau froide, sans exposer les malades à la fatigue que l'eau à basse température amène parfois après son application. Ce que je dis vise en même temps les douches dirigées sur la surface cutanée ou dans certaines cavités.

« Je mentionnerai aussi en passant, dans la gamme de l'excitation, l'heureux effet des douches alternatives sur quelques engorgements spéciaux.

« Voilà bien des raisons, il me semble, pour motiver l'emploi de l'eau chaude dans nos établissements hydrothérapiques (1). »

Pour administrer la douche écossaise on se servira de préférence de la pluie mobile, en pomme d'arrosoir, qui permet, beaucoup mieux que le jet, le mélange intime des températures. Cependant le jet plus ou moins brisé peut être également utilisé, lorsqu'on recherche une plus forte percussion : dans ce cas, il est bon de faire usage d'une palette mobile, destinée à briser le jet, car on comprend que le doigt supporterait difficilement le contact des températures quelquefois fort élevées auxquelles on est obligé d'arriver (2).

La douche écossaise peut être administrée de deux façons principales et bien différentes qui constituent : 1° la *douche écossaise sans transition*, 2° la *douche écossaise avec transition* (3).

1° *Douche écossaise sans transition.*

Cette première forme de douche écossaise, *douche écossaise sans transition*, — et c'est toujours celle-ci qu'il faudra essayer la première lorsque la douche froide d'emblée n'est pas indiquée ou pas bien supportée, — consiste à administrer l'eau chaude à une température de 35° à 36° environ, que l'on élève progressivement et rapidement à 40°, 42°, 45°, et même davantage (4), suivant les cas et la tolérance des sujets. On reste à la température adoptée pendant un temps qui varie entre une demi-minute et trois minutes et plus, pour abaisser ensuite brusquement, et sans transition, l'eau à la température froide la plus basse, que l'on administre pendant cinq, dix, quinze secondes.

(1) Béni-Barde, *Annales de la Société d'hydrologie médicale de Paris*, 1891.

(2) On peut également se servir à cet effet d'un brise-jet spécial constitué par deux plaques de cuivre laissant échapper l'eau sous forme d'une lame.

(3) Dans nos *Etudes médicales sur l'hydrothérapie* (Paris, 1886), nous avions adopté, pour la description des douches écossaises, la division en douches révulsives, douches révulsives et toniques et douches sédatives et toniques, division qui a été reproduite par M. Huet dans son article sur l'*hydrothérapie* (*loc. cit.*), et tout récemment par M. Hayem dans ses *Leçons de thérapeutique* (Paris, 1894, Masson, éditeur). Nous avons apporté depuis une modification à notre classification des douches écossaises, comme se prêtant mieux à une description technique de ces procédés, et en 1892, dans notre travail *Hydrothérapie et neurasthénie*, nous avons divisé et décrit ces douches sous le nom de douches écossaises *sans transition* et douches écossaises *avec transition*.

(4) On peut arriver facilement à 50°, 55°, quelquefois même davantage, à la condition que l'on aille progressivement. Nous condamnons absolument la pratique du Dr Lemarchand (du Tréport), qui administre à ses malades des températures de 50° à 60° d'emblée : ce procédé est très difficile, pour ne pas dire impossible, à faire supporter aux malades, et constitue en outre une méthode dangereuse.

Les aspersions d'eau chaude seront administrées beaucoup plus lentement que celles d'eau froide; nous donnons habituellement une aspersion d'eau chaude à la seconde, et des séries d'aspersions alternativement en arrière et en avant, dont le nombre est en rapport avec la durée de la douche (1); une fois arrivé à l'eau froide, nous donnons, comme pour la douche froide d'emblée, deux aspersions à la seconde.

La *douche écossaise sans transition* produit une révulsion du tégument cutané, d'autant plus prononcée que la température de l'eau sera plus élevée, et que par conséquent le contraste des deux températures chaude et froide sera plus accentué.

L'hypothermie provoquée sur l'économie par ce procédé est, à durée égale d'application froide, moins prononcée qu'avec la douche froide, puisque l'application froide, qui succède sans transition à l'eau chaude, doit au préalable s'emparer du coefficient de calorique fourni artificiellement au corps par l'application chaude, avant d'agir elle-même sur l'organisme pour y produire une soustraction de chaleur. La réaction thermique sera donc moins puissante; mais, en revanche, elle sera plus rapide, par suite de l'afflux très prononcé du sang à la peau qui accélère l'échange thermique entre le centre et la périphérie (2) : le retour de la chaleur se produira donc spontanément et plus facilement (3), ce qui est à considérer chez les malades impotents ou infirmes qui ne peuvent favoriser d'eux-mêmes ce mouvement physiologique.

La *douche écossaise sans transition* sera indiquée lorsque le malade ne pourra pas supporter la douche froide d'emblée, soit qu'il présente sous une forme persistante un des accidents que nous avons signalés, et que l'on ne puisse combattre par les moyens ordinaires, soit que la douche froide exagère les symptômes morbides ou détermine des phénomènes très nets d'excitation (insomnie, agitation, excitabilité, etc.). Elle sera également indiquée si le sujet est trop pusillanime, s'il ne peut s'échauffer suffisamment avant la séance hydrothérapique, ou s'il est trop affaibli pour pouvoir s'échauffer

(1) C'est ainsi que pour une douche chaude d'une minute, par exemple, on donnera alternativement en arrière et en avant deux séries de 15 aspersions chacune.

(2) Nous avons nettement mis en relief, par une série d'expériences, les phénomènes thermiques et vasculaires qui se produisent à la suite des douches écossaises, dans nos *Etudes médicales sur l'hydrothérapie*, 2e partie, *De la douche écossaise*. Paris, 1886, O. Berthier, éditeur.

(3) Ces phénomènes, on le voit, sont en complète contradiction avec les idées de Fleury, qui prétendait que « si l'enveloppement est suivi d'une application assez longue pour abaisser la température animale au-dessous de son chiffre primitif, la réaction devient nécessaire, mais elle est beaucoup plus difficile et plus tardive qu'après une application froide non précédée de sudation, que celle-ci ait été provoquée par l'étuve sèche, par l'enveloppement humide ou par l'enveloppement sec ». (*Loc. cit.*, p. 161.)

spontanément après. C'est la douche par excellence des arthritiques et des goutteux, surtout dans sa forme révulsive et toni-sédative. Dans nombre de cas, la douche écossaise préparera les sujets, et l'on pourra bien vite arriver à la douche exclusivement froide.

Douches écossaises révulsives. — Ces formes ne sont que des variétés de la douche écossaise sans transition.

Lorsqu'on soumet un sujet à une application d'eau très chaude, à une température élevée (45° à 50°), et pendant une durée assez prolongée (3 à 5 minutes), on voit une rougeur plus ou moins intense envahir le tégument cutané ; cette rougeur présente généralement une teinte sombre, foncée, que l'on peut comparer au rouge cerise, et qui est probablement due à une action prépondérante de la chaleur sur les capillaires veineux. Puis, lorsqu'à cette application très chaude on fait succéder sans transition une douche très froide, on voit, au bout de quelques rapides aspersions, cette rubéfaction de la peau devenir encore plus manifeste et prendre une teinte vive, écarlate, qui indique que l'action vaso-dilatatrice du réseau cutané est arrivée à son summum d'intensité. Cette différence dans les deux teintes rouges de la peau, d'autant plus accentuée que le contraste aura été plus grand entre les deux températures chaude et froide, est extrêmement évidente, et il suffit d'un très court apprentissage en hydriatrie pour pouvoir aisément la saisir.

Cette double rubéfaction de la peau s'accompagne d'une calorification périphérique très marquée, surtout après l'application d'eau froide ; elle offre, de plus, une importance objective considérable, sur laquelle nous allons nous étendre.

La douche très chaude, suffisamment prolongée, fournit à l'organisme, au même titre que les étuves ou l'enveloppement, un excès temporaire de calorique ; or on comprend, ainsi que le dit Fleury (1), que « si, après avoir élevé la température animale (2), on soumet le malade à une courte application froide, de manière à ne pas abaisser la température animale au-dessous de son chiffre primitif, il n'y a point lieu à réaction de la part de l'organisme, et dans ce cas les malades n'ont point de peine à se réchauffer, par l'excellente raison qu'ils n'ont point été refroidis.

« Si l'application froide est arrêtée avant l'abaissement de la température animale au-dessous de son chiffre physiologique, elle

(1) *Loc. cit.*

(2) « ...par un enveloppement dans le drap mouillé ou dans la couverture de laine ». Fleury, en effet, ainsi qu'on le sait, rejetait l'eau chaude de sa pratique hydrothérapique.

ne produit pas le mouvement de concentration (du sang vers les parties profondes), et, par conséquent, il ne peut s'opérer de réaction. Si l'application froide est assez prolongée pour abaisser la température animale au-dessous de son chiffre physiologique, le mouvement de concentration se produit, et il est suivi d'une réaction... »

Ainsi, lorsque, après une application d'eau très chaude suffisamment prolongée, on a fourni à l'économie un surcroît de calorique, sorte de coefficient thermique, on peut, suivant la durée de la douche froide consécutive, soit ramener simplement la température animale à son chiffre physiologique, soit l'abaisser ensuite au-dessous de ce chiffre. Dans ce second cas, par suite de l'impression réfrigérante de l'eau froide, on obtiendra des effets révulsifs et toni-sédatifs; dans le premier cas, au contraire, on n'aura que des effets purement révulsifs, et l'on aura alors affaire à la *douche écossaise révulsive proprement dite.*

Sur quoi pourra-t-on se baser pour administrer cette dernière douche dans toute sa rigueur? Sur les deux teintes rouges, différentes et parfaitement tranchées, qui envahissent la peau au moment des applications chaude et froide. Aussitôt que la teinte rouge sombre, cerise, résultant de l'application chaude, aura fait place, sous l'influence de l'eau froide, à la teinte rouge vif, écarlate, que nous avons signalée, *aussitôt* — répétons-nous — il faudra cesser l'application froide. Il suffit quelquefois d'une durée extrêmement courte pour arriver à produire cette teinte rouge vif, c'est-à-dire le summum de l'action vaso-dilatatrice, de l'afflux du sang vers la peau : nous avons vu trois ou quatre affusions suffire dans beaucoup de cas, et jamais la durée la plus longue, après une application à 50° de 3 à 5 minutes, n'a dépassé 3 à 4 secondes, avec l'eau à 8° dont nous nous servons à Divonne.

Il est bien difficile, en pratique, de s'arrêter juste à la limite suffisante pour que l'application de l'eau froide ne puisse soustraire à l'organisme une quantité de chaleur supérieure à celle qui lui a été fournie par l'application chaude antérieure. Du reste, il faut bien le dire, cette limite eût-elle été légèrement dépassée dans l'absorption du coefficient thermique, que la très minime réfrigération imposée par ce fait à l'économie n'aurait pas, dans l'espèce, une importance prépondérante. Cependant plusieurs expériences pratiquées sur la *douche écossaise révulsive proprement dite* nous ont montré péremptoirement que, lorsque celle-ci avait été bien administrée, on ne constatait, dans les heures qui suivaient l'opération, aucun abaissement du chiffre physiologique de la température animale. Nous avons même noté, dans un cas, une très légère élévation de la température, pour ainsi dire insignifiante (un demi-dixième de degré), bien que, cependant, nous eussions obtenu la rubéfaction écarlate caractéristique, c'est-à-dire le maximum de l'action révulsive; nous citerons cette expérience :

La douche chaude est élevée rapidement de 38° à 48°, jusqu'à ce que la peau devienne rouge sombre (3 minutes 1/2). Puis on fait succéder sans transition une douche froide à 8°, jusqu'à ce que la peau devienne rouge vif (3 secondes); alors on cesse aussitôt l'application froide.

Après la douche, on essuie simplement le sujet, sans pratiquer de friction.

Température extérieure : 20°. Température de la salle : 17°.

Avant la douche, température sublinguale : 37°, 3 1/2; P. 80.

Immédiatement après la douche...	T. 37°,3 1/2.	P. 72
40 minutes après................	T. 37 ,4	P. 72
1 heure 45 après...............	T. 37 ,4	P. 72
3 heures 15 après...............	T. 37 ,4	P. 68

Repos pendant toute la durée de l'expérience.

Telle est la *douche écossaise révulsive proprement dite,* telle que nous venons de la décrire.

Mais si, après avoir élevé la température animale à l'aide d'une application d'eau très chaude (45° à 50° et 55°) assez prolongée (de 3 à 5 minutes), on administre une douche froide suffisamment longue (5, 10, 15 secondes), pour abaisser cette même température au-dessous de son chiffre primitif, il se produira nécessairement une réaction, puisque le sujet sera obligé de fournir par lui-même une calorification en rapport avec la soustraction de chaleur qu'il aura subie. De plus, l'impression réfrigérante aura été assez intense et assez perturbatrice pour déterminer tous les autres phénomènes réactionnels habituels provoqués par les applications froides. Par conséquent on assistera, dans ce cas, non seulement à des effets puissamment révulsifs, au même titre que tout à l'heure, mais encore à des effets toni-sédatifs qui feront de la douche administrée dans ces conditions une *douche écossaise révulsive et toni-sédative* : révulsive par la violente excitation de la peau due au contraste très prononcé des deux températures, toni-sédative par l'impression froide déterminée sur l'économie et l'abaissement de la température centrale.

En pratique, on sera sûr d'obtenir cet abaissement de la température du corps au-dessous de son chiffre normal, chaque fois que l'on prolongera l'application de l'eau froide pendant un certain temps, après que la seconde rubéfaction, couleur rouge vif (indice du maximum de l'action vaso-dilatatrice), aura été obtenue. Du reste, les impressions ressenties par le patient lui-même viennent confirmer ces résultats objectifs.

Ainsi que nous l'avons très souvent constaté, l'eau très chaude atténue considérablement la sensation de froid; aussi le passage d'une température élevée à une température très basse n'est-il nullement difficile à supporter, tant que l'excès de calorique fourni artificiellement par la douche chaude n'a pas été complètement enlevé par l'application froide consécutive : en effet, dans ces conditions, le malade n'est pas encore refroidi, dans le sens absolu du mot. Mais vient-on à soustraire à celui-ci une quantité de chaleur supérieure à celle qui lui avait été donnée temporairement, c'est alors qu'il se produira chez lui, au moment où l'hypothermie commence, une sensation désagréable, véritable frissonnement qui, sans être aussi intense que lorsqu'il s'agit d'une application froide d'emblée, indiquera cependant d'une façon très nette, au point de vue subjectif, que le coefficient thermique a été absorbé et que la réfrigération se produit. Or, cet instant de frissonnement coïncide justement avec les deux ou trois premières aspersions qui sont lancées aussitôt après qu'on a obtenu la seconde rubéfaction, c'est-à-dire la teinte rouge vif, écarlate.

Les *douches écossaises révulsives* générales ou localisées produisent sur le tégument cutané des phénomènes de dérivation très prononcés, dont on aura souvent l'occasion de tirer parti (congestions passives ou actives des organes profonds); en douchant exclusivement la moitié inférieure du corps, on obtiendra de puissants effets dérivatifs vers les parties basses, que l'on utilisera dans beaucoup de cas (céphalée congestive, dysménorrhée, etc.).

La peau sera très avantageusement influencée par ces procédés, comme dans les cas d'exagération ou de diminution de la sécrétion sudorale, d'anesthésie, d'hyperesthésie, etc.

Les diathèses goutteuse et rhumatismale trouveront dans la *douche écossaise révulsive et toni-sédative* une grande ressource thérapeutique. Par suite de la légère réfrigération imposée à l'économie, mais suffisante néanmoins pour être le point de départ d'une rénovation moléculaire des tissus, cette même douche sera indiquée dans les inflammations chroniques confirmées de la moelle épinière, lorsqu'on ne voudra pas soumettre d'emblée les sujets à l'action résolutive de la douche froide.

Les douches écossaises révulsives produisent également des effets analgésiques d'autant plus puissants que la révulsion aura été plus intense, c'est-à-dire que le contraste aura été plus grand entre les deux températures chaude et froide. Ils seront également d'autant plus accentués que, dans l'administration de la douche froide, on n'aura pas abaissé la température du corps au-dessous de son chiffre normal et que, par conséquent, on n'aura pas réfrigéré le sujet, conditions qui sont réalisées au plus haut degré par la *douche écossaise révulsive proprement dite*. Cette dernière sera donc indiquée toutes les fois qu'il s'agira de produire une action dérivative et analgésique puissante, et où l'on voudra en même temps éviter l'action nocive du froid sur le système nerveux : douleurs constrictives et fulgurantes de l'ataxie locomotrice, irritation spinale, névralgies diverses, myalgies, névromyalgies, dermalgie, gastralgie. Nous en dirons autant de certaines manifestations douloureuses du rhumatisme subaigu du côté des muscles ou des articulations, quand il s'agira avant tout de combattre le symptôme local et l'élément douleur.

Double douche écossaise. — Il existe un certain nombre de malades très excitables chez lesquels une température supérieure à 38° ou 40° détermine quelquefois des phénomènes d'excitation plus ou moins intenses. Il en résulte que, pour obtenir chez tous ces sujets des effets révulsifs suffisamment accentués, il faudrait prolonger d'une façon immodérée l'application d'eau chaude, et encore, dans ces conditions, on n'arriverait qu'à des résultats très limités.

Il existe également une autre variété de malades qui, malgré des températures suffisamment élevées (45°), éprouvent, par suite de prédispositions individuelles, une grande difficulté à rougir sous l'influence de l'eau chaude.

C'est pour remédier à ces différents désavantages que nous conseillons d'employer, dans ces circonstances, la *double douche écossaise*. Voici comment nous l'administrons :

On donne d'abord une première douche écossaise dont la température de l'eau chaude varie entre 35° et 45°, et la durée d'une minute et demie à deux minutes; l'application chaude est suivie d'une douche froide très courte (de trois à six secondes). Puis, on recommence à administrer la douche à la même température que la première fois, et pendant la même durée; on fait suivre d'une nouvelle douche froide, dont la durée varie, cette fois-ci, avec les effets simplement révulsifs, ou à la fois révulsifs et toniques, que l'on veut produire (1).

Voici les phénomènes objectifs que l'on constate pendant l'administration de cette double douche écossaise : pendant la première

(1) Il ne faut pas confondre cette *double douche écossaise* avec la douche alternative, dans laquelle on fait succéder plusieurs fois de suite et pendant un temps égal, alternativement, une douche chaude et une douche froide.

application chaude il se produit une très légère rubéfaction de la peau; quelquefois même elle n'est pas appréciable. Lorsqu'on donne la première douche froide, on voit alors une légère teinte rouge vif envahir le tégument cutané. Sous l'influence de la seconde douche chaude, cette teinte rouge va s'accentuer de plus en plus; et, lorsque arrivera sur le corps la seconde douche d'eau froide, cette rubéfaction parviendra à tout son apogée et présentera alors une teinte extrêmement vive.

Au point de vue des impressions subjectives éprouvées par le malade, celui-ci ressent, pendant l'application de la seconde douche chaude, une chaleur bien plus considérable que lors de la première douche chaude, bien que, cependant, la température de l'eau soit exactement la même. De plus, au moment où commence la seconde douche froide, l'impression de froid et le frissonnement habituel sont très atténués et bien moins désagréables qu'au moment de la première douche froide.

Cette *double douche écossaise,* dont la durée totale ne dépasse pas la durée habituelle de la simple douche écossaise, présente les avantages suivants. Elle produit une révulsion extrêmement accentuée, et bien plus intense que si l'on se contente d'une seule douche écossaise : la paralysie préalable des vaso-dilatateurs sous l'influence de la première douche froide rend l'action de la seconde douche chaude, ainsi que celle de la seconde application froide, beaucoup plus efficaces; il semble que l'on assiste à une véritable sidération du système neurovasculaire, si on en juge par l'afflux considérable du sang qui se fait à la peau.

La révulsion sera d'autant plus forte que la température de l'eau aura été plus élevée; c'est pourquoi, chez les sujets qui peuvent supporter de hautes températures, on pourra élever l'eau chaude jusqu'à 48° et 50°, et même au delà.

Ce procédé rend de très grands services chez les malades qui ne peuvent pas supporter de fortes températures, puisqu'il permet d'obtenir une révulsion très puissante avec une application chaude beaucoup moins élevée. Il nous est arrivé de produire, avec la double douche écossaise à 40° ou 42°, des effets révulsifs aussi accentués qu'avec la simple douche écossaise à 46° ou 48°.

Chez les malades qui rougissent avec une certaine lenteur sous l'influence de l'eau chaude, la double douche écossaise permettra de provoquer la rubéfaction désirée avec beaucoup plus de certitude et dans un laps de temps qui ne dépassera pas la durée ordinaire de la simple douche écossaise.

2° *Douche écossaise avec transition.*

Cette seconde façon d'administrer la douche écossaise, bien différente de la première, consiste à administrer l'eau chaude à une température de 35° à 40°, rarement plus. Mais, après être resté à la température adoptée pendant un temps qui peut varier de quelques secondes à une minute, au lieu de passer à l'eau froide sans transition, comme précédemment, on abaisse progressivement et lentement, par une série de transitions, la température chaude à une température de plus en plus basse, jusqu'à ce que l'on soit arrivé à l'eau très froide; alors on cesse l'application. La durée totale de la diminution progressive de la température chaude jusqu'à la température très froide doit varier de dix à quinze secondes.

Les aspersions seront données lentement, par séries alternatives en arrière et en avant tant qu'il s'agira de l'application chaude, et en faisant tourner lentement le patient sur lui-même dès qu'on commencera à diminuer la température de l'eau.

La *douche écossaise avec transition* produit une soustraction de calorique beaucoup moins grande que la douche froide ou la douche écossaise sans transition, et possède une puissance d'actions réflexes bien moins forte. La concentration qu'elle provoque sur le système circulatoire et la réaction consécutive sont également bien moins accentuées. Elle trouve donc son emploi lorsque ces deux procédés ne peuvent être supportés.

Chez des sujets affaiblis, chez des anémiques, ce moyen sera avantageusement utilisé; on a beaucoup moins à redouter chez ces malades, avec ce procédé, la céphalée hydrothérapique qui s'observe fréquemment avec la douche froide d'emblée ou la douche écossaise sans transition.

Par suite de son action très atténuée sur la circulation, cette douche pourra être utilement employée chez des cardiaques; il sera du reste très facile, chez ces malades, d'opérer à l'aide de ce procédé une préparation graduellement descendante aux températures très basses, en diminuant à chaque séance le degré de la température minima (eau tempérée, puis fraîche, puis froide).

DOUCHE ALTERNATIVE

La douche alternative, qu'il ne faut pas confondre avec la douche écossaise, consiste à administrer plusieurs fois alternativement, pendant une durée égale, de 15 à 20 secondes environ chaque fois, la douche chaude et la douche froide sans transition. On commencera toujours par l'eau chaude et on terminera par l'eau froide. On pourra employer la pluie mobile ou le jet plus ou moins brisé.

Cette douche est plutôt employée comme procédé localisé que comme moyen général de l'hydrothérapie. A ce titre, elle produit des phénomènes d'excitation très marqués du côté de la peau et des régions sous-jacentes, que l'on peut utiliser dans certains cas d'atrophie musculaire, d'engorgement viscéral chronique, dans des formes de rhumatisme localisé chronique, de paralysie rhumatismale, dans la paralysie saturnine, etc.

BAIN ALTERNATIF

L'appareil consiste en deux baignoires ayant la forme d'un carré long et hautes chacune de 30 à 35 centimètres. Elles sont placées à peu de distance l'une de l'autre; la première contient 12 à 15 centimètres d'eau chaude au delà de 37°, tandis que la seconde est remplie d'eau froide.

Le malade est massé et frictionné énergiquement dans la baignoire à eau chaude pendant une minute, après quoi on le fait passer rapidement dans celle à eau froide, où il ne fait que plonger pour retourner aussitôt dans la première, où le massage recommence pendant une minute encore. Ce double bain alternatif se répète ainsi trois ou quatre fois de suite et se termine toujours par l'eau froide.

Ce procédé, dont les anciens hydropathes faisaient un fréquent usage, peut encore rendre quelques services comme agent révulsif et excito-moteur, lorsque l'emploi des douches est mal toléré.

DOUCHE CHAUDE

Nous donnons le nom de *douche chaude* (1) à la douche dont la température dépasse 32°, limite à partir de laquelle les applications d'eau ne produisent aucun abaissement de la température centrale, chez un sujet non fébricitant.

(1) F. Bottey, *De la douche chaude* (*Revue d'hygiène thérapeutique*, 1893).

De 33° à 36° inclusivement il existe ce que nous avons appelé la *zone neutre*, à laquelle les agents extérieurs sont sans action sensible sur la chaleur animale. A partir de 37°, au contraire, les applications d'eau chaude élèveront la chaleur propre, non seulement la température cutanée, mais aussi la température profonde. C'est cette notion de physiologie qui, on se le rappelle, nous a servi de base dans la classification des températures chaudes. Nous inspirant des mêmes principes, nous diviserons la douche chaude en *douche chaude proprement dite* (33° à 36° inclusivement) et *douche très chaude* (37° et au delà).

Douche chaude proprement dite. — Cette douche (33°-36°) est appelée douche tempérée par quelques médecins, à tort, suivant nous, puisque le nom d'eau tempérée doit être réservé aux applications d'eau au-dessous de 33°, c'est-à-dire à celles qui commencent déjà à abaisser la température centrale, lorsqu'elles sont suffisamment prolongées.

La véritable *douche chaude* doit être une douche neutre, indifférente, sans influence sur la température. Elle sera administrée avec la pluie mobile, aux environs de 34° à 35°. Il faut que le malade éprouve sous cette douche une impression agréable, ni de chaleur exagérée, ni de fraîcheur. On l'administrera lentement, par série d'aspersions (dix à quinze aspersions à chaque série) en arrière et en avant, et pendant un temps variable (3, 5, 10 minutes et quelquefois davantage). Dans certains cas, il sera nécessaire de diminuer la pression, afin d'avoir une douche à percussion faible (*douche baveuse* de Vidal).

Nous devons faire ici une remarque de la plus haute importance. Par suite du courant d'air produit par la trombe d'eau qui sort brusquement de la pomme d'arrosoir, il se manifeste un refroidissement de l'eau variant de 2° à 3°, suivant le milieu ambiant. Il est alors nécessaire d'administrer l'eau chaude à une température de 36°, 37° et même 38°, de telle sorte que la douche, en arrivant sur la surface cutanée du sujet, n'aura plus que 34°-35°, c'est-à-dire la température que l'on recherche pour obtenir les impressions agréables et indifférentes dont nous parlions plus haut.

Après la douche chaude, il est nécessaire, comme après un bain chaud, d'envelopper le malade dans un peignoir chaud et de frictionner la peau pendant quelques instants; il se produit, en effet, après les opérations chaudes au-dessous de 37°, une évaporation très rapide au niveau de la surface cutanée et un refroidissement consécutif qui pourrait réveiller des douleurs névralgiques ou myalgiques chez des sujets prédisposés; ce fait constitue une contre-indication au procédé chez les individus qui ont une tare arthritique ou goutteuse trop prononcée.

La *douche chaude*, au même titre que le bain chaud, constitue un procédé antispasmodique, sédatif direct au premier chef, en diminuant l'excitabilité réflexe du système nerveux cérébro-spinal. A ce point de vue, elle rendra de grands services chaque fois que, dans le cours d'un traitement hydrothérapique, on se trouvera en présence de malades, neurasthéniques ou hystériques, présentant des phénomènes d'excitation nerveuse très accentués, d'éréthisme, d'insomnie, etc., qu'il s'agit de calmer avant de tonifier, et chez lesquels l'administration de l'eau froide, même sous forme de douches écossaises, exagère momentanément les symptômes d'excitation; c'est alors que la douche chaude, répétée deux fois par jour, constitue un procédé antispasmodique, sédatif direct de premier ordre. Sans doute cette douche ne saurait constituer, dans ces cas, une méthode de traitement, car elle finirait par déprimer le malade; aussi on ne l'utilisera qu'à titre accessoire, pour revenir bien vite, dès que la sensibilité du malade le permettra, aux autres procédés hydrothérapiques dans lesquels rentre l'application de l'eau froide. Cependant, nous devons dire que la douche chaude est moins débilitante que le bain chaud prolongé, car la percussion, qui est un de ses éléments constituants, provoque une stimulation spéciale des filets nerveux périphériques de la surface cutanée, d'où résulte une action tonique très appréciable; nous avons vu, en effet, des malades être soumis pendant très longtemps à la douche chaude sans en éprouver la moindre débilitation.

L'action sédative de la douche chaude se fait également sentir sur la circulation et sur le système musculaire. Dans la fatigue musculaire résultant d'exercices physiques trop prolongés, la douche chaude, suffisamment prolongée, réussit au même titre que le bain chaud; elle relâche la peau et les muscles, ralentit la circulation, délasse des fatigues physiques et produit un bien-être agréable.

Dans la dysménorrhée d'origine névropathique, chez certaines hystériques ou chez des anémiques, la douche chaude généralisée calme l'élément spasmodique, apaise les douleurs et facilite l'écoulement cataménial.

Dans les dermatonévroses et certaines affections prurigineuses de la peau (urticaire, lichen plan), la douche chaude donne d'excellents résultats, bien supérieurs à ceux du bain chaud.

Douche très chaude. — La douche, avons-nous dit, doit être appelée très chaude lorsqu'elle est administrée à une température supérieure à celle du corps humain. Déjà, à 37°, une opération hydrothérapique suffisamment prolongée élève la température centrale.

Nous n'avons pas à décrire les effets produits par la douche très chaude; ils sont identiques à ceux que chacun a pu observer dans un bain trop chaud : sensation de chaleur constrictive à la peau, sueur sur les régions non impressionnées, injection de la face et des yeux, et, quand la durée se prolonge, céphalalgie, battements des artères temporales, bourdonnements d'oreilles, éblouissements, vertige, état syncopal, etc. Ces phénomènes persistent plus ou moins longtemps au sortir de la douche, et s'accompagnent d'un sentiment de fatigue plus ou moins intense.

Mais il faut, pour observer ces effets pénibles, administrer la douche à des températures très élevées et pendant un temps très long. Il est très rare de les produire si l'on a soin de commencer par une température modérée (38° à 40°) et d'élever progressivement la thermalité de l'eau; dans ces conditions, on va facilement jusqu'aux températures de 48°, 50°, et même davantage, suivant la sensibilité des sujets (1).

La douche, grâce à sa percussion et à la possibilité de graduer l'élévation progressive de la température, permet d'administrer l'eau chaude à des températures qu'il serait absolument impossible de faire supporter au sujet dans un bain; c'est ce qui fait que ce procédé trouve son emploi judicieux dans quelques cas que nous signalerons tout à l'heure.

Les effets physiologiques de la douche très chaude sont multiples. Il y a d'abord des effets d'excitation générale : élévation de la chaleur propre de l'individu, excitation des nerfs de la sensibilité et de la motilité, augmentation des battements du cœur et accélération du pouls. Comme phénomènes locaux, congestion de la peau, exagération de la sueur, rubéfaction considérable du tégument cutané, effets révulsifs et dérivatifs dus à une paralysie et à une dilatation des vaisseaux de la peau; nous ferons remarquer, toutefois, que cette action vaso-dilatatrice de l'eau très chaude sera plus rapide et plus profonde, si la température de l'eau a été élevée progressivement; si on administre, en effet, brutalement l'eau chaude à une température très haute d'emblée (45° à 46°, par exemple), c'est non pas une dilatation, mais une constriction spasmodique des petits vaisseaux de la peau que l'on provoquera, comme résultat local une pâleur des téguments, et comme résultat

(1) Si le procédé détermine de la céphalée, on appliquera un bandeau froid sur le front pendant tout le temps de la douche.

général un grand frisson de tout l'organisme. Ce phénomène de vaso-constriction n'est, du reste, que transitoire, et on voit ensuite lui succéder la vaso-dilatation habituelle produite par l'eau chaude; il n'en est pas moins curieux à observer, et comporte avec lui cette déduction, à savoir qu'il y a tout intérêt à débuter, dans l'administration d'une douche très chaude, par une thermalité moins élevée, que l'on augmente progressivement jusqu'aux températures les plus hautes, suivant les effets que l'on veut obtenir et la prédisposition des sujets.

Les effets de l'eau très chaude sur l'organisme font déjà prévoir ses contre-indications, sans que nous ayons besoin d'y insister : pléthore, maladies du cœur arrivées à la phase d'hypotension artérielle, prédisposition à la congestion cérébrale et aux hémorragies internes, maladies aiguës de la peau. La douche très chaude n'est pas dangereuse dans les cardiopathies artérielles à la période de compensation, dans la goutte articulaire chronique avec artériosclérose (Forestier), car ce procédé abaisse la tension artérielle.

La *douche très chaude* est indiquée toutes les fois qu'il s'agira de congestionner la peau, de provoquer la sueur et de produire des effets dérivatifs, c'est-à-dire dans un grand nombre de maladies chroniques qui s'accompagnent de sécheresse de la peau, de ralentissement de la circulation périphérique, de congestion des organes internes ou des muqueuses; chaque fois également que l'on voudra dériver sur le tégument cutané et provoquer l'élimination par les glandes sudoripares d'un principe irritatif localisé dans les organes profonds. Ces faits de thérapeutique générale sont trop connus, aussi ne nous y étendrons-nous pas; mais nous tenons à signaler que, dans bien des cas justiciables de la douche très chaude, on aura beaucoup plus d'avantages à administrer la douche écossaise (eau très chaude suivie d'eau froide sans transition), procédé qui déterminera une révulsion beaucoup plus vive et des effets résolutifs plus intenses, et qui produira en même temps une action tonique des plus notables.

Cependant il est des cas où l'eau froide, même combinée avec l'eau chaude (douche écossaise), n'est pas supportée par les malades ou exagère les symptômes morbides, et où l'emploi exclusif de l'eau très chaude trouve seul son indication. Nous citerons certaines formes de rhumatisme chronique musculaire ou articulaire, certaines paralysies d'origine rhumatismale, le rhumatisme viscéral, etc.

Dans plusieurs cas de névralgies sciatique, vésicale ou testiculaire, la douche très chaude nous a donné les meilleurs résultats, alors que la douche écossaise, même dans sa forme révulsive proprement dite, avait échoué. Nous en dirons autant pour quelques cas de douleurs fulgurantes chez des ataxiques.

Dans la variété de dyspepsie connue sous le nom de dyspepsie hyperchlorhydrique, dont les symptômes sont très souvent exagérés par la douche froide, la douche très chaude, par son action perturbatrice et excito-réflexe, constitue souvent avec le régime une des principales ressources thérapeutiques.

IMMERSIONS CHAUDES

Les immersions chaudes comprennent deux ordres de procédés : la *piscine* et le *bain de baignoire*.

Piscine chaude. — Ce procédé, qui consiste en un vaste bassin rempli d'eau chaude courante ou dormante, n'est pas utilisé dans les établissements d'hydrothérapie. Il est, au contraire, fort en usage dans les stations thermales, et l'eau dont on se sert, dans ces cas, est une eau minéralisée.

Nous ferons les mêmes remarques pour la *piscine tempérée* (au-dessous de 33°).

Bain chaud. — Le bain de baignoire chaud constitue un moyen adjuvant fort utile pour le médecin hydropathe, et à ce titre il mérite une description spéciale.

Fidèle à la division que nous avons adoptée pour les températures chaudes, nous définirons le *bain chaud proprement dit* celui qui oscille entre 33° et 36° inclusivement. Au delà de cette température, le bain sera très chaud; au-dessous, il sera tempéré.

Le bain chaud, de 33° à 36°, est sans action sur la température du corps; il n'agit que sur la peau qu'il baigne, et qu'il assouplit en relâchant les fibres contractiles et en ouvrant les pores; il agit favorablement sur les nerfs périphériques, et nettoie le tégument cutané de la matière sébacée qui le recouvre, surtout si on accompagne ce procédé de frictions savonneuses appropriées : à tous ces titres il constitue un moyen hygiénique très important.

Le bain chaud (33°-36°) diminue le nombre des battements du cœur. Les modifications respiratoires sont peu sensibles.

L'excitabilité nerveuse périphérique et centrale est notablement diminuée sous l'influence de ce procédé, lorsqu'il est assez prolongé. Les nerfs périphériques deviennent plus humides, non pas parce que la peau absorbe du liquide, mais parce que le bain empêche la perspiration et l'exhalation insensible de la peau et qu'il y a arrêt dans la production de la sueur : le bain agit, dans ce cas, par le même mécanisme que le maillot humide.

Sous l'influence des bains chauds la quantité de l'urine augmente; elle perdrait son acidité vers le milieu du jour, et peut devenir alcaline, d'autant plus que le bain sera plus chaud (Jardet) (1).

Dans le bain chaud la peau n'absorbe pas (2), malgré les assertions de certains observateurs qui prétendent que l'absorption se fait à partir de 36° (Gerdy) ou de 34° (Edwards). D'après Fleury, le point d'absorption de l'eau pour les substances extérieures en solution dans le bain serait de 30°, et d'après Poitevin de 34°. On ne peut nier, cependant, que quelquefois il s'est produit une légère absorption dans le bain chaud, mais il faut tenir compte de l'absorption, dans ces cas, par les voies respiratoires et par la muqueuse du gland.

Le point d'exhalation de la peau se confond également, pour le bain, avec le point d'absorption.

Lorsqu'on sort d'un bain chaud, on ressent le plus souvent, à l'inverse de ce qui se passe après une application froide, un refroidissement plus ou moins accentué de la surface cutanée. Ce refroidissement de la peau peut quelquefois être assez considérable, puisqu'il nous a été donné de voir, dans une de nos expériences sur la matière, la température périphérique s'abaisser de 3°,8. Nous demanderons la permission de citer cette expérience, qui est extrêmement instructive au point de vue des conséquences pratiques.

Le sujet est plongé dans un bain à 34° pendant 35 minutes, sans que l'on constate, pendant tout ce temps, aucune modification de la température centrale ni de la température périphérique (3).

Aussitôt que le sujet est sorti du bain, on l'enveloppe immédiatement dans un peignoir chaud, et on l'essuie avec la plus grande rapidité à l'aide de serviettes chaudes. Malgré ces précautions, l'évaporation au niveau de la peau a été tellement rapide qu'elle produit le refroidissement suivant :

Avant la sortie du bain, la température de la peau, prise au niveau de la région postérieure de l'avant-bras gauche, était de 34°,1.

5 minutes après l'immersion, elle était tombée à 30°,3;

35 minutes après, elle était à 32°,7;

1 heure après, à 32°,9;

1 heure 45 minutes après, à 32°,7;

2 heures après, à 32°,7;

2 heures 45 minutes après, à 33°,9.

Quant à la température centrale, elle n'avait nullement été influencée.

(1) P. Jardet, *Du traitement thermal, Etude sur les bains*. Vichy, 1890.

(2) La peau n'absorbe que les corps gazeux.

(3) La température extérieure était de 10°; celle de la cabine de 17°.

Cette expérience nous montre combien peut être rapide et persistant le refroidissement qui se produit au niveau de la peau après une application chaude au-dessous de 37°, malgré les précautions prises pour le combattre, et nous explique en même temps pourquoi il a été donné d'observer quelquefois (nous pourrions pour notre part en citer plusieurs cas) des faits de douleurs myalgiques ou névralgiques réveillées à la suite d'applications chaudes ou tièdes, chez des sujets prédisposés. Ce refroidissement ne pourrait-il pas également être invoqué dans la production de ces accès fébriles que l'on observe quelquefois chez les paludéens, à la suite d'un traitement balnéaire? On comprend aussi pourquoi Trousseau interdisait les lotions chaudes et les bains de pieds chauds chez ses goutteux, et conseillait plutôt chez eux des lotions à l'alcool.

Quoi qu'il en soit, il résulte de ces faits que l'on ne saurait trop, après un bain chaud ou une douche chaude au-dessous de 37°, favoriser artificiellement la calorification de la peau à l'aide de frictions énergiques et d'un enveloppement suffisant. Nous ferons également remarquer combien est vicieuse la pratique de certains hydropathes qui ne craignent pas d'administrer une douche froide à un malade immédiatement au sortir d'un bain chaud : le sujet se présente sous la douche grelottant, ayant la chair de poule, en un mot dans de très mauvaises conditions d'échauffement préalable, et par conséquent de réaction spontanée.

Les bains chauds (de 33° à 36°), en dehors de leur action éminemment hygiénique dans l'état de santé, possèdent une action thérapeutique très marquée et qui rend les plus grands services dans beaucoup de cas.

Ce sont d'abord des effets antispasmodiques sédatifs directs du système nerveux, dont on tire parti dans les cas d'excitabilité excessive du système nerveux, de convulsions, d'insomnie, d'excitation maniaque, d'état de mal hystérique, etc. Dans tous ces cas, le bain doit être prolongé pendant une à deux heures; on tiendra appliqué pendant ce temps un bandeau froid sur le front du sujet. Certains médecins maintenaient même leurs malades dans l'eau chaude pendant un temps bien plus considérable : 15 à 18 heures dans des cas d'aliénation mentale (Brierre de Boismont), 30 et 50 heures dans certaines névroses (de Laurès) (1), limites qui nous semblent fort exagérées et qui ne sont pas exemptes d'inconvénients.

Mais on comprend que l'usage trop fréquemment répété des bains chauds exerce sur l'organisme, au même titre que les douches

(1) De Laurès prolongea une fois le bain jusqu'à 260 heures sans discontinuer, dans un cas de névrose extrêmement grave.

chaudes, une influence hyposthénisante, débilitante, qui n'est elle-même qu'une exagération anormale de l'action sédative du bain chaud, qui ne se trouve compensée par aucun effet tonique, puisque ce bain, à la température où nous l'étudions ici, ne saurait produire, ainsi que nous le savons, aucune réfrigération de l'économie et par conséquent aucun effet tonique consécutif. Aussi, dans beaucoup d'affections et en particulier dans la thérapeutique des maladies du système nerveux, son emploi doit-il être restreint aux seuls cas où il faut agir rapidement, et dans lesquels il faut rechercher des effets immédiats de sédation.

Dans les courbatures et la fatigue musculaire résultant du surmenage physique, le bain chaud réussit à merveille. De même, dans l'éréthisme nerveux de la grossesse, ou avant et pendant le travail, pour relâcher les tissus. Dans les spasmes du col de la vessie, le bain chaud facilite la miction.

Les effets antiphlogistiques du bain chaud sont des plus nets, et l'emploi de ce procédé, plus ou moins prolongé, est classique dans un grand nombre de phlegmasies externes ou internes : brûlures, érysipèle, phlegmon, anthrax, phlegmatia alba dolens, phlébite, lymphangite, arthrite traumatique, uréthrite, orchite, métrite, cystite, phlegmasies de la fosse iliaque, étranglement interne, hémorroïdes douloureuses, etc. Dans les maladies de la peau et du cuir chevelu, son action est très efficace; Hébra (de Vienne) le prescrit même à la durée de 8 à 10 heures dans les maladies de la peau, les brûlures, l'éruption variolique, le pemphigus, le psoriasis, etc.

Employé contre les plaies, le bain chaud facilite la circulation, la suppuration et le bourgeonnement dans les parties malades.

Bain très chaud. — Le bain sera appelé très chaud à 37° et au delà. A partir de cette limite, une application suffisamment prolongée d'eau chaude élève la chaleur propre du corps.

En dehors de l'élévation de la température centrale et périphérique provoquée par le *bain très chaud*, ce procédé augmente le nombre des battements du cœur et accélère la vitesse du pouls; il augmente également le nombre et l'amplitude des mouvements respiratoires, phénomène dont on tirera parti dans certaines formes de dyspnée et dans la mort apparente des nouveau-nés (1).

(1) D'après Le Bon et Goyard, le meilleur moyen de ramener à la vie des enfants nouveau-nés en état de mort apparente consiste à les plonger dans un bain de 45° à 50°. On a vu, après une immersion de moins de 15 secondes dans un bain semblable, la vie revenir, alors que les moyens habituels (insufflation pulmonaire, électricité, etc.) avaient échoué. Ce procédé peut être également appliqué aux enfants de quelques jours qui, par suite d'un dépérissement graduel, peuvent tomber dans un état de mort appa-

Le sujet éprouve une sensation de chaleur plus ou moins intense; la peau devient le siège d'une rougeur plus ou moins vive, en même temps qu'elle devient une source de chaleur d'autant plus active que l'air inspiré est lui-même échauffé et saturé de vapeurs par l'eau du bain. La sueur apparaît dans les régions non immergées (1); la face devient rouge et gonflée et les veines sous-cutanées sont turgescentes.

Si la température du bain très chaud est trop élevée ou sa durée trop prolongée, alors apparaissent des phénomènes de congestion céphalique : céphalalgie, éblouissements, bourdonnements d'oreilles, vertiges, tendance syncopale, etc., en un mot les phénomènes que nous avons déjà décrits en parlant de la douche très chaude.

Le bain très chaud produit une excitation très vive des nerfs de la sensibilité et des actions réflexes vaso-motrices manifestes. Ces actions seront utilisées dans certains cas pour produire des effets hémostatiques à distance; c'est ainsi qu'un bain très chaud, élevé progressivement de 36° à 40° pendant une durée de trois quarts d'heure (*bain progressivement réchauffé*) arrêtera des métrorragies, ou certains écoulements utérins interminables, comme on en observe après les couches, sans la moindre lésion, et particulièrement chez les nourrices (Tarnier).

L'action révulsive du bain très chaud sera indiquée dans certains cas où l'emploi des douches écossaises ne peut être supporté, et où il s'agit d'amener un violent afflux de sang à la peau : rhumatismes chroniques, musculaire, articulaire ou viscéraux, irritation rhumatismale des enveloppes de la moelle; fièvres éruptives, lorsque l'on veut faciliter l'apparition de l'exanthème; diarrhée chronique, période algide du choléra; affections diverses où il s'agit de lutter contre la sécheresse de la peau et d'exciter l'activité sécrétoire. Dans un travail sur les bains chauds, Lasègue a parfaitement montré les avantages que l'on peut retirer des hautes températures, et les règles qu'il faut suivre dans leur emploi : on peut ainsi élever progressivement la température du bain jusqu'à 45°; c'est surtout dans les affections rhumatismales que ces applications trouvent leur indication, mais elles peuvent être utiles dans la plupart des affections chroniques, dans lesquelles on n'a point à redouter les effets de l'éréthisme du système circulatoire (2).

rente (Compardon). Lorsque le bain n'agit pas de suite, il sera généralement inutile. On ne doit pas le prolonger plus de 4 à 5 minutes, sous peine de voir bientôt le sujet entrer en état de rigidité.

(1) Cette transpiration locale persiste encore pendant un temps plus ou moins long après la cessation du procédé.

(2) Lasègue, *Des bains chauds* (*Archives générales de médecine*, 1874).

Il faudra bien surveiller l'emploi des bains très chauds, car l'usage trop prolongé de ce procédé débilite considérablement l'organisme, par suite de l'action inhibitoire de la trop forte chaleur sur le système musculaire, et aussi de la transpiration, qui amène une diminution du poids du corps et un affaiblissement marqué. Le bain très chaud diminue également les sécrétions et augmente la sensibilité au froid.

Le bain très chaud est contre-indiqué, on le comprend, chez les sujets congestifs et cardiaques. Nous savons aussi que, chez les diabétiques, il faudra être très réservé sur l'emploi de ces bains, car ils pourraient augmenter la glycosurie (Quinquaud).

LOTIONS CHAUDES

Les *lotions chaudes* peuvent être chaudes ou très chaudes, générales ou partielles : ces dernières seront étudiées avec l'hydrothérapie locale.

Les *lotions chaudes proprement dites* (33° à 36°) produisent les effets atténués du bain, c'est-à-dire des effets antispasmodiques. On peut les utiliser pour combattre les accidents nerveux des fièvres graves. C'est également un bon moyen hygiénique de propreté.

Les *lotions très chaudes* (37° et au delà) produisent des effets révulsifs et excito-réflexes très manifestes. On pourra s'en servir pour activer l'apparition d'un exanthème tardif ou pour rappeler une éruption disparue trop tôt. Dans un grand nombre d'affections où il s'agit de provoquer une excitation vive de la peau et une action dérivative, les lotions très chaudes trouvent également leur emploi; mais il s'agit là plutôt d'applications locales que nous étudierons plus tard.

CHAPITRE VI

PROCÉDÉS ET APPAREILS (*suite*)

HYDROTHÉRAPIE LOCALE

On donne le nom d'hydrothérapie locale à une série de procédés dont l'application est limitée à une région partielle du corps. Ces procédés sont nombreux, et nous allons les passer en revue.

DOUCHES LOCALISÉES

C'est Fleury qui, un des premiers, a introduit les douches localisées dans la pratique de l'hydrothérapie. Il leur donnait le nom de douches partielles, locales; mais nous préférons la dénomination de *douches localisées,* qui les distingue des douches locales proprement dites que nous étudierons tout à l'heure.

Les douches localisées sont administrées avec les appareils de l'hydrothérapie générale, c'est-à-dire avec la douche mobile en jet plus ou moins brisé, ou en pluie. Elles peuvent être données, suivant les cas, froides ou chaudes, écossaises ou alternatives, être administrées isolément, ou bien terminer (1) ou précéder une douche généralisée.

Les douches localisées peuvent être dirigées sur toutes les régions du corps; et c'est ce qui fait précisément la supériorité de la douche mobile sur tous les autres procédés de l'hydrothérapie, de pouvoir,

(1) Le plus souvent nous préférons administrer la douche localisée à la fin de la douche générale; de cette façon, le sujet ne risque plus de se refroidir, en même temps que l'impression de la douche est moins pénible

entre les mains d'un opérateur expérimenté, spécialiser son action sur tel ou tel organe, avec des différences de pression, d'intensité, de température et de durée, variant non seulement avec chaque malade, mais aussi avec les phénomènes que l'on veut obtenir.

Ces phénomènes, en ce qui concerne un grand nombre de procédés de l'hydrothérapie locale, et notamment la douche localisée, sont d'ordre réflexe. L'excitation peut se manifester soit sur des organes rapprochés, soit sur des organes éloignés du point de la peau impressionnée. Lorsqu'on voudra déterminer le spasme des vaisseaux, il faudra avoir soin d'administrer la douche avec une pression modérée et pendant une durée assez longue : dans ce cas, on met principalement en jeu l'*action* exclusive de l'hydrothérapie. Au contraire, recherche-t-on des effets de vaso-dilatation, on se servira de la douche très percutante et de courte durée : dans ce second cas, on a surtout en vue les phénomènes secondaires de l'hydrothérapie, c'est-à-dire la *réaction* circulatoire.

Dans la sphère des muscles lisses, les phénomènes réflexes provoqués à distance par la douche froide courte et énergique sont constitués par des contractions plus ou moins vives de ces muscles.

C'est au médecin hydropathe à bien connaître la valeur et l'opportunité de chacune des nombreuses douches localisées qu'il peut mettre en œuvre, dans les divers cas qu'il aura à traiter. Nous ne pouvons ici citer que les principales.

Douche céphalique. — La douche froide sur la tête se donnait beaucoup autrefois, notamment dans des cas d'excitation maniaque, dans la congestion cérébrale, la migraine, la névralgie de la face et du cuir chevelu (Fleury). Nous ne sommes partisan de son emploi, que nous considérons comme très perturbateur et très excitant, que dans un certain nombre de cas restreints, parmi lesquels nous citerons la stupeur mélancolique et quelques formes d'anémie cérébrale.

La douche chaude, au contraire, pourra souvent rendre des services, dans l'insomnie, par exemple. En même temps que l'on administre la douche mobile généralisée, de 35° environ, on peut faire porter très légèrement cette douche, de temps en temps pendant la séance, sur la nuque et l'occiput, pratique qui prédispose singulièrement au sommeil.

Douche thoracique. — La douche froide sera administrée, avec le jet plus ou moins fort, sur les parties postérieure et antérieure du thorax, sans dépasser la limite du diaphragme, dans les cas où l'on voudra dériver le cours du sang vers les parties supérieures (ménorragie, métrorragie, flux hémorroïdaire).

Il faut aussi se rappeler que la douche froide localisée au niveau des seins peut faire contracter les vaisseaux de l'utérus; mais l'application, dans ce cas, devra être prolongée et sans pression.

La douche froide localisée en avant, sur la partie inférieure du sternum, aurait une action sur le rein et stimulerait la sécrétion urinaire, provoquerait le spasme des vaisseaux (1), et pourrait combattre les congestions de l'organe qui se rencontrent chez les alcooliques, les paludéens, dans la gravelle et le diabète. Dans ces cas, la douche doit être assez prolongée. Quand il y a contre-indication à l'usage de la douche froide, comme chez certains albuminuriques, celle-ci devra être remplacée par la douche écossaise (Béni-Barde) (2).

Douche précordiale. — Cette douche agit sur le cœur et détermine des effets inhibitoires très marqués. On s'en servira pour calmer l'éréthisme cardiaque et les palpitations d'origine nerveuse. Elle sera administrée avec une pression modérée.

Douche dorsale. — Spécialement localisée sur la région des vertèbres dorsales, cette douche agit sur les organes de la respiration et calme l'asthme nerveux.

Elle combat très favorablement l'excitabilité réflexe de la moelle et les phénomènes de myélasthénie (hyperexcitabilité de la moelle, irritation spinale, hyperesthésie médullaire, rachialgie, etc.). Dans tous ces cas la pression devra être graduée suivant la susceptibilité des malades.

Localisée particulièrement sur le centre génito-spinal, situé vers le milieu de la moelle dorsale (Büdge), cette douche stimule ce centre et produit de bons effets dans l'impuissance fonctionnelle, l'atonie des vésicules séminales, la prostatorrhée, etc.

La douche dorsale donne aussi de bons résultats dans les vomissements d'origine nerveuse. On peut également l'employer dans certains cas où l'on veut renforcer l'énergie du cœur, car il ne faut pas oublier qu'un des centres cardiaques se trouve situé vers la partie moyenne de la moelle dorsale (Cl. Bernard), au niveau où les nerfs cardiaques émergent de la moelle avec les racines du gan-

(1) Nous pensons que le spasme des vaisseaux est surtout prédominant sur les capillaires interstitiels ou parenchymateux du rein, ce qui détermine une pression beaucoup plus considérable dans les capillaires du glomérule.

(2) *Les douches locales en hydrothérapie* (*Congrès d'hydrologie*, 1889).

glion cervical inférieur. Dans toutes ces circonstances, la douche dorsale devra être courte, mais énergique.

La douche dorsale écossaise trouvera son indication dans les mêmes circonstances que la douche froide. Souvent, dans les cas d'hyperesthésie médullaire, elle agit mieux que celle-ci. Chez certains sujets atteints d'accidents dans lesquels l'hyperhémie de la moelle joue un grand rôle pathogénique, la douche écossaise révulsive localisée est tout à fait indiquée.

Enfin, il est d'autres malades très excitables chez lesquels les symptômes d'origine spinale, tels que spermatorrhée, spasmes du col de la vessie, hyperesthésie de la moelle, etc., sont seulement calmés par une douche chaude, indifférente (35°-36°), promenée sur toute la hauteur de la colonne vertébrale.

Douche lombaire. — La douche froide localisée sur la région lombaire agit sur tout le plexus hypogastrique. Courte et percutante, elle combat le spasme des vaisseaux utérins et facilite le flux cataménial, dans l'aménorrhée, par exemple, et certaines formes de dysménorrhée. Lorsque la douche lombaire, au contraire, est prolongée pendant une durée assez longue (15 à 30 secondes et plus) et avec une pression modérée, elle détermine un resserrement des vaisseaux de l'utérus, au même titre que la douche hypogastrique.

La douche lombaire augmente la sécrétion de l'urine et produit des effets très nets sur l'intestin et la vessie (1), en combattant la constipation, la rétention d'urine et l'incontinence dues à une parésie de l'organe.

Le lumbago, le tour de reins, les ruptures musculaires douloureuses ou « coup de fouet » sont efficacement influencés par la douche lombaire.

Dans certains cas, la douche écossaise, plus ou moins chaude, localisée sur la région lombaire, trouvera ses indications. Quelques formes de lumbago s'en trouvent mieux que de la douche froide. On l'utilise avec succès, comme agent révulsif et analgésique, dans la congestion des reins, la névralgie lombo-sacrée, etc. Souvent des hémorragies utérines liées à des névralgies du plexus lombo-abdominal (Trousseau) sont arrêtées par ce moyen.

La douche très chaude exclusive (50° à 55°) sur la région lombaire déterminerait, au même titre que les autres applications très

(1) La région de la moelle lombaire, en effet, est le siège de centres importants : le centre ano-spinal, situé au niveau du disque intervertébral unissant les sixième et septième vertèbres lombaires (Masius), le centre vésico-spinal, situé au-dessus du précédent (Giannuzzi).

chaudes sur cette région, des phénomènes de vaso-constriction des vaisseaux utérins, fort utiles dans la ménorragie, la métrorragie, certaines formes de dysménorrhée congestive.

Douche hépatique. — Cette douche est administrée, le malade présentant un peu obliquement la région du foie à l'opérateur et maintenant son bras droit au-dessus de sa tête. La douche froide doit être donnée avec le jet brisé en éventail, et la durée variera de 15 à 30 secondes et même davantage, suivant la sensibilité de la région.

Cette douche produit une contraction réflexe des petits vaisseaux sanguins et biliaires de l'organe et détermine des effets antiphlogistiques et résolutifs. Mais, pour obtenir ces résultats, il faut, nous le répétons, que la percussion ne soit pas très forte et que la durée de l'opération soit assez prolongée.

On ne saurait admettre, assurément, que la douche froide localisée de 15 à 30 secondes, même à pression modérée, produise uniquement un spasme permanent des vaisseaux capillaires du foie; il est évident qu'il survient, à la fin de l'opération, une réaction consécutive, mais celle-ci est peu importante. C'est surtout l'*action* qui prédomine et qui, en augmentant la tonicité des vaisseaux, régularise la circulation de l'organe et combat les phénomènes de congestion hépatique.

Dans certaines formes d'hypertrophie et d'engorgement torpide du foie où la stase passive l'emporte sur l'hyperhémie active, il sera bon de stimuler vigoureusement la circulation ralentie et de produire des réactions vaso-dilatatrices, ce que l'on obtiendra en administrant la douche très percutante et très courte.

Au lieu de la douche froide, on pourra administrer, dans certains cas, la douche écossaise localisée, lorsqu'on voudra produire une vive révulsion de la région hépatique. La douche écossaise sera également indiquée dans l'hépatalgie et dans certaines congestions de l'organe où l'élément nerveux joue un grand rôle.

Douche splénique. — Le malade présentera le flanc gauche à l'opérateur, en relevant le bras gauche au-dessus de sa tête.

Cette douche comporte les mêmes remarques que la douche hépatique. On l'emploie surtout, sous forme de douche froide, dans les congestions et les hypertrophies de la rate d'origine paludéenne ou toxique.

Dans sa forme écossaise, la douche sera réservée aux congestions accompagnées de phénomènes douloureux.

Dans certaines formes d'hypertrophie indolore et ancienne, où il faut provoquer une action excitatrice intense, la douche alternative pourra rendre des services.

Douche hypogastrique. — Destinée à agir sur l'utérus et sur la vessie, la douche hypogastrique froide sera administrée suivant les mêmes principes que tout à l'heure, c'est-à-dire avec une pression modérée et pendant une durée assez longue.

Le sujet sera de préférence assis et dans une position un peu inclinée en arrière, afin que l'eau vienne frapper plus directement la région hypogastrique.

La métrite parenchymateuse, la congestion de l'utérus, les déviations diverses de cet organe, la parésie et l'atonie de la vessie, etc., seront favorablement modifiées par ce procédé.

La douche hypogastrique écossaise révulsive sera spécialement réservée aux états qui s'accompagnent de douleurs et de spasmes : rétention par contraction spasmodique du col, névralgie vésicale, ténesme, vaginisme. Dans ces cas, on se trouvera également bien de la douche chaude prolongée (35° à 36°).

Douche abdominale. — La douche froide abdominale sera plus spécialement limitée dans la région périombilicale, lorsqu'on voudra impressionner particulièrement l'intestin. Elle combattra surtout la paresse intestinale et le météorisme.

La douche écossaise localisée sera appliquée dans les cas d'entéralgie, dans la dysenterie et la diarrhée chronique. Ce même procédé trouvera également son indication dans la névralgie de l'ovaire, la névralgie lombo-abdominale, etc. Souvent, dans ces mêmes circonstances, la douche très chaude (45° et plus) donnera des résultats supérieurs.

Douche épigastrique. — La douche froide épigastrique convient aux cas de dilatation gastrique et d'atonie de l'estomac.

La douche écossaise s'adapte aux formes rhumatismales et goutteuses de la dyspepsie, ainsi qu'aux manifestations douloureuses de la gastrite chronique et à la gastralgie.

La douche très chaude localisée combat souvent avec efficacité la forme hyperchlorhydrique de la dyspepsie.

Douche sur les pieds. — La douche froide localisée sur les pieds, avec percussion et pendant une durée assez prolongée, produit un spasme des vaisseaux de l'encéphale, en même temps qu'elle amène un afflux de sang vers les extrémités inférieures. Elle est donc très utile dans les cas où l'on veut dériver le cours du sang des régions supérieures vers les parties inférieures de l'individu. On s'en servira pour lutter contre l'hyperhémie cérébrale, pour favoriser le molimen hémorragique lorsque les menstrues ont de la difficulté à s'établir, pour décongestionner les poumons, pour combattre le froid aux pieds. Ajoutons que la douche froide sur les pieds facilite l'expulsion des selles.

La douche froide sur les régions dorsale et plantaire des pieds précède ou termine, dans un grand nombre de cas, la douche généralisée, lorsqu'on veut prévenir ou combattre la céphalée hydrothérapique qui survient quelquefois après une application froide.

La douche écossaise ainsi que la douche très chaude sur les pieds ont aussi une puissante action révulsive et dérivative et seront employées dans les mêmes circonstances.

Douches articulaires. — La douche froide, localisée sur une articulation, sera administrée avec le jet très brisé, en éventail, et pendant une durée assez prolongée, lorsqu'on voudra déterminer des effets antiphlogistiques.

Lorsqu'on recherchera une action violemment perturbatrice et résolutive, on se servira du jet plus ou moins fort, et la durée sera beaucoup plus restreinte.

Le sujet pourra se tenir debout ou être assis, suivant l'énergie ou la direction que l'on voudra imprimer au choc de l'eau.

Les douches écossaises articulaires seront employées comme procédé de révulsion et de dérivation.

Il en sera de même des douches alternatives, qui rempliront le même but et qui, de plus, sont puissamment résolutives; mais celles-ci ne seront administrées que lorsque les parties molles ne seront ni altérées ni douloureuses.

Douches diverses. — Enfin, il existe un grand nombre d'autres douches localisées que nous ne pouvons passer ici en revue, et dont nous reparlerons dans la partie clinique de cet ouvrage. C'est ainsi que la douche froide percutante promenée le long d'un trajet nerveux, du nerf sciatique par exemple, peut produire des effets d'inhibition très efficaces dans le domaine de ce nerf; dans le même cas, la douche écossaise localisée déterminera des effets révulsifs et analgésiques.

Sur le trajet d'un muscle ou d'un groupe de muscles, la douche froide très courte et très percutante augmentera l'excitabilité du muscle. Au contraire, si on diminue la pression et qu'on prolonge la durée, elle produira une diminution de l'excitabilité de la fibre striée. Une douche écossaise très chaude diminuera également l'excitabilité des muscles striés. Toutes ces données, on le comprend, seront utilisées lorsqu'il s'agira de combattre divers accidents tels que paralysies, spasmes, certaines contractures, etc.

DOUCHES LOCALES

Les douches locales diffèrent des douches localisées, en ce sens qu'elles exigent, dans leur administration, des appareils spéciaux absolument indépendants de la douche mobile.

Toutes les douches locales que nous allons passer en revue, — si l'on en excepte la *douche d'eau pulvérisée* (pulvérisation de l'eau), — seront administrées froides.

Bain de siège à eau percutante. — On donne encore à cet appareil le nom de « bain de siège hydrothérapique », « bain de siège à eau courante ». Nous préférons l'appeler *bain de siège à eau percutante*, dénomination qui le différencie du bain de siège par immersion que nous étudierons plus loin; quant à celle de « bain de siège à eau courante », il faut la réserver à cette forme du bain de siège froid par immersion dans laquelle la masse d'eau froide, au lieu d'être dormante, se renouvelle constamment en courant continu, mais toujours sans pression.

Le bain de siège à eau percutante se compose d'un récipient en cuivre à double fond; la surface interne est étamée et percée de plusieurs rangées de petits trous par lesquels s'échappent avec une certaine force autant de petits jets, qui convergent tous vers le centre. On ouvre le bain de siège au moyen d'un robinet extérieur. Au fond du bain de siège, vers la partie antérieure, sont des trous ayant un centimètre de diamètre, correspondant à un tuyau de décharge; ces trous peuvent être ouverts ou fermés au moyen d'une soupape. Tel est le bain de siège à *douche circulaire*.

Lorsqu'on veut administrer un bain de siège à eau percutante, le malade étant placé, on ouvre les deux robinets d'arrivée et de décharge, et l'eau s'écoule par les trous inférieurs au fur et à mesure qu'elle est fournie par les trous circulaires.

Une douche en lame s'échappant du dossier du bain de siège peut venir frapper le dos du patient. C'est le bain de siège à *douche lombaire*.

Fleury a ajouté à cet appareil quelques raccords qui permettent de localiser l'eau froide sur certaines régions déterminées. Une ouverture située à la partie antérieure de l'appareil est munie d'un petit raccord auquel on adapte un court tuyau en caoutchouc, dont l'extrémité libre peut porter diverses sortes de canule. C'est le bain de siège à *douche vaginale*.

Le bain de siège à *douche périnéale* et *anale* est constitué par une ouverture centrale munie d'un raccord, auquel on peut adapter soit une lance pour obtenir une douche en jet, soit une petite pomme d'arrosoir pour avoir une douche en pluie. Le malade est assis sur un petit banc percé d'une ouverture centrale et haut de 7 à 8 centimètres. Des robinets extérieurs indépendants commandent la douche vaginale et la douche périnéale.

Le bain de siège à eau percutante est mis en communication avec le grand tuyau d'alimentation de l'eau, qui provient du réservoir d'eau froide, de façon à obtenir une certaine percussion dans la projection de l'eau.

Dans certains établissements on adapte à l'appareil un mélangeur qui permettrait d'administrer des bains de siège chauds, tempérés, écossais ou alternatifs. Pour nous, nous considérons comme absolument inutile l'emploi de l'eau chaude dans l'administration du bain de siège à eau percutante : les effets que l'on recherche avec cet appareil sont des effets excito-réflexes locaux ou à distance plus ou moins énergiques, pour lesquels seule l'eau froide, jointe à la percussion, se trouve indiquée. Lorsqu'on veut administrer des températures mitigées ou chaudes, on a beaucoup plus d'avantages à se servir des bains de siège par immersion, que l'on peut régler avec la plus grande facilité. Quant aux bains de siège écossais et alternatifs, dont il est fait mention dans quelques ouvrages, ce sont des procédés plus théoriques que pratiques, très difficiles à administrer avec l'appareil en question, et dont l'utilité est absolument contestable.

Le bain de siège froid à eau percutante sera administré dans tous les cas où l'on recherche des effets excito-moteurs et résolutifs sur les organes génito-urinaires et sur l'intestin. On devra l'éviter dans les états qui s'accompagnent d'inflammation aiguë ou subaiguë de ces organes.

Le bain de siège à *douche circulaire* et à *douche périnéale* et *anale* s'emploie avec succès dans la constipation chronique; il agit non seulement sur la musculature de l'intestin, mais aussi sur l'ensemble des muscles qui concourent à l'acte de la défécation. Ce procédé est également indiqué dans la parésie du col de la vessie et l'incontinence d'urine qui en est la conséquence, et dans l'atonie du corps de cet organe, même lorsqu'elle s'accompagne d'un certain degré de catarrhe; mais, dans ce dernier cas, l'emploi devra être surveillé et la durée devra être très courte, par suite de la grande sensibilité de la vessie au froid. L'uréthrite chronique, la prostatorrhée, l'inflammation chronique et indolore de la prostate, l'hypertrophie prostatique, la spermatorrhée par atonie des vésicules séminales, l'impuissance fonctionnelle, certaines inflammations chroniques de la matrice, le relâchement des ligaments utérins, quelques formes d'aménorrhée et de dysménorrhée congestives, les hémorroïdes congestionnées et fluentes, etc., seront favorablement modifiées par le bain de siège froid qui, agit, dans toutes ces circonstances, en stimulant la contractilité des fibres lisses relâchées et en resserrant les vaisseaux.

La durée du procédé variera entre cinq et quinze minutes. Il faut que cette durée, en effet, soit assez prolongée, si l'on veut obtenir le spasme permanent des petits vaisseaux, lorsqu'il s'agit de combattre des phénomènes congestifs; sous ce rapport, nous ferons remarquer la différence capitale qui sépare le bain de siège froid percutant du bain de siège froid par immersion, que nous décrirons plus tard : dans ce dernier procédé, au contraire, on cherche à obtenir, par une application froide et courte, une dilatation vasomotrice de tout le réseau vasculaire impressionné.

Disons, en terminant, qu'on a utilisé avec succès le bain de siège froid dans certains cas de mélancolie hypocondriaque et d'excitation psychique, où il semble agir sur l'encéphale par action réflexe.

La *douche lombaire* du bain de siège s'applique aux cas où l'on veut agir spécialement sur l'innervation médullaire, et vient renforcer l'action des *douches circulaire* et *périnéale*. La douche lombaire a une action spéciale sur la circulation des pieds et sur la fonction urinaire : elle combat le froid aux pieds et augmente la sécrétion de l'urine.

Le bain de siège à *douche vaginale* s'emploie à une température froide et avec une certaine pression (1), ce qui le différencie de l'irrigation vaginale froide que nous étudierons plus loin (voy. *Irrigations*) et qui est administrée à une température moins basse et sans pression. On l'administre dans les cas où l'on veut produire des effets vaso-dilatateurs sur les vaisseaux utérins, comme dans certaines aménorrhées ou dysménorrhées d'ordre spasmodique,

(1) Dans les établissements, on peut également se servir, pour l'emploi de la douche vaginale à pression, d'un lit échancré à sa partie centrale, pour permettre l'écoulement des liquides. L'eau est amenée directement d'un réservoir plus ou moins élevé.

dans quelques formes d'inflammation torpide et d'induration de la matrice, dans l'anesthésie vulvaire, etc. La douche devra être donnée avec une certaine pression, de façon à produire une percussion sur le col utérin, et la durée sera très courte (1 à 3 minutes); elle ne doit pas, toutefois, causer de douleur.

Le bain de siège à eau percutante est contre-indiqué dans les affections qui se compliquent d'une lésion organique du cœur, par suite de la tension exagérée que ce procédé produit dans les artères. Il y a également d'autres contre-indications tenant à des états morbides locaux, et pour lesquels nous renvoyons le lecteur à l'article consacré au bain de siège froid par immersion.

Douche ascendante. — Cette douche doit être administrée dans un cabinet d'aisances, à l'aide d'une petite lance coudée articulée, installée à côté de la lunette, et sur laquelle on adapte une canule rectale. Le malade doit pouvoir prendre la douche rectale, la rendre, puis en prendre une nouvelle, et ainsi de suite, sans quitter le siège sur lequel il est assis.

La douche ascendante n'est, en somme, qu'un lavement froid très abondant et à forte pression. Son but est de combattre la constipation et l'atonie de l'intestin; elle agit également sur les organes de l'abdomen (foie, rate, estomac, vessie) dont elle sollicite les contractions; ses effets dynamogéniques se font aussi sentir sur l'utérus et ses annexes, et la contractilité des fibres lisses est puissamment influencée.

La douche ascendante sera administrée à jeun ou lorsque la digestion sera complètement terminée. La durée variera de 3 à 10 minutes et même plus; elle sera souvent subordonnée aux sensations désagréables et même douloureuses que subit le malade sous son influence (1). Aussi est-elle contre-indiquée dans les cas d'ovaralgie, de névralgies de l'intestin, de la vessie, etc.

Douche plantaire. — La douche plantaire, destinée à impressionner la plante des pieds, s'administre à l'aide d'appareils divers (pédiluve percutant, pédiluve à épingles, etc.). Dans la plus simple de ces applications, le malade, les pieds nus, le reste du corps complètement vêtu, s'assoit derrière un écran portatif d'un mètre environ de hauteur; il engage les jambes dans deux ouvertures garnies de manchons en caoutchouc pour le protéger contre l'inva-

(1) Les installations de douche ascendante chaude ou écossaise, ainsi qu'on en rencontre dans certains établissements, sont absolument inutiles, puisqu'on peut obtenir les mêmes résultats avec de simples lavements très chauds. (Voy. *Irrigation intestinale.*)

sion de l'eau, les talons appuyés sur un tabouret qui les relève. Cette douche plantaire peut être installée partout : à la campagne on l'obtiendra avec un tuyau d'arrosage, à la ville avec un tube de caoutchouc ajusté à un réservoir ou à une fontaine. La pression doit être de dix mètres environ et peut être modérée à volonté suivant la sensibilité du sujet. Quant à la colonne liquide, elle peut sortir sous forme d'un jet froid de quinze à seize millimètres, ou sous forme de jets multiples et fins, en pomme d'arrosoir.

Béni-Barde (1) administre la douche plantaire avec un appareil qui se compose d'une cuvette à forme allongée dans laquelle se trouvent deux semelles en cuivre inclinées à 45°, percées de trous assez nombreux par lesquels s'échappe l'eau destinée à frapper la plante des pieds. C'est sur cette région que l'eau doit être dirigée, si on veut produire l'impression qui, après une série d'actions réflexes, provoque des contractions lointaines dont l'effet physiologique et thérapeutique est facile à constater. En effet, à la suite de l'impression froide sur la plante des pieds, déterminée par ce procédé, Béni-Barde a observé des contractions se manifestant jusque dans les organes de la région abdominale, et pouvant être utilisées chez les malades atteintes de métrorragie.

La durée de la douche plantaire variera de 30 secondes à 2 minutes, quelquefois davantage. L'impression ressentie pendant la durée de la douche est souvent très pénible; mais, après l'opération, une sensation de chaleur fait place à l'engourdissement des premiers instants.

Burgonzio (2) s'est servi avec succès de ce procédé dans des cas d'excitation cérébrale, d'insomnie, de céphalée habituelle. Boucomont l'a utilisé dans les états congestifs de la tête, du visage (couperose), des voies respiratoires (angine glandulaire), dans la chloroanémie et certaines névroses (3).

Caulet, qui a expérimenté également ce procédé (4), préconise la douche plantaire chez les malades qui ont habituellement les pieds froids, surtout lorsque le froid aux pieds se relie à l'affection de quelque organe éloigné (utérus, estomac, foie) et chez les névropathes. Elle aurait peu d'effet lorsque le refroidissement dépend d'un affaiblissement général de la circulation.

Ce même auteur considère même la douche froide plantaire, par suite du retentissement réflexe qu'elle a sur tout l'organisme,

(1) *Loc. cit.*
(2) *Loc. cit.*
(3) Boucomont, *Annales de la Société d'hydrologie,* 1885.
(4) *Annales de la Société d'hydrologie,* 1885.

comme un succédané de la douche générale, qu'elle pourrait remplacer soit dans les affections légères, soit dans les cas où il y a redouter une action trop agressive de la douche générale, ou chez les malades qui ne peuvent aller suivre un traitement méthodique dans un établissement spécial.

Sans être aussi exagéré que cet observateur, on peut dire néanmoins que la douche plantaire est appelée à rendre de réels services dans un grand nombre d'états pathologiques : hémorragies utérines, même quand elles sont d'origine organique, hématurie, atonie vésicale et incontinence d'urine par paralysie du col, constipation, certaines formes de spermatorrhée, la plupart des manifestations génito-urinaires de la neurasthénie (Béni-Barde).

La douche plantaire provoque le spasme des vaisseaux de l'encéphale et de la pituitaire; elle agit sur la contractilité de la tunique musculeuse de l'intestin; enfin, elle augmente la sécrétion de l'urine. Toutes ces actions peuvent être utilisées en thérapeutique lorsqu'il s'agira de combattre l'hyperhémie du cerveau, l'épistaxis rebelle, la constipation et la diminution de la fonction urinaire.

Douche filiforme. — La douche filiforme, ou *aquapuncture*, s'obtient à l'aide d'un appareil spécial, qui détermine la projection d'un filet d'eau froide très ténu et très percutant. Mathieu a construit un appareil à cet usage, sorte de pompe refoulante très puissante à laquelle s'adapte un tuyau terminé par une lance donnant un jet très fin.

Suivant de Laurès, l'inventeur de cette méthode, voici les effets physiologiques qui se produiraient sous l'influence de la douche filiforme :

1° Sensation de chatouillement, de piqûre ou de brûlure suivant que la partie frappée est mise en contact avec le jet, plus ou moins près de son orifice de sortie;

2° Développement d'une congestion assez vive de la peau et augmentation de la chaleur;

3° Si, par un mouvement brusque et rapide du levier, on comprime fortement le liquide contenu dans le corps de pompe, l'épiderme est déchiré, et il se produit au-dessous de lui une boursouflure qui disparaît au bout de 8 à 10 minutes, et à laquelle succède un léger suintement séro-sanguinolent.

La douche filiforme ne doit pas durer plus de 2 à 4 minutes, dans les premières applications; on pourra la prolonger peu à peu jusqu'à 8 à 10 minutes.

Dans beaucoup de cas, la douche filiforme a donné de très bons résultats, alors que toutes les autres ressources de la thérapeutique avaient été épuisées. De Laurès a obtenu des succès rapides dans des cas de névralgie faciale et de paralysie rhumatismale. Moutard-Martin a guéri, à la suite de cinq douches filiformes, une névralgie lombo-sciatique datant de vingt mois, et une paralysie des quatre extrémités tenant à une angine diphtéritique. Fleury l'a utilisée dans un grand nombre de cas de névralgies, de rhumatismes musculaires, de paralysies hystériques, rhumatismales, plombiques, etc. Burgonzio en a retiré d'excellents résultats dans l'hémicranie et la céphalée rebelle. L'application de la douche filiforme produit une douleur quelquefois insupportable pendant les deux premières minutes; ensuite surviennent le calme et le bien-être (1).

Douche d'eau pulvérisée. — La douche d'eau pulvérisée, ou *pulvérisation de l'eau,* a été imaginée par Sales-Girons il y a un certain nombre d'années, et, depuis, les inventeurs ont considérablement augmenté la variété des appareils destinés à l'emploi de cette douche (2).

Déjà, en 1859, Mathieu (de la Drôme) avait inventé un appareil, l'*hydrofère,* ayant pour but d'administrer de l'eau, simple ou médicamenteuse, sous une forme pulvérisée. Le liquide agissait sur tout le corps, y compris la tête, comme un véritable bain en poussière, et l'appareil présentait cet avantage sur le bain ordinaire de pouvoir fournir une durée d'une heure avec trois litres et demi d'eau environ.

Les appareils *pulvérisateurs* sont nombreux. Charrière, Mathieu, Lüer, etc., en ont construit différents modèles, dans lesquels la pression de l'eau est obtenue soit par un levier, soit par un piston, ou par une manivelle. Aujourd'hui on se sert plus volontiers des pulvérisateurs à vapeur, beaucoup moins chers et moins encombrants.

La pulvérisation d'eau minérale ou médicamenteuse, pratiquée à l'aide de l'hydrofère de Mathieu (de la Drôme), a été appliquée par Hardy au traitement de quelques maladies de la peau. Cet appareil exige une installation spéciale assez compliquée, et les résultats qu'il a fournis sont peu concluants; il est, du reste, abandonné depuis longtemps à l'hôpital Saint-Louis.

La pulvérisation pratiquée à l'aide des divers appareils est uti-

(1) Voir une étude intéressante sur la *Douche filiforme à haute pression,* par P. Bénard (*Annales de la Société d'hydrologie,* 1894).

(2) Les douches d'eau minérale pulvérisée sont très employées dans certaines stations thermales.

lisée journellement dans le traitement des angines catarrhales, granuleuses et ulcéreuses, des laryngites, et même des trachéites et des bronchites chroniques, bien que, dans ces dernières affections, il ne soit pas démontré que le liquide pénètre jusque dans les canaux bronchiques.

Dans les affections des yeux, conjonctivites aiguës et chroniques, kératites, les pulvérisations oculaires donnent de très bons résultats, non seulement par l'action topique du liquide médicamenteux, mais aussi par la force de projection qui stimule la circulation de l'œil et favorise la guérison (Demarquay).

IRRIGATIONS

Les irrigations sont des opérations hydrothérapiques consistant à arroser certaines parties du corps avec de l'eau à une pression modérée. Les irrigations peuvent porter sur les régions extérieures du corps, ou au contraire être dirigées dans certaines cavités internes.

Irrigations externes. — Elles peuvent être froides ou chaudes.

Le type de l'*irrigation froide* est l'irrigation continue, mise en honneur par Percy, et beaucoup moins employée aujourd'hui par les chirurgiens actuels.

La technique est des plus simples. On installe un vase rempli d'eau froide à 50 centimètres au-dessus de la partie malade, et l'écoulement de l'eau se fait par un tube en caoutchouc adapté à la partie inférieure du vase, ou bien disposé en siphon. Le membre est recouvert d'un linge, afin que le liquide soit plus facilement disséminé; il est séparé du lit par une pièce de taffetas ciré qui sert à garantir les draps et les matelas et à faire écouler l'eau dans un seau. Le diamètre du tube en caoutchouc devra être très étroit, afin de laisser couler l'eau froide goutte à goutte sur le linge.

L'irrigation continue est un moyen antiphlogistique puissant, dont il faut surveiller avec soin l'emploi pour ne pas produire de mortification des tissus; il sera bon, dans ce but, de faire de temps à autre quelques petites interruptions.

Le malade éprouve une sensation de fraîcheur, bientôt suivie de la disparition de la douleur et de la chaleur; puis la rougeur et la tuméfaction diminuent, les tissus enflammés se crispent et se flétrissent. Si l'abaissement de la température est considérable, le malade ressent quelquefois d'assez vives douleurs, et c'est alors qu'il est nécessaire de suspendre pendant quelques instants l'application du procédé.

L'irrigation continue rend de grands services dans certaines hémorragies, dans les plaies contuses, les fractures compliquées, et d'autres lésions traumatiques graves. On l'a vantée également dans les hernies, les anévrismes, les varices, les tumeurs blanches. Dans les plaies contuses, ce procédé n'est utile qu'au début, et doit être rejeté aussitôt que survient la suppuration; sans quoi on pourrait exposer le malade à des accidents septicémiques.

L'irrigation continue sera indiquée dans la méningite aiguë (Piet).

L'*irrigation chaude* a pu être employée quelquefois avec succès pour arrêter certaines hémorragies externes. L'eau, dans ces cas, doit être à une température extrêmement élevée, 60° à 70°. On l'a également utilisée dans des hémorragies consécutives à l'extraction d'une dent : l'eau devra être instillée goutte à goutte dans la cavité alvéolaire, à l'aide d'une grosse seringue en verre (Scheff). Dernièrement, MM. Phocas et Hennecart ont constaté les bons effets de l'eau très chaude (80° à 100°) mise en contact pendant 5 secondes avec la plaie, à l'aide de tampons d'ouate trempés dans l'eau bouillante, pour désinfecter des foyers pathologiques (1).

Irrigation nasale. — L'irrigation nasale, ou douche nasale, est un excellent moyen pour nettoyer ou modifier la muqueuse des fosses nasales. Elle doit être employée d'après certaines règles, qu'a parfaitement tracées le Dr Baratoux, auquel nous empruntons la description suivante.

La première condition à remplir, c'est de s'assurer que les fosses nasales sont perméables. Après avoir traversé la fosse nasale, le liquide arrive au contact de la paroi postérieure du voile du palais qui se soulève, devient horizontal en séparant ainsi le pharynx nasal du pharynx buccal, puis il passe par l'ouverture postérieure de la fosse nasale opposée pour s'écouler au dehors.

Il est indispensable que le liquide ne soit soumis qu'à une pression suffisante pour surmonter la résistance due au frottement sur les parois des fosses nasales, car une pression trop forte, vainquant la contraction du voile, déterminerait le passage de l'eau dans la gorge, outre qu'elle pourrait encore chasser le liquide dans la trompe d'Eustache et de là dans l'oreille moyenne, où elle occasionnerait des désordres.

(1) *Gazette des hôpitaux*, 1894.

Cette augmentation de pression se produit encore lorsque la vitesse du courant est trop grande ou quand l'eau arrive en trop grande abondance; il en est de même dans les cas de sténose de la fosse nasale par laquelle l'eau doit sortir.

Pour faire l'injection, on peut se servir d'une seringue avec embout arrondi, ou encore d'un siphon nasal ou de la seringue anglaise.

Le *siphon nasal* se compose d'un tube de caoutchouc de $0^m,75$ à $0^m,80$ de long, terminé, d'une part, par une olive s'adaptant à l'orifice des fosses nasales, et, d'autre part, par un poids perforé plongeant dans l'eau.

Pour empêcher le tube de s'aplatir par la pression du vase, il est préférable de le munir, dans la partie qui plonge dans l'eau, d'un tube en verre ou en caoutchouc durci ayant la forme d'un U renversé que l'on place à cheval sur le bord du vase, ou plus simplement sur le goulot d'une carafe.

Un appareil encore recommandable consiste dans le bouchon de caoutchouc de Budin que l'on adapte à une bouteille quelconque. En renversant celle-ci, le liquide s'écoule par le tube pendant que l'air pénètre par un tube plus petit.

On fait aussi usage d'un réservoir muni à sa partie inférieure d'un tube de caoutchouc terminé par une canule.

Après avoir disposé le réservoir ou la bouteille contenant l'eau à une hauteur variable de $0^m,35$ à $0^m,50$ au-dessus de sa tête, le malade s'assied devant une table sur laquelle est disposée une cuvette pour recevoir le liquide injecté.

Se sert-on du siphon, on l'amorce avec la bouche ou avec la poire en caoutchouc placée sur le trajet du long tube.

Pour empêcher le liquide de s'écouler, il suffit de comprimer le tube avec le doigt ou à l'aide d'un des appareils fabriqués dans ce but (robinet, pince, etc.).

Si l'on préfère modérer à son gré l'écoulement du liquide, on a recours à la *seringue anglaise*, c'est-à-dire à un tube de caoutchouc portant au milieu un renflement ovalaire. A l'une des extrémités est l'embout nasal, tandis que l'autre porte un ajutage mécanique percé d'un trou à son centre et muni d'un clapet permettant l'accès du liquide, mais s'opposant à son reflux.

Qu'on se serve de l'un ou de l'autre des appareils précédents, il faut introduire la canule dans le nez, d'avant en arrière et de bas en haut, puis la relever jusqu'à l'horizontale afin que le courant sorte parallèlement à la direction de l'axe de la bouche.

Pendant que le liquide s'écoule par l'autre narine, il faut pencher la tête légèrement en avant, respirer tranquillement la bouche ouverte, sans parler et sans faire aucun mouvement de déglutition. De temps en temps, on interrompt le courant pour éviter le relâchement du voile du palais.

Comme la plupart du temps les malades ne savent pas exécuter cette manœuvre, nous croyons plus simple de leur dire de prononcer la voyelle *é* soutenue jusqu'à ce qu'ils aient besoin de reprendre leur respiration; à ce moment ils interrompent l'injection.

Il arrive parfois que les patients accusent des maux de tête au niveau de la région frontale après la douche; cela n'a lieu que quand le jet est dirigé en haut au lieu d'avoir une direction horizontale.

C'est pour cela qu'à l'exemple du Dr Moure quelques médecins se servent d'une canule coudée à angle droit.

Lorsque les deux fosses nasales sont également perméables, on fait indistinctement l'injection par l'un ou l'autre côté; si, au contraire, l'une d'elles est plus étroite, la canule devra être introduite dans cette dernière narine.

Après l'injection, il ne faut pas se moucher pour chasser le liquide resté dans la fosse nasale, car l'eau pénétrerait dans la trompe d'Eustache; il suffit de faire quelques secousses brusques d'expiration, les narines ouvertes.

La muqueuse nasale ne doit pas être exposée à une température froide, immédiatement après l'irrigation; il est même bon de garder la chambre une heure environ pendant l'hiver.

Habituellement on injecte un litre de liquide à chaque séance; une ou deux irrigations suffisent en général par vingt-quatre heures.

L'eau doit être à une température de 30° à 35° environ, car le froid impressionne désagréablement la muqueuse nasale, et la trop grande chaleur augmente l'afflux sanguin du nez.

Il ne faut pas employer l'eau tiède pure, car elle produit une sensation de brûlure, très atténuée cependant par l'addition d'une cuillerée à café de chlorure de sodium par demi-litre d'eau.

Les solutions alcalines sont utilisées couramment pour les simples nettoyages (bicarbonate de soude, borate de soude, phosphate de soude bisodique, etc., une cuillerée à café de ces poudres par demi-litre).

Comme liquides antiseptiques, on fait usage de solutions d'acide borique à 3 pour 100, d'acide salicylique, de salol, de naphtol.

Il faut éviter les solutions fortement astringentes ou caustiques, qui sont très mal tolérées en général, et qui peuvent avoir une influence fâcheuse sur l'odorat (1).

(1) Baratoux, *La pratique médicale*, janvier 1893.

Le Dr Pins (de Vienne) a imaginé un procédé spécial dans l'application de l'irrigation nasale. Il se sert d'une bouteille de moyenne dimension dans laquelle plongent deux tubes de verre. Le premier atteint le fond du récipient, le second reste au-dessus du liquide qui y est contenu. Au premier fait suite un tuyau en caoutchouc terminé par une embouchure que le malade tient fortement serrée entre les lèvres, au second est adapté un autre tuyau de caoutchouc terminé par une olive que l'on place dans un des orifices des fosses nasales. Le malade fait alors une expiration forcée qui, d'une part, amène l'occlusion complète de l'arrière-cavité des fosses nasales, et, de l'autre, pousse dans les cavités du nez le liquide du récipient. Le liquide ressort par la narine restée libre. L'occlusion de l'arrière-cavité est d'autant plus complète que l'expiration est plus forte; la pression du liquide n'offre plus alors de dangers. Les seules contre-indications à ce procédé résident dans la constatation, chez le malade, d'affections graves du cœur, des vaisseaux ou des poumons (1).

Les irrigations nasales *très chaudes* arrêtent souvent des épistaxis rebelles. L'injection doit être extrêmement chaude (de 65° à 70°) et peut être pratiquée à l'aide d'un irrigateur; elle n'est pas très douloureuse. Dans un cas d'épistaxis grave persistant depuis plus de quarante-huit heures, et ayant résisté à tous les moyens habituels et au tamponnement antérieur et postérieur, le Dr Alvin put arrêter l'écoulement par ce moyen, en deux ou trois minutes (2). J.-H. Stuart (3) a également obtenu de bons effets des irrigations très chaudes dans des épistaxis abondantes et prolongées.

Irrigation auriculaire. — La technique des irrigations ou injections auriculaires comporte certaines indications qu'il est bon de préciser.

Pour les pratiquer, on emploie de l'eau distillée préalablement bouillie et refroidie jusqu'à environ 30°, c'est-à-dire que l'eau doit être un peu plus que tiède. Il y a un grand inconvénient à se servir d'eau froide qui expose le malade aux inflammations aiguës et aux syncopes et pertes de connaissance, quand le liquide pénètre dans la caisse. Pour rendre la solution antiseptique, on ajoute environ deux cuillerées à café d'acide borique par demi-litre d'eau. On peut se servir de résorcine ou de sulfate de soude si la sécrétion est épaissie, car ce dernier sel a la propriété de dissoudre cer-

(1) Pins, *le Mercredi médical*, mars 1890.
(2) *Archives militaires belges*, 1888.
(3) *The Med. Record New-York*, 1888.

taines substances qui retiennent en lamelle les globules purulents.

On doit rejeter l'emploi du lait, des huiles et des décoctions de guimauve, qui ont le grand désavantage de contenir des matières organiques qui séjournent dans le fond du conduit, y fermentent, s'y décomposent et deviennent le point de départ de nouvelles irritations.

Pour pratiquer une injection dans l'oreille, *il faut éviter de recourir à l'usage si répandu des petites seringues en verre ou des poires en caoutchouc terminées par un embout d'ivoire,* car elles ont l'inconvénient d'offrir une capacité insuffisante et de fonctionner d'une manière défectueuse. De plus, l'embout arrondi des seringues fermant l'oreille occasionne des désordres dans la caisse par suite de l'obstacle que rencontre l'eau pour sortir par le conduit.

Servez-vous d'une seringue en caoutchouc durci ou en métal, dont l'embout est court, de forme cylindrique et à pointe émoussée; il suffit qu'elle contienne environ 50 centimètres cubes. La tige du piston doit être garnie d'un anneau pour y placer le pouce. La vis qui fait couvercle porte deux anneaux, ou tout au moins un relief assez saillant pour que l'index et le médius puissent y prendre un point d'appui.

Si le malade fait lui-même son injection, il se servira d'une seringue analogue, mais avec embout coudé.

On peut encore employer un petit ballon en caoutchouc dont l'extrémité allongée, de même matière, forme corps avec la partie renflée. Le ballon est d'une contenance de 30 centimètres cubes; son tube, d'un diamètre de 2 millimètres, est souple et par conséquent ne blesse pas les parois du conduit. Avec cet instrument, le patient peut également faire l'injection lui-même.

Lorsqu'une personne fait l'injection à un malade, celui-ci, ayant passé une serviette autour de son cou pour ne pas se mouiller, maintient au-dessous de l'oreille soit un vase en verre, soit un plateau destiné à recevoir le liquide à mesure qu'il sort de l'oreille.

L'opérateur remplit la seringue, en évitant d'y laisser pénétrer l'air qui, poussé violemment, déterminerait alors un bruit désagréable, une gêne et même une douleur, lorsque l'air mélangé au liquide est chassé de l'instrument. Avec la main gauche il tire l'oreille du malade en haut et en arrière, afin de redresser le conduit, et introduit l'extrémité de la seringue d'un centimètre environ dans le canal auditif, un peu obliquement de bas en haut, de manière que le jet vienne frapper la partie supérieure du conduit, dans sa partie profonde.

L'injection doit être faite lentement et avec ménagements pour éviter de produire des vertiges ou de rompre la membrane quand elle est amincie ou devenue friable, ou pour éviter de produire des douleurs qui peuvent aller jusqu'à la syncope.

Avec la poire en caoutchouc, il faut avoir soin de la vider d'un seul coup avec le doigt appliqué à l'extrémité de la partie renflée.

Lorsque le malade fait lui-même l'injection, il redresse le pavillon d'une main pendant qu'il fait l'injection de l'autre. Avec la poire en caoutchouc il lui sera facile de maintenir un vase au-dessous de l'oreille; il évitera ainsi de se mouiller.

L'opération faite, on évacue complètement le conduit auditif du liquide qui pourrait y être contenu. Il suffit pour cela d'incliner fortement la tête du côté correspondant à celui sur lequel on vient d'opérer, et de sécher le conduit au moyen d'un léger cône d'ouate que l'on introduit dans le conduit. On peut encore rouler la ouate sur une tige, une allumette en bois, par exemple, en ayant soin de laisser le coton dépasser l'extrémité de l'allumette de 6 à 10 millimètres, de manière que la ouate forme plumasseau. Puis on redresse le conduit et on engage la ouate dans l'oreille en lui faisant exécuter un mouvement de vrille, de manière à ne pas déterminer de douleur qui se produirait si l'on arrivait brusquement au contact du tympan.

Après l'injection, pour éviter les refroidissements, il est prudent de placer un peu d'ouate, non dans la conque, mais dans le conduit; on ne doit pas voir ce coton qui, de plus, ne doit pas être tassé en tampon; au contraire, il faut étirer la ouate de manière qu'elle forme une mince couche : on n'obstrue pas ainsi le conduit de façon à gêner l'audition (1).

Irrigation vésicale. — L'irrigation ou injection vésicale est fréquemment employée dans les affections chroniques de la vessie et de la prostate, particulièrement dans les cystites chroniques. Elle est pratiquée à l'aide d'une sonde en caoutchouc rouge ou mieux en gomme, et une seringue à anneau de 150 à 200 grammes de capacité. Le liquide doit être tiède, et contiendra en solution soit de l'acide borique, soit du nitrate d'argent, suivant les cas.

La sonde doit être conduite jusque dans la vessie pour en évacuer le contenu. L'embout de la seringue est introduit dans la sonde, et l'injection est faite par petits coups; de faibles quantités de liquide, incapables de déterminer une distension, 50 à 80 gr. au plus, sont injectées sans violence, mais vivement, de façon à pro-

(1) Extrait du *Guide pour le traitement des maladies de l'oreille*, par le Dr BARATOUX. Paris, 1892.

duire un jet assez rapide. Puis la seringue est immédiatement retirée et on laisse le liquide s'écouler sans appuyer sur l'hypogastre; avant que la vessie soit complètement vide, on renouvelle l'injection, et ainsi de suite, en ayant soin de ne laisser jamais cette cavité à sec. La quantité totale de liquide à introduire varie avec chaque cas; en général on s'arrête dès que celui-ci ressort limpide; deux ou trois seringues sont nécessaires pour cela. Les lavages seront faits tous les jours ou tous les deux jours, ou plusieurs fois dans la même journée suivant le degré de la cystite (Desnos).

On a conseillé les injections vésicales *très chaudes* (50° à 55°) comme moyen hémostatique, dans l'hématurie par exemple; mais elles ont l'inconvénient de provoquer des contractions vésicales.

Les lavages de la vessie étaient très recommandés par Civiale dans les cas d'atonie vésicale. Guyon les admet également dans quelques cas, en l'absence de tout phénomène d'acuité. Dans l'hématurie, on peut aussi les administrer; mais, dans tous ces cas, les injections doivent être fraîches d'abord, puis froides (12° à 15°) (1).

Winternitz a imaginé un instrument auquel il donne le nom de *psicrofore*, qui n'est autre chose qu'un gros cathéter sans fenêtres à double courant. La pointe du cathéter, introduite dans l'urètre, doit pénétrer à l'entrée du col de la vessie. On fait passer dans l'appareil de l'eau de 10° à 14°, pendant une durée de 8 à 12 minutes; les premières fois l'eau sera seulement fraîche (18°) et on n'abaissera que progressivement la température.

A l'aide du *psicrofore*, Winternitz aurait obtenu d'excellents résultats dans plusieurs cas d'inertie des fonctions sexuelles, de pollutions nocturnes, de spermatorrhée et d'incontinence d'urine.

Irrigation urétrale. — L'injection urétrale se fait avec de l'eau tiède, chargée habituellement d'un agent antiseptique ou modificateur. Elle doit être pratiquée immédiatement après la miction, avec une petite seringue en verre. Un doigt placé sur le périnée comprimera le canal et empêchera le liquide de pénétrer trop profondément, en le refoulant vers l'urètre antérieur. A l'aide de l'autre main, on comprimera le méat pendant un temps variant de

(1) La vessie est sensible à des variations de chaleur et de froid très minimes. Mallez a fait à ce sujet des expériences intéressantes. Il suffit d'introduire de 60 à 80 grammes d'eau à 25° dans une vessie d'adulte à l'état physiologique et préalablement vidée, pour obtenir des contractions énergiques et l'expulsion violente du liquide. A 20°, 40 grammes suffisent pour déterminer les mêmes actions, et, en baissant de 5° en 5° la température, on arrive, à 5°, à faire contracter la vessie très énergiquement par 7 à 8 grammes d'eau.

3 à 5 minutes, pour permettre au liquide de l'injection d'agir suffisamment sur la muqueuse urétrale.

On a vanté l'eau *très chaude* en injection urétrale dans la blennorragie, l'engorgement et l'inflammation de la prostate. Voici comment l'emploie le docteur H. Curtis dans le traitement de la blennorragie. L'appareil dont se sert l'auteur américain se compose essentiellement d'un seau d'étain au-dessous duquel se trouve une lampe et que l'on peut élever à la hauteur voulue au moyen d'une poulie fixée au plafond : un tube de gomme, muni d'un robinet, part du seau et peut être adapté à un cathéter anglais flexible n° 8. Il n'est point nécessaire d'employer un cathéter terminé en olive pour empêcher l'eau de pénétrer dans la vessie. On allume la lampe qui est au-dessous du seau et, quand l'eau est à la température convenable, on introduit le cathéter à un pouce de la prostate, on y adapte le tube et on élève le seau à la hauteur nécessaire pour que le courant qui passe dans l'urètre soit assez fort. On peut ainsi faire passer à chaque séance plusieurs litres d'eau chaude dans le canal. On élève graduellement la température et il est souvent possible d'atteindre 180° à 190° Fahrenheit.

L'auteur a obtenu par ce procédé la guérison complète en trois jours de la blennorragie aiguë. Il a réussi dans deux cas à faire avorter la maladie par une irrigation d'eau chaude prolongée (environ onze litres). Dans six autres cas, l'affection n'a duré que six à dix jours; enfin un cas de blennorrhée chronique, qu'avait soigné pendant neuf mois tout le corps médical, n'a mis que sept jours à guérir par l'emploi de la dilatation et des irrigations. Aussi le docteur Curtis affirme-t-il que son procédé abrège des deux tiers la durée de la blennorragie, que l'écoulement change immédiatement de caractère, que les érections et les mictions douloureuses sont supprimées et enfin que toutes les conséquences fâcheuses de la maladie sont évitées (1).

Irrigation vaginale. — L'irrigation ou injection vaginale peut être froide ou chaude.

Injection froide. — En dehors de son emploi journalier comme procédé hygiénique, l'injection froide peut produire des effets thérapeutiques très efficaces.

Administrée à une température très froide (8° à 12°) et pendant une durée très courte (1 à 3 minutes), elle peut être utile dans certains cas où il s'agit de provoquer dans la matrice des phénomènes

(1) *The Medic. Record*, 1883.

de dilatation vaso-motrice énergique et d'hyperhémie active. Cette douche sera alors administrée avec pression, et elle rentre dans la description de la douche vaginale, que nous avons faite plus haut.

Au contraire, pratiquée sous forme d'irrigation, c'est-à-dire avec une très faible pression, et à l'aide d'un simple récipient, ou injecteur, que l'on place à 50 ou 60 centimètres au-dessus du niveau de la malade, l'injection vaginale produira sur la matrice des effets antiphlogistiques et stimulera la contraction des fibres lisses de cet organe. Dans ces conditions, l'eau sera administrée à une température modérément froide (14° à 16°) et pendant une durée prolongée, de façon à ne produire sur les vaisseaux aucune réaction consécutive; la canule pénétrera jusqu'au niveau du col, de telle sorte que celui-ci soit immergé comme dans un bain local, et la durée de l'opération sera de 10, 15 et même 20 minutes. Pendant tout ce temps, la malade sera dans le décubitus dorsal, le siège soulevé par un bassin qui sert à recueillir le liquide injecté.

Cette injection froide prolongée produit souvent des résultats remarquables dans la métrite chronique, les engorgements du col, les déviations utérines (Gallard).

Injection chaude. — L'injection chaude est spécialement destinée à combattre les hémorragies utérines (Emmet), et à agir sur la contractilité des fibres de l'utérus, comme dans les cas de métrites, de congestion utérine, d'involution lente de la matrice à la suite des couches, etc.

L'eau et les instruments doivent être d'une propreté rigoureuse. Il ne faut employer que des canules en verre ou en caoutchouc rouge, que l'on peut faire bouillir. L'eau elle-même a été bouillie et élevée à une température très chaude, de 50°, qui se refroidira toujours un peu par son passage à travers le tube.

L'écoulement du liquide devra se faire très lentement. Un à deux litres suffiront pour une irrigation de 15 à 20 minutes, qui soumettra ainsi le vagin et le col de l'utérus à un véritable bain local très chaud (1).

(1) Il n'est pas sans intérêt de rapporter ici les expériences d'un médecin allemand, Max Runge, qui a étudié, au point de vue utérin, l'action comparative de l'eau froide et de l'eau chaude. Les travaux de cet observateur ont été analysés par le Dr Auvard (*Bulletin général de thérapeutique*, 1883).

« L'eau à ses deux températures, froide et chaude, montre beaucoup d'analogie dans ses effets, et par les gynécologues, on verra pour la même affection, et avec des résultats satisfaisants, tantôt l'eau chaude mise en usage, tantôt, au contraire, l'eau froide. Il était donc du plus haut intérêt d'étudier comparativement ces deux méthodes différentes d'emploi du même agent.

« L'animal mis en expérience a été le lapin. Après avoir ouvert la cavité abdominale et mis l'utérus à nu, on y verse de l'eau à 5°, de manière à constituer un bain de cette eau à l'utérus. Immédiatement l'utérus se contracte et prend une teinte pâle,

Le professeur Pinard, à la suite d'une série de recherches concernant l'action de l'eau chaude sur l'utérus pendant la gestation et pendant le travail, est arrivé aux conclusions suivantes : pendant la grossesse, quand il n'y a aucune menace de travail, des injections

décolorée. La contraction tétanique dure environ une minute, puis cesse, et ne tarde pas à se reproduire, ces contractions continuant ainsi pendant quelques instants. Si on renouvelle l'eau qui baigne l'utérus de telle sorte que la température reste à 5°, on voit l'état de contraction tétanique se prolonger beaucoup plus longtemps et durer jusqu'à 10 à 15 minutes. Puis, petit à petit, la contraction cesse, la coloration change. L'utérus devient rouge, et la circulation active dans l'organe. Le retour à l'état normal est accompli au bout d'une demi-heure environ. Si, après cette expérience, on essaye l'emploi d'autres excitants, tels que la chaleur, l'électricité, on voit que de violentes contractions se produisent dans l'utérus, preuve que l'emploi du froid ne lui a pas fait perdre son irritabilité.

« Prend-on un autre lapin femelle et lui ouvre-t-on la cavité abdominale dans une pièce où la température est de 10° à 12°, au moment de l'ouverture, on voit se produire de petites contractions utérines. Si l'on verse de l'eau à 50°, on observe des contractions péristaltiques de l'utérus, mais non une contraction tétanique prolongée. L'utérus revient petit à petit à son état normal, mais il prend une couleur bleuâtre. Prolonge-t-on l'action de l'eau à la température de 50°, en ayant soin de la renouveler pour maintenir la température, les contractions durent pendant 10 minutes, puis même retour à l'état normal, avec la coloration bleuâtre. L'application à ce moment d'un nouvel excitant, tel que le froid, l'électricité, et même le plus énergique, la strychnine, ne produit aucun effet. Ce stade de paralysie est variable avec le degré de température de l'eau employée et avec la durée de son application, puis cesse au bout de 20 à 30 minutes, après lesquelles l'utérus redevient sensible.

« Ce qui caractérise l'action du froid, c'est donc une contraction musculaire prolongée et l'absence de la période paralytique. Il était important de savoir à quel degré de température se produit la période paralytique. L'emploi de l'eau à 15° et 18° centigrades ne la produisit pas. En appliquant ainsi de l'eau à différents degrés de température, on trouva que 40° est la limite à laquelle on peut atteindre sans provoquer la période de paralysie. Au-dessus, elle se montre comme dans l'expérience mentionnée plus haut, où l'eau employée était à 50°.

« Consultons maintenant la clinique et voyons les résultats fournis par les basses et hautes températures. Il est un fait connu, c'est que l'eau froide arrête les hémorragies, de même que l'eau chaude, mais que l'action de cette dernière se fait sentir moins longtemps, ce qui s'expliquerait après les expériences précédentes. D'autre part, on sait que l'emploi des deux moyens donne à peu près les mêmes résultats toutes les fois qu'il faut, dans un but thérapeutique, provoquer des contractions utérines.

« Dans une série d'observations cliniques, l'auteur a cherché à déterminer la différence des effets produits par l'eau chaude et par l'eau froide, tentative vaine, qui ne l'a conduit à aucun résultat. Aussi faut-il se demander si la différence d'action constatée expérimentalement chez le lapin existe dans la race humaine. Or, toutes les observations cliniques plaident en faveur de l'identité complète de ces deux moyens d'action chez la femme.

« C'est pour cela que l'emploi de l'eau froide, qui, d'après les expériences ci-dessus relatées, aurait dû avoir une influence bien heureuse, n'a pas prévalu, en gynécologie, sur celui de l'eau chaude. Mais pourquoi, au contraire, est-ce l'eau chaude qui l'a emporté et qui maintenant est le plus généralement employée ? Trois raisons principales peuvent en donner l'explication :

« La première est due à ce que, dans beaucoup de circonstances, il est plus facile de se procurer de l'eau chaude que de l'eau suffisamment froide.

« La seconde est que, suivant la remarque de beaucoup de médecins, l'emploi de l'eau froide expose davantage au collapsus que celui de l'eau chaude.

« La troisième, enfin, est fournie par les femmes elles-mêmes, qui, soumises alternativement aux deux traitements, préfèrent de beaucoup celui par l'eau chaude, parce qu'il est moins douloureux. Les injections d'eau froide produisent en effet souvent un malaise local, des contractions utérines douloureuses et qui peuvent se répéter pendant plus ou moins longtemps. »

vaginales très chaudes (48°) faites avec douceur ne provoquent en aucune façon la contraction utérine et peuvent être données sans aucun danger; pendant le travail, les injections très chaudes activent d'une façon notable la dilatation de l'orifice utérin, abrègent non seulement la première période de l'accouchement, la plus longue et la plus pénible pour la femme, mais aussi la période d'expulsion et celle de la délivrance.

Irrigation intrautérine. — L'irrigation ou injection intrautérine se fait avec une des nombreuses sondes à double courant imaginées à cet effet. Lorsqu'on pratique cette opération en obstétrique, le col utérin présente une ouverture suffisante; lorsqu'on l'emploie en gynécologie, on a quelquefois besoin de dilater préalablement le col.

On introduit deux doigts dans le vagin, à la recherche de l'orifice utérin. On glisse sur ces deux doigts la sonde intrautérine et on la porte jusqu'au fond de l'organe. Le liquide antiseptique employé varie suivant les cas; la température sera tiède, et la quantité de liquide variera d'un quart de litre à deux litres. Dans les hémorragies postpuerpérales, l'irrigation intrautérine sera administrée *très chaude* (50°).

Irrigation stomacale. — Cette opération, qui n'est autre chose que le lavage de l'estomac, se pratique avec les diverses sondes de Faucher, de Debove, de Frémont, etc. Le malade est assis devant l'opérateur, qui enfonce alors l'extrémité du tube dans l'arrière-bouche; une fois que l'on a atteint la base de la langue, on fait exécuter au malade des efforts de déglutition, et à mesure que ces mouvements s'exécutent, on pousse le tube dans l'œsophage. Une fois la première partie de l'œsophage franchie, on fait alors descendre le tube avec une certaine rapidité.

Le tube étant introduit jusqu'à la marque indicatrice, on ajoute l'entonnoir, que l'on remplit de liquide; puis, au moment où le liquide arrive à sa fin, on abaisse rapidement l'entonnoir au-dessous du niveau de l'estomac, et le tube, faisant alors l'office d'un siphon, va permettre l'écoulement de tous les liquides contenus dans l'estomac. Un seau ou une cuvette, que l'on a placée préalablement entre les jambes du patient, recueille les liquides de l'estomac.

La première introduction du tube produit quelquefois de la dyspnée; il faut alors recommander au malade de respirer largement. Ce procédé peut aussi provoquer des nausées et des vomissements, que l'on calme par l'administration préalable de bromure de potassium.

Le liquide employé sera tiède ou frais; on pourra se servir d'une eau minérale (Vals, Vichy, Chatel-Guyon), ou de solutions médicamenteuses : acide borique, naphtol, bismuth, perchlorure de fer, suivant les cas. La quantité de liquide à introduire est très variable, de 500 grammes à plusieurs litres, suivant la tolérance des malades, le degré de dilatation de l'organe et la quantité des résidus qui y sont contenus.

L'irrigation stomacale est indiquée dans certains cas de dilatation de l'estomac, où il s'agit de désinfecter les liquides et de panser la muqueuse stomacale.

Irrigation intestinale (lavements). — L'irrigation intestinale, plus connue sous le nom de lavement, est une injection de liquide dans le rectum, à l'aide d'un appareil spécial, seringue, poire ou irrigateur. La seringue n'est plus en usage actuellement. On se sert soit de la poire, dans certains cas, comme chez les tout jeunes enfants par exemple, soit d'un appareil spécial, irrigateur, du type Éguisier.

Nous n'avons pas à nous occuper ici des lavements médicamenteux ou alimentaires. Nous n'avons en vue que les applications sur l'intestin de l'eau simple à ses différentes températures.

Lavement froid. — Le lavement froid a pour effet de produire sur la muqueuse intestinale et sur la couche musculeuse sous-jacente une action excitante, qui aboutit à la contraction de l'intestin et à l'expulsion des matières fécales. Mais il faut que la quantité de liquide injecté soit au moins de trois cents à quatre cents grammes. Une quantité minime d'eau, cent à cent cinquante grammes, serait absorbée en totalité par la muqueuse et ne produirait aucun effet expulsif. D'autre part, il ne faut pas non plus que le volume de liquide soit trop considérable, car on pourrait déterminer, surtout chez les jeunes enfants, une distension telle de l'intestin, que l'on risquerait de lui faire perdre momentanément son énergie et sa puissance réactionnelle.

Le lavement évacuant sera employé froid, à la température de la chambre (13° à 15°).

Le lavement tiède facilitera également l'expulsion des selles; mais celui-ci, exigeant une quantité beaucoup plus grande de liquide, n'agira que par une sorte d'action mécanique et risquera de produire à la longue du ballonnement intestinal. A tous égards, le lavement froid est de beaucoup préférable, surtout si on doit en faire un emploi répété.

Le lavement froid doit être pris de préférence à jeun, ou quelques instants avant les repas. Quant au lavement tiède (30°-32°), on peut le prendre sans danger alors que la digestion n'est pas complètement terminée.

Une précaution importante à observer consiste à ne pas rester immobile, et surtout à ne pas se placer dans la position horizontale; l'oubli de ce soin pourrait faire naître certaines angoisses vers l'épigastre; d'un autre côté, l'inactivité du corps entraînerait la diminution de la puissance absorbante et un retard dans la contractilité musculaire.

L'action constrictive et astringente du lavement froid sera très efficace pour combattre les hémorroïdes, les inflammations et les hémorragies du rectum; le lavement froid agira également sur les organes du voisinage, et sera très utile dans l'atonie de la vessie, l'engorgement de la prostate et toutes les congestions actives et passives du petit bassin. Dans ces cas, il sera nécessaire de n'administrer qu'une petite quantité d'eau, afin que le liquide puisse séjourner plus longtemps dans l'ampoule rectale et produire sur les organes voisins des effets antiphlogistiques plus accentués.

Le lavement froid constitue un excellent cholagogue : Krull l'a administré avec succès dans l'ictère catarrhal (un lavement d'un à deux litres d'eau froide à 10° toutes les heures). Nous signalerons également l'action réflexe sur les nerfs pneumo-gastriques que peut déterminer le contact d'un froid intense sur la muqueuse rectale : c'est ainsi que l'introduction d'un morceau de glace dans le rectum réveille souvent les mouvements respiratoires dans la syncope chloroformique; le même moyen pourrait être employé dans la mort apparente des nouveau-nés (Baillie).

Il faut rapprocher ici du lavement froid un procédé décrit par Atzperger, et fondé sur le même principe que le psicrofore de Winternitz. Cet appareil se compose d'un tube métallique à double courant, et disposé en pointe piriforme, dans lequel circule de l'eau froide. Introduit avec les précautions voulues dans le rectum, cet instrument resserre les vaisseaux non seulement du rectum, mais aussi des régions avoisinantes. Son auteur aurait employé ce procédé avec succès dans plusieurs cas d'hémorroïdes, d'engorgement de la prostate et de congestion passive du petit bassin.

Les lavements froids constituent un agent antithermique très puissant. Chez les fébricitants, ils abaissent non seulement la température locale, mais aussi la température générale. Manassey et Lapin (de Saint-Pétersbourg) ont reconnu expérimentalement que les lavements à 10° amènent un abaissement de la température de 0°,40 à 0°,60 dans l'aisselle, de 1°,5 au creux épigastrique et de 1°,7 à 5° dans le rectum. De son côté Foltz, qui a beaucoup employé le lavement froid dans la fièvre typhoïde, a constaté qu'un lavement d'un litre produisait les abaissements suivants :

A 5°,	on observe une diminution	de la chaleur	du corps de	0°,52
A 10,	—	—	—	0,52
A 14,	—	—	—	0,35
A 20,	—	—	—	0,29
A 32,	—	—	—	0,14
A 38,	—	—	—	0,06 (1).

Dans la pratique habituelle, le lavement ne remonte guère au delà de l'extrémité droite du côlon transverse. Aussi, lorsqu'on veut faire pénétrer le liquide jusque dans le côlon ascendant, comme dans certains cas d'obstruction intestinale, de typhlite ou d'engorgement du cæcum par les matières fécales, il est nécessaire d'introduire une sonde molle dans le rectum, sans être obligé pour cela d'introduire une plus grande quantité de liquide.

Jusqu'à présent tous les auteurs admettaient que la valvule iléo-cæcale opposait une barrière infranchissable au reflux des liquides dans l'intestin grêle. Des expériences récentes sont venues démontrer que cette valvule pouvait être franchie dans certaines conditions.

Déja Cantani, il y a plusieurs années, et Monti, en Italie, employaient, dans le choléra et la diarrhée infantile, une méthode connue sous le nom d'entéroclyse, qui consistait à introduire environ deux litres de liquide sans pression dans le gros intestin et à débarrasser celui-ci des produits putrides qui l'encombraient. Monti introduisait chez les enfants une quantité de liquide bien supérieure à celle que pouvait contenir leur gros intestin; aussi une partie de ce liquide passait-il vraisemblablement dans l'intestin grêle. La preuve vient d'en être faite par MM. Lesage et Dauriac (2), et leurs expériences ont été confirmées par les recherches d'un autre observateur, M. Von Genersch (3). Il est démontré que le liquide introduit par la voie rectale peut remonter dans l'estomac et ressortir par la bouche, aussi bien chez le vivant que sur le cadavre.

Pour pratiquer le lavage intestinal, ainsi que l'irrigation complète de tout le tube digestif, on place le malade horizontalement,

(1) Foltz, *Des lavements froids* (*Lyon médical*, 1875).
(2) *Gazette des hôpitaux*, 1893.
(3) *Progrès médical*, 1893.

la hanche gauche légèrement relevée par un coussin, de façon à mettre le cæcum dans une situation déclive; on introduit dans le rectum très profondément une sonde de caoutchouc du volume d'un tube Faucher. Chez l'enfant on se sert d'une sonde urétrale n° 25 environ de la filière Charrière. Cette sonde est mise en communication avec un long tube en caoutchouc d'un mètre de longueur environ, qui est adapté à un bock rempli de huit à dix litres de liquide chauffé à 40°. Ce réservoir est élevé à peine au-dessus du niveau du malade (de 20 à 30 centimètres environ). Le liquide coule doucement sous cette faible pression, remplit le rectum, puis le côlon, puis passe dans le cæcum et de là dans l'intestin grêle. Le liquide passe dans cette portion du tube digestif quand le troisième litre s'est écoulé : à ce moment le malade ressent quelques coliques intestinales. Si alors le niveau du liquide dans le bock ne baisse plus, il faut élever légèrement le réservoir, mais très peu; une pression trop considérable amènerait l'emprisonnement des gaz dans une anse intestinale, et ceux-ci arrêteraient complètement l'écoulement du liquide. Le liquide s'étale peu à peu dans tout l'intestin grêle, et, à partir du sixième litre, il pénètre dans l'estomac. Le malade a alors des nausées ou des vomissements qui consistent dans le rejet du liquide souillé par les matières fécales.

Tout le secret de la pénétration et de l'écoulement du liquide dans l'intestin grêle repose sur la faible pression employée : si on l'exagère trop, en effet, les gaz arrêtent complètement le courant liquide; il réside aussi dans la situation spéciale donnée au malade, dont la hanche gauche est légèrement relevée par un coussin, ce qui évite la compression des gaz dans le cæcum par le liquide injecté. Les gaz refoulés par le liquide dans le cæcum s'y accumuleraient et arrêteraient l'écoulement, tandis que, grâce à la position déclive du cæcum, ils peuvent s'échapper dans le côlon transverse.

On peut faire circuler ainsi dans l'intestin huit ou dix litres de liquide qui ressortent par la bouche, et faire ainsi un lavage complet et parfait de tout le tractus intestinal.

MM. Lesage et Dauriac ont fait de nombreuses expériences sur le cadavre et ont pu voir que le liquide injecté, coloré au violet de méthyle, pénètre dans l'estomac à partir du sixième litre; ils ont fait également des expériences sur les animaux. Ils ont pu aussi pratiquer le lavage intestinal dans le choléra, les entérites, les ictères; on l'emploiera dans beaucoup d'affections intestinales, dans les auto-intoxications, l'urémie, l'occlusion intestinale. On pourra aussi ajouter à l'eau du lavage des substances antiseptiques ou médicamenteuses.

Cette méthode est, disent les auteurs, d'une application simple et ne présente aucun danger.

Elle est basée :

1° Sur l'emploi d'une grande quantité de liquide;

2° Sur la faible pression employée;

3° Sur la lenteur de l'écoulement;

4° Sur la position horizontale qui favorise la progression du liquide;

5° Sur la situation déclive du cæcum.

Lavement chaud. — Le lavement chaud, indifférent, à la température de la zone neutre du corps (34°-35°), a été vanté dans les cas de contracture intestinale fonctionnelle.

Quant au lavement *très chaud*, il possède des applications très nombreuses, dont les principales consistent dans le traitement des hémorroïdes, des prostatites, et des affections du petit bassin chez les femmes.

Contre les hémorroïdes on prescrira des lavements quotidiens de 42° à 45° et des lotions périnéales très chaudes.

Dans les prostatites on donne des lavements répétés, avec de l'eau à 55°, et on a soin que le liquide remplisse l'ampoule rectale dans ses deux tiers inféro-postérieurs, c'est-à-dire au voisinage immédiat de la prostate. Sous cette influence, on voit cesser les douleurs, le ténesme vésical et les épreintes. La miction devient facile, le gonflement prostatique s'atténue, et après trois ou quatre jours la résolution est complète (Reclus).

Les lavements très chauds réussissent également bien dans les prostatites chroniques, quand des poussées douloureuses ou la dysurie se produisent après des excès de fatigue ou de table. Dans l'hypertrophie de la prostate, ce procédé diminue le volume de la glande.

Dans le traitement des affections congestives du petit bassin chez la femme, M. Reclus préfère les lavements aux injections vaginales chaudes. La voie vaginale permet sans doute d'arriver sur le col, mais elle ne conduit point sur le corps de l'utérus aussi sûrement que la voie rectale, à preuve l'usage diagnostique du toucher rectal pour explorer l'utérus.

Voici la technique de ces *lavements d'eau chaude en gynécologie.* M. Reclus conseille de remplir, avec l'eau à 55°, un irrigateur que l'on aura soin de chauffer préalablement, de façon à réaliser exactement ces conditions de température. La canule est introduite dans l'anus. Peu à peu, graduellement, on ouvre le robinet de façon à obtenir la tolérance intestinale et prévenir des contractions expulsives. On arrête l'écoulement à la première sensation de plénitude, pour continuer quand la réaction intestinale cesse. Il faut arrêter, en effet, dès qu'il y a menace d'expulsion, la malade devant conserver ce lavement durant une demi-heure. Donc, immobilité absolue pendant ce délai. Faire suivre l'expulsion du lavement par une irrigation vaginale.

Ce traitement doit être continué dans l'intervalle de deux époques menstruelles; on le répète tous les jours, le matin, et au besoin aussi le soir. On le cesse pendant les règles et on le combine, cela va sans dire, avec l'antisepsie vaginale et utérine.

Quels en sont les effets thérapeutiques? Disparition des douleurs de reins, de la sensation de pesanteur utérine, des écoulements sanguins, même quand ils accompagnent les corps fibreux ou les métrites hémorragiques. On obtient ces résultats non seulement dans les inflammations et les congestions utérines, mais encore dans les inflammations périutérines, les ovaro-salpingites, le pyosalpinx, etc.

Avant d'avoir recours aux opérations sanglantes et en particulier à l'hystérectomie vaginale, il est donc sage d'essayer, dans tous les cas, le traitement rationnel par des lavements d'eau chaude. Sous leur influence, les phénomènes subjectifs s'amendent : les tumeurs et l'empâtement des culs-de-sac s'amoindrissent et on voit souvent, une fois sur trois, les malades échapper au bistouri, s'amender, guérir, ou bien éprouver des améliorations telles que l'ajournement de l'opération s'impose. En renouvelant le traitement, cet ajournement devient même indéfini (1).

Les lavements très chauds peuvent également rendre des services dans la colique de plomb et certaines affections douloureuses des organes de l'abdomen (colique hépatique, néphrétique).

BAINS DE SIÈGE PAR IMMERSION

Le *bain de siège par immersion* s'administre à l'aide d'un récipient en métal ayant la forme d'un fauteuil dans lequel le malade s'assoit, en s'appuyant en arrière sur le dossier incliné de l'appareil; les jambes seront étendues parallèlement au sol, de façon que les muscles du corps soient dans le relâchement et que la circulation ne soit nullement entravée, ce qui arriverait au contraire par la flexion forcée des jambes et du tronc.

L'appareil employé pour le bain de siège par immersion res-

(1) P. Reclus, *Conférence à l'hôpital de la Pitié*, 1893.

semble, comme forme extérieure, à celui que nous avons décrit plus haut pour le bain de siège à eau percutante, mais à l'intérieur il ne renferme aucun orifice ni aucun raccord livrant passage à des jets d'eau sous pression.

P. Delmas (de Bordeaux), pour éviter la position fléchie des cuisses, qui peut avoir des inconvénients, surtout chez les femmes, a imaginé un bain de siège en bois ayant la forme d'une sorte de chaise longue, dans lequel les malades sont étendus dans une position presque horizontale.

Le bain de siège peut être froid ou chaud, à eau courante ou à eau dormante. Le bain de siège à eau courante est toujours froid, et ses effets sont absolument les mêmes, mais seulement bien plus accentués, que le bain de siège froid à eau dormante à la même température. Lorsqu'on veut que le bain de siège soit à eau courante, il faut le mettre en communication avec un tuyau d'alimentation, ce qui nécessite, dans ce cas, son installation dans un établissement spécial.

Bain de siège froid. — Un bain de siège froid de quelques minutes abaisse la température du rectum; dix minutes après le bain, la température est encore de 0°,1 inférieure à celle qui existait avant le bain (Glatz). Au bout de dix minutes la température remonte, et pendant plus d'une heure se maintient plus élevée qu'elle ne l'était avant le bain (Winternitz) (1). Ce n'est que deux heures après qu'elle redescend pour revenir au degré normal. De plus le pouls est ralenti : Johnson a observé une diminution de 20 pulsations après un bain de siège de 30 minutes à 18°.

« Les bains de siège froids, dit Lorain, agissent sur le rythme des mouvements respiratoires, diminuent la perspiration cutanée, et amènent la contraction des muscles de la peau, le retrait du sang à l'intérieur et surtout le refroidissement du corps. »

En somme, le bain de siège froid de courte durée produit une réaction circulatoire très vive du côté des organes et de la peau des régions immergées, d'où effets hyperhémiants, révulsifs et dérivatifs; une réaction thermique manifeste, d'où accélération nutritive dans tous les organes impressionnés; et enfin des actions excito-motrices réflexes, dont la principale est une stimulation dans la contractilité de la musculature de l'intestin et des fibres lisses de tous les organes du petit bassin.

(1) Winternitz a également constaté l'augmentation de volume du bras, pendant le bain de siège froid; dans le bain de siège chaud, au contraire, ce même observateur a noté une diminution du volume du bras.

Le bain de siège froid trouve donc ses indications dans un grand nombre d'états morbides, tels que les affections des voies génito-urinaires dans lesquelles domine un affaiblissement de la circulation et de l'innervation : prostatorrhée, spermatorrhée par atonie des vésicules séminales, atonie et parésie de la vessie, incontinence nocturne chez les enfants, impuissance fonctionnelle; il en sera de même dans les états atoniques de l'intestin, constipation opiniâtre, quelques diarrhées chroniques, hémorroïdes invétérées, prolapsus du rectum, et dans certaines affections du petit bassin chez la femme, relâchement des ligaments de l'utérus, congestions passives et engorgements torpides de la matrice, aménorrhée, dysménorrhée.

Comme agent dérivatif, on pourra employer le bain de siège froid dans certaines hyperhémies de la tête et de la gorge. Les circulations du foie et de la rate sont elles-mêmes influencées par le bain de siège froid, qui contribuera à faciliter la résolution de ces organes dans les cas d'engorgement chronique.

Les contre-indications au bain de siège froid seront les maladies de cœur, par suite de la pression artérielle exagérée que produit ce procédé au moment de son application. On ne devra pas, non plus, l'employer dans les cas d'inflammation aiguë ou subaiguë de l'intestin, de l'utérus, de la vessie, de la prostate, et dans les hémorragies de ces organes. Dans la cystite chronique même, par suite de la grande sensibilité de la vessie pour les basses températures, le bain de siège froid devra être évité. On le proscrira également dans les névralgies et les spasmes du col vésical, dans la névralgie lombo-abdominale, dans la rachialgie lombo-sacrée, la sciatique, l'ovaralgie, etc.

La méthode qui consiste à combattre les phlegmasies aiguës de l'intestin et de la vessie, les hémorragies des organes du petit bassin, ainsi que le font certains médecins (1), par des bains de siège de 15° à 18° prolongés pendant une, deux et même trois heures, constitue une pratique défectueuse, très pénible pour le malade, difficile à réglementer et qui n'est pas exempte d'accidents (2). Dans certains cas, cependant, sans atteindre des durées aussi excessives, le bain de siège froid par immersion à eau dormante prolongé peut trouver son utilité en tant qu'action vaso-con-

(1) Macario, *loc. cit.*

(2) Priesnitz se servait des bains de siège froids à 8° R. dans les affections du cœur, du poumon, du cerveau, etc. Dans les maladies des organes abdominaux, la constipation, les hémorroïdes, il laissait ses malades pendant *plusieurs heures* dans l'appareil On se demande comment il pouvait se trouver des sujets assez résistants pour supporter de semblables procédés!

strictive, au même titre que le bain de siège à eau percutante. Comme on recherchera, dans ces circonstances, des effets antiphlogistiques, on administrera le bain de siège à une température moins froide (15° à 16°) et pendant un temps assez long (15 à 20 minutes), afin d'éviter toute réaction circulatoire consécutive. Mais, en dehors de ces cas, qui constituent l'exception, le bain de siège froid par immersion sera toujours très froid et d'une courte durée.

Le bain de siège froid par immersion sera administré à une température de 8° à 12°, et pendant une durée variant de 1 à 5 minutes.

La durée de ce procédé devra toujours être courte, surtout si l'on fait usage du bain de siège à eau courante, dont les effets perturbateurs sont beaucoup plus puissants, puisqu'on a pour but, par ce moyen, de produire la dilatation vaso-motrice de tout le réseau vasculaire des organes génito-urinaires et abdominaux.

Il suffira quelquefois d'une durée très courte (30 secondes par exemple), chez certains neurasthéniques atteints de spermatorrhée, pour obtenir les effets que l'on recherche; on risquerait souvent, dans ces cas, en prolongeant un peu plus le procédé, de provoquer des phénomènes d'excitation et d'exagérer les symptômes morbides. Souvent même, dans ces circonstances, le bain de siège très froid est trop excitant, et l'on doit l'administrer à des températures fraîches (20° à 22°) ou tempérées (28° à 30°), tout au moins au début.

Le nombre des bains de siège froids ne devra pas dépasser deux par jour. Dans des cas très rares, lorsqu'on veut obtenir une vive excitation des organes génitaux, on peut le renouveler trois ou quatre fois dans la journée.

Le bain de siège froid sera pris à jeun, ou lorsque la digestion sera complètement terminée. Le sujet aura soin de s'échauffer auparavant par la marche, et, une fois l'opération accomplie, il se livrera de nouveau à une promenade appropriée. Une friction énergique après le bain accélérera et augmentera les effets phlogosiques et révulsifs de ce procédé.

Bain de siège chaud. — Le *bain de siège chaud* est un procédé très utile pour calmer l'éréthisme nerveux et circulatoire des organes du petit bassin, et pour modérer la contractilité musculaire.

Ce bain de siège devra être employé entre 33° et 36°, c'est-à-dire dans la limite de la zone neutre du corps, de façon à agir comme un véritable bain chaud local. Sa durée sera prolongée pendant 30 minutes, une heure, et même bien davantage.

Ce procédé, essentiellement antispasmodique et antiphlogistique, sera indiqué dans les inflammations aiguës ou subaiguës des organes du petit bassin, dans les hémorroïdes tuméfiées et étranglées, dans les états spasmodiques du col de la vessie et de l'urètre, l'incontinence d'urine par spasme du corps de la vessie, l'hyperesthésie et la névralgie de cet organe, la névralgie du cordon spermatique, l'hyperesthésie ovarienne, l'excitation génésique, le vaginisme, le prurit anal et vulvaire, etc. Chez certains neurasthéniques atteints de spermatorrhée par excitabilité très vive de la moelle, qui ne peuvent pas supporter les bains de siège frais ou tempérés, on administrera les premiers temps des bains de siège chauds, pour descendre ensuite à des températures tièdes, fraîches et même froides.

Le *bain de siège très chaud* (42° à 45°) peut être utile pour rappeler le flux hémorroïdaire, les menstrues, ou les lochies supprimées. Il calme la douleur des hémorroïdes étranglées (Landowski) et facilite le cours du sang dans les bourrelets vasculaires.

Il faut savoir que le bain de siège très chaud élève notablement la température du corps et diminue la perspiration cutanée. Il produit une grande plénitude du pouls, par suite de l'appel du sang à la périphérie.

Dans certains cas, on peut faire suivre le bain de siège très chaud d'une application froide de très courte durée (lotion froide, immersion pendant quelques secondes dans un bain de siège froid), procédé qui détermine des effets dérivatifs et analgésiques très accentués.

BAIN DE PIEDS

Le bain de pieds, ou pédiluve, consiste dans l'immersion plus ou moins prolongée des pieds dans un récipient contenant de l'eau froide ou chaude. Ce procédé ne sera pas administré, autant que possible, lorsque la digestion sera en pleine activité.

Bain de pieds froid. — Le bain de pieds froid sera pris à une température très froide (7° à 10°). Le malade devra exciter, avant l'opération, la circulation des pieds soit par la marche, soit par des frictions appropriées. L'immersion dans l'eau froide durera de 2 à 5 minutes, pendant lesquelles un aide frictionnera énergiquement les pieds du patient; celui-ci, à défaut d'aide, pourra les frotter lui-même l'un contre l'autre et les remuer sans cesse.

Après le bain il sera pratiqué une nouvelle friction sèche, et le sujet se livrera aussitôt à la marche, afin d'entretenir et de prolonger la réaction locale.

La première impression qui suit l'immersion des pieds dans l'eau froide est assez pénible, mais bientôt, sous l'influence des frictions, la douleur cesse rapidement.

Le bain de pieds froid est un agent révulsif et dérivatif d'une grande puissance, et dont l'action est beaucoup plus prolongée que celle des bains de pieds chauds.

On l'utilisera donc toutes les fois que l'on voudra attirer le sang vers les parties basses, comme dans les états congestifs de la tête et de la poitrine.

Ce procédé est un modificateur énergique de la circulation locale, qui rend de grands services chez les sujets qui souffrent du froid constant aux pieds et chez ceux qui sont atteints d'une transpiration exagérée des extrémités inférieures. Chez les enfants lymphatiques, c'est un excellent moyen préventif des engelures.

Le bain de pieds froid produit, au même titre que la douche plantaire, des effets excito-réflexes à distance qui retentissent sur l'utérus, et déterminent un spasme des vaisseaux de cet organe. Cette notion physiologique est intéressante à connaître et pourra être utilisée dans certains cas de ménorragie. La durée du procédé, dans ces circonstances, devra être très courte. Son action se fait également sentir sur la contractilité des vaisseaux du cerveau et de la pituitaire, dont il provoque le spasme, et sur celle de l'intestin, dont il augmente les mouvements péristaltiques.

Le bain de pieds à une température fraîche (18° à 20°), prolongé pendant très longtemps (une à plusieurs heures), pourra être employé, comme moyen antiphlogistique, dans les entorses, les contusions, etc.; mais, dans ces cas, les compresses réfrigérantes glacées sont de beaucoup préférables.

Bain de pieds chaud. — Le bain de pieds chaud administré à une température assez élevée (40° environ) produit une congestion de tout le réseau capillaire des parties immergées et une fluxion périphérique très rapide (1). C'est un procédé qui est utilisé journellement comme moyen de dérivation, et ses indications sont les mêmes que pour le bain de siège froid. Il présente sur ce dernier l'avantage d'agir plus rapidement et de déterminer une révulsion plus

(1) Musso et Bergesio ont constaté expérimentalement qu'un bain de pieds chaud de 40° à 42° détermine les mêmes phénomènes, mais moins accentués, qu'un grand bain chaud : dans les trois ou quatre premières minutes, une congestion veineuse avec ralentissement des battements du pouls, puis de l'anémie cérébrale avec accélération du pouls, qui persiste assez longtemps après la cessation du bain.

accentuée, mais ces phénomènes sont très peu durables, tandis qu'avec le bain de pieds froid l'action vaso-dilatatrice et révulsive se prolonge très longtemps.

Le bain de pieds chaud peut être également utile pour attirer le sang des parties hautes vers la moitié inférieure du corps, et faciliter la circulation du sang dans les vaisseaux de l'utérus, en les irriguant davantage : c'est ce qui explique son emploi journalier pour faciliter l'apparition des menstrues.

Le bain de pieds à une température très élevée (45° à 50°) trouvera son emploi dans l'anesthésie plantaire, la tarsalgie, la névralgie de la plante des pieds, l'arthrite rhumatismale. Dans les entorses, combiné avec la compression élastique et le massage, il rend de grands services (Reclus) ; dans ces cas un bain très chaud, de 15 à 20 minutes, répété deux fois par jour, fait cesser la douleur et active la circulation.

Après un bain de pieds très chaud prolongé pendant 3 à 5 minutes, on peut plonger les pieds dans l'eau froide (1) pendant une demi-minute à une minute, ce qui constitue une sorte de *pédiluve écossais;* l'opération peut être répétée plusieurs fois de suite. Ce procédé produit une révulsion plus énergique que le bain de pieds simplement froid ou chaud, et des effets analgésiques très prononcés.

On a décrit les BAINS DE JAMBES, les BAINS DE MAINS, les BAINS DE BRAS, DE COUDE. Tous ces procédés, au point de vue hydrothérapique, ne sont que des formes très réduites du bain froid, et leur action est très contestable. Cependant certains auteurs ont constaté des résultats avec l'application des *bains de jambes :* Macario a pu combattre l'insomnie à l'aide de ce procédé.

Priessnitz employait beaucoup les *bains de coude* dans l'épistaxis. Les *bains de mains* (manuluves) peuvent combattre l'hyperhémie cérébrale, ainsi que l'épistaxis (Askotchensky), ce procédé agissant, dans ce cas, par une action réflexe constrictive à distance (2).

(1) Ou pratiquer une lotion froide.

(2) A la suite d'un grand nombre d'expériences, Vasilieff a montré que, si on maintient les mains dans de l'eau froide pendant un temps suffisamment prolongé, il se produit un abaissement de la température dans le méat auditif externe, une diminution du pouls et de la respiration, une diminution considérable de pression dans les artères temporales et un rétrécissement des veines de la rétine.

En employant, au contraire, de l'eau chaude, ce même observateur aurait constaté des phénomènes opposés. (*Centralb. f. d. ges. ther.*, 1885.)

COMPRESSES MOUILLÉES

Les compresses mouillées peuvent être froides ou chaudes. Les premières, *compresses froides*, peuvent elles-mêmes, suivant leur mode d'application, se diviser en compresses échauffantes ou en compresses réfrigérantes.

Compresses échauffantes. — Elles consistent en un linge plié en quatre et de la dimension de la région sur laquelle on veut l'appliquer. Ce linge est trempé dans de l'eau froide, puis fortement exprimé. On le recouvre d'une autre compresse de toile sèche ou de flanelle, par-dessus laquelle on peut mettre à volonté un morceau de taffetas gommé pour rendre l'imperméabilité plus grande; le tout est maintenu par un ou deux tours de bande. Cette compresse est laissée en place pendant plusieurs heures sans être renouvelée.

Sous l'influence de cette compresse, il se produit un véritable bain de vapeur local et une accumulation de calorique qui déterminent une forte excitation du tégument cutané; lorsqu'on enlève la compresse, celle-ci doit être chaude et fumante, et la peau présente une rougeur plus ou moins vive; nous avons même vu, chez certains sujets arthritiques ou herpétiques, ce procédé provoquer des éruptions diverses (érythème, eczéma, etc.).

Les compresses échauffantes produisent des effets révulsifs très prononcés que l'on met à profit dans un certain nombre d'états morbides. Nous citerons les principales applications de ce procédé, que l'on peut modifier suivant les cas.

Compresses cervicales. — Appliquées sur la partie antérieure du cou, ces compresses combattent la fluxion inflammatoire des angines et les spasmes douloureux qui en sont la conséquence; on les emploie également dans la pharyngite, le faux croup et même le vrai croup (Oppolzer) : elles agissent quelquefois mieux, dans tous ces cas, que les cataplasmes ou les applications très chaudes.

Compresses thoraciques. — On les applique généralement sous forme de deux longues bandes larges de 20 à 30 centimètres qui, se croisant en avant et en arrière sur le thorax, en embrassent complètement la surface. Par-dessus ces bandes s'enroule une couverture de laine, de manière à localiser l'emmaillotement.

Dans les catarrhes bronchiques, l'emphysème, certaines congestions broncho-pulmonaires, ce procédé calme la toux et la dyspnée et facilite l'expectoration. En Allemagne, les bandelettes thoraciques appliquées au sommet de la poitrine donnent de très bons résultats dans la congestion d'origine tuberculeuse.

Ceinture épigastrique. — Ceinture abdominale. — La ceinture mouillée consiste en une bande de toile large de 20 centimètres environ, et faisant trois fois le tour du corps; le premier tiers seul est mouillé, et les deux autres tiers, secs, recouvrent exactement le premier. La ceinture recouvrira plus spécialement la région épigastrique ou la région abdominale, suivant les organes que l'on veut influencer.

La ceinture mouillée sera renouvelée trois ou quatre fois dans la journée; on évitera de l'appliquer pendant le travail de la digestion.

Quand on enlève la ceinture, la peau sous-jacente doit être plus ou moins rouge, et la portion de toile qui a été mouillée doit être chaude et fumante, et cela d'autant plus que l'évaporation aura été moins active; on rendra, du reste, le procédé plus efficace en remplaçant la portion de toile sèche par une bande de flanelle et en interposant entre la flanelle et la toile mouillée un tissu imperméable qui empêchera l'évaporation et la déperdition du calorique.

Cette application est éminemment révulsive et excito-motrice, par suite de la chaleur humide qui se développe sous l'appareil, qui distend et dilate les vaisseaux superficiels et en accélère la circulation, et qui stimule en même temps l'extrémité périphérique des nerfs de la peau. Elle sera très efficace dans les dyspepsies, la dilatation de l'estomac, la constipation chronique, les engorgements du foie, de la rate, de l'utérus.

Maillot humide des pieds. — Ce procédé détermine une puissante dérivation du côté des extrémités inférieures. Il combat également avec avantage le refroidissement continuel et la transpiration exagérée des pieds, si fréquents chez beaucoup de personnes. Dans ces cas, l'enveloppement humide des pieds sera pratiqué le soir, en se mettant au lit. Le malade enveloppe chaque pied d'une serviette trempée dans l'eau froide et fortement exprimée, et recouvre le linge mouillé avec de la flanelle; le lendemain matin, il lave et frictionne ses pieds à l'eau froide.

Compresses réfrigérantes. — Elles consistent en une serviette ou un linge plié en quatre, que l'on trempe dans de l'eau froide et que l'on a soin de ne pas exprimer, de façon que la compresse soit mouillée très abondamment. On ne recouvrira la compresse d'aucun linge sec ni de flanelle, et on renouvellera l'application toutes les quatre ou cinq minutes, afin d'éviter toute réaction.

Ces compresses déterminent une réfrigération locale et un spasme permanent des petits vaisseaux, non seulement au niveau de la peau, mais aussi dans les régions sous-jacentes.

Comme procédé antiphlogistique, elles rendent de grands services dans les cas d'inflammation locale, de congestion superficielle ou profonde, de contusion, d'entorse, de brûlure, d'hémorragie externe, etc.

Appliquées sur le front ou sur la nuque, elles resserrent les vaisseaux du cerveau et combattent l'hyperhémie cérébrale. Elles sont indiquées dans la méningite (Rilliet et Barthez).

En applications sur la face interne des cuisses et sur la région lombaire, elles déterminent un spasme des vaisseaux de l'utérus, que l'on utilise dans les hémorragies de cet organe. Des compresses réfrigérantes sur la région dorsale arrêteront le saignement de nez.

Enfin ce procédé, appliqué sur la région précordiale, calme les palpitations, par son action sur les nerfs modérateurs du cœur.

Compresses chaudes. — Les compresses chaudes constituent un procédé très important d'hydrothérapie locale, et qui trouve son emploi dans un grand nombre d'états morbides.

Ces compresses, pour produire les effets thérapeutiques que l'on exige d'elles, doivent être trempées dans de l'eau très chaude, de 48° à 50°. La température du liquide doit être assez élevée pour provoquer sur la partie où on l'applique un afflux de sang très considérable et une douleur plus ou moins intense, mais passagère. Dans ces conditions, les compresses très chaudes détermineront des effets révulsifs, dérivatifs et analgésiques sur place, en même temps que des effets antiphlogistiques et hémostatiques à distance par action réflexe vaso-constrictive.

Leurs applications sont nombreuses; nous citerons les principales.

Dans les maladies des yeux, ces applications sont devenues classiques ; les ulcères de la cornée, les infiltrations diffuses ou circonscrites, les kératites aiguës ou chroniques avec ou sans pannus, certaines conjonctivites, quelques variétés d'iritis sont très heureusement modifiées par ce moyen. Dans les vieux ulcères des membres on en retire aussi d'excellents effets.

Les compresses très chaudes sur la nuque et sur le front provoquent le spasme des vaisseaux de l'encéphale et combattent l'hyperhémie cérébrale. Les douleurs de tête ou cette sensation de poids à la partie supérieure du crâne, symptomatique de la congestion amenée par un travail intellectuel trop intense ou trop soutenu, seront promptement soulagées par ce même moyen ou par des lotions très chaudes. La céphalalgie nerveuse est également influencée favorablement par ce procédé. Dans la période d'invasion de la méningite, on peut en retirer quelque profit.

Une compresse ou un morceau de flanelle imbibés d'eau très chaude, appliqués autour du cou dans le croup, produisent souvent un calme remarquable. Ce moyen réussit toujours dans le faux croup, et dans ce cas il vaut encore mieux employer une éponge, ainsi que le conseillait Trousseau. Dans les angines et les laryngites inflammatoires, les compresses chaudes sont très efficaces en calmant les spasmes du pharynx et de la glotte et en attirant le sang à la peau.

La congestion pulmonaire au début, le rhumatisme articulaire, la congestion douloureuse du foie, sont modifiés par ce même procédé qui agit, dans tous ces cas, à la fois comme révulsif superficiel et vaso-constricteur profond. Des compresses de tarlatane imbibées d'eau très chaude diminuent rapidement la congestion des paquets hémorroïdaires procidents (Reclus).

Les effets analgésiques très nets des compresses très chaudes se font sentir journellement dans les cas de névralgies diverses, gastralgie, hépatalgie, névralgies dentaires, etc.

SACS EN CAOUTCHOUC

Les sacs en caoutchouc, que l'on peut également remplacer par des vessies de porc, constituent un procédé fort utile, en ce sens qu'ils permettent de maintenir en place de l'eau à des températures très basses ou très élevées, et pendant une durée très longue.

C'est ainsi qu'on peut, à l'aide d'un sac en caoutchouc, appliquer de la glace en permanence sur une région du corps. On peut également, par le même moyen, faire des applications prolongées d'eau très chaude.

Sac à glace. — Le sac à glace trouve son indication dans différents cas. Certains vomissements nerveux seront arrêtés par le sac à glace sur la région dorsale. Les métrorragies seront combattues par l'application de ce procédé sur les seins (Scanzoni) et sur les régions internes des cuisses. La glace sur la tête trouve son indication dans la méningite.

Les hémorragies utérines et les hématuries d'origine vésicale seront également arrêtées par des applications de glace sur le ventre; mais il s'agit là d'une réfrigération locale qui se transmet à la matrice ou à la vessie à travers les parois abdominales (1). Il en est de même de la glace sur l'épigastre dans les cas de péritonite; le refroidissement se produit par une action de voisinage. Nous en dirons autant pour les applications locales dans l'iléus, l'étranglement interne, etc.

La douleur pharyngée résultant d'une amygdalite phlegmoneuse est calmée par des vessies de glace appliquées sur l'angle de la mâchoire (Gouguenheim).

La glace maintenue en permanence sur la région précordiale élève rapidement la pression sanguine et diminue le nombre des battements du cœur (B. Silvà). Ce moyen rend parfois de grands services, dans certaines formes de fièvre typhoïde ataxo-adynamique dans lesquelles le pouls atteint 140, 160, en même temps que les contractions sont tumultueuses et très affaiblies (L. Jullien).

Dans les formes nerveuses ataxiques de la fièvre typhoïde, des applications de sacs de glace le long de la colonne vertébrale, laissés de 15 à 30 minutes et renouvelés plusieurs fois par jour, ont également donné de bons résultats (Dieulafoy).

L'application de la glace, pendant une demi-heure à une heure, sur la région ovarienne chez les hystériques pourrait, dans certains cas, déterminer une diminution dans le nombre et l'intensité des attaques (Charcot).

Dumontpallier a imaginé un système de réfrigération auquel on pourrait donner le nom de *serpentin de caoutchouc réfrigérant,* et qui consiste à faire circuler, par un système ingénieux de distribution, dans un tube replié sur lui-même et disposé en couverture ou en ceinture thoraco-abdominale, de l'eau dont on mesure et dont on règle très facilement la température à l'aide d'un appareil spécial de distribution.

A l'aide de ce procédé, Dumontpallier a constaté que l'on peut, par un abaissement progressif de 1 à 2 dixièmes par 10 minutes,

(1) SCHULTZE, cité par JOFFROY (*Thèse d'agrégation*. Paris, 1878), a fait de nombreuses expériences sur le refroidissement local obtenu par les applications de glace. D'après cet observateur, l'abaissement de la température serait de 10° à un demi-centimètre de profondeur; il ne serait plus que de 2° à 2 centimètres au-dessous de la surface d'application, et seulement de 0°,2 à 7 centimètres d'épaisseur.

Schlikoff est arrivé à des résultats analogues : l'application de glace sur la joue abaisse la température du thermomètre placé sur la face interne de 8° à 3°, suivant l'épaisseur de la joue. Des applications semblables faites sur le thorax abaissent la colonne d'un thermomètre introduit dans la plèvre (après thoracentèse), de 3°,7 dans un cas, de 1°,9 dans un autre. Enfin, le thermomètre étant placé dans le vagin, sa température descend de 0°,8 par l'application d'une large vessie de glace sur tout le ventre.

arriver en une heure et demie à un abaissement de 1° à 2° de la température rectale. En se servant d'eau à 10° ou 12°, et en ouvrant les robinets de l'appareil pendant une heure et demie toutes les trois heures, on maintient la température du sang au voisinage de ce qu'elle est normalement, et comme l'hyperthermie s'accroît pendant le jour et baisse pendant la nuit, il suffit de faire fonctionner l'appareil, suivant les indications du thermomètre, de 8 heures du matin à 8 heures du soir. Ce procédé est très bien supporté : il est plus simple et moins rigoureux que le bain froid; il n'a contre lui, dans la médecine usuelle, que d'exiger un appareil spécial (1).

Sac à eau chaude. — Le sac en caoutchouc, rempli d'eau très chaude (50° au moins), peut rendre de grands services dans les métrorragies et dans certaines ménorragies. Dans ces cas, on l'applique en permanence sur la région lombaire. Dans le même ordre d'idées, on peut se servir de sacs de toile remplis de sable très chaud, qui ont l'avantage de conserver beaucoup plus longtemps leur température. Ces divers moyens agissent à distance par action réflexe vaso-constrictive sur les vaisseaux et les fibres lisses de l'utérus.

Un médecin anglais, le docteur Chapmann, a érigé en véritable méthode l'emploi des sacs en caoutchouc remplis de glace ou d'eau chaude. Il se sert, à cet effet, d'un sac allongé divisé en trois compartiments, que l'on applique sur la colonne vertébrale à trois niveaux différents, qui correspondent, l'un à la partie inférieure de la région cervicale, le second à la partie supérieure du dos, et le troisième à la région dorsale inférieure.

La théorie de cette méthode serait que les applications faites à chacun de ces niveaux influenceraient la circulation soit de la tête, soit de la partie supérieure du tronc, soit de la moitié inférieure du corps. Partant de ce principe, Chapmann applique la glace ou l'eau chaude, pendant une durée de deux à huit heures par jour, sur ces différentes régions de la colonne vertébrale. Il emploierait ce mode de traitement dans un grand nombre d'affections : paralysie, céphalalgie, insomnie, hallucinations, hémianesthésie, tics de la face, épilepsie, métrorragie, menstruation irrégulière, leucorrhée, constipation, diarrhée, diabète, etc. Par les applications froides il augmenterait le mouvement fluxionnaire dans les vaisseaux; par les applications chaudes il le diminuerait (2).

La méthode de Chapmann n'a pas donné en France de résultats

(1) DUMONTPALLIER, *Comptes rendus de l'Académie des sciences*, 1883.
(2) CHAPMANN, *Functionnal diseases of women, etc.* London, 1863.

bien satisfaisants. Il faut avouer, du reste, que le mécanisme qu'elle invoque est absolument hypothétique, et dans beaucoup de cas, notamment pour les applications froides dans la métrorragie, en désaccord avec les résultats habituellement constatés par la plupart des observateurs.

LOTIONS PARTIELLES

Chacun connaît l'importance des lotions partielles froides, fraîches ou tièdes, comme pratique de propreté et d'hygiène. Mais, au point de vue thérapeutique, ce procédé peut présenter certaines indications spéciales qu'il est bon de passer en revue.

Les lotions peuvent être froides ou chaudes.

Lotions froides. — Les lotions froides partielles calment la sensibilité de la peau, et trouvent leur emploi dans certaines affections prurigineuses, vulvite, érythèmes, intertrigo, etc.

Par leur action constrictive sur le système vasculaire, elles sont utiles pour prévenir et même guérir le varicocèle et pour diminuer la tension des hémorroïdes.

Les lotions froides de la tête et de la nuque combattent les douleurs et la céphalalgie dues à l'anémie cérébrale. Mais, pour obtenir ce résultat, il faut que l'eau soit très froide, presque glacée, et que l'application soit très courte, afin de déterminer, par action réflexe sur les vaisseaux du cerveau, une dilatation vaso-motrice de ces vaisseaux et une plus forte irrigation de l'organe (1). Ces mêmes considérations s'appliquent aux lotions céphaliques chez les convalescents ayant une insuffisante irrigation artérielle du cerveau et de la faiblesse cérébrale par suite d'une diminution de l'activité circulatoire.

Lotions chaudes. — Les lotions chaudes partielles peuvent être très utiles en thérapeutique, et leur emploi présente les mêmes indications que celui des compresses très chaudes. Nous n'insisterons donc pas. Dans certaines régions, toutefois, leur application peut comporter quelques nuances qu'il est utile de connaître. C'est ainsi que les lotions céphaliques devront être administrées à une température très élevée (48° à 50°), lorsqu'on voudra provoquer un spasme des vaisseaux encéphaliques. A l'aide de ce procédé, on

(1) On comprend, en effet, qu'une application moins froide et prolongée, comme des compresses réfrigérantes par exemple, produirait des effets tout opposés, en déterminant le spasme des vaisseaux de l'encéphale.

combattra les phénomènes d'hyperhémie cérébrale. Les lavages de la tête et du cou à l'eau très chaude seront également très utiles pour favoriser le sommeil, chez les individus dont le cerveau reste congestionné outre mesure par le travail qu'on lui impose ; il en est de même de certains sujets dyspeptiques qui ont des troubles congestifs par suite de l'irritation habituelle du plexus solaire.

Si les lotions céphaliques étaient pratiquées avec de l'eau moins chaude, à 38° ou 40°, c'est-à-dire un peu au-dessus de la zone neutre, on ne provoquerait pas d'effets excito-moteurs par voie réflexe, mais seulement dans ces cas une congestion légère, par effet direct, des vaisseaux du cerveau. Ce moyen lui-même peut être utilisé dans certains états morbides dus à l'anémie cérébrale : dans ces circonstances, nous le répétons, les lotions sur la tête seront administrées à une température de 38° à 40° environ et pendant une durée assez prolongée. Tous ces détails, on le voit, ont une importance capitale.

L'eau chaude à une température excessivement élevée (60° et davantage) rend de grands services dans le traitement de l'acné de la face, en produisant une constriction violente de tout le réseau capillaire. On peut toucher plusieurs fois par jour la surface acnéique au moyen d'une éponge imbibée d'eau très chaude. Ces attouchements seront combinés avec des lotions à l'eau très chaude (48° à 50°). La rougeur et la douleur causées par ces applications disparaissent très rapidement. Pour les attouchements, on peut se servir d'un instrument appelé *thermophore,* sorte de tube de verre monté sur une poignée et terminé par une cupule contenant une éponge ; le tube contient de l'eau très chaude, que l'on obtient en chauffant le tube au moyen d'une lampe à alcool (1).

Les lotions très chaudes produisent de bons effets dans les hémorroïdes procidentes et tuméfiées. On applique sur la tumeur, après chaque défécation, une éponge imbibée d'eau à une température variant de 53° à 60°, et cette application doit être renouvelée jusqu'à sensation de cuisson vive et persistante. Sécher ensuite avec un linge fin sans frotter. Au bout de quelques jours, les bourrelets deviennent souples et se réduisent.

(1) LEVISEUR, *The med. Record,* 1890.

CHAPITRE VII

PROCÉDÉS ET APPAREILS (*suite*)

PROCÉDÉS ANNEXES DE L'HYDROTHÉRAPIE (SUDATION) — HYDROTHÉRAPIE A DOMICILE — L'EAU EN BOISSON

Procédés annexes de l'hydrothérapie (sudation). — Les procédés que nous allons décrire ont pour but d'augmenter la calorification du corps et de provoquer la sueur. On obtient ce résultat à l'aide du calorique employé sous différentes formes.

Maillot sec. — Ce procédé se pratique soit dans la chambre du malade, soit dans une salle spéciale située à proximité des salles d'hydrothérapie. Il consiste à envelopper le corps entièrement nu dans deux couvertures de laine, que l'on recouvre au besoin d'un édredon, de façon à concentrer à la périphérie du corps tout le calorique qui en rayonne et à favoriser ainsi, par son accumulation, une transpiration plus ou moins abondante. Les couvertures ne doivent pas trop serrer le corps, au point d'occasionner une grande gène et d'entraver la respiration : le malade doit pouvoir faire quelques mouvements légers avec ses bras et ses jambes, mouvements qui favorisent même l'apparition de la sueur; le point important est de bien appliquer les couvertures autour des épaules et du cou, afin d'empêcher la chaleur de se dégager par cette ouverture. Une serviette sera placée entre le menton et les couvertures, de façon à éviter le frottement désagréable de la laine sur le cou. Chez les malades qui sont souvent tourmentés par le besoin fréquent d'uriner, on placera un urinal entre leurs jambes.

Les premiers phénomènes qui se présentent au début de l'enveloppement consistent d'abord dans la diminution du nombre des pulsations et des mouvements respiratoires. Bientôt les pulsations deviennent plus fréquentes, jusqu'à 90 à la minute (Lubanski), bien que cet accroissement dans les battements du cœur ne soit pas accompagné d'une exagération parallèle dans les mouvements de la respiration.

Après un temps plus ou moins long qui varie, suivant la saison, entre une et deux heures, l'accumulation du calorique arrive à son apogée; le malade est en proie à une agitation très grande, qui n'est que passagère et qui précède toujours l'instant où la sueur va se déclarer. C'est ici le moment le plus pénible de l'opération : la tête est lourde, le visage turgescent; on note du vertige, des bruissements d'oreilles, des nausées, une soif intense, quelquefois de petites hémorragies dans les organes vasculaires.

On ouvre alors les fenêtres pour que le malade puisse respirer l'air frais du dehors, si l'aération de l'appartement n'est pas suffisante. Dès que la moiteur s'est manifestée, on applique des compresses réfrigérantes sur le sommet de la tête; on peut même les appliquer plus tôt si la tête est douloureuse et la figure injectée. On fait boire au malade, tous les quarts d'heure, quelques gorgées d'eau froide, de façon à activer la production de la sueur et à calmer l'excitation intérieure. Il faut avoir soin, néanmoins, de ne faire boire ni trop tôt, ni trop à la fois, car on pourrait manquer son but : dans ce cas, l'eau, qui devrait augmenter la transpiration, la diminue ou la suspend, et au lieu d'être éliminée par la peau, elle se porte directement vers la vessie, qu'elle fatigue pendant la durée de l'enveloppement (P. Vidart).

Il se manifeste quelquefois, au début de l'emmaillotement, une sensation de bien-être et une tendance au sommeil qu'il faut combattre, car elle entrave la transpiration et rend le maillot beaucoup plus prolongé et plus pénible.

C'est au moment où la température atteint son maximum que la sueur apparaît. D'après Robert Latour, la température périphérique ne dépasserait jamais 2°; quant à la température centrale, elle ne s'élèverait pas au delà de 1° (Halleman).

La durée du maillot sec varie depuis une demi-heure jusqu'à quatre et cinq heures, suivant la facilité du sujet à transpirer plus ou moins vite. Il est certains malades qui transpirent très difficilement, quelques-uns pas du tout; il en est d'autres qui transpirent plus facilement l'après-midi que le matin; chez d'autres, enfin, il est nécessaire de stimuler préalablement la peau par des frictions au drap mouillé ou par l'emploi des douches pendant quelques jours (Gillebert-Dhercourt).

Quand on juge que la transpiration est suffisamment abondante et prolongée, on transporte alors le malade tout emmailloté dans la salle de douches, et on le soumet à une opération froide (douche, piscine, etc.) qui augmente les effets révulsifs du maillot sec, en même temps qu'elle combat les effets excitants produits par la calorification prolongée. Quand le maillot est pratiqué dans la chambre, on termine l'opération par une affusion ou une lotion froide.

La quantité de sueur fournie par l'organisme sous l'influence du maillot sec peut varier de 100 grammes à 1 kil. 200 grammes du poids de l'individu (1).

Le maillot sec, dont on faisait un véritable abus autrefois, est indiqué dans tous les cas où l'on veut amener une vive excitation de la peau et des glandes sudoripares. On l'employait surtout pour augmenter la calorification du corps avant de soumettre les sujets à l'eau froide.

Ce procédé est fort peu administré aujourd'hui : il est pénible pour le malade et difficile à surveiller; de plus, son administration exigeant le plus souvent une durée très longue, de plusieurs heures, pour obtenir le résultat recherché, il en résulte des phénomènes d'irritabilité, d'excitation nerveuse et de fatigue générale, qui surviennent bientôt à la suite de son emploi. Avec certains autres procédés de sudation ou l'eau chaude, on arrive bien plus facilement aux mêmes résultats, sans avoir à redouter les inconvénients du maillot sec.

Le maillot sec est absolument contre-indiqué dans les affections cardiaques, les états congestifs et dans toutes les maladies où domine l'excitabilité nerveuse (hystérie, chorée, etc.) ou l'épuisement de l'organisme (neurasthénie, chloro-anémie, etc.).

Maillot humide diaphorétique. — Ce procédé n'est autre chose que l'application, dans sa forme diaphorétique, du *maillot humide* que nous avons décrit au chapitre v (voy. *Maillot humide*). La technique de cette opération consiste, ainsi que nous le rappellerons, à envelopper le malade dans un drap trempé dans de l'eau froide (8° à 12°), puis fortement tordu; par-dessus on l'entoure de deux couvertures de laine.

(1) Il y a évidemment une limite déterminée à la transpiration pour chaque sujet; Gillebert-Dhercourt cite à l'appui l'exemple suivant : Un malade, après une heure et demie d'enveloppement, était en nage; après deux heures, le lit était traversé et la sueur tombait goutte à goutte sur le plancher; après deux heures et demie, les gouttes se répétaient au nombre de 24 par minute; après deux heures quarante minutes, leur nombre était descendu à 15 par minute; après deux heures quarante-cinq minutes, il n'était plus que de douze. (*Recherches sur la sueur*. Lyon, 1853.)

Lorsqu'on veut obtenir la transpiration, c'est-à-dire les effets *diaphorétiques*, on prolonge l'enveloppement pendant 2 heures, 3 heures et même davantage : sous cette influence, la chaleur s'accroît et le pouls s'accélère, et la sudation s'établit bientôt, plus ou moins abondante. Quand les phénomènes d'excitation qui précèdent l'apparition de la sueur apparaissent, on applique alors des compresses humides sur la tête et on fait boire au malade de petites gorgées d'eau froide. On termine l'opération, comme pour le maillot sec, par une application froide.

Priessnitz employait beaucoup le maillot humide prolongé comme moyen de préaction, avant de soumettre ses malades à l'eau froide. Sous ce rapport, son emploi n'est guère légitimé, car la sueur qu'il provoque est en général peu abondante, et il ne compense pas les inconvénients et la fatigue qu'il détermine.

Mais dans certains cas spéciaux, il peut trouver son indication utile, comme chez quelques individus cachectiques et affaiblis (cachexie syphilitique, paludéenne, intoxication morphinique, alcoolique, etc.), et chez certains dyspeptiques atteints de dilatation d'estomac, dans la diathèse arthritique, goutteuse, dans l'obésité. Chez ces malades, le maillot humide prolongé donnera souvent de bons résultats, car son emploi est beaucoup moins excitant et moins débilitant que le maillot sec ou certaines méthodes dans lesquelles on met en œuvre la vapeur (étuve humide); il produit, de plus, au niveau de la peau des stimulations réflexes qui influencent favorablement tous les organes de l'économie.

Le maillot humide diaphorétique sera contre-indiqué dans les états congestifs, chez les sujets atteints d'irritabilité nerveuse, et dans le diabète, où il pourrait déterminer des éruptions cutanées.

Étuve sèche générale. — L'étuve sèche générale est constituée par une chambre hermétiquement close contenant de l'air chaud à une température plus ou moins élevée. Le générateur de la chaleur est formé par des tuyaux dans lesquels on fait circuler de l'eau chaude, de la vapeur ou de l'air surchauffé.

La température de l'étuve sèche peut varier de 35° à 90°; on a pu même, dans un but expérimental, dépasser cette dernière température, car l'action de la chaleur sèche sur le corps est beaucoup plus facile à supporter que celle de la chaleur humide, et il serait impossible de séjourner dans un bain de vapeur à des températures aussi élevées que dans un bain d'air chaud.

La salle d'étuve sèche peut présenter plusieurs gradins superposés, disposition qui permet d'obtenir une chaleur d'autant plus forte qu'on s'élève davantage. Une fontaine à eau courante permettra au malade de se lotionner la tête lorsque la chaleur sera trop pénible.

Beaucoup de sujets ne peuvent supporter plus de 40° dans l'étuve sèche, tandis que d'autres arrivent à des températures très élevées. La moyenne se maintient à une température de 45° à 50° pendant une durée de 20 à 30 minutes.

Les effets physiologiques produits par l'étuve sèche ne diffèrent pas de ceux du calorique intense sur l'économie. Les vaisseaux capillaires de la peau se dilatent et les glandes sudoripares deviennent le siège d'une sécrétion abondante. Si la durée de l'opération se prolonge ou que la température soit trop élevée, la chaleur animale peut s'accroître dans de notables proportions, de 1°, 2°, 3°, et des troubles surviennent dans les différentes fonctions : exagération des battements du cœur, fréquence des pulsations artérielles, respiration courte et fréquente, oppression, angoisse précordiale, soif intense, nausées, céphalalgie, bourdonnements d'oreilles, vertige, etc. Il faut se hâter de sortir de l'étuve pour se soumettre à une application froide; souvent, même après l'eau froide, il se produit une syncope, que l'on explique par le reflux du sang qui, après s'être porté longtemps et violemment au cerveau, abandonne brusquement cet organe sous l'influence de l'eau froide.

Les étuves sèches générales sont des procédés difficiles à régler et à surveiller par le médecin. Lorsqu'on ne recherche que des effets hygiéniques, chez des sujets sains ou relativement bien portants, elles peuvent avoir leur utilité, surtout si elles s'accompagnent des manipulations habituelles dont on les entoure dans les *hammams;* mais lorsqu'on les applique à des malades, dans un but thérapeutique, il faut, à part quelques exceptions, rejeter leur emploi, et ne faire usage que de l'étuve limitée que l'on peut surveiller et diriger avec la plus grande facilité.

Bains romain, turc, maure. — Les bains de l'ancienne Rome se composaient de plusieurs salles d'étuve sèche à des températures graduées. La première, ou *tepidarium,* était à une température de 45° à 55°; la seconde, ou *calidarium,* oscillait entre 70° et 75°; la troisième, *laconicum,* était à une température encore plus élevée, 90°, et l'on y séjournait fort peu de temps. De là, le sujet passait dans la salle de massage (*alipterium*), et était ensuite soumis à des applications tièdes ou froides (ablutions, bains, piscines).

Le bain *turc,* à Constantinople, n'est autre chose que le bain renouvelé des Romains. Les frictions y jouent un grand rôle, et sont pratiquées à l'aide d'un morceau d'étoffe en poil de chèvre destiné à débarrasser la peau des débris épidermiques mélangés à la sueur. Le bain *maure* ne diffère pas du précédent; des frictions énergiques sont également pratiquées, pendant la sudation, avec un gant d'alfa.

Dans les *hammams* modernes on réalise les mêmes conditions que dans le bain romain ou turc, et le patient est soumis successivement à des transpirations dans des étuves graduées, suivies de frictions, de massage et d'une application d'eau froide (douche, piscine). Ces procédés constituent des agents hygiéniques par excellence, si l'on n'en fait pas un usage immodéré, et rendent de grands services chez les individus dont la peau fonctionne mal ou chez ceux qui sont atteints de diathèse arthritique ou goutteuse, à la condition que le cerveau ou le cœur ne soient pas disposés aux congestions. Comme procédés thérapeutiques proprement dits, on ne saurait les recommander d'une façon générale, et l'on doit donner la préférence aux étuves limitées; cependant, dans certains cas, elles sont très utiles en permettant de combiner avec la sudation l'emploi simultané du massage, comme dans quelques formes de névralgie, de rhumatisme musculaire chronique, etc.

Étuve sèche limitée. — L'étuve sèche *limitée* est un procédé dans lequel la tête est soustraite à l'influence de la chaleur; le corps seul, sans la tête, est soumis à la température élevée de l'étuve. On réalise ce moyen par l'emploi de deux moyens, le *fauteuil à sudation* et le *bain d'air chaud en caisse.*

Fauteuil à sudation. — Ce procédé a été préconisé par Fleury, qui l'employait, dans certains cas, comme moyen de préparation à la douche froide. Il porte également le nom d'*étuve à la lampe.*

Le malade, entièrement nu, est placé sur une chaise dont le siège est élevé de 65 centimètres au-dessus du sol; les pieds reposent sur un escabeau adhérent à la chaise; entre les pieds de devant est placée une planche verticale destinée à préserver les mollets d'une trop grande chaleur, mais cette planche, le siège et l'escabeau sont percés de trous d'un centimètre de diamètre destinés à donner passage au calorique; sur le siège est disposé un drap plié en plusieurs doubles de façon à ne déborder dans aucun sens, et destiné à préserver les fesses.

Le malade étant assis, la chaise est entourée, d'arrière en avant, par une grande couverture de laine que plusieurs cerceaux en bois ou en jonc, fixés latéralement et en arrière à l'appareil, maintiennent écartée du malade, de telle sorte que celui-ci se trouve enfermé dans une atmosphère close d'une étendue déterminée par les dimensions de la chaise et des cerceaux (1) qui l'entourent.

La couverture est fixée supérieurement autour du cou du malade par une forte épingle à maillot; inférieurement, les deux bouts sont ramenés en avant et fixés également par une épingle.

Une seconde couverture est disposée de la même manière d'avant en arrière, et recouverte à son tour par un large manteau imperméable attaché autour du cou par des cordons.

Une lampe à alcool, munie de quatre becs, est alors placée sur le sol au milieu de l'espace circonscrit par les quatre pieds de la chaise, et l'opération commence. Le pouvoir calorifique de la lampe peut être augmenté ou diminué à volonté, soit en élevant ou en abaissant les mèches, soit en éteignant un ou plusieurs becs au moyen d'un éteignoir qu'on laisse en place, afin que les mèches ne se rallument pas spontanément.

Lorsqu'on veut mettre fin à l'opération, on enlève le manteau imperméable, la première couverture et les épingles de la deuxième; le malade se lève en croisant sur sa poitrine la couverture que l'aide soulève par derrière et fait passer par-dessus le dossier et les arcs de la chaise. Ainsi enveloppé, il se dirige vers la douche ou vers la piscine.

Bain d'air chaud en caisse. — Ce procédé, qui est entré dans la pratique courante, est peut-être préférable au fauteuil à sudation, car il permet de graduer plus exactement la température de l'air chaud qui entoure le malade.

Il consiste en une caisse en bois, munie à l'intérieur d'une chaise en bois percée de trous sur laquelle le sujet s'assoit, et d'un escabeau sur lequel il appuie ses pieds; une planche verticale, percée de trous, est fixée en avant entre la chaise et l'escabeau, afin de garantir les mollets de la chaleur.

La caisse est close de toutes parts, mais une porte mobile, située en arrière, donne accès dans l'appareil. A la partie supérieure et postérieure, au point où doit se trouver la tête, il y a une échancrure destinée à livrer passage au cou; une collerette en caoutchouc, adaptée au rebord de cette échancrure, permet l'obturation complète de la caisse; pour rendre cette fermeture plus complète, on peut même entourer le cou du sujet d'un drap roulé et mouillé.

Le chauffage de l'appareil s'obtient soit au moyen d'une lampe à plusieurs becs, soit avec un appareil à gaz. Un thermomètre, dont la boule plonge dans la caisse, indique la température de l'air inté-

(1) La convexité de ces cerceaux ne doit pas dépasser la hauteur des épaules.

rieur. Comme les appareils de chauffage reposent dans une petite loge à porte mobile, rien n'est plus facile que de graduer la chaleur de l'extérieur.

Dans ce système, la température de l'air chaud est beaucoup plus facile à graduer que dans le fauteuil à sudation de Fleury.

Les étuves limitées, et notamment celle que nous venons de décrire, présentent sur les étuves générales de nombreux avantages qui en font un procédé médical beaucoup plus parfait.

« Tout d'abord, la tête étant hors de l'étuve, on court beaucoup moins de chances de congestion, et le médecin apprécie parfaitement l'état de son patient avec lequel il peut rester en communication constante. La tête participe cependant à la sudation générale, et l'on voit peu à peu la figure se couvrir d'une transpiration abondante.

« Dans cette position, l'air pénètre beaucoup moins chaud dans les poumons. On doit même, dès que la sudation est établie, ouvrir une porte ou une fenêtre pour permettre l'introduction d'un air frais, qui combat avantageusement l'élévation anormale de la température du corps et procure au patient une sensation de bien-être toute particulière. Ce procédé est d'ailleurs sans le moindre danger, et il faut ne jamais l'avoir employé pour craindre de le voir amener des bronchites ou des pneumonies, comme on l'en a accusé bien à tort. Faire respirer de l'air frais au patient pendant qu'il est soumis à une température élevée et que son corps est en transpiration est tout à fait aussi inoffensif que de lui donner une douche glacée immédiatement quand il sort de l'étuve. On doit même, s'il est exposé aux congestions encéphaliques, lui mouiller fréquemment la tête avec une compresse imbibée d'eau froide.

« Afin de faciliter la transpiration, on peut, en même temps, donner de dix en dix minutes un peu d'eau fraîche à boire au patient. Ce procédé est encore sans le moindre danger.

« Avec le bain en caisse, on a encore l'avantage de pouvoir régler la température à son gré. Chez les personnes craintives, on est à même de commencer par des chaleurs modérées, et de n'arriver que progressivement à une température capable de provoquer une forte transpiration. Il est d'ailleurs très important d'augmenter graduellement la température, du commencement à la fin de chaque séance. L'air de la caisse doit être à une température d'environ 35° quand le sujet y prend place. On règle ensuite la chaleur de façon à élever peu à peu la température jusqu'à 50° ou 60° au maximum. Cette partie de l'opération ne doit pas durer moins de 15 à 20 minutes, surtout chez les personnes exposées à des troubles cardiaques. Sans cette précaution, quand l'ascension de la température est trop brusque, les sujets deviennent anxieux et sont exposés à la syncope. — Quand la température voulue est atteinte, on prolonge encore l'opération pendant quelques minutes, jusqu'à ce que la transpiration soit assez abondante, puis on enveloppe le sujet dans des couvertures et on le met sur un lit de repos, ou, mieux encore, on lui fait prendre immédiatement une douche froide ou écossaise.

« On peut arriver ainsi au résultat désiré en vingt minutes ou une demi-heure, en poussant assez rapidement la température jusqu'à 60°. Nous conseillons cependant d'y mettre plus de lenteur. Mieux vaut prolonger l'opération pendant une heure ou même deux heures, si c'est nécessaire, sans élever la température à plus de 50° ou 55°.

« Enfin on emploie avec avantage la chaleur artificielle du bain en caisse pour préparer certains sujets à recevoir la douche. Ceux qui, par leurs occupations ou à cause d'infirmités, se trouvent dans l'impossibilité de faire aucun exercice avant la douche, ont grand intérêt à passer quelque temps d'abord dans la caisse, avant d'affronter la douche. On a aussi conseillé ce procédé, après la douche, aux personnes qui ne se réchauffent pas facilement. Mais ici nous sommes d'un avis contraire. Après la douche, la réaction ne doit être provoquée que par un exercice modéré, ou, si l'exercice est impossible, par une friction énergique sur tout le corps (1). »

Les effets thérapeutiques de l'étuve sèche limitée se font sentir dans un grand nombre d'affections : maladies chroniques des organes thoraciques ou abdominaux, accompagnées de sécheresse de la peau, début d'irritation bronchique, états congestifs du poumon, du foie, de la rate, certains épanchements chroniques des cavités séreuses, rhumatismes chroniques articulaires ou musculaires, lumbago, névralgies récentes ou anciennes, migraine ophtalmique (Bonnal), états cachectiques d'origine paludéenne, organopathies liées à la goutte, à la scrofule, à la syphilis constitutionnelle, intoxications par le plomb, le mercure, la morphine, diabète, obésité, certains eczémas torpides, etc., en un mot dans tous les cas où l'on veut mettre en jeu la médication sudorifique, éliminatrice et altérante. Dans tous ces cas, à part de rares exceptions, la séance de bain d'air chaud sera suivie d'une application froide.

Les contre-indications à l'étuve sont les affections organiques du cœur, les affections nerveuses à forme d'excitation et les états qui

(1) Descourtis, *L'étuve sèche partielle*, in *Revue d'hygiène thérapeutique*, mars 1889.

s'accompagnent de dépression physique. Elle doit être aussi déconseillée aux femmes qui souffrent de congestion ou d'inflammation utérine, car ce procédé favorise l'hyperhémie de la matrice. La tendance à la congestion céphalique n'est pas une contre-indication absolue à l'étuve limitée, si l'on a soin d'en bien surveiller l'emploi : il faut veiller, dans ces cas, à ce que l'élévation de la température ne soit jamais trop forte, qu'elle s'établisse progressivement, et que la séance ne soit pas trop prolongée.

Il ne sera pas sans intérêt de rapporter ici, à propos des bains de vapeur en caisse, certaines notes historiques, mises au jour par le docteur Moreau, de Tours (1), et qui démontrent que, dès le milieu du siècle dernier, on appliquait les bains de vapeur, quoique sous une forme très rudimentaire.

Dans un traité, datant de 1741, sur *La médecine et la chirurgie des pauvres*, qui contient des remèdes choisis, faciles à préparer et sans dépenses, pour la plupart des maladies internes et externes qui attaquent le corps humain, par M..., nous relevons ce moyen primitif de prendre un bain de vapeur :

« Mettez dans un tonneau, dans lequel il y aura eu de bon vin, et duquel on aura sûrement ôté la lie du fond et non le tartre attaché autour, et l'ouverture d'en bas sur des pierres; faites un peu de feu clair avec du sarment, si vous en avez, par-dessous; quand il sera bien chaud, remettez l'ouverture en haut et entrez dedans nu, assis ou droit, à votre commodité; faites-le bien couvrir tout autour, votre tête étant dehors, afin de conserver la chaleur; si la chaleur du tonneau ne vous fait pas assez suer, mettez à vos pieds deux petits pots où il y ait telle quantité d'eau-de-vie rectifiée que vous voudrez, à laquelle vous mettez le feu. Lorsque vous aurez sué, mettez-vous dans un lit bien chauffé qui doit être proche du tonneau. Prenez deux œufs frais et un demi-verre de bon vin, reposez-vous en attendant le dîner, et mangez quelque chose de bien nourrissant. Faites cela deux fois la semaine pendant quelque temps selon le besoin. D'autres se mettent dans le tonneau, enveloppés d'un grand drap mis en double, bien sec et très chaud, qu'ils tiennent serré autour du cou, ayant la tête seule hors du tonneau, couverte de trois ou quatre coiffes parfaitement sèches. Ceci doit se faire dans une chambre bien close et où l'air n'ait aucune entrée. Ce remède est excellent pour la paralysie, rhumatisme, catarrhe et autres fluxions froides sur bras et jambes, ou autres parties du corps. »

(1) Cité par le Dr DESCOURTIS, in *Revue d'hygiène thérapeutique*, juin 1892.

Voici une autre description d'une chaise dite fumigatoire, qui était également la forme rudimentaire de ce que nous employons à l'époque actuelle :

« La chaise fumigatoire, nous dit-on, est une machine propre à donner les fumigations mercurielles dans les maladies vénériennes, et dont on doit l'invention à M. Lalouette, docteur régent de la Faculté de médecine de Paris (1776).

« Cette machine est une espèce de boîte, en quarré long, dans laquelle le malade est enfermé et assis sur un siège percé et mobile au moyen de crémaillères, lequel siège peut être haussé et baissé à raison de la taille plus ou moins grande des malades. Le plancher qui est dessous est percé d'un trou quarré, pour recevoir le fourneau dans lequel on jette la préparation mercurielle dont on fait la fumigation. Au niveau de ce plancher, à l'un des côtés de la boîte, est une ouverture à coulisse par laquelle on jette sur le feu ce remède en poudre. Au haut de la boîte est aussi une ouverture à coulisse pour le passage du cou, laquelle étant fermée par le pieu qui s'y ajuste, laisse la tête en dehors. Pour que la vapeur soit retenue plus longtemps dans la boîte, on observera d'entourer le cou du malade d'une serviette serrée légèrement.

« Ceux qui voudront plus de détails sur cette machine consulteront les planches que M. Lalouette a fait graver et qu'il a publiées à la fin de son ouvrage : *Nouvelle méthode de traiter les maladies vénériennes par la fumigation*, etc., publié, par ordre du roi, à Paris, chez Mérigot l'aîné, libraire, quai des Grands-Augustins. 1776. »

Il existe encore quelques procédés populaires que les habitants des campagnes mettent en usage pour obtenir la transpiration artificielle. C'est ainsi que certains se mettent dans un four à pain, que l'on a chauffé avec des plantes aromatiques. D'autres se font suer au moyen de vapeurs chaudes qui se dégagent de morceaux de chaux vive entourés d'un linge mouillé, ou mélangés avec de l'eau entre deux assiettes creuses : la chaux est introduite dans le lit, dont on a un peu soulevé la couverture à l'aide d'un cerceau ou d'un petit tabouret. Les habitants des plages creusent souvent, dans le sable chauffé au soleil, un trou dans lequel ils s'enterrent jusqu'au cou, en protégeant la tête par un moyen quelconque.

Étuve humide générale. — L'étuve humide générale, ou *bain de vapeur*, est constituée par une salle close dans laquelle pénètrent des courants de vapeur d'eau dont la température peut varier de 35° à 75°. Un robinet règle l'apport de la vapeur et permet d'augmenter ou de diminuer la température de la chambre.

De même que pour l'étuve sèche, un certain nombre de sujets peuvent supporter dans l'étuve humide de très hautes températures; les peuples du Nord, les Russes et les Finlandais, arrivent facilement à 75°. Mais, dans la pratique habituelle, il est rare que l'on puisse dépasser 40°; ainsi que nous l'avons dit, on supporte, dans le bain de vapeur, des températures beaucoup moins élevées que dans l'étuve sèche.

La durée du séjour dans l'étuve humide générale variera depuis 15 minutes jusqu'à 30 minutes, après quoi le sujet sera soumis à une application froide.

De même que pour l'étuve sèche générale, le bain de vapeur général est d'une surveillance difficile; aussi, pour les usages médicaux, doit-on lui préférer le bain de vapeur en caisse.

Étuve humide limitée. (*Bain de vapeur en caisse.*) — L'étuve humide limitée s'administre dans une caisse analogue à celle que nous avons décrite pour l'étuve sèche limitée, c'est-à-dire une boîte échancrée permettant à la tête de rester en dehors de l'appareil; mais, ici, il est nécessaire d'avoir un générateur à vapeur qui se mette en communication avec la caisse par un tuyau : ce tuyau est lui-même divisé de telle sorte que la vapeur soit uniformément répartie dans l'ensemble de l'appareil. Une clef extérieure permet de régler la circulation de la vapeur.

Le malade entre dans la caisse dès que la vapeur y est en quantité suffisante pour qu'il n'ait pas l'impression du froid. Puis la température monte progressivement jusqu'à un niveau de 38°, 40°, 42°, et quelquefois davantage. Le degré de la température est apprécié à l'aide d'un thermomètre dont la boule plonge dans l'appareil.

Au bout de quelques minutes, la vapeur condensée au niveau de la peau ruisselle sur tout le corps; bientôt la sueur survient, et le ruissellement devient de plus en plus abondant; la tête elle-même participe à la sudation générale. Après un temps qui peut varier, suivant les cas, entre 10, 20 et 30 minutes, on termine l'opération en administrant au malade une application froide (douche, piscine, affusions) qui combat l'action débilitante du procédé, rend à la peau et aux muscles toute leur tonicité et calme l'excitation du système circulatoire et du système nerveux.

Plusieurs observateurs se sont occupés de la quantité de sueur que l'on pouvait perdre dans le bain de vapeur. D'après Berger et Delaroche, la transpiration serait, même à degré inférieur de température, plus abondante dans l'étuve humide que dans l'étuve sèche. Elle serait également plus abondante dans le bain très chaud que dans l'étuve humide. En 7 à 8 minutes, Lemonnier perd 612 grammes dans un bain à 45°. Dans une étuve sèche de 50° à 52° pendant 13 minutes, Berger perd 50 grammes de son poids, et Delaroche 150 grammes. Dans une étuve humide de 37° à 51°, Delaroche perd en 10 minutes et demie 220 grammes; dans une étuve humide de 41° à 53°, Berger perd en 12 minutes et demie 310 grammes (1). Cette perte de poids se continue plus ou moins longtemps après le bain, par suite de la persistance de la transpiration. Bonnal, après un séjour de 3 heures dans une étuve sèche à 40°, a constaté une différence de 1,100 grammes, et, chez le même sujet, une perte de 600 grammes après un séjour de 25 minutes dans une étuve humide à 41°; de plus, tandis que la transpiration s'arrête immédiatement et d'elle-même au sortir d'un bain d'air chaud à 50°, elle se continue pendant très longtemps au sortir d'un bain saturé de vapeur ou d'un bain de baignoire à 40°. Il est évident que, dans toutes ces expériences, il aurait fallu également tenir compte de la perte du poids due à l'exhalation pulmonaire.

Les effets physiologiques du bain de vapeur en caisse se rapprochent de ceux de l'étuve sèche limitée; mais ils présentent, en plus, des caractères spéciaux dus à l'action de la vapeur d'eau sur la peau et à la véritable macération qui en résulte. « Les couches superficielles de l'épiderme, dit Descourtis, sont ramollies, les orifices des glandes se débarrassent des matières organiques qui les obstruent, et une action mécanique faible, une simple friction par exemple, fait disparaître les cellules superficielles mortifiées et le vernis imperméable qui les agglomère. Par suite, les fonctions de la peau sont notablement accrues, et cet émonctoire puissant est rendu à sa vie normale.

« Cette propriété du bain de vapeur a une grande importance pour toutes les personnes dont la peau fonctionne mal, surtout si elles ont des habitudes sédentaires. Chez l'homme du peuple, qui mène une vie physique active, la sueur provoquée par l'exercice débarrasse la peau de tous les déchets organiques qui l'encombrent. Au contraire, chez l'homme des villes, et chez tous ceux qui ne suent pas, il faut recourir à des procédés artificiels parmi lesquels le bain d'eau simple remplit incomplètement le but. Il est préférable, pour eux, d'avoir recours à la sudation forcée dans l'étuve sèche, ou, mieux encore, dans l'étuve humide, car l'action est

(1) D'après Wigand, la perte de poids serait de 15 grammes par minute, dans une étuve humide à 45°.

alors bien plus complète, et on n'observe pas les phénomènes d'excitation, d'irritabilité nerveuse et l'insomnie qui suivent parfois le séjour dans l'air sec surchauffé.

« Les autres effets du bain de vapeur se font sentir en particulier sur la circulation. Le pouls devient plus plein, plus fréquent, et arrive à battre 120 et 130 fois par minute, mais il est préférable de ne jamais pousser l'expérience jusqu'à cette extrême limite. A ce moment, en effet, le cœur bat avec force, et l'on s'expose à des accidents, congestion cérébrale ou syncope, ce qui n'est jamais à craindre quand on procède lentement et avec prudence.

« Par le fait même de cette sudation, qui entraîne avec elle une foule de produits nocifs, le malade perd une certaine quantité de la masse liquide de son sang et est obligé de lui restituer l'eau qu'il lui a enlevée. Aussi éprouve-t-il une soif vive qui persiste assez longtemps. La sécrétion rénale et intestinale est en même temps diminuée, et il se produit parfois un peu de constipation.

« Quant aux dangers du bain de vapeur en caisse, ils ne peuvent guère provenir que de la négligence ou de l'incurie. Si l'on a soin de n'élever la température que progressivement; si l'on ne dépasse pas 40°, ou même 38°; si l'on combat la congestion céphalique (quand elle existe) par des compresses imbibées d'eau froide et constamment renouvelées; si enfin on fait sortir le malade de la caisse dès qu'il accuse un peu de gêne respiratoire ou des battements cardiaques exagérés, nous affirmons qu'on n'a aucun accident à redouter (1). »

Le bain de vapeur en caisse présente également cet avantage que l'on peut utiliser cette étuve surchauffée pour agir directement sur la peau à l'aide de vapeurs médicamenteuses (2) (térébenthine, goudron, etc.); mais cette étude rentre dans la balnéothérapie thermo-minérale, et nous n'avons pas à nous en occuper ici.

Bains russe, finlandais, égyptien, indien. — Les bains *russes* consistent en une combinaison d'étuve sèche et d'étuve humide, variant de 50° à 75°, suivies d'affusions froides, de massage et de flagellation. On favorise la réaction au moyen d'une boisson alcoolique.

Le moujik emploie un procédé plus simple : après sudation et flagellation, il va se rouler dans la neige tout ruisselant de sueur, et reprend ensuite ses travaux, après avoir avalé un ou deux verres d'eau-de-vie de grains.

(1) Descourtis, *Les bains de vapeur térébenthinés et leur emploi thérapeutique*, in *Revue d'hygiène thérapeutique*, 1891.

(2) On sait que la peau absorbe les corps à l'état gazeux.

En *Finlande*, les étuves sèches et humides sont encore plus chauffées que celles des Russes. Les Finlandais jettent de l'eau sur des cailloux rougis au feu d'un poêle ardent, et obtiennent ainsi de la vapeur. La rigueur du climat commande l'usage de ces bains, qui favorisent singulièrement la circulation périphérique et l'exhalation cutanée.

Chez les *Égyptiens*, les pratiques balnéaires se composent d'étuve humide et de massage, auquel on joint des onctions avec des parfums. Chaque village égyptien a son établissement de bains près de la mosquée.

Le bain des *Indiens* est encore plus perfectionné que celui des Égyptiens; on y fait usage non seulement de massage, mais encore de frictions énergiques destinées à débarrasser la peau de son enduit sébacé.

Douche de vapeur. — Cette douche est administrée à l'aide d'un tuyau en caoutchouc communiquant avec un générateur de vapeur sous une forte pression; le tuyau se termine par une lance dont le jet peut être dirigé à volonté, à l'aide d'une poignée spéciale. Le jet peut être également fourni par un raccord en cuivre fixé à la tribune de la salle de douches, et se mouvant dans les deux sens.

On peut charger la douche de vapeur de principes divers (soufre, térébenthine, plantes aromatiques, etc.), ce qui constitue la douche fumigatoire, la *fumigation* proprement dite n'étant autre chose qu'une douche de vapeur médicamenteuse, mais sans projection, et enveloppant simplement les parties malades sans les frapper.

La douche de vapeur produit des effets très vifs d'excitation de la peau et des parties sous-jacentes, effets d'autant plus prononcés que la température est plus élevée et la pression plus forte. La peau devient très rouge, les glandes sudoripares sécrètent abondamment, et les effets d'excitation peuvent se propager de proche en proche. La durée de l'opération variera entre 10 et 20 minutes.

Les douches de vapeur sont employées dans certaines inflammations chroniques des articulations, dans l'arthrite sèche, les fausses ankyloses, les raideurs articulaires et musculaires d'origine rhumatismale, certaines atrophies musculaires, les névralgies, certaines dermatoses, pour rappeler le flux hémorroïdaire, etc. La percussion de la douche de vapeur étant relativement faible, son emploi peut, dans certaines circonstances, suppléer celui de la douche chaude, lorsque les malades ne peuvent supporter la percussion que celle-ci détermine.

HYDROTHÉRAPIE A DOMICILE

L'hydrothérapie à domicile est appliquée journellement, avec la plus grande utilité, comme moyen hygiénique et prophylactique. Dans le traitement des maladies, au contraire, elle ne constitue qu'une médication insuffisante dans la plupart des cas, peu avantageuse dans beaucoup d'autres. Nous faisons exception, bien entendu, pour les affections aiguës, qui ne peuvent être traitées qu'à domicile, ou pour les malades impotents qui ne peuvent être transportés dans un établissement hydrothérapique.

Beaucoup de procédés peuvent être employés dans l'hydrothérapie chez soi. Nous signalerons tout d'abord un certain nombre d'applications locales, telles que compresses, applications de glace, irrigations, bains de siège à eau dormante, bains de pieds.

Dans les applications générales de l'eau, citons les draps mouillés, le maillot humide, les affusions, les lotions.

On pourra faire de l'immersion dans une baignoire, ou même dans une simple barrique, si l'on est à la campagne.

Lorsque, à l'aide soit d'une pression municipale suffisante, soit d'un réservoir situé au grenier à une certaine hauteur (12 mètres au moins), on peut installer la douche dans sa maison, on réalise le type de l'hydrothérapie percutante à domicile.

Un grand nombre de constructeurs ont, dans ce but, imaginé des appareils, appelés *doucheuses,* qui permettent au sujet de s'administrer lui-même une douche sous une certaine pression. Ces appareils sont constitués par un réservoir d'eau dans lequel on comprime de l'air à l'aide d'une pompe aspirante et refoulante, et qui, par un tube ascendant, alimente une pomme d'arrosoir (pluie verticale) située à une certaine hauteur au-dessus de la tête du patient.

Un tuyau en caoutchouc flexible peut également s'adapter au réservoir, et permettre au patient de se faire administrer une douche horizontale mobile en pluie ou en jet.

Tous ces procédés, si perfectionnés qu'ils soient, sont défectueux. Et d'abord, lorsqu'il s'agit de malades, la douche en pluie verticale doit être rejetée la plupart du temps, comme un procédé trop excitant. Nous préférons, dans ces cas, nous servir quelquefois d'un embout spécial que l'on adapte à l'appareil à la place de la pomme d'arrosoir : cet embout, triangulaire, de 12 à 13 centimètres de hauteur au niveau des côtés, sur 10 centimètres de largeur à sa base, est constitué par deux lames de zinc soudées sur les côtés, et dont les bords libres sont séparés par une fissure d'un millimètre. Cette modification transforme la pluie verticale en une douche en lame verticale, qui n'est autre chose qu'une affusion avec pression : le malade peut s'administrer lui-même cette douche, en ayant soin de faire des mouvements d'extension et de flexion du corps, afin que toutes les régions, excepté la tête, soient directement impressionnées ; ce procédé, de plus, n'est pas excitant comme la pluie verticale, surtout si l'on a soin de ne se servir que d'une pression modérée.

Quant à la douche au jet mobile fournie par ces appareils mobiles, elle nécessite l'intervention d'un aide, et le volume de la colonne d'eau n'est jamais bien considérable. En somme, aucun de ces appareils, même les mieux faits, pas plus que l'installation des douches chez soi, ne parvient à réaliser les conditions de pression, de température et de masse liquide que l'on obtient avec ceux qui sont installés dans un établissement spécial.

Il ne faut pas oublier non plus que l'hydrothérapie ne saurait constituer, à elle seule, le traitement d'un grand nombre de maladies chroniques (certaines affections nerveuses, en particulier). Ainsi que nous le démontrerons plus loin, la nécessité d'un établissement spécial s'impose souvent, afin de permettre au malade de rompre et de changer ses habitudes morbides et de modifier profondément les conditions de son existence.

Les applications à domicile de la chaleur sont, en dehors des immersions chaudes, le maillot sec, le maillot humide diaphorétique, le fauteuil à sudation, le bain d'air chaud en caisse et certaines étuves humides à générateur mobile.

L'EAU A L'INTÉRIEUR

Les malades de Priessnitz, raconte Schedel, buvaient, dans les vingt-quatre heures, une moyenne de vingt-cinq verres d'eau froide, et allaient souvent jusqu'à un maximum de quarante verres. « La règle générale, quand on n'a pas transpiré le matin, est de boire un verre d'eau après s'être nettoyé la bouche et les dents, puis plusieurs verres en sortant et pendant la promenade ; de quatre à six verres avant le déjeuner, deux avant le dîner, deux après ce repas, et autant dans l'après-midi ou dans la soirée (1). »

(1) SCHEDEL, *loc. cit.*

Sans imiter l'exagération de Priessnitz, il faut reconnaître, néanmoins, que l'EAU FROIDE, prise à doses rationnelles, exerce sur l'économie une influence favorable qui vient souvent en aide au traitement hydrothérapique. Du reste, l'eau est le milieu indispensable au fonctionnement des cellules de l'organisme, car l'eau imbibe tous les tissus et sert de véhicule à tous les éléments dissous dans l'économie, aussi bien ceux qui pénètrent par absorption dans les voies circulatoires que ceux qui sont excrétés par les différents émonctoires du corps. « La vie, dit Claude Bernard, ne s'accomplit jamais que dans un milieu liquide. Ce n'est que par des artifices de construction que les organismes de l'homme, ainsi que ceux d'autres animaux, peuvent vivre dans l'air; mais tous les éléments actifs de leurs fonctions vivent sans exception, à la façon des infusoires, dans un milieu liquide intérieur (1). »

L'eau froide, ingurgitée en assez grande quantité, augmente la masse du liquide sanguin et, par suite, la pression du sang, tout en modifiant en même temps sa composition; la plupart des tisanes diurétiques n'agissent que par ce mécanisme. L'eau froide tempère la chaleur du corps, et elle active les sécrétions et les exhalations; aussi est-elle très utile pour combattre la constipation, non seulement par suite de son action stimulante sur les fibres intestinales, mais aussi parce que, en tant que boisson alimentaire, elle constitue un des plus grands éléments de la rareté ou de l'abondance des selles.

L'eau administrée à l'intérieur, à basse température et à dose modérée, exerce une action tonique, locale et générale, très puissante (Fleury). Cet agent peut rendre de grands services chez certains malades névropathes, et chez ceux dont l'état des voies digestives rend impossible ou difficile l'administration des médicaments toniques, stimulants. L'eau doit être très froide, de 4° à 8°, et la dose ne dépassera pas huit à dix verres d'eau dans les vingt-quatre heures; le malade doit faire de l'exercice et ne boire chaque fois qu'un demi-verre d'eau.

Dans les cas où l'on recherche une action éliminatrice et altérante, destinée à modifier la composition du sang, comme chez les sujets pléthoriques, chez les goutteux, les graveleux, les hémorroïdaires, chez tous ceux qui ont le sang trop plastique, on prescrira des doses beaucoup plus considérables, jusqu'à vingt à vingt-cinq verres dans les vingt-quatre heures.

Chez les malades atteints de dilatation d'estomac, chez ceux dont

(1) Cl. BERNARD, *Etudes physiologiques sur quelques poisons américains*. Paris, 1864.

le sang manque de richesse et de plasticité, comme les anémiques, les chlorotiques, les scrofuleux, les cachectiques, les intoxiqués, l'eau froide en boisson devra être proscrite dans l'intervalle des repas, ou tout au moins n'être donnée qu'à des doses très faibles, deux à trois verres en vingt-quatre heures.

Ainsi que nous l'avons dit, l'ingestion de l'eau froide devra se faire à petite dose et s'accompagner d'exercice; l'eau sera bue à jeun, ou lorsque la première digestion du repas sera terminée.

L'eau froide à l'intérieur trouvera encore son application dans un certain nombre d'états morbides. Dans la fièvre typhoïde, les liquides (tisanes, bouillon, champagne, etc.) doivent toujours être administrés froids ou glacés. Il en est de même dans les hémorragies internes. L'ingestion d'eau froide ou glacée, ou même l'ingestion de fragments de glace, est indiquée dans les vomissements incoercibles, dans ceux du choléra asiatique, dans la péritonite aiguë; il en est de même dans certaines gastralgies spasmodiques avec vomissements. Mais il faut renoncer à son emploi dans les gastralgies qui ne s'accompagnent pas de vomissements, ainsi que dans les entéralgies et dans les coliques soit intestinales, soit utérines. Dans l'iléus, l'étranglement intestinal, les péritonites traumatiques, l'emploi de l'eau froide à l'intérieur va de pair avec l'application du froid sur l'abdomen.

Peut-on ingurgiter de l'eau froide, le corps étant en sueur? — « Toutes les fois qu'Émile aura soif, — disait Jean-Jacques Rousseau, — je veux qu'on lui donne à boire; je veux qu'on lui donne de l'eau pure et sans aucune préparation, pas même de la faire dégourdir, fût-il tout en nage et fût-on dans le cœur de l'hiver. »

Le grand philosophe avait raison en réagissant, ainsi qu'on le voit, contre ce vieux préjugé qui défendait (et qui défend encore, pour beaucoup de personnes) l'usage de l'eau froide lorsque le corps est en sueur.

L'ingestion de l'eau très froide n'offre aucun danger, mais à la condition qu'elle soit effectuée avec certaines précautions; il existe, pour ainsi dire, un véritable « art de boire ».

L'eau froide en boisson abaisse la température du corps, ainsi que le démontrent péremptoirement les expériences de Frölich et de Winternitz. Or, supposons qu'après une très longue transpiration provoquée par un exercice violent du corps (promenade exagérée, gymnastique, etc.), le sujet absorbe coup sur coup des quantités considérables d'eau très froide : dans ces conditions, la soustraction de calorique produite par l'ingestion froide viendra se surajouter à celle qui a déjà été déterminée par la transpiration et l'exercice antérieurs; il en résultera une déperdition de la quantité de chaleur propre de l'individu et un épuisement des forces, conditions défavorables à l'apparition d'une bonne réaction. Dans ces circonstances, il pourra se produire (le fait a été observé) des congestions internes, des inflammations quelquefois mortelles. Mais, hâtons-nous de le dire, ces faits sont rares, et rien n'est plus facile que de les éviter.

La température du corps, qui oscille entre 37° et 38°, se maintient toujours à un niveau à peu près constant. L'excès de chaleur qui tendrait, en été, à élever la température, est compensé par la déperdition de calorique due à la volatilisation de la sueur; celle-ci, en se vaporisant, refroidit très sensiblement la chaleur du corps. Or, dans les conditions normales, c'est le système nerveux qui règle la volatilisation de la sueur en raison inverse de la température extérieure : plus il fait chaud, plus le système nerveux oblige notre corps à se refroidir.

Mais si l'on s'expose en sueur à un courant d'air, celui-ci enlève de la sueur, la vaporise en quantité plus grande qu'il ne faudrait, et un refroidissement anormal survient, plus ou moins intense, et suivi quelquefois de conséquences funestes. Or, il est évident que ce refroidissement sera d'autant plus marqué qu'il y aura plus d'eau à la surface de la peau, que l'on transpirera davantage; ces mauvaises conditions seront réalisées si l'on vient à boire, étant en sueur, de grandes quantités d'eau; il se fera alors un véritable appel de liquide à la périphérie du corps. Par conséquent, la conclusion qui se dégage de ces considérations est qu'il faut réduire, comme quantité, la dose d'eau ingérée à son minimum possible. Ce fait prend encore plus d'importance si l'eau est à une température très basse. Que se passe-t-il, en effet, quand, ayant très chaud, on absorbe de l'eau très froide? Le froid qui pénètre ainsi dans le tube gastro-intestinal refoule le sang vers les autres organes et vers la surface de la peau, comme le prouvent ces bouffées de chaleur, cette sueur perlée que l'on sent venir au visage après l'ingestion d'une glace, par exemple : effets qui ne sont que passagers, car bientôt survient le mouvement de réaction en vertu duquel le sang, après avoir afflué à la périphérie, revient à l'intérieur vers les voies digestives.

Mais cette réaction ne s'opérera que sous la condition absolue que l'eau froide n'aura pas été absorbée en quantité massive; sinon, il y aurait une véritable sidération du système vaso-moteur, et tout mouvement réactionnel serait impossible.

En résumé, lorsqu'on voudra boire de l'eau froide, le corps étant en sueur, on ne devra ingérer que de très petites quantités à la fois, à petites gorgées, en laissant s'écouler un certain temps entre chaque dose. On évitera avec soin de rester immobile et on se donnera du mouvement, afin de faciliter la réaction intérieure et de produire de nouveau de la chaleur. C'est ainsi que l'on pourra boire des glaces au bal sans inconvénient, en pleine transpiration, dès que l'on continue à danser et que l'on ne s'expose pas au froid.

Chez les sujets soumis aux étuves et dont le corps est en transpiration, l'ingestion de l'eau froide est non seulement sans danger, puisque ceux-ci sont sous l'influence constante d'une source de chaleur, mais encore elle est absolument indispensable pour réparer la perte de liquide imposée à l'économie, et pour combattre les effets d'excitation du calorique sur le système nerveux et circulatoire : prise pendant la transpiration, l'eau froide procure une sensation de bien-être agréable, prévient les troubles immédiats que pourrait amener une trop haute température, active la désassimilation et stimule les fonctions digestives.

Il nous reste, pour terminer ce chapitre des applications de l'eau à l'intérieur, à dire quelques mots de l'ingestion de l'EAU CHAUDE.

L'eau chaude est employée journellement sous forme de tisanes diverses, et son but est de favoriser la production de la sueur en augmentant la tension du sang et en fournissant du calorique à l'organisme.

L'ingestion d'eau chaude, presque tiède, en grande quantité, favorise le vomissement. L'eau très chaude, au contraire, d'après le Dr Douglas Morton (1), serait un excellent remède palliatif contre les nausées et les vomissements.

L'eau très chaude, prise à large dose une demi-heure avant de se coucher, est vantée par quelques médecins contre la constipation. Un bon moyen de calmer les douleurs gastriques, dans certaines formes de dyspepsie (dyspepsie hyperchlorhydrique), et pour activer le travail de la digestion, consiste à absorber une certaine quantité d'eau aussi chaude que possible, sous forme d'infusions légères par exemple (thé, tilleul, etc.).

Un médecin américain, le Dr H. Mc Connel (de New-Brighton), se sert avec succès, dans le choléra infantile et les autres formes de gastro-entérite des nourrissons, d'un traitement qui consiste à supprimer toute alimentation durant vingt-quatre à trente-six heures, et à donner pendant ce temps, au moyen du biberon, autant d'eau chaude (d'abord pure, puis additionnée d'un peu de sel de cuisine

(1) *Moniteur thérapeutique*, 1883.

ou de sucre) que l'enfant en peut et en veut avaler. D'ordinaire, les petits malades boivent l'eau chaude avec plaisir, même avec avidité. Les premières gorgées d'eau ingérées sont parfois rendues, mais l'enfant garde les suivantes. Sous l'influence de cette diète hydrique, qui réunit les avantages des lavages de l'estomac et des injections sous-cutanées d'eau salée, les vomissements, la diarrhée, les coliques et les convulsions cessent rapidement, les extrémités se réchauffent et un sommeil calme et réparateur survient. Au bout de vingt-quatre à trente-six heures, on peut déjà commencer à donner un peu de lait, tout en continuant l'usage de l'eau chaude qui, dans les cas graves, constitue parfois pendant une semaine l'alimentation principale du petit malade (l'eau étant, il ne faut pas l'oublier, un véritable aliment). L'usage interne de l'eau chaude réussirait non seulement dans les gastro-entérites aiguës, mais aussi dans les troubles digestifs chroniques, dans les dyspepsies des nourrissons, pour lesquelles M. Mc Connel continue de donner à l'enfant, de temps en temps, entre les tetées, un biberon rempli d'eau chaude (1).

(1) *Semaine médicale*, 1893.

CHAPITRE VIII

EFFETS THÉRAPEUTIQUES ET MÉDICATIONS HYDROTHÉRAPIQUES

Maintenant que nous connaissons les actions multiples de la chaleur et du froid sur l'économie, ainsi que les nombreux procédés auxquels ces agents donnent naissance en hydrothérapie, nous serons mieux à même de nous rendre compte des effets thérapeutiques produits par l'emploi de l'eau, et des médications qui en découlent.

Les auteurs ont multiplié à l'excès les divisions et les subdivisions des méthodes et des médications hydrothérapiques.

Celle de Schedel, simple et pratique, mais incomplète, comprenait : la méthode hygiénique ou prophylactique, la méthode antiphlogistique, la méthode antispasmodique, la méthode altérante, la méthode adjuvante ou auxiliaire.

Fleury admettait deux classes de médications. La première, due à l'action réfrigérante du froid, comprenait les médications antiphlogistique, hémostatique, sédative et hyposthénisante. La seconde classe, déterminée par l'action excitante du froid, se composait des médications reconstitutive et tonique; excitatrice; révulsive; sudorifique, altérante, dépurative; résolutive; antipériodique; prophylactique ou hygiénique (1).

Cette classification est, à peu de choses près, adoptée par P. Delmas.

Béni-Barde considère d'abord les effets primitifs ou directs, qui comprennent les médications antiphlogistiques sédative et excitante. La médication excitante elle-même se diviserait en effets excitants directs et en effets excitants indirects : les premiers sont des effets excito-moteurs, révulsifs, sudorifiques; les seconds sont

(1) FLEURY, *loc. cit.*

des effets toniques et reconstituants, spoliateurs et dépuratifs, résolutifs et altérants (1).

Ces classifications ont le tort d'être confuses et de grouper sous la même rubrique des effets opposés ou des actions différentes. C'est ainsi que sous le nom de *médication sédative* on décrit tantôt les actions sédatives locales destinées à calmer la douleur locale (c'est-à-dire analgésiques), tantôt les actions sédatives générales du système nerveux (antispasmodiques), tantôt les actions sédatives de la circulation locale que l'on oppose aux inflammations locales (antiphlogistiques), tantôt enfin les actions sédatives de la circulation générale utilisées pour combattre la fièvre (antithermiques).

Sans doute, prise dans son sens absolu, la méthode sédative est « celle qui modère l'action augmentée d'un organe ou d'un système d'organes (2) ». Mais, considérée à un point de vue particulier et dans un sens plus pratique, l'expression « méthode sédative » n'a plus sa raison d'être : la sédation, en effet, peut s'appliquer tantôt au système nerveux, tantôt à la circulation, tantôt aux combustions organiques, etc.

De plus, les effets sédatifs ou calmants ne sont point toujours le résultat d'une médication particulière produite par un ordre de moyens analogues les uns aux autres, mais bien, dans beaucoup de cas, l'expression générale d'un effet thérapeutique secondaire qui peut être provoqué par une foule de moyens très différents. Prenons, par exemple, le cas d'une douleur pleurodynique de nature inflammatoire, enlevée par une saignée locale (ventouses scarifiées); et prenons, par ailleurs, celui d'une même douleur intercostale d'origine chloro-anémique : dans ce second cas nous guérirons cette douleur par une médication tonique et analeptique (fer, quinquina). Voilà donc deux manifestations à peu près identiques au point de vue de l'élément pathologique primordial, sinon au point de vue de la cause pathogénique, que nous aurons *calmées* par deux méthodes sédatives absolument opposées : dans le premier cas nous aurons combattu le coefficient sanguin par la médication antiphlogistique, dans le second nous l'aurons renforcé par la médication tonique et reconstituante.

Au point de vue hydrothérapique, les actions sédatives que l'on détermine sur tous les systèmes de l'économie par l'emploi de l'eau froide sont intimement liées aux actions stimulantes et toniques provoquées par cet agent sur l'organisme. Elles se relient

(1) Béni-Barde, *Manuel médical d'hydrothérapie*. Paris, 1883.
(2) Littré et Robin, *Dictionnaire de médecine*.

donc directement aux effets immédiats produits par les applications générales d'eau froide, et peuvent être englobées sous la dénomination commune d' « effets toni-sédatifs », ainsi que nous le verrons tout à l'heure.

Dans les classifications que nous avons signalées, les expressions de « médication excitante », « médication excitatrice », ne sont pas plus exactes que celle de « médication sédative ». La médication excitante ne spécifie rien par elle-même, et c'est ainsi que, dans ces classifications, on la voit s'appliquer tantôt à la peau (ce qui la rend identique à la médication révulsive), tantôt au système nerveux, à la circulation, au système musculaire lisse ou strié, etc., ce qui établit la plus grande confusion dans toutes ces questions.

Il y aurait encore beaucoup à dire sur les divisions adoptées par les auteurs. C'est ainsi que, dans celle de M. Béni-Barde, nous voyons les effets excito-moteurs comprendre des faits appartenant aux effets résolutifs, ou se confondant avec les médications excitatrice, révulsive et fondante de Fleury. C'est pourquoi nous n'insisterons pas davantage sur cette critique, et nous pensons qu'il est préférable d'envisager la méthode hydrothérapique à un point de vue essentiellement pratique. Aussi, laissant de côté les conceptions théoriques qui, dans l'espèce, ne sauraient être qu'obscures, nous préférons considérer avant tout et décrire les effets thérapeutiques les plus frappants déterminés par l'hydrothérapie, en rattachant, chemin faisant, à chacun de ces effets les principales médications qui en dérivent, ainsi que les agents mis en œuvre pour les obtenir.

EFFETS TONI-SÉDATIFS

Les effets *toniques* et reconstituants produits par l'eau froide sont les plus appréciables et les plus importants à étudier dans la série. Ils n'ont pas été cependant interprétés d'une façon suffisamment précise par certains médecins hydropathes. C'est ainsi que, pour quelques-uns, l'action reconstituante de l'hydrothérapie n'est qu'un résultat consécutif et indirect « de l'application successive et méthodique des procédés qui agissent en stimulant convenablement les diverses fonctions de l'organisme » (1). Fleury lui-même en fait une forme de la médication excitatrice. E. Duval proclame que l'hydro-

(1) Béni-Barde, *loc. cit.*

thérapie est un reconstituant souverain, mais sans approfondir le mode d'action de cette méthode (1).

Pour nous, les effets toniques et reconstituants sont des effets directs et primitifs, ne relevant que d'eux-mêmes et constituant une entité propre, et qui ont pour mission de ramener l'organisme à son équilibre normal en rétablissant l'harmonie dans toutes les fonctions.

Sous le nom de médication tonique, disent Trousseau et Pidoux, on comprend « une médication ayant pour but de rendre de la tonicité aux tissus, de reconstituer les fonctions assimilatrices, et d'imprimer à l'organisme de la résistance vitale » (2). En d'autres termes, l'action tonique est celle qui a pour but d'activer par des degrés insensibles la rénovation moléculaire nutritive des divers systèmes de l'économie animale, et par suite d'augmenter leur force d'une manière durable.

Or, nous savons que l'eau froide remplit cette action au plus haut degré, par l'activité qu'elle imprime à la circulation (réaction circulatoire), par l'activité du processus nutritif, stimulé dans tous les organes par la réfrigération du corps (réaction thermique), et enfin par toute cette série encore obscure dans son mécanisme, mais des plus nettes dans ses effets, d'actions et de réactions réflexes du côté de tous les organes et de toutes les fonctions, et secondaires à une stimulation primitive du système nerveux périphérique (réactions organico-réflexes). L'élévation de la température qui fait bientôt suite à l'abaissement primitif, et qui dépasse même très souvent le point de départ normal; la sensation de bien-être et de chaleur générale qui ne quitte pas le sujet, même lorsque le thermomètre fait constater une diminution thermique (3); une légère accélération du pouls en rapport avec l'ascension de la température; les mouvements respiratoires plus amples et plus profonds : tous ces phénomènes ne prouvent-ils pas que la circulation et la nutrition sont plus actives, que le sang se rénove et devient plus riche, en même temps que se réveillent les grandes fonctions de l'économie?

Toutes ces actions combinées, surtout lorsqu'elles sont répétées deux fois par jour et pendant quelque temps, font qu'un organisme dont les fonctions sont troublées à des degrés divers reprend peu à peu et simultanément son équilibre.

Par conséquent, les effets toniques de l'eau froide qui, nous le

(1) E. Duval, *Traité pratique et clinique d'hydrothérapie*. Paris, 1888, J.-B. Baillière, éditeur.

(2) Trousseau et Pidoux, *Traité de thérapeutique et de matière médicale*. Paris, 1877, Asselin, éditeur.

(3) Ce qui indique un travail profond de calorification dans tout l'organisme.

répétons, sont des effets directs et primitifs, ont pour mission de reconstituer les forces de l'économie et de rétablir l'équilibre normal dans toutes les grandes fonctions, et par conséquent pour résultante finale de produire du *calme,* c'est-à-dire une *action sédative,* chez un organisme malade. La clinique nous démontre cette action sédative à chaque instant.

Dans les maladies fébriles, et surtout dans les formes ataxo-adynamiques de ces maladies, où l'affaiblissement radical des forces de l'organisme se trouve masqué, pour ainsi dire, par des phénomènes de surexcitation nerveuse, agitation, délire, etc., on est souvent surpris de la rapidité avec laquelle tombe ce masque trompeur sous l'influence de l'action d'un bain froid, d'une affusion, d'une lotion, de telle sorte qu'à l'agitation, à l'insomnie, au délire furieux succèdent, comme par un brusque changement à vue, le calme, le bien-être, un sommeil réparateur. Un grand nombre de maladies nerveuses chroniques (hystérie, neurasthénie, goitre exophtalmique, etc.), dont les symptômes apparents sont des symptômes d'excitation, sont modifiées et calmées d'une façon tout à fait favorable par la douche froide courte biquotidienne, procédé qui, au premier abord, pourrait paraître excitant, et qui produit en définitive des phénomènes de sédation.

Il est évident que, dans un grand nombre de maladies (maladies chroniques et maladies nerveuses), l'élément fondamental, pathogénique, est un défaut de stimulus, d'où secondairement un ralentissement et une déséquilibration dans le processus nutritif, une atonie des organes et une dépression des forces. Les symptômes cliniques peuvent être de l'excitation, mais ce n'est en somme qu'une apparence, et pour ainsi dire de l'excitation renversée. L'eau froide (douche, piscine, etc.), par son action tonique, reconstituera les forces, donnera — que l'on nous passe l'expression — un tour de clef à l'économie, et produira simultanément une action sédative. Aussi doit-on réunir les effets de l'eau froide sous l'expression de *toni-sédatifs,* ainsi que l'a proposé Tartivel depuis longtemps déjà (1).

Pour nous résumer, l'eau froide, par l'action excitante et perturbatrice qu'elle exerce sur toutes les parties de l'organisme, détermine des réactions multiples dont le but est d'imprimer à toutes les grandes fonctions de l'économie une suractivité à la fois dynamique et chimique, et dont le résultat final est de produire des effets toni-sédatifs. Les effets primitifs de l'eau froide sont des effets stimu-

(1) TARTIVEL, *Dictionnaire encyclopédique des sciences médicales,* art. *Affusions.* Paris, 1865.

lants, d'excitation si l'on veut, mais d'excitation d'ordre physiologique, qui aboutissent en fin de compte à des *effets toni-sédatifs* d'ordre thérapeutique (1).

Tous les procédés hydriatriques dans lesquels rentre l'eau froide, et non seulement l'eau froide, mais aussi l'eau au-dessous de 32°, c'est-à-dire l'eau tempérée et l'eau fraîche, produisent des effets toni-sédatifs. La condition indispensable pour que l'action toni-sédative se développe, c'est qu'une impression froide soit ressentie par l'économie : or l'eau fraîche et même l'eau tempérée déterminent cette impression; nous savons aussi qu'au-dessous de 32°, les applications d'eau abaissent la température rectale, pourvu qu'elles soient suffisamment prolongées.

D'une façon générale, les applications de l'eau seront d'autant plus courtes que la température de celle-ci sera plus basse; de même les effets toni-sédatifs, et par conséquent thérapeutiques, seront d'autant plus accentués et plus durables que l'eau employée sera plus froide.

Tous les procédés employés, depuis la douche jusqu'aux simples lotions, en passant par les immersions, les demi-bains, les enveloppements humides, les draps mouillés, les affusions, etc., déterminent des effets toni-sédatifs d'emblée. Mais tous n'ont pas une valeur égale. La douche froide, par sa percussion, possède une action perturbatrice très puissante et constitue le procédé le plus efficace. Après elle viennent les douches écossaises, puis les différents procédés sans percussion que nous connaissons.

Mais si l'eau très froide est l'objectif auquel doive tendre tout médecin hydrothérapeute, comme pouvant donner les résultats les plus profonds et les plus durables, il faut bien savoir que tous les malades ne supportent pas d'emblée les basses températures. Chez certains, celles-ci détermineraient des phénomènes d'excitation générale, et il faut alors atténuer l'action de l'eau froide par une administration préalable d'eau chaude (douches écossaises), ou se servir de températures mitigées (eau fraîche, eau tempérée); plus tard, lorsque la susceptibilité nerveuse du malade aura été atténuée par une sorte d'entraînement progressif, on pourra revenir aux températures froides d'emblée. Il est enfin certains tempéraments (diathèse arthritique, par exemple) chez lesquels les combinaisons d'eau chaude et d'eau froide restent constamment indiquées.

(1) Nos idées sur l'interprétation des effets thérapeutiques de l'eau froide ont déjà été publiées par nous dans plusieurs travaux (*Considérations sur l'action physiologique de l'eau froide*. Paris, 1890. — *Hydrothérapie et neurasthénie*. Paris, 1892, etc.) et elles ont été reproduites par quelques auteurs, notamment par M. Oulmont (*loc. cit.*).

Il est d'autres sujets chez lesquels l'élément d'excitation est fourni par le procédé lui-même, chez lesquels la douche, par exemple, produirait, par la percussion de l'eau sur la peau, des excitations réflexes exagérées; chez ces sujets, les procédés sans percussion peuvent seuls être employés, au début tout au moins (draps mouillés, enveloppements, demi-bains, etc.). Il y a là, en somme, des questions d'individualités morbides, absolument comme dans la thérapeutique médicamenteuse, où la posologie doit être graduée suivant les diverses réactions individuelles. Mais le fait brut n'en persiste pas moins, à savoir, que les applications de l'hydrothérapie, depuis l'eau tempérée jusqu'à l'eau très froide, et quel que soit le procédé employé, produisent des effets toni-sédatifs immédiats, et d'autant plus rapides et accentués que la température de l'eau sera plus basse.

Pour produire des effets thérapeutiques, il suffit, nous ne saurions trop le dire, — car les malades veulent toujours « en avoir pour leur argent », et beaucoup de médecins les entretiennent dans cette erreur, — il suffit d'une application froide de *très courte durée.* Et si nous insistons sur ce point, c'est qu'il est facile, même pour un médecin expérimenté et attentif, de dépasser les limites voulues. Sous ce rapport, on ne saurait trop avoir à l'esprit cet aphorisme de Fleury : « Une douche trop courte n'a jamais d'inconvénient; une douche trop longue est toujours dangereuse », et bien se persuader, avec ce même auteur, qu' « une douche de 5 à 6 secondes constitue un traitement énergique, efficace, dont la puissance est due précisément à cette durée si courte ».

Il n'est pas de médication qui doive plus tenir compte des idiosyncrasies et des prédispositions individuelles que la médication par l'eau froide. Nous avons vu, pour notre part, quelques malades, névropathes, chez lesquels la douche froide, même réduite à son minimum de durée, c'est-à-dire à une seule aspersion en arrière et en avant, produisait des phénomènes d'excitation tels que nous avons dû y renoncer et remplacer ce procédé par la douche écossaise ou par la piscine. Chez un certain nombre de nos malades, la douche froide à 8°, de 5 secondes de durée, était trop excitante, et il fallait la restreindre à une ou deux aspersions en arrière et autant en avant; dans ces conditions, on obtenait des effets toniques, reconstituants et sédatifs, très accentués et très rapides.

Si l'on prolonge, en effet, la douche ou toute autre opération froide au delà d'une certaine durée, qui peut être très limitée dans certaines circonstances, ainsi que nous venons de le montrer, et qui varie avec les prédispositions individuelles, l'action tonique, reconstituante et sédative de cette douche fera place à une action excitante plus ou moins intense, d'ordre nullement thérapeutique. Les éléments de cette excitation seront fournis à la fois par la plus grande réfrigération que l'on aura déterminée dans l'économie, par l'influence réflexe du froid sur le système nerveux, et par le choc trop prolongé de l'eau, s'il s'agit d'une douche.

En effet, la soustraction de calorique, d'autant plus considérable que l'application du froid aura duré plus longtemps, imposera à tout l'organisme des efforts beaucoup plus intenses, en vue de réparer cette perte de chaleur. Or, chez un grand nombre de malades (chlorotiques, anémiques, par exemple), le capital calorique est tellement faible que ces efforts les mettront dans l'obligation de fournir plus qu'ils ne peuvent donner, et en un temps beaucoup trop court pour eux par suite de la rapidité avec laquelle s'opère la réaction après la douche; dans ces conditions, l'activité propre des tissus s'accélérera d'une façon trop rapide, et il se produira une exaltation insolite de toutes les propriétés vitales. Il en résultera, chez ces malades, un état de fatigue générale qui prouvera l'action excitante du procédé hydrothérapique employé; d'où indication, dans ces cas, d'administrer des procédés sans percussion, à perturbation faible ou à des températures mitigées.

Mais en dehors de cette fatigue, résultant de la trop grande réfrigération du corps, l'excitation générale est encore provoquée par l'action réflexe du froid sur le système nerveux, action qui est elle-même augmentée par le choc et la division de l'eau au niveau de la peau, pendant la douche. Si l'on franchit une certaine limite, essentiellement variable avec la résistance individuelle et pathologique de chaque sujet, ou si l'on n'a pas su administrer la température ou le procédé appropriés, la stimulation physiologique sera remplacée par une véritable excitation morbide, qui sera le reflet de l'exagération sur l'organisme des réactions organico-réflexes, et qui se manifestera par un grand nombre de symptômes réflexes : toux nerveuse, angoisse précordiale, oppression (1), agitation insolite, insomnie, palpitations légères, courbatures, affaiblissement de la

(1) On peut aussi invoquer, pour ces trois symptômes, une influence réflexe toute spéciale du froid sur le centre respiratoire. On sait, en effet, que, parmi les nombreuses voies sensitives qui mettent en jeu le centre respiratoire, il faut ranger en première ligne la peau et ses nerfs, qui servent de conducteurs centripètes; c'est pourquoi les irritants portés sur la peau, frictions, rubéfaction, cautérisation, etc., rappellent et excitent les mouvements respiratoires. Il en est de même de l'application de l'eau froide sur l'enveloppe cutanée, qui rend les mouvements respiratoires plus amples et plus profonds, en même temps qu'elle les ralentit dans une légère mesure. Or, on comprend qu'il est une limite que l'on ne devra pas dépasser, sous peine de voir s'épuiser cette source cutanée du réflexe respiratoire.

contractilité neuro-musculaire, spasmes divers, picotements, douleurs erratiques, etc.

Notre interprétation des effets de l'eau froide va sembler en contradiction avec les affirmations d'un assez grand nombre d'auteurs.

En effet, si nous consultons les travaux des différents observateurs, nous voyons qu'ils ont, comme à loisir, multiplié les divisions dans les médications hydrothérapiques, et décrit tour à tour, suivant le mode d'application de l'eau et sa température, des procédés excitants et des procédés sédatifs. C'est ainsi que Fleury (1) dit que l'eau froide, sous forme de douche courte, produit une action excitante; quant à l'action sédative, on ne pourrait l'obtenir directement qu'en augmentant la durée des douches ou en employant les immersions... Fleury partait de ce point de départ, absolument théorique, que les douleurs nerveuses ne seraient dues qu'à des troubles de la circulation capillaire, à des congestions sanguines limitées à une certaine partie de l'organisme. Il s'ensuivait, pour cet auteur, que l'agent sédatif destiné à combattre cette congestion ne devait être qu'un agent antiphlogistique de moindre puissance, c'est-à-dire un procédé à une température de 8° à 16° d'une application longue et continue.

Contre l'excitation de la force nerveuse, dit M. Béni-Barde (2), il faudra employer les applications sédatives, c'est-à-dire les piscines tempérées, les affusions souvent renouvelées, les emmaillotements humides, les douches à percussion légère, modérément froides et d'une certaine durée, les frictions générales faites avec un drap très mouillé et non tordu, les lotions... La durée de l'application doit être relativement longue... Si l'emploi de l'eau froide est jugé nécessaire, il faudra, pour en atténuer l'effet trop excitant, faire préalablement une application prolongée d'eau chaude.

Contre la forme déprimante de l'état nerveux, dit encore M. Béni-Barde, il faudra recourir aux applications excitantes, telles que les douches en pluie et en jet, courtes, froides, et vivement appliquées; les immersions courtes et à basse température, les frictions avec un drap mouillé fortement tordu, etc.

Dujardin-Beaumetz (3) appelle douches sédatives les douches de 28° à 30°, et douches excitantes celles de 10° à 12°; la douche écossaise serait, pour lui, une douche très excitante.

(1) *Loc. cit.*, p. 273.
(2) *Traité théorique et pratique d'hydrothérapie.* Paris, Masson, éditeur.
(3) *Leçons sur l'hydrothérapie.* 1887.

Tartivel, de son côté (1), s'exprime ainsi : « On rend les applications froides sédatives en élevant de quelques degrés la température de l'eau (16° à 20°) et en augmentant la durée de l'application (cinq à dix minutes et au delà); on les rend toniques et excitantes en abaissant la température au-dessous de 14° et en réduisant à quelques secondes, à une minute au maximum, la durée de l'application... La forme de l'application doit en outre entrer en ligne de compte; les immersions, les affusions, les douches à faible pression, en un mot toutes les applications dans lesquelles l'eau baigne les tissus sans les frapper, sont favorables aux effets sédatifs; les effets excitants, au contraire, exigent les douches à forte pression : douches en jet non brisé, en colonne, en pluie, en cercle surtout...

... « Dans la douche dite écossaise, on obtient les effets sédatifs par l'emploi successif des températures moyennes chaude et froide (de 35° à 20° et au-dessous); les effets excitants sont obtenus par le contraste brusque des températures extrêmes, alternativement hautes et basses (de 55° à 14° et 10° et au-dessous). »

Si la durée de l'eau froide, dit Macario, est limitée entre quelques secondes et deux ou trois minutes, on obtiendra un effet excitant, tonique, hypersthénisant; si, par contre, la durée est prolongée de douze à quinze minutes, par exemple, on obtiendra un effet sédatif, antiphlogistique, hyposthénisant. Plus loin, ce même auteur ajoute : « Les effets sédatifs peuvent s'obtenir directement par une température de 23° à 30°. L'eau à ce degré ne donne point naissance aux effets primitifs ni secondaires, elle n'éveille aucune spontanéité dans l'organisme, elle ne soustrait la chaleur animale que petit à petit, et constitue un agent de sédation directe ou d'hyposthénisation (2). »

Gillebert-Dhercourt (3) admet des effets physiologiques différents, suivant le degré de température et la durée de l'application réfrigérante. « Par exemple à 4° et au-dessous, l'effet est directement déprimant. Si la durée du contact du froid n'a pas été trop prolongée, et si le sujet est suffisamment fort, cet effet est suivi d'une réaction énergique spontanée.

« Entre 8°, 14° et 15°, l'effet est excitant si le contact du froid ne dure pas plus de trois ou quatre minutes; dans le cas contraire, l'excitation s'éteint et fait place à un effet déprimant qui, lui-même, est suivi d'une nouvelle excitation ou d'une réaction spontanée proportionnelle aux forces du sujet.

(1) *Dictionnaire encyclopédique des sciences médicales*, art. *Hydrothérapie*.
(2) Macario, *Manuel d'hydrothérapie*. Paris, 1889, F. Alcan, éditeur.
(3) Cité par Macario.

« Enfin, entre 20° et 25°, l'effet est directement et exclusivement sédatif, c'est-à-dire qu'il n'est ni précédé ni suivi d'aucun phénomène d'excitation ou de réaction spontanée. »

A notre avis, toutes ces conceptions sont plus théoriques que pratiques, quelques-unes même sont inexactes. Il est, par exemple, inexact de dire que la douche écossaise est un procédé excitant : excitant de la peau, nous le voulons bien, en ce sens qu'elle amène rapidement une rubéfaction du tégument cutané, mais non pas du système nerveux central, ainsi qu'on l'a dit. Il est inexact également de prétendre que la piscine froide est moins excitante que la douche; très souvent c'est le contraire qui se produit, lorsqu'il s'agit d'une piscine froide à eau courante et à température très basse. Enfin, on aura de la peine à se convaincre, avec M. Macario, qu'une température froide prolongée pendant douze à quinze minutes, ou bien, ainsi que le veut Tartivel, qu'une température de 16° pendant une durée de dix minutes et plus, puissent produire des effets sédatifs; nous connaissons peu de malades qui pourraient supporter de pareils procédés. Nous en dirons autant, à plus forte raison, des expériences de Fleury, qui reposaient sur des immersions prolongées à 5° et qui auraient produit, d'après cet observateur, des effets sédatifs : il nous semble au contraire que, dans ces cas, — et cela d'après les résultats de notre pratique, — ce sont des effets d'excitation générale qui auraient dû être observés, effets que l'on doit éviter en principe, car ils ne sont nullement thérapeutiques.

Nous ferons les mêmes remarques au sujet des températures tièdes ou fraîches qui, au dire de Béni-Barde, Dujardin-Beaumetz, Macario, Gillebert-Dhercourt, produiraient des effets sédatifs d'emblée, tandis que les températures froides détermineraient des effets excitants. Pour nous, nous le répétons, les applications d'eau froide, seule ou précédée d'eau chaude, aussi bien que celles d'eau fraîche et d'eau tiède, produisent des effets toni-sédatifs immédiats; mais il reste bien entendu que ces effets sont d'autant plus accentués que la température de l'eau est plus basse. Il en est de même des divers procédés de l'hydrothérapie, qui, tous, possèdent une action toni-sédative d'emblée, mais à des degrés divers. Tout le secret de la méthode hydriatrique consiste, pour le médecin, à savoir adapter ces procédés et ces thermalités aux nombreuses individualités morbides qu'il aura à traiter.

C'est par suite d'une mauvaise interprétation théorique de ce principe, capital en hydrothérapie, que les auteurs cités plus haut ont commis des erreurs dans leurs affirmations au sujet de l'action sédative d'emblée de l'eau tempérée et des procédés sans percussion, et de l'action excitante de l'eau froide et des procédés percutants. Il est vraisemblable que ces observateurs, ayant eu à traiter certains malades dont la susceptibilité nerveuse ne pouvait supporter de basses températures ou des procédés très percutants, ont été amenés à administrer, et avec succès chez ces sujets, des procédés à température mitigée ou à faible perturbation (procédés sans percussion); ils en ont conclu que ces derniers agents seuls étaient sédatifs, tandis que les premiers, c'est-à-dire les procédés à eau froide ou à percussion, étaient excitants.

Cette conclusion est absolument fausse. La véritable interprétation de ces faits consiste à dire que, chez les malades très sensibles, les agents à faible perturbation, tels que les procédés sans percussion ou à thermalité atténuée (combinaisons d'eau chaude et d'eau froide, eau tempérée, etc.) réussissent très bien, tandis que les procédés très perturbateurs (eau froide, procédés percutants) échoueraient, en excitant ces malades. Mais, le jour où ces mêmes malades, par suite d'un entraînement progressif et d'un accroissement de leur énergie vitale, pourront supporter d'emblée des procédés perturbateurs, comme la douche très froide, dont ils retireront des bénéfices encore plus rapides et plus accentués au point de vue de la sédation de leurs symptômes nerveux, s'ensuivra-t-il, par exemple, que ce jour-là la douche sera devenue pour eux un procédé sédatif, alors que jusqu'à ce moment elle serait restée un procédé excitant? Assurément non. L'eau froide, sous toutes ses formes d'application, est un agent toni-sédatif, mais le point capital est que le malade puisse la supporter; autrement il faut avoir recours, soit comme traitement définitif, soit le plus souvent à titre d'entraînement et de préparation temporaire, à des agents moins perturbateurs comme thermalités et comme procédés.

Est-ce à dire, pour cela, qu'il n'existe pas de procédés hydrothérapiques pouvant produire des effets sédatifs directs et immédiats? Ces procédés existent et appartiennent à la classe de l'eau chaude (de 33° à 36°) : ce sont les bains chauds, les douches chaudes, qui constituent la *médication antispasmodique*, sédative d'emblée, mais non tonique, et que nous aurons à étudier plus loin.

Médication toni-sédative. — Les effets toni-sédatifs de l'eau froide donnent lieu à la médication toni-sédative, si efficace dans les maladies nerveuses et dans un grand nombre de maladies chroniques. « L'hydrothérapie, disait Fleury, en rétablissant l'équilibre, l'harmonie, dans les phénomènes de la circulation capillaire et de l'innervation, dans les mouvements fonctionnels, en modifiant le sang, guérit les maladies rebelles ou réputées incurables. »

Nous ne saurions mieux faire que de citer les lignes suivantes, dans lesquelles Dujardin-Beaumetz résume l'action de l'hydrothérapie dans les maladies nerveuses : « Pour que les fonctions du système nerveux s'accomplissent d'une façon régulière, dit ce savant praticien, il faut que non seulement il y ait intégrité complète de toutes les parties constituant ce système, mais encore qu'il reçoive d'une façon régulière et suffisante un sang artériel non altéré. Lorsque l'une de ces conditions n'est pas remplie, il se produit immédiatement des modifications plus ou moins profondes dans ce système. Ce premier fait acquis, nous pouvons immédiatement tirer les conséquences les plus positives au point de vue de l'hydrothérapie, qui agit sur le système nerveux, sur la circulation et sur la nutrition.

« Sur le système nerveux, par la perturbation brusque qu'elle amène dans le fonctionnement des phénomènes sensitifs et moteurs, l'hydrothérapie rétablit le jeu régulier de l'axe cérébro-spinal; elle met, de plus, en action les centres nerveux vaso-moteurs, et produit ainsi un équilibre entre le fonctionnement du cerveau et de la moelle d'une part, et du grand sympathique de l'autre; enfin elle atténue, de plus, l'action exclusive de certaines affections locales qui sont, grâce aux phénomènes réflexes, le point de départ d'une perturbation secondaire plus ou moins grande du cerveau et de la moelle.

« Par son action sur la circulation, qu'elle régularise et qu'elle active, l'hydrothérapie vient encore modifier heureusement les fonctions du cerveau et de la moelle. Enfin, par ses effets généraux sur la nutrition, par son action directe ou indirecte sur les nerfs vaso-contricteurs et vaso-dilatateurs, sur les nerfs sécréteurs et enfin sur les nerfs trophiques, l'eau froide agit sur la nutrition, favorise le jeu régulier des différents organes, et devient un des agents les plus actifs de la médication tonique et reconstituante. Sous son influence, les globules deviennent plus riches en hémoglobine, l'oxygénation du sang plus active, et c'est encore là une action dont nous devons tenir compte dans le traitement des affections du système nerveux.

« Tel est le véritable but de l'hydrothérapie dans la cure des maladies nerveuses... (1). »

Relativement à l'action toni-sédative de l'hydrothérapie dans les

(1) Dujardin-Beaumetz, *Leçons de clinique thérapeutique*, t. III, p. 26 et 27. Paris, 1886, O. Doin, éditeur.

maladies chroniques, Durand-Fardel a parfaitement dépeint ce qui paraît constituer, dans ces affections, la véritable caractéristique de la médication hydrothérapique. « Lorsqu'on a affaire à une chronicité, dit-il, on se trouve habituellement en face de deux ordres d'indications : indications relatives à une *maladie* chronique excitante , catarrhe, congestion, engorgement, etc. ; indications relatives à un *état* général du système, constitutionnel ou diathésique, comme on voudra l'appeler, héréditaire, inné ou acquis. Celles-ci, relatives aux conditions pathogéniques, sont les indications primaires; celles-là, relatives à la maladie locale, déterminées ou entretenues par les conditions pathogéniques, sont les indications secondaires, mais elles se trouvent quelquefois les plus pressantes.

« On peut appeler médication locale l'emploi des moyens qui sont spécialement adressés à un état pathologique déterminé, et médication générale ceux qui ont trait à l'état constitutionnel. C'est la médication médicamenteuse qu'on oppose le plus spécialement à la maladie chronique considérée en elle-même; mais, quelle que puisse être son efficacité sur ce terrain, elle est pauvre en actions constitutionnelles.

« L'hydrothérapie, dont j'ai à m'occuper ici, est, au contraire, pauvre en actions locales, mais elle représente par excellence une médication générale. Elle n'est pas sans doute dépourvue de toute action directe sur les phénomènes pathologiques dominants. Elle peut aider immédiatement aux résolutions par des pratiques analogues au massage; elle peut, à l'aide d'une direction particulière, exercer des dérivations efficaces; mais c'est très spécialement sur son action sur la circulation sanguine et sur l'innervation que l'on doit compter.

« Quand, dans l'ancienne médecine, on accumulait, dans la thériaque ou les autres électuaires, toutes sortes de médicaments, c'était dans l'idée que l'organisme saurait reconnaître parmi eux celui qui convenait à ses besoins. De même, dans le mouvement général que lui impriment les applications de l'hydrothérapie, l'organisme sait reconnaître les points qui doivent être touchés d'une manière particulière (1). »

Médication prophylactique ou hygiénique. — Le rôle de l'hydrothérapie en tant qu'agent hygiénique par excellence n'a pas besoin d'être démontré. L'eau froide, aidée des exercices musculaires obligés, régularise, par son action toni-sédative, les forces vives de l'organisme, les utilise, et met celui-ci à même de se défendre

(1) Max DURAND-FARDEL, Commentaires à la *Technique des pratiques hydrothérapiques* de BURGONZIO. Paris, 1891, Rueff, éditeur.

contre beaucoup de maladies. Par suite de son influence toute spéciale sur la peau et la circulation capillaire, l'hydrothérapie aguerrit le tégument cutané contre les influences atmosphériques extérieures, prévient les congestions ou les combat dès leur début. Nous reviendrons plus tard, dans la partie clinique de cet ouvrage, sur cette action éminemment prophylactique de l'eau froide.

Nous ferons également remarquer que les pratiques hydrothérapiques froides, tièdes ou chaudes, aidées de l'exercice musculaire et des frictions qui les accompagnent, ont une action hygiénique indéniable, en entretenant le bon fonctionnement de la peau et des glandes sudoripares.

EFFETS RÉVULSIFS

Les *effets révulsifs* produits par l'hydrothérapie constituent l'une des ressources les plus précieuses de cette méthode. Ces effets, qui se confondent avec les effets vaso-dilatateurs provoqués par l'eau froide sur la peau, sont le résultat direct de la réaction circulatoire (voy. chap. IV). L'eau froide est donc ici la condition indispensable dans la production de l'action révulsive, lorsqu'on veut obtenir cette action très manifeste et très accentuée, comme dans un but thérapeutique déterminé ; il est évident que, dans ces cas, on n'obtiendrait que des résultats insignifiants avec de l'eau tiède et même de l'eau fraîche.

La révulsion sera d'autant plus vive que l'eau sera plus froide et la percussion plus forte. Les douches sont donc plus révulsives que les immersions, les frictions au drap mouillé le sont également davantage que les tapotements au drap mouillé ruisselant ; les immersions elles-mêmes, lorsqu'elles sont très froides et à eau courante, sont plus révulsives que les immersions froides à eau dormante (1).

Si l'on fait précéder l'eau froide d'une application très chaude (vapeur sèche ou humide, et surtout eau très chaude), on provoque une révulsion beaucoup plus considérable qu'avec une application froide seule, et l'afflux de sang à la peau est d'autant plus prononcé que le contraste des deux températures, chaude et froide, aura été plus accentué. C'est ce que l'on observe après les douches écos-

(1) Certaines applications froides peuvent produire des effets révulsifs, mais par un autre mécanisme. C'est ainsi que les compresses échauffantes (voy. ce mot) déterminent une rubéfaction locale très accentuée, mais à la suite de la chaleur humide développée secondairement par ce procédé

saises révulsives et les douches alternatives. Lorsque nous avons décrit la douche écossaise révulsive, nous avons fait remarquer les deux teintes rouges bien différentes que l'on constate à la suite des applications chaude et froide, et qui indiquent les degrés d'autant plus prononcés de la révulsion provoquée.

Les applications d'eau très chaude exclusive produisent également des effets révulsifs très accentués. Ces effets sont en rapport avec la paralysie et la dilatation des vaisseaux sanguins de la peau. Mais, pour obtenir une rubéfaction de la peau et une révulsion consécutive suffisamment intenses, il faut avoir recours à des températures très élevées (de 44° à 45°). Or, si ces températures sont parfaitement tolérées par les sujets lorsqu'il ne s'agit que de faire une révulsion purement locale, comme dans l'administration de bains de pieds, par exemple, ou de douches sur une articulation ou sur la région lombaire, il n'en est plus de même lorsqu'on a besoin d'agir sur toute la surface ou sur la plus grande partie de l'enveloppe cutanée, comme dans des cas de rhumatisme chronique musculaire ou articulaire généralisé. C'est alors qu'apparaissent, de pair avec les effets révulsifs, des effets d'excitation générale nullement thérapeutiques, et qui obligent bientôt d'interrompre le traitement par l'eau chaude. Mais la thérapeutique hydrothérapique n'est pas désarmée pour cela, car elle possède l'emploi combiné de la chaleur et du froid.

Grâce à cette combinaison de l'eau chaude et de l'eau froide, on n'a pas à craindre d'effets d'excitation générale, puisque l'application consécutive d'eau froide soutire à l'économie l'excès de calorique qui lui avait été fourni artificiellement par l'eau chaude, ce qui permet d'obtenir des effets révulsifs très puissants, sans avoir à redouter les inconvénients inhérents aux applications d'eau chaude exclusive.

De plus, la révulsion cutanée qui fait suite à l'emploi combiné de la chaleur et du froid (soit en immersion, soit en douche) est sensiblement plus intense et plus persistante que celle que l'on observe à la suite de l'emploi exclusif de l'eau très chaude. Nous avons fait à ce sujet un certain nombre d'expériences dont nous ne voulons pas surcharger cet ouvrage. Nous donnerons cependant les deux suivantes, à titre d'exemple et afin de bien fixer les termes de la comparaison. Voici comment nous avons procédé : nous avons plongé nos deux mains dans une cuve contenant de l'eau à une température très élevée, pendant un certain temps ; puis nous avons fait suivre cette immersion chaude d'une immersion dans de l'eau très froide, pour l'une des deux mains seulement, et nous avons ensuite observé les variations relatives des températures cutanées pour les deux membres. Après l'immersion, aucune friction n'était pratiquée au niveau de la peau; on se contentait d'essuyer simplement les parties mouillées; nous ajouterons enfin que les deux thermomètres à cuvette étaient maintenus sur la peau sans aucune pression, à l'aide d'une bande de diachylon.

PREMIÈRE EXPÉRIENCE.

Main droite.

Température de la peau prise au niveau du premier espace interosseux dorsal : 34°,3.

— Immersion dans de l'eau à 46° pendant 4 minutes.

4 minutes après........	T. 35°,4
7 — —	T. 36
10 — —	T. 35 ,5
20 — —	T. 35 ,6
30 — —	T. 35 ,6
45 — —	T. 35
1 heure —	T. 34 ,6
1 heure 10 —	T. 34 ,3

Main gauche.

Température de la peau prise au niveau du premier espace interosseux dorsal : 33°,1.

— Immersion dans de l'eau à 46° pendant 4 minutes, suivie d'une immersion dans de l'eau froide à 10° pendant 20 secondes.

Immédiatement après....	T. 34°,5
10 minutes après........	T. 35 ,1
20 — —	T. 35 ,5
25 — —	T. 33 ,7
30 — —	T. 33 ,9
35 — —	T. 34 ,1
40 — —	T. 33 ,7
45 — —	T. 33 ,9
50 — —	T. 33 ,9
55 — —	T. 34 ,4
1 heure —	T. 34 ,2
1 heure 5 —	T. 33 ,7
1 heure 15 —	T. 34 ,1
1 heure 25 —	T. 33 ,1

DEUXIÈME EXPÉRIENCE.

Main droite.

Température de la peau prise au niveau de la face palmaire de la deuxième phalange du pouce : 34°,6.

— Immersion dans de l'eau à 47° pendant 5 minutes.

Immédiatement après....	T. 35°,4
20 minutes après........	T. 35 ,2
35 — —	T. 35 ,3
50 — —	T. 35 ,3
1 heure 30 —	T, 35

Main gauche.

Température de la peau prise au niveau de la face palmaire de la deuxième phalange du pouce : 35°,1.

— Immersion dans de l'eau à 47° pendant 5 minutes, suivie d'une immersion dans de l'eau froide à 10° pendant 20 secondes.

Immédiatement après....	T. 34°,8
10 minutes après........	T. 36 ,1
20 — —	T. 35 ,9
30 — —	T. 35 ,8
40 — —	T. 35 ,7
45 — —	T. 35 ,5
1 heure 25 —	T. 35 ,3

Ces deux expériences prouvent que la température cutanée, et par conséquent la fluxion sanguine, qui n'en est que l'expression concomitante, sont plus intenses après une application chaude et froide qu'après une simple application chaude. Dans la première expérience, en effet, l'immersion chaude nous donne 1°,7 d'élévation de la température locale, tandis que l'immersion écossaise (si nous pouvons nous exprimer ainsi) nous donne 2°. Dans la seconde expérience, l'immersion chaude fait constater une surélévation de 0°,8, tandis que l'immersion écossaise fournit 1°. Il y a donc, on le voit, une différence appréciable, et qui s'est manifestée dans toutes nos expériences. Cette différence, si minime qu'elle paraisse, est importante cependant si l'on songe que, dans une douche écossaise généralisée, par exemple, elle s'étend à toute la surface cutanée, et qu'elle fait, par conséquent, bénéficier le malade d'une révulsion d'autant plus puissante qu'elle est plus étendue.

Quelquefois (et l'expérience II en est un type), l'élévation de la température locale, à la suite de l'eau froide, est précédée d'un abaissement temporaire au-dessous de la température normale, bien que la peau présente néanmoins une teinte rouge vif extrêmement accentuée. Cet abaissement passager prouve que le coefficient thermique fourni à la peau par l'eau chaude a été complètement absorbé par l'immersion froide consécutive. Mais comment, alors, expliquer ce phénomène bizarre, à savoir, qu'un abaissement de la température cutanée puisse coïncider avec une rougeur vive des téguments, c'est-à-dire avec une congestion intense de la peau? La réponse est aisée. La rougeur de la peau indique un violent afflux de sang produit par la dilatation paralytique des vaisseaux cutanés; or, le sang a beau être momentanément refroidi par l'eau froide, la dilatation vaso-motrice n'en persiste pas moins, et avec elle la rougeur fluxionnaire; puis, par suite du mouvement circulatoire incessant, le liquide sanguin se renouvelle rapidement et sous un volume considérable, nécessité par la distension permanente des capillaires, et qui produit bientôt l'élévation secondaire de la température.

Les effets révulsifs de l'hydrothérapie donnent naissance aux médications suivantes :

Médication calorifique. — Elle est indiquée lorsqu'il s'agit de ramener à la normale la température animale plus ou moins abaissée. Dans la congélation, par exemple, le réchauffement par les milieux artificiels a souvent l'inconvénient de dilater trop brusquement les vaisseaux de la périphérie et de provoquer de graves accidents; on obtiendra de bien meilleurs résultats en évitant de soumettre les malades à des températures trop élevées, et en frictionnant les parties congelées avec de l'eau très froide et même de la glace.

Dans la période de collapsus du choléra, on combattra également les accidents par des frictions à l'eau glacée.

Médication dérivative. — Grâce aux effets révulsifs de l'hydrothérapie, on peut obtenir sur la peau une puissante dérivation, et décongestionner de la sorte des organes profonds ou éloignés.

La dérivation peut se faire à distance ou sur place. Dans ce dernier cas, ce sont surtout les douches localisées qui en constituent les instruments, comme par exemple les douches hépatiques, spléniques, etc., destinées à agir sur le foie, la rate... Dans le premier cas, c'est-à-dire dans la dérivation à distance, on met en œuvre soit les applications générales, soit les applications partielles (douches locales, douches localisées, bains de siège); c'est ainsi que le bain de siège, de même que la douche localisée sur les membres inférieurs et les pieds, attirent le sang du segment supérieur de l'individu vers les parties inférieures; inversement, la douche percutante, administrée sur les membres supérieurs et le thorax, attire le sang vers les régions supérieures au détriment des parties basses. Toutes ces actions trouvent leurs applications pratiques, ainsi que nous le verrons plus tard.

Médication analgésique. — En attirant une grande quantité de sang à la peau et en provoquant une importante fluxion périphérique, la révulsion prive momentanément les nerfs sensitifs du liquide nourricier, entrave à ce niveau les échanges nutritifs et abolit ou diminue les propriétés vitales de ces nerfs. C'est ainsi que l'on s'explique les bons effets de la douche écossaise révulsive dans les névralgies, notamment dans la névralgie sciatique, affection dans laquelle ce procédé détermine une action sédative des plus marquées.

EFFETS EXCITO-RÉFLEXES

Les *effets excito-réflexes* sont la conséquence immédiate de l'excitation réflexe de l'eau froide sur les terminaisons nerveuses périphériques de la peau; ils sont produits par ces multiples réactions que nous avons appelées « réactions organico-réflexes », et en vertu desquelles chaque organe, chaque fonction, chaque cellule même sont influencés d'une manière plus ou moins profonde et durable. Les déterminations centrifuges des effets excito-réflexes sont donc des plus nombreuses et des plus variées : ce sont des actions thermo-vasculaires soit vaso-constrictives, soit vaso-dilatatrices, des contractions d'organes à fibres lisses ou striées, des sécrétions exagérées, des modifications dans le fonctionnement dynamique d'un organe d'ordre tantôt dynamogénique, tantôt inhibitoire.

L'eau très chaude peut également produire des effets excito-réflexes; nous en avons déjà signalé quelques-uns en traitant l'action de la chaleur sur le système nerveux. Ces effets sont souvent utilisés en thérapeutique : citons l'action hémostatique sur les vaisseaux utérins des applications très chaudes sur la région lombaire, l'action perturbatrice et inhibitoire de la douche très chaude dans les dyspepsies hyperchlorhydriques.

Les médications qui ressortissent à l'ordre des effets excito-réflexes sont des plus importantes.

Médication excito-motrice. — C'est grâce à cette médication que l'on obtient de si bons résultats dans le traitement des paralysies motrices, dans l'asthénie des organes, en un mot chaque fois qu'il s'agit de réveiller la contractilité musculaire. Ses agents les plus actifs sont donc les applications froides, et surtout les douches : la douche froide par sa percussion, et la douche écossaise par le contraste brusque des températures, provoquent des excitations réflexes très accentuées sur les filets nerveux de la peau.

Médication perturbatrice. — La perturbation en thérapeutique est un fait réel, s'il n'est pas susceptible d'explication : « Perturber, dit Fonssagrives, c'est changer un état de choses anormal pour dénouer un faisceau d'habitudes pathologiques, et laisser à la nature, débarrassée d'entraves qui l'empêchaient d'organiser ses ressources, le soin de les mettre en jeu. Beaucoup de névroses guérissent à la faveur d'une perturbation produite par le froid; les fièvres intermittentes réfractaires à la quinine sont dans le même cas, et la médication antipériodique n'est qu'un des effets de la médication perturbatrice (1). » C'est ainsi que nous voyons la médication perturbatrice venir à bout d'un grand nombre de phénomènes d'origine nerveuse : contractures, toux, hoquet, aménorrhée, migraine, névralgies, palpitations, etc.

Médication résolutive. — Cette médication, qui consiste à combattre d'une façon efficace les lésions congestives ou inflammatoires chroniques, telles qu'hyperhémies tant actives que passives des organes, inflammations catarrhales, exsudatives ou scléreuses, engorgements inflammatoires, etc., puise une grande partie de son action dans les effets excito-réflexes de l'eau froide. Il faut également ajouter que cette action est puissamment renforcée par les

(1) FONSSAGRIVES, *Traité de matière médicale*. Paris, 1885, Delahaye et Lecrosnier, éditeurs.

effets révulsifs et par les effets toniques de l'hydrothérapie. Sous cette triple influence, les éléments contractiles des organes sont mis en jeu, les vaisseaux sanguins sont désobstrués, la nutrition devient plus active et plus régulière, et l'on assiste finalement à des actes très nets de résorption interstitielle.

Les effets excito-réflexes mis en jeu dans la médication résolutive peuvent être de deux ordres différents : tantôt ce sont des effets vaso-constricteurs obtenus à distance par un mode réflexe (spasme des vaisseaux du foie, de la rate, de l'utérus, à la suite de douches hépatique, splénique, plantaire); tantôt, au contraire, ils sont d'ordre vaso-dilatateurs, et dans ce cas ils peuvent être déterminés soit à distance par action réflexe (dilatation des vaisseaux utérins par la douche lombaire percutante), soit sur place par action de voisinage (dilatation des vaisseaux des organes génitaux urinaires sous l'influence du bain de siège par immersion). Dans la production de ces effets différents, l'emploi raisonné et méthodique des divers procédés est de la plus haute importance; nous en avons déjà parlé longuement, et nous y reviendrons dans la partie clinique de cet ouvrage.

Médication hémostatique. — Si l'on se souvient des nombreuses actions réflexes thermo-vasculaires à distance que l'eau froide provoque sur l'économie, on aura la clef de la médication hémostatique dans un grand nombre de cas.

Sans doute, comme le fait remarquer avec raison Fleury, l'eau froide exerce une action des plus puissantes et des plus utiles, tantôt en modifiant la composition du sang, tantôt en opérant une révulsion, une dérivation propre à combattre la congestion, active ou passive, dont l'organe qui fournit le sang est le siège. Les effets hémostatiques se confondent alors avec la médication toni-sédative ou avec la médication dérivative.

Mais, dans les cas qui nous occupent, nous voulons parler d'une tout autre action, c'est-à-dire de l'action constrictive des vaisseaux des organes profonds provoquée par l'eau froide à la suite de l'excitation réflexe des nerfs de la peau. Nous avons signalé longuement, pour ne pas avoir à y revenir ici, les modifications vasculaires qui se produisent à la suite des applications froides sur certains points du corps : constriction des vaisseaux de la matrice à la suite de certaines applications froides sur la région lombaire, la face interne des cuisses, la plante des pieds; constriction des vaisseaux de la pituitaire à la suite de l'eau froide sur les mains, la région dorsale, les pieds; resserrement des vaisseaux de l'encéphale sous l'influence de l'eau froide à la nuque, etc.

EFFETS ANTIPHLOGISTIQUES

L'eau froide crispe les tissus et, par son action constrictive sur les petits vaisseaux sanguins, diminue ou arrête le cours du sang. Mais il faut que la température de l'eau soit très basse et que l'application soit très prolongée et sans percussion, ces deux dernières conditions ayant pour but d'empêcher toute réaction circulatoire qui, on le comprend, produirait un effet absolument opposé à celui que l'on veut obtenir.

Médication antiphlogistique. — Cette médication découle donc naturellement des effets précédents. L'eau froide, appliquée suivant les principes que nous venons d'énoncer, est un puissant agent antiphlogistique qui modérera le mouvement congestif ou inflammatoire dans les irritations locales aiguës, calmera la douleur qui en est la conséquence, et pourra faire avorter l'inflammation. L'irrigation continue dans les plaies contuses, les compresses froides non tordues, les sacs de glace, etc., constituent autant de procédés de cette médication. On devra renouveler l'application froide dès que les téguments commenceront à s'échauffer; mais il faut prendre garde, toutefois, d'anéantir la vitalité des tissus par une application trop permanente, et dans ce but il sera bon de faire de petites interruptions.

Quand l'inflammation aiguë est définitivement constituée et a abouti à une exsudation plastique, fibrineuse, le froid n'a plus d'action antiphlogistique aussi nette. Ce sont alors les émollients qui sont indiqués.

En effet, en dehors de l'action antiphlogistique proprement dite, provoquée par le froid à la suite du resserrement des petits vaisseaux, il existe une autre variété d'action antiphlogistique due aux applications hydriatriques chaudes, et combattant l'inflammation par un mécanisme tout à fait différent. Nous voulons parler des agents *émollients*, constitués par les applications locales ou générales d'eau chaude, et qui représentent ce que l'on pourrait appeler la *médication antiphlogistique atonique*. L'eau chaude, en effet, appliquée aux tissus vivants sous forme de fomentations, de topiques, de bains partiels ou généraux, diminue leur *ton*, c'est-à-dire le rythme de leur activité physiologique (Hardy). Tous les topiques émollients dans lesquels l'eau sert de véhicule agissent non seulement en constituant des sortes d'enduits imperméables qui s'opposent aux déperditions aqueuses de la transpiration insensible, mais surtout parce qu'ils contiennent tous de l'eau en quantité notable qu'ils laissent pénétrer par imbibition jusqu'au réseau capillaire sous-jacent, produisant dans le sang qui le parcourt une sorte d'hydrohémie locale qui rend ce fluide moins stimulant, et combat d'ailleurs cette tendance aux stagnations sanguines qui est le phénomène initial de toute inflammation (1).

Médication hémostatique. — Par son action constrictive sur les vaisseaux le froid aboutit, au même titre que pour l'action antiphlogistique, à une action hémostatique directe, que l'on utilise tous les jours dans le traitement des plaies et des hémorragies; le traitement des hémorragies traumatiques, de l'épistaxis, de la gastrorragie, de l'entérorragie de l'hématurie, etc., par les applications froides *in situ*, sont trop connues pour que nous ayons à y insister. Sous l'influence constringente de l'agent refrigérant, la circulation se ralentit, les capillaires se resserrent et le sang se coagule.

Nous noterons également en passant l'action éminemment hémostatique de l'eau très chaude (45° et plus), si manifeste dans les métrorragies, et due à une constriction des fibres lisses sous l'influence de cet agent.

Médication anesthésique. — Les applications très froides, glace pilée, mélanges réfrigérants, pulvérisations d'éther, de chlorure de méthyle, de chlorure d'éthyle, etc., en produisant une anémie totale des tissus, rendent ceux-ci exsangues et absolument insensibles. Cette anesthésie est mise à profit lorsqu'on veut pratiquer des opérations de petite chirurgie (ongle incarné, incision d'abcès); on l'utilise également pour combattre certaines manifestations névralgiques (pulvérisations d'éther dans la rachialgie, application du siphon au chlorure de méthyle dans la névralgie sciatique).

EFFETS ANTITHERMIQUES

L'eau froide, par la soustraction de calorique qu'elle impose à l'organisme, produit des *effets antithermiques* très accentués. Ces effets étaient connus depuis les temps les plus reculés, puisque Hippocrate (2) et Galien appliquaient déjà les bains et les affusions froides au traitement des maladies fébriles; les médecins arabes,

(1) Fonssagrives, *Principes de thérapeutique générale.* Paris, 1884, J.-B. Baillière, éditeur.

(2) *Aphorismes*, sect. VII.

avec Rhazès, combattaient également la fièvre par les boissons froides.

Les effets réfrigérants ou antithermiques peuvent être déterminés par tous les modes d'application de l'eau froide : lotions, affusions, enveloppements, bains, vessies de glace, lavements froids, ingestion d'eau froide, etc. La température de l'eau peut varier, mais elle doit toujours être inférieure à celle du sujet.

Pour que la soustraction de calorique soit manifeste et efficace, il faut que l'application froide soit prolongée. Il faut aussi que l'eau soit dépourvue de percussion et que l'opération ne soit pas suivie de frictions consécutives. En observant ces préceptes, en effet, on ralentit autant que possible la réaction circulatoire et la calorification secondaire (réaction thermique) qui ne manquent pas de se produire après toute application froide, car nous savons que la production de la chaleur animale est en raison directe de la soustraction de calorifique imposée à l'économie.

Médication antipyrétique. — Cette médication est la conséquence directe des effets antithermiques produits par l'eau froide. Déjà employée couramment par Currie, Jacquez, Warmer et d'autres, cette méthode a surtout été vulgarisée par les travaux de Brand (de Stettin) ; aujourd'hui elle est devenue classique dans le traitement d'un grand nombre d'affections fébriles, lorsqu'il s'agit de combattre l'hyperthermie et les phénomènes ataxo-adynamiques qui en sont la conséquence. Nous signalerons la fièvre typhoïde, la variole, les fièvres éruptives, la broncho-pneumonie, etc., traitées par les lotions, les affusions, les enveloppements, les bains froids. Les procédés qui exigent une grande masse d'eau, comme les immersions ou bains froids, devront être pratiqués avec de l'eau à une température tiède (de 25° à 32°), ou fraîche (de 18° à 24°), afin de ne pas amener de réaction thermique ni de mouvement thermogène trop violents qui feraient élever trop rapidement la température animale, et aboutiraient à des résultats contraires à ceux que l'on recherche.

L'eau tiède, et même l'eau chaude, peuvent être d'excellents agents antipyrétiques. A partir de 32° en descendant l'échelle thermique, l'eau, ainsi que nous le savons, détermine une soustraction de calorique chez un sujet dans l'état apyrétique. A plus forte raison, si l'on s'adresse à un fébricitant, la réfrigération provoquée sera encore plus puissante puisque, avec la fièvre, la ligne neutre du malade se sera élevée, et que par conséquent il y aura un plus grand écart entre la zone neutre et la température de l'eau. Le bain tiède ou tempéré devient donc un excellent moyen *antipyrétique* qui, administré aux températures de 30°, 31° ou 32°, sera parfaitement supporté par les malades : on sait les services que ce procédé peut rendre dans la fièvre typhoïde, dans la broncho-pneumonie des enfants (Rilliet et Barthez).

Le bain chaud (de 33° à 36°), qui est un bain neutre, indifférent — en ce sens qu'il n'a aucune influence sur la chaleur propre — si l'on s'adresse à un organisme dans l'état apyrétique, n'agit plus de même si l'on a affaire à un malade en état de fièvre.

En effet, la zone neutre qui, ainsi que nous le savons, oscille chez un sujet sain aux environs de 34°,5, suit chez un fébricitant toutes les variations que la maladie apporte dans la chaleur propre. Dans ces conditions, un bain chaud à 33° qui, tout à l'heure, chez un sujet dans l'état apyrétique, se comportait comme un bain indifférent, en ce sens qu'il ne produisait aucune modification sur la température animale, ce même bain à 33°, s'il est appliqué à un malade atteint de fièvre, va, au point de vue des effets physiologiques, se comporter comme un véritable bain tiède, par suite de l'ascension de la zone neutre sous l'influence de l'élément fébrile, et de l'écart plus grand qui en résulte entre celle-ci et la température du bain. On s'explique alors que, dans ces circonstances, le bain chaud, neutre, agisse comme un véritable bain tiède ou tempéré, et modère les symptômes fébriles par suite de l'hypothermie qu'il provoquera. On ne s'étonne donc plus qu'Hippocrate lui-même ait reconnu l'action antipyrétique du bain chaud, action sur laquelle M. Hayem a vivement insisté dans ses *Leçons de thérapeutique* (1) ; chez de nombreux malades atteints de fièvre typhoïde, ce professeur a constaté que le bain à 33° est très bien supporté, même lorsque ceux-ci sont très faibles, pendant au moins une heure, et que l'on obtient souvent un effet thermique suffisant, tout en se mettant à l'abri de tous les inconvénients du bain froid (2).

EFFETS SUDORIFIQUES

Les agents de l'hydrothérapie ayant pour base la chaleur élevée, sous toutes ses formes (eau très chaude, vapeur sèche, vapeur humide), déterminent des *effets sudorifiques* très accentués, en pro-

(1) Hayem, *loc. cit.*

(2) Il faut également tenir compte de ce fait, démontré par les expériences de Liebermeister et Kernig, que chez les fébricitants les applications hydriatriques abaissent la température beaucoup plus rapidement que chez l'homme sain, toutes choses étant égales d'ailleurs.

duisant une suractivité des glandes sudoripares. Les procédés principalement employés sont les étuves sèches ou humides, partielles ou générales, les maillots secs, les maillots humides, les douches de vapeur, les douches ou les bains très chauds.

L'importance des effets sudorifiques n'échappera à personne, si l'on songe au rôle capital que joue la peau dans la physiologie humaine. Il s'échappe constamment de la surface cutanée une grande quantité d'eau à l'état de vapeur, dont le poids s'élève environ à 1,000 grammes par jour, soit 40 à 42 grammes par heure. Ce phénomène constitue ce qu'on appelle la transpiration insensible, que l'on peut comparer à l'exhalation pulmonaire, puisque les produits qu'elle fournit sont représentés non seulement par de l'eau en vapeur, mais par de l'acide carbonique, et qu'elle s'effectue par la surface cutanée tout entière, aussi bien que par les glandes.

D'un autre côté, il s'échappe accidentellement par les glandes sudoripares de l'eau à l'état liquide, qui constitue les sueurs proprement dites. Celles-ci peuvent être comparées aux urines par leur composition immédiate; de plus, elles sont excrétées par un appareil particulier dont le principal organe est la glande sudoripare, qui présente une certaine analogie avec un élément excréteur du rein.

L'excrétion sudorale est chargée d'éliminer l'urée et en général les produits de combustion des albuminoïdes, acide formique, butyrique, propionique, sudorique, etc. Enfin, c'est elle qui nous permet de lutter, grâce à l'évaporation, contre la chaleur extérieure, et de maintenir notre température uniforme.

Ces notions élémentaires nous montrent l'importance qu'il faut attacher au bon fonctionnement de la peau. Si celui-ci est exagéré, il peut se produire des refroidissements superficiels qui aboutissent à des congestions profondes d'ordre réflexe. Si, au contraire, les fonctions de la peau sont diminuées ou abolies, on peut voir se développer des congestions internes (hyperhémie des poumons, des reins) dues au défaut d'exhalation ou d'élimination du tégument externe. On s'explique ainsi la justesse du salut turc : *Arak tahieb!* (Que la transpiration te donne la santé !)

La production de la sueur est exagérée, avons-nous dit, par les applications très chaudes, qui amènent une hyperhémie des vaisseaux cutanés. Elle l'est également par l'ingestion de liquide en grande quantité, et surtout de liquide chaud, absorption qui détermine une plus grande tension du sang. Mais elle est aussi influencée d'une façon très nette par les actions nerveuses et les actions réflexes : nous citerons les sueurs localisées dans l'hémiplégie, les sueurs qui surviennent à la suite d'émotions vives ou d'excitants physiques (vinaigre sur la langue).

Les pratiques hydrothérapiques froides, avec l'exercice musculaire obligatoire et les frictions consécutives, facilitent le fonctionnement de la sécrétion sudorale, en activant la circulation dans les glandes sudoripares, et en dégageant les pores de la peau de l'enduit sébacé qui s'y accumule.

Médication éliminatrice ou dépurative. — La peau est le plus large et le plus actif des émonctoires ouverts aux éliminations, et si la doctrine populaire de la *dépuration* exagère sa portée, on peut dire aussi que la médecine n'invoque pas assez son office ou préservateur ou curatif. La sudation, cela est incontestable, n'a pas donné en thérapeutique tout ce qu'on est en droit d'en attendre; il faudrait porter sérieusement son attention de ce côté, et examiner de plus près les pratiques vulgaires qui reposent sur ce moyen (Fonssagrives).

Le Dr Miroff a guéri des cas de rage en soumettant les individus à des étuves sèches, et en développant chez eux des sueurs extrêmement abondantes (1); Hood a vanté également les bains turcs dans la rage. Ce traitement agit par l'élimination du virus rabique.

Spelsbury, dans l'Inde, a préconisé la sudation dans le traitement des accidents provoqués par la morsure du serpent *cobra*.

Les transpirations violentes obtenues à l'aide de la chaleur produisent des effets *dépuratifs*, en éliminant du sang les principes morbides qui peuvent s'y accumuler. C'est ainsi que dans la goutte, la diathèse urique, le rhumatisme, l'urémie, l'impaludisme, etc., cette médication donne les plus brillants résultats.

Médication spoliatrice ou altérante. — La sueur se produit par une fonte des globules des glandes sudoripares; cette fonction soutire à l'économie de l'eau et des principes organiques et minéraux (sels, acides gras, etc.). On comprend donc que ces pertes appellent une réparation et une assimilation plus accentuée, qui se font aux dépens des autres tissus. Tel est le principe de la *médication spoliatrice* ou altérante, médication résolutive et fondante de quelques auteurs.

Il n'est pas de meilleur traitement que les sudations contre l'obésité. Des sueurs forcées ont amené l'évacuation de la sérosité épanchée dans certains cas d'anasarque fébrile, d'hydropisie active, d'anasarque suite d'affections du cœur, du foie, des reins (Schedel, Boerhaave, Weber). Les hydrocèles, les hydarthroses ont également bénéficié de cette médication.

(1) Miroff, *Bulletin de thérapeutique*, 1839.

Dans beaucoup de ces cas, il est avantageux de joindre aux procédés de la chaleur l'emploi de l'eau froide. En effet, les pertes organiques provoquées par la sudation, lorsqu'elles sont trop fortes ou trop réitérées, peuvent fatiguer l'économie. De même, la surexcitation nerveuse produite par la trop forte chaleur, jointe au relâchement des tissus déterminé par le procédé lui-même (procédé humide), peut déprimer l'organisme.

« L'abus des transpirations, dit Fleury, peut avoir de sérieux inconvénients; et il est aisé de le comprendre : tantôt la peau, soumise à une excitation trop énergique ou trop prolongée, s'irrite, s'enflamme, et l'on voit se développer une affection cutanée qui, loin d'être une crise heureuse, est une complication, un accident plus ou moins grave; tantôt une action débilitante locale est exercée sur l'enveloppe cutanée : celle-ci perd son ressort, sa vitalité; elle est comme macérée, et de même que la corde perd son élasticité pour avoir été trop tendue, la faculté perspiratoire de la peau s'affaiblit ou se perd pour avoir été trop exaltée ; d'autres fois enfin, et plus fréquemment, c'est par son action spoliatrice, c'est par les pertes trop abondantes qu'elle provoque que la sudation devient nuisible; elle amène l'amaigrissement et un affaiblissement général qui fait de rapides progrès, si l'on n'en fait point disparaître la cause. Nous avons vu plusieurs malades qui s'étaient fort mal trouvés des transpirations excessives auxquelles ils avaient été soumis dans certains établissements hydrothérapiques (1). »

C'est alors qu'on combattra avec succès les effets hyposthénisants des procédés sudorifiques, en les faisant suivre d'une application froide très courte (douche, immersion, drap mouillé, lotions), application froide qui rendra la tonicité aux tissus, stimulera les forces vitales, et activera la réparation des pertes organiques occasionnées par la chaleur. C'est ainsi que, par l'emploi combiné des sudations et de l'eau froide, on produira les effets spoliateurs plus accentués, et l'on pourra continuer impunément cette médication pendant un temps souvent très prolongé.

N'oublions pas, en terminant, de rappeler que l'action sudorifique de la chaleur aboutit également à une action révulsive très prononcée, par l'afflux de sang qu'elle détermine au niveau de la peau et des glandes. Elle constitue donc une *médication dérivative* au premier titre. On l'emploie journellement dans un grand nombre de cas : citons la sudation locale provoquée au niveau des membres inférieurs par des bottes d'ouate ou par des compresses échauffantes,

(1) Fleury, *loc. cit.*, p. 103.

dans le but de décongestionner les organes cérébraux ou thoraciques. Le bain de vapeur, le maillot sec, administrés au début, font avorter les grippes et les bronchites. De même que tout à l'heure, on aura intérêt, dans ces cas, à faire suivre la sudation d'une application froide très courte, qui augmentera la révulsion et combattra les effets affaiblissants de la chaleur.

EFFETS ANTISPASMODIQUES

A côté des effets sédatifs que nous avons décrits au commencement de ce chapitre, effets produits par les procédés réfrigérants de l'eau, et inséparables des effets toni-sédatifs dont ils sont le corollaire et la conséquence directe, il existe un autre ordre d'effets sédatifs, effets immédiats et obtenus tout spécialement par les procédés de l'eau chaude, tels que les douches chaudes et les bains chauds. Il faut également comprendre dans les procédés sédatifs immédiats le maillot humide, que nous avons décrit dans sa forme toni-sédative (voy. chap. v), et qui constitue une sorte d'intermédiaire entre les agents de la médication toni-sédative et ceux de la médication antispasmodique.

On peut donner à ces effets sédatifs d'emblée le nom d'*effets antispasmodiques*, car ils sont destinés à calmer l'excitation spasmodique et l'éréthisme nerveux. L'agent qui les provoque est l'eau chaude, entre 33° et 36°, c'est-à-dire à une température neutre, indifférente, sans influence sur la calorification.

La *médication antispasmodique*, à laquelle ces effets donnent naissance, rend de grands services dans les cas si nombreux où il s'agit de *calmer* avant de tonifier. Dans les états de mal hystérique, dans les attaques imminentes, un bain chaud de 33° à 34°, prolongé pendant une ou deux heures, donne d'excellents résultats; de même la douche, de 35° à 36°, agit très bien dans l'insomnie, l'agitation nerveuse, etc.

L'usage trop fréquemment répété des applications chaudes exerce sur l'organisme une influence hyposthénisante, débilitante, qui a été signalée par tous les auteurs; cette influence débilitante n'est elle-même qu'une exagération anormale de l'action sédative de l'eau chaude, qui ne se trouve compensée par aucun effet tonique, puisque cette eau, à la température de 33° à 36°, ne peut produire, ainsi que nous le savons, aucune réfrigération de l'économie et par conséquent aucun effet tonique consécutif. Aussi, dans beaucoup d'affections et en particulier dans la thérapeutique des maladies du système nerveux, leur emploi doit-il être restreint aux seuls cas où il faut agir rapidement, et dans lesquels il faut rechercher des effets immédiats de sédation, comme dans les cas d'éréthisme ou de « spasmodisme » aigu, si nous pouvons nous exprimer ainsi. Mais elles ne sauraient constituer un mode de traitement définitif, et l'on devra revenir aux applications froides ou écossaises, aussitôt que l'état du malade le permettra.

CHAPITRE IX

DU TRAITEMENT HYDROTHÉRAPIQUE EN GÉNÉRAL ET DES CONDITIONS ADJUVANTES

Le traitement hydrothérapique, pour être administré dans les meilleures conditions possibles, comporte avec lui une foule d'éléments qu'il est de la plus grande importance de passer en revue. Un certain nombre de ces conditions sont extérieures au malade; les autres sont inhérentes au sujet lui-même.

INSTALLATION D'UN ÉTABLISSEMENT HYDROTHÉRAPIQUE

Les établissements hydrothérapiques peuvent être installés au centre des villes ou à la campagne. Les uns et les autres ont leur utilité. Ceux qui sont élevés au milieu de la campagne seront placés, autant que possible, au centre d'une nature gaie et riante, coupée de prairies, de ruisseaux et de bois; le voisinage d'une montagne est également des plus favorables, en obligeant les malades à une plus grande action musculaire, et en multipliant les panoramas sous des formes toujours nouvelles, qui donnent à l'esprit des impressions de surprise et de béatitude, un sentiment de repos et d'apaisement, un calme profond, dont l'action bienfaisante vient puissamment en aide au traitement hydrothérapique.

La première condition d'installation d'un établissement est d'avoir à sa disposition une eau très froide, à une température toujours constante, et en quantité suffisamment abondante; cette eau, qui devra réunir toutes les qualités des meilleures eaux potables, sera fournie par une source située aussi près que possible des salles d'hydrothérapie.

Les salles d'opération seront précédées d'un vaste promenoir, ou hall, dans lequel les malades pourront s'abriter et faire leur réaction en cas de mauvais temps. De chaque côté de ces salles seront situés les couloirs dans lesquels sont installées les cabines où se déshabillent les malades; ces couloirs, l'un pour les hommes, l'autre pour les femmes, seront complètement indépendants l'un de l'autre.

Toutes les pièces de l'établissement seront de plain-pied. La température y sera maintenue, en hiver, aux environs de 16°. Le cabinet du médecin communiquera directement avec la salle de douches.

La salle de douches, vaste et bien aérée, sera éclairée par un large vitrail à sa partie supérieure. Elle sera alimentée par deux réservoirs, sans cesse renouvelés, l'un d'eau froide contenant de 13 à 14,000 litres, l'autre d'eau chaude de 7 à 8,000 litres. La piscine sera installée dans la même pièce ou dans une salle à côté.

Les salles de sudation seront situées à proximité de la salle de douches.

NÉCESSITÉ D'UN ÉTABLISSEMENT HYDROTHÉRAPIQUE

La nécessité d'un établissement hydrothérapique spécial, dans lequel les malades séjournent à demeure comme pensionnaires, s'impose dans un grand nombre de cas. Beaucoup d'affections nerveuses chroniques (certaines formes d'hystérie en particulier) ne guérissent qu'à la faveur d'un isolement absolu : cette méthode, préconisée avec tant de succès par le professeur Charcot, consiste à éloigner le malade de son milieu familial, et, en supprimant toute communication avec le dehors et toute correspondance, fait disparaitre toute cause d'excitation et de dépense nerveuse. Sous ce rapport les *maisons d'hydrothérapie*, qu'il ne faut pas confondre avec les maisons de santé destinées à l'internement des aliénés, rendent tous les jours les plus grands services. La présence constante, dans ces maisons spéciales, d'un médecin qui, en plus des ressources de l'hydrothérapie et des méthodes accessoires (électricité, massage, etc.), maintient les malades dans une règle et une discipline de tous les instants, joue le plus grand rôle dans la cure psychique de ces affections.

Sans pratiquer un isolement aussi absolu, un grand nombre de malades atteints d'affections chroniques nécessitent un traitement méthodique dans un établissement spécial d'hydrothérapie. Ces malades, en effet, traités à domicile ou comme externes dans un établissement, ne sauraient éprouver les bienfaisantes modifications qu'apportent à leur état le changement de lieu, d'air, de milieu physique et moral, et l'absence des préoccupations professionnelles ou des soucis de famille et de toutes les circonstances au milieu desquelles la maladie a pris naissance et s'est développée. Toutes ces conditions seront réalisées par le séjour dans un établissement, où le malade trouvera non seulement le repos moral, mais encore les bienfaits de l'eau froide, en même temps que les consolations de l'espérance qui lui sont journellement prodiguées par le médecin, et qui deviennent bientôt une réalité sous l'influence du traitement rigoureusement suivi. Sous ce rapport, l'installation à la campagne de certains établissements, dans un pays boisé et montagneux, rend de très grands services en permettant de pratiquer des cures, pendant la saison chaude, dans d'excellentes conditions d'hygiène et de repos; nous y reviendrons quand nous traiterons de la durée du traitement hydrothérapique.

Au milieu de toutes ces influences favorables, il ne faut pas oublier la part prépondérante jouée par le régime. « Les infractions au régime prescrit, dit Fleury, sont encore un dangereux écueil pour l'hydrothérapie pratiquée à domicile. Dans un établissement spécial, sous la surveillance incessante du médecin, il est souvent fort difficile d'empêcher certains malades de commettre, au dehors, des écarts plus ou moins fréquents et plus ou moins graves, dont ils ne comprennent pas, dont ils ne veulent pas admettre le danger. Lorsque le malade commande son dîner à sa guise; lorsqu'il est exposé aux tentations de la vue, de l'odorat, de la gourmandise, de l'exemple; lorsqu'il est en butte aux incitations, aux plaisanteries de convives bien portants, toujours disposés à médire de la médecine et des médecins; lorsqu'il est violenté par les exigences du monde, des relations sociales, de ses devoirs professionnels, que devient le régime? Il est facile de le deviner.

« Les applications hydrothérapiques doivent être faites à des heures déterminées, les mêmes pour la plupart des malades; le médecin ne peut point se trouver à la même heure au domicile de plusieurs malades; il en résulte qu'après avoir présidé aux premières applications, il est obligé d'abandonner le malade à sa propre direction et aux soins de son entourage. Dès lors le traitement ne tarde pas devenir irrégulier et peu méthodique. Qu'il survienne un brusque changement dans les conditions atmosphériques, qu'il se manifeste une douleur, un malaise, un phénomène morbide intercurrent, accidentel quelconque, et le malade ne sait plus s'il doit agir ou s'il doit s'abstenir, et souvent il agit alors qu'il ferait mieux de s'abstenir, ou s'abstient alors qu'il faudrait agir. Le plus souvent aussi les applications sont trop longues ou trop courtes, mal faites, mal dirigées, surtout lorsqu'il s'agit d'applications locales.

« Pour toutes ces raisons, et pour d'autres encore, il est donc à peu près indispensable que tout malade gravement atteint, exigeant impérieusement des applications très méthodiques, soit traité dans un établissement spécial (1). »

Néanmoins, lorsque les malades ne peuvent pas s'éloigner de leur domicile, ou lorsque les affections dont ils sont atteints sont légères ou ne sont pas très invétérées, le traitement qu'ils suivront, comme externes, dans un établissement spécial, sous la surveillance et la suggestion constantes d'un médecin hydrothérapeute, rendra de très grands services et viendra à bout, dans un très grand nombre de cas, de maladies souvent rebelles aux autres modes de traitement. Dans ces circonstances, nous ne saurions trop recommander aux malades de suivre leur traitement hydrothérapique avec la plus grande régularité, condition indispensable du succès, car ce n'est que par la répétition incessante et régulière des procédés hydriatriques que l'on parvient à perturber et à modifier à la longue l'organisme ; il ne suffit pas non plus, dans ces cas, de venir se soumettre régulièrement à l'application de la douche, il faut aussi la prendre dans les meilleures conditions de préaction antérieure et d'exercice consécutif, et se garder d'imiter l'exemple de ceux qui se font conduire en voiture à la douche et qui en reviennent de même.

CHOIX DE LA SAISON — L'HYDROTHÉRAPIE PENDANT L'HIVER

D'une façon générale, toutes les saisons sont bonnes pour pratiquer l'hydrothérapie, et les malades entraînés à cette méthode ont intérêt à s'y soumettre hiver comme été. A moins que l'hiver ne présente une série de journées trop humides ou trop froides, cette saison est aussi bonne que les autres, en dépit des nombreux préjugés qui courent encore, à ce sujet, dans le vulgaire et même dans le monde médical. Le point capital est que les malades viennent à la douche le corps suffisamment échauffé par un exercice

(1) FLEURY, *loc. cit.*, p. 263.

musculaire antérieur; du reste, on a toujours la ressource, lorsque le sujet a de la peine à s'échauffer, de favoriser la préaction par une administration d'eau chaude préalable. On n'oubliera pas également qu'il faudra baser la durée des opérations froides sur les conditions cosmiques et sur la rigueur de la température extérieure, ces opérations devant être d'autant plus courtes que l'atmosphère est plus froide et plus humide.

Beaucoup de médecins (Duval, Leroy-Dupré) affirment que l'hiver est la saison la plus favorable pour les pratiques hydrothérapiques froides; Fleury professe également la même opinion, et cela au point de vue non de la sensation éprouvée par le malade et des efforts qu'il est obligé de faire, mais de l'efficacité du traitement. Plus la température est basse, disent ces observateurs, plus est grande l'activité déployée par l'organisme pour récupérer la chaleur qui lui a été soustraite par l'application froide; les mouvements de nutrition et de dénutrition, les actions réflexes, la réaction sont d'autant plus prononcés qu'une différence plus grande existe entre la température extérieure et celle du corps, parce qu'alors il faut que celui-ci fasse un exercice plus énergique, ou, en d'autres termes, dépense plus d'activité pour ramener à la peau le calorique que l'opération froide lui a instantanément enlevé.

Il est certain qu'en été, pendant les fortes chaleurs des mois de juillet et d'août, le corps est moins bien disposé pour subir l'impression de l'eau froide. La température ambiante est trop chaude et le mouvement réactionnel de l'organisme est trop tôt sollicité ; de plus, la peau macérée par une transpiration insensible exagérée, qui la baigne jour et nuit, perd une partie de ses forces actives : l'action et la réaction vasculaires, ainsi que les stimulations réflexes, sont assurément ralenties. De telle sorte que si, en hiver, par des températures trop froides, on risque d'avoir une réaction trop lente et trop difficile, — phénomène qu'il est toujours facile de combattre par une diététique et un exercice appropriés, — en été, au contraire, par les trop fortes chaleurs, l'action frigorigène est moins intense et la réaction beaucoup trop rapide, ce qui rend l'hydrothérapie moins active.

Par conséquent, il est évident qu'au point de vue de l'efficacité relative, plus ou moins grande, des applications hydrothérapiques, le printemps et l'automne constituent les saisons les plus favorables, en permettant aux malades de se livrer sans fatigue à des promenades appropriées, et à la réaction d'évoluer d'une façon normale et physiologique. Pendant ces saisons, les opérations froides pourront être administrées dans des limites rationnelles et suffisamment prolongées, car on n'aura pas à craindre, comme en hiver, une stimulation trop énergique par suite des dépenses organiques plus actives et des mouvements fonctionnels plus intenses. Il faut également savoir que beaucoup d'affections nerveuses présentent des exacerbations en automne et au printemps, ou bien se manifestent pour la première fois à ces époques de l'année; le traitement hydrothérapique est donc indiqué à l'approche de ces deux saisons, afin d'atténuer la manifestation morbide, ou de la faire avorter, si c'est possible.

Le choix de la saison d'été peut être cependant indiqué dans certains cas, par exemple chez les rhumatisants, les malades atteints de névralgies, ceux qui souffrent de bronchite chronique et d'emphysème, et chez les impotents, les infirmes et les sujets affaiblis, qui ne peuvent se livrer facilement à la marche.

L'été également, au même titre que le printemps et l'automne, reste indiqué dans les cas où les malades veulent pratiquer une *cure hydrothérapique*, c'est-à-dire une véritable saison hydrique, analogue aux saisons thermo-minérales. Ces cures se font dans un établissement à la campagne, au milieu d'une nature à la fois sauvage et agreste, où l'éloignement des grands centres oblige les malades à suivre un traitement hydrothérapique méthodique et plus ou moins intensif; l'absence des soucis de tous les jours et des tracas des affaires, les distractions calmes et faciles, les courses en montagne, les spectacles de la nature, tout cela vient en aide au succès du traitement.

INTERVENTION DIRECTE DU MÉDECIN

La *nécessité d'un médecin* en permanence dans un établissement hydrothérapique n'est pas à établir. Il est évident que le médecin seul peut juger le procédé et la durée d'application qui convient le mieux au malade, soit au début, soit dans le cours du traitement. C'est en interrogeant souvent le patient, en observant tous les jours les symptômes objectifs et subjectifs qui se présentent, que le médecin peut diriger la cure avec efficacité. Du jour au lendemain, les phénomènes réactionnels peuvent varier, suivant la prédisposition individuelle, la température ambiante, l'humidité de l'atmosphère, l'apparition d'un symptôme intercurrent ou d'un accident (céphalée hydrothérapique, par exemple) dû à l'eau froide, etc., et nécessiter une modification ou un changement de procédé, que le médecin est là pour apprécier et pour diriger. Est-il besoin également d'insister sur l'effet moral puissant que produit sur les malades la présence constante de l'homme de l'art auprès d'eux? Dans toutes les maladies chroniques, et surtout dans les maladies nerveuses, où l'élément psychique joue un si grand rôle, rien ne vient en aide à la guérison comme l'autorité que le médecin sait prendre sur ses malades et la confiance qu'il leur inspire, et comme cette suggestion de tous les instants sous laquelle il doit savoir les tenir; il lui faut tour à tour mêler la douceur à l'intimidation, suivant le caractère et le tempérament moral du sujet, ce qui nécessite de sa part beaucoup de tact et d'instinct.

Mais où il est peut-être permis de discuter, c'est sur la nécessité de l'*intervention directe du médecin* dans l'administration des douches, notamment chez les malades du sexe féminin. Voici les opinions que Fleury formulait à ce sujet, et que nous ne saurions mieux faire que de citer : « L'application des procédés hydrothérapiques exige non seulement une direction médicale de tous les instants, mais encore l'intervention d'un médecin instruit, intelligent, attentif et consciencieux. La question est résolue en ce qui concerne les malades du sexe masculin, mais elle est encore, en ce qui concerne les femmes, l'objet de scrupules plus instinctifs que raisonnés.

« L'application des procédés hydrothérapiques, dit Schedel, doit « se faire avec une extrême précision et une grande exactitude ; or, « à quelles mains en confier l'exécution? Le médecin ne doit pas « se contenter de prescrire, il doit agir; mais la difficulté devient « grande lorsqu'il s'agit d'une personne du sexe. »

« Eh bien, cette difficulté m'a sérieusement préoccupé, et j'ai fait maintes tentatives pour arriver à la meilleure des solutions. Beaucoup plus que les hommes, les femmes sont portées à abuser des procédés hydrothérapiques, à tomber dans les exagérations, les excentricités; plus que ceux-là encore elles sont imbues de préjugés, d'opinions préconçues, de systèmes médicaux très arrêtés dans leur esprit. Abandonner le traitement à leur libre arbitre est donc chose complètement impossible; mais beaucoup plus encore que les hommes, elles sont impérieuses et indociles; elles ne tiennent ordinairement aucun compte des conseils, des avertissements des baigneuses, elles se révoltent contre leur autorité; et combien de fois celles-ci ne sont-elles pas venues réclamer mon intervention pour avoir raison de malades qui, transgressant les recommandations que je leur avais faites moi-même, ouvraient de vive force les divers appareils et prétendaient se doucher à leur guise!

« Pour obvier à tous ces inconvénients, à tous ces dangers;

pour répondre à toutes ces indications, à toutes ces exigences impérieuses, suffira-t-il que le médecin se place, comme l'a vu faire Schedel, derrière une porte ou un paravent, et que, de cette cachette, il préside au traitement ou en dirige les applications? L'expédient est aussi insuffisant qu'il est peu convenable; il ne sera accepté par aucun médecin consciencieux, ayant quelque respect pour sa personne.

« Il est des femmes dont l'état général est tellement grave, que la nécessité d'une intervention médicale directe ne saurait faire l'objet d'un doute; il en est d'autres pour lesquelles cette nécessité n'est pas moins évidente, bien qu'il ne s'agisse que d'une affection locale. Est-ce une baigneuse qu'on chargera de doucher le foie, la rate, un muscle, une articulation profondément altérée par une tumeur blanche, rendue immobile par une ankylose? Est-ce une baigneuse qui pourra administrer des douches pendant la période menstruelle; des douches destinées à prévenir ou à combattre une métrorragie? Or, croit-on qu'il soit possible au médecin, dans un grand établissement, de doucher lui-même certains malades et de s'abstenir quant à certains autres? Croit-on qu'il pourrait faire comprendre et admettre les motifs qui le dirigeraient dans son choix? Il est des nécessités qu'on ne subit qu'autant qu'elles pèsent également sur tout le monde; pas une malade, quelque gravement atteinte qu'elle fût, ne consentirait à se laisser doucher, si d'autres étaient autorisées à se soustraire à cette obligation. Une règle uniforme et strictement appliquée est le seul moyen de faire régner l'ordre dans cette république démocratique et sociale qu'on appelle une maison de santé.

« Il est moins pénible pour une femme de recevoir la douche des mains du médecin que de se soumettre à un examen au spéculum. Ai-je besoin de dire que la présence d'une baigneuse ou d'une parente, que mille détails impossibles à décrire, et que, par-dessus tout, l'attitude d'un médecin qui a la conscience de sa dignité et de la gravité de sa mission, donnent à la pudeur toutes les satisfactions conciliables avec les exigences de la maladie et de la médication?

« En résumé, dans les établissements publics la question se formule de la manière suivante : intervention absolue ou abstention complète du médecin. La poser en ces termes, c'est la résoudre (1). »

Fleury, cependant, ne s'est pas toujours maintenu dans l'immuabilité de ces principes, si l'on en juge par les lignes suivantes,

(1) Fleury, *loc. cit.*, p. 225.

écrites quelques années plus tard : « En ne tenant compte que des malades du sexe masculin, nous faisons de l'administration médicale des agents hydrothérapiques une règle absolue. Relativement au sexe féminin, nos jeunes confrères, qui débutent dans la carrière, doivent-ils maintenir les principes avec l'inexorable fermeté dont nous nous sommes fait un devoir? Doivent-ils, comme nous l'avons fait, sacrifier à cette question de principe leurs intérêts? — Examinons.

« Il est des malades pour lesquelles l'application médicale est *indispensable;* en dérogeant à la règle, on les exposerait non seulement à ne pas guérir, mais encore à des accidents plus ou moins graves. Il en est ainsi pour les femmes très affaiblies, cachectiques, réduites au minimum de la réaction vitale, atteintes d'une affection organique du cœur, de phtisie pulmonaire, d'une maladie articulaire grave, d'une congestion chronique du foie, de la rate, etc. Pour celles-ci, point d'incertitude; le médecin ne doit pas accepter la responsabilité d'un traitement dont la direction directe, immédiate, lui serait refusée.

« Il est des malades à l'égard desquelles l'administration des douches froides peut être confiée, *sans danger* et avec efficacité, à une doucheuse, à la condition que celle-ci soit intelligente, expérimentée, et qu'elle ait appris à remplir avec exactitude et fidélité les indications qui lui sont données par le médecin. Il en est ainsi pour les femmes dont l'état général est *relativement* bon, bien qu'elles soient chlorotiques, anémiques, gastralgiques, névropathiques, rhumatisantes, etc. (1). »

Il est évident, ainsi que l'avait parfaitement compris Fleury, qu'il est des cas où il faut savoir transiger avec les scrupules exagérés et les préjugés invétérés de certaines malades, chaque fois, bien entendu, que cette concession ne sera pas contraire aux intérêts du sujet. Dans ces conditions, il faudra confier l'administration des douches à une doucheuse spéciale, bien dressée, et à laquelle on donne des instructions journalières, aussi souvent et d'une façon aussi précise que le comportent les diverses modalités du sujet. Nous ne sommes pas partisan, dans ces cas, de la façon de procéder de certains spécialistes, M. E. Duval, par exemple, qui suit montre en main l'application, de son cabinet de consultation, et qui, à l'instant voulu, par un coup énergique frappé sur la porte de séparation des deux pièces ou par un coup de sifflet, fait suspendre la douche (2); nous pensons qu'il doit être fort difficile, par ce

(1) Fleury, *Le progrès*, 1859.
(2) E. Duval, *loc. cit.*

moyen, de se rendre un compte exact de la durée d'une douche, surtout lorsque celle-ci comprend également une application locale, sur les pieds ou ailleurs : nous préférons, ainsi que nous l'avons dit, formuler à la doucheuse des indications spéciales et très précises, à la condition, bien entendu, de pouvoir compter sur une aide intelligente et parfaitement dressée.

Mais, dans un très grand nombre de circonstances, nous tenons à administrer nous-même la douche aux femmes, et nous pensons que, dans ces cas, tout médecin consciencieux doit être inexorable dans l'application de ce principe. Nous voulons parler, d'abord, de cette catégorie de malades que cite Fleury, dont l'état général est très mauvais ou qui sont atteintes de lésions ou d'inflammations chroniques des organes (foie, rate, utérus, moelle, cœur, etc.), et ensuite de ces cas nombreux d'affections névropathiques qui, par suite de l'impressionnabilité très grande et de la sensibilité exagérée des sujets, exigent de la part du doucheur une prudence constante et une sorte d'instinct incessant dans l'administration des procédés hydrothérapiques.

On comprend, en effet, combien il serait imprudent, pour ne pas dire dangereux, de confier l'administration d'une douche à une baigneuse dans les formes d'hystérie convulsive, dans lesquelles on note des zones spasmogènes à fleur de peau. Il existe, enfin, un grand nombre de cas (rhumatismes, névralgies diverses, etc.) qui exigent, dans l'application des procédés, l'emploi de l'eau chaude à des températures souvent très élevées, et dont on ne peut laisser l'administration à une doucheuse, si expérimentée qu'elle soit.

Du reste, il faut bien le dire, le nombre des femmes qui refusent de se laisser doucher par le médecin, surtout lorsque ce sont de véritables malades, diminue de jour en jour, et un avenir viendra où toutes comprendront, à mesure que les préjugés et les scrupules seront mieux raisonnés, que l'application d'une douche constitue une véritable opération qui nécessite une administration exclusivement médicale, pour réunir toutes les conditions du succès.

Disons, en terminant, que nous réprouvons formellement l'emploi d'un costume de bain en laine, préconisé par le Dr Lemarchand (du Tréport) (1) pour l'administration des douches aux malades du sexe féminin. Ce sont là des demi-mesures qui n'apaisent en rien la pudeur alarmée des femmes, et qui entraînent de très graves inconvénients : la douche donnée dans ces conditions perd la majeure partie de son action, par suite de la diminution ou de l'abo-

(1) Lemarchand, *loc. cit.*

lition des actions physiques de l'eau froide, dont le contact immédiat sur la peau est ainsi supprimé; de plus il se produit, au niveau du costume une fois mouillé, une évaporation très rapide qui détermine un refroidissement superficiel avec tous les dangers qu'il comporte.

DÉBUT DU TRAITEMENT

Lorsqu'on se trouve en présence d'un malade qui doit être pour la première fois soumis à un traitement hydrothérapique, il faut d'abord, et avant toute chose, bien se pénétrer de l'affection dont il est atteint, des modalités cliniques que celle-ci présente, et du terrain individuel sur lequel elle évolue. « Le premier besoin, dit Ribes, est de connaître le mode physiologique du malade, le degré et l'état de ses forces, tout ce qui répond à sa nature personnelle; vient ensuite celui d'établir l'indication thérapeutique, c'est-à-dire le genre de changement qu'il conviendrait d'introduire dans l'affection dont il est atteint, afin de déterminer le genre d'effet qu'il faut demander à l'eau froide (1). »

Dans beaucoup de cas, le choix du procédé s'impose, lorsqu'il s'agit, par exemple, de mettre en jeu certaines médications bien définies, telles que les médications antiphlogistique, antipyrétique, dérivative, éliminatrice ou sudorifique, antispasmodique immédiate, ou bien encore d'appliquer certains procédés de choix dans des états morbides parfaitement déterminés.

Ce n'est que lorsque l'on veut mettre en œuvre la médication toni-sédative que la difficulté commence. Faut-il commencer par l'eau froide d'emblée ou par des douches écossaises, ou bien encore par des douches mitigées? Pour résoudre utilement cette question, il est indispensable de bien s'inspirer du tempérament morbide du sujet. Les arthritiques, les malades prédisposés aux myalgies ou aux névralgies seront soumis à l'emploi de la douche écossaise, ou, dans certains cas, à la douche froide, pourvu que celle-ci soit très courte et très percutante; les procédés sans percussion, tels que la piscine, les affusions, les demi-bains, seront contre-indiqués. Les sujets atteints d'affection du cœur nécessiteront l'emploi de certains procédés de début parfaitement définis.

Chez les tempéraments lymphatiques et scrofuleux, on peut

(1) RIBES, *Traité d'hygiène thérapeutique*, etc. Paris, 1860, J.-B. Baillière, éditeur.

employer les douches froides les plus stimulantes, sans avoir à redouter d'accidents.

Chez les nerveux, il faut souvent beaucoup de ménagements au début, et l'on doit savoir que, sous ce rapport, il existe plusieurs classes de malades, depuis les sujets à excitabilité très faible jusqu'aux sujets éminemment excitables et impressionnables. Chez ces derniers, doit-on administrer l'eau froide d'emblée? Pour nous, nous n'hésitons pas à répondre oui, dans la majorité des circonstances : dans ces cas nous appliquons, à moins que l'état morbide ne nécessite un procédé spécial parfaitement indiqué, la douche froide réduite à sa plus minime expression, une à trois secondes; cette façon de procéder met dès le premier jour le malade face à face avec l'objet de sa terreur et, en réduisant à néant ses vaines appréhensions, l'aguerrit désormais contre le traitement et évite ainsi de grandes pertes de temps.

Cependant, si les craintes et la pusillanimité du patient sont trop fortes, il faut alors administrer la douche écossaise sans transition. Mais dans aucun cas, comme procédé de préparation et d'entraînement, nous n'appliquons de douches tempérées ou de douches fraîches : ces douches déterminent des sensations bien plus désagréables que la douche froide, et viennent absolument à l'encontre du but que l'on se propose.

Lorsque, en dehors de toute appréhension et de toute impressionnabilité *morale*, on constate chez le sujet une excitabilité *physique* très nette, réveillée ou exagérée par la douche froide ou la douche écossaise sans transition, alors on est en droit d'essayer les douches tempérées ou fraîches; mais encore, dans ces cas, il est préférable, auparavant, d'employer la douche écossaise avec transition, sans arriver à la température minima dès la première séance.

Enfin, si les procédés percutants ne sont pas supportés ou exagèrent les phénomènes morbides, on abordera toute la série des autres agents hydrothérapiques, depuis la piscine jusqu'aux simples lotions. Dans le choix et l'application de ces procédés, il faut, de la part du médecin, beaucoup d'intuition et d'instinct; souvent ce n'est que par une série de tâtonnements que l'on parvient à adapter à la susceptibilité et à l'idiosyncrasie du sujet le procédé qui lui convient, soit comme moyen de début, soit comme traitement définitif.

On comprend que nous ne pouvons nous étendre davantage sur toutes ces questions, qui seront traitées avec détails dans la partie clinique de cet ouvrage. Mais il faut bien retenir, dès maintenant, que les débuts d'un traitement hydrothérapique exigent beaucoup de soin et d'attention de la part du médecin, et qu'un grand nombre de malades n'ont renoncé à l'hydrothérapie et à ses bienfaits que parce qu'ils avaient été mal dirigés au commencement de leur cure, dans des établissements de bains ou ailleurs. On doit donc procéder avec la plus grande prudence et une sage lenteur dans l'augmentation progressive de la durée et de l'intensité des procédés, et savoir, dans le cours du traitement, se plier aux opportunités morbides et aux exigences de la maladie, pour modifier ou changer les procédés employés.

NOMBRE ET VARIÉTÉ DES PROCÉDÉS EMPLOYÉS DANS LE COURS DU TRAITEMENT

Le nombre des procédés que l'on peut employer dans les vingt-quatre heures est très variable. Si l'on combine l'hydrothérapie locale avec l'hydrothérapie générale, on peut mettre en œuvre plusieurs agents dans la même journée : c'est ainsi que les bains de siège, les douches ascendantes, les bains de pieds, la douche plantaire, etc., seront associés aux agents de l'hydrothérapie générale (douche, piscine, drap mouillé, etc.).

Les procédés de l'hydrothérapie générale peuvent être employés seuls, ou associés aux agents de sudation (étuves, maillots), ces derniers ne devant être appliqués qu'une fois par jour, et même, dans beaucoup de cas, que deux ou trois fois par semaine.

Quand on recherche des effets antithermiques, comme dans les maladies aiguës, les procédés de l'hydrothérapie générale (bains froids, enveloppements, affusions) peuvent être pratiqués un assez grand nombre de fois dans les vingt-quatre heures. Mais, lorsque les applications froides généralisées ont pour but de produire sur l'organisme des effets perturbateurs divers, et pour mission de combattre les maladies chroniques, le nombre de ces applications est beaucoup plus restreint : il se borne à une ou deux opérations par jour, exceptionnellement trois. Quand il s'agit de perturber un organisme et de donner un coup de fouet à l'économie pour rompre le faisceau des habitudes morbides, il est nécessaire d'administrer deux opérations par jour pendant un certain temps : ce mode de procéder constitue un traitement intensif, une véritable *cure*, dans l'acception du mot. Souvent, dans beaucoup de cas, cette formule de deux opérations quotidiennes peut être prolongée très longtemps.

Dans d'autres circonstances, il suffit d'une seule application par jour pour obtenir les résultats recherchés. Quelquefois, enfin, on se trouve bien d'administrer alternativement un jour une, l'autre jour deux opérations hydriatriques. Ces formules diverses seront subordonnées à la susceptibilité des sujets, à l'action plus ou moins perturbatrice que l'on recherche, ou à la durée plus ou moins longue que nécessitera le traitement.

Il en sera de même de la variété des procédés employés. Tantôt le traitement se composera d'une douche froide ou d'une douche écossaise biquotidienne, tantôt d'une douche froide le matin, d'une douche écossaise le soir, ou inversement. Souvent la douche sera employée le matin, et la piscine le soir. Dans d'autres cas, les draps mouillés constitueront seuls la base du traitement, ou seront combinés avec les douches. Ailleurs, les procédés sans percussion seuls seront utilisés, etc. On comprend, en effet, les combinaisons infinies auxquelles peut donner lieu la multiplicité des procédés qui composent la méthode hydrothérapique. Toutes ces combinaisons sont légitimées par les nombreuses conditions qui régissent un traitement hydrique, et qui nécessitent du jour au lendemain un changement dans la façon d'agir : ces conditions, nous le savons, sont des plus diverses, et peuvent tenir à l'entraînement progressif, à la susceptibilité individuelle, aux phénomènes ou accidents intercurrents, à une préaction insuffisante, aux modifications cosmiques extérieures, etc., etc.

DURÉE DU TRAITEMENT

La médication hydrothérapique constitue un traitement à longue échéance, et nous sommes loin ici des vingt et un jours que la tradition (absolument fausse du reste) assigne à la cure par les eaux minérales.

Assurément, dans beaucoup de cas, il suffit d'un traitement de quelques semaines, pratiqué sous une forme intensive, pour amener une modification profonde de l'économie; nous citerons, par exemple, certaines formes de rhumatisme, des névralgies, certaines névroses, dans lesquelles une *cure* relativement courte amène une perturbation suffisante pour produire l'amélioration ou la guérison soit dans le cours du traitement, soit quelque temps après.

Mais, le plus souvent, on n'obtient la guérison des maladies chroniques que grâce à un traitement prolongé pendant des mois, quelquefois des années.

Tantôt il sera nécessaire de soumettre les sujets, d'une façon régulière et continue, à l'hydrothérapie répétée deux fois par jour. Tantôt on alternera avec des séries d'une seule opération quotidienne. Dans d'autres cas, on fera des interruptions et on intercalera des périodes de repos, sortes de cures fractionnées qui sont souvent nécessaires chez certains malades très sensibles et très excitables. Dans un grand nombre de cas, les saisons d'hydrothérapie ne devront pas être inférieures à trois mois, et il sera souvent nécessaire de les répéter plusieurs années de suite pour obtenir la guérison de maladies invétérées.

Dans la saison chaude, il est quelquefois profitable, chez les anémiques, en particulier, de scinder la cure hydrothérapique par un séjour dans une station d'altitude.

Il faut bien savoir que beaucoup de malades n'obtiennent aucune amélioration avant un temps quelquefois assez long (un à deux mois). Ceux-ci ne doivent pas se décourager, et doivent persister avec confiance : les résultats souvent les plus inattendus viennent couronner leur patience.

Souvent, aussi, une exacerbation persistante dans les symptômes morbides se déclare dans le cours du traitement, malgré les modifications diverses que l'on puisse faire subir aux procédés. Ces phénomènes obligent à restreindre la durée de la cure et à pratiquer, ainsi que nous le disions tout à l'heure, des traitements fractionnés. Dans ces cas, nous avons très souvent remarqué que cette excitation provoquée par le traitement, loin d'être un signe fâcheux, était au contraire l'indice d'une perturbation favorable et l'avant-coureur d'une amélioration ou d'une guérison prochaine.

Lorsque la guérison d'un état morbide a été obtenue, il est bon, pour éviter une rechute ou une récidive, de continuer pendant quelque temps encore l'emploi de l'eau froide soit d'une façon continue, soit sous forme de séries interrompues par des périodes de repos. C'est ici que l'hydrothérapie à domicile peut jouer un rôle véritablement efficace.

ACCIDENTS INTERCURRENTS PENDANT LE TRAITEMENT

Nous avons déjà signalé, en parlant de l'administration de la douche froide (voy. chap. v), les divers accidents sans gravité qui peuvent se montrer sous l'influence de l'action de l'eau froide : céphalée hydrothérapique, oppression, palpitations, vertige, etc. Ces phénomènes, sur lesquels nous ne reviendrons pas, cèdent le plus souvent à l'emploi des moyens appropriés; certains, comme le vertige, peuvent être dus à des procédés trop longs, trop percutants ou trop chauds.

Mais, dans le cours d'un traitement hydrothérapique, il peut survenir soit par négligence du malade, par insuffisance d'exercice, par l'application intempestive d'un procédé, soit pour toute autre cause inhérente au sujet ou indépendante de lui, quelques accidents sans importance, tels que coryza, trachéite, courbatures, douleurs rhumatoïdes, mais qui obligent quelquefois à interrompre le traitement pendant quelques jours. Le plus souvent, cependant, il n'est pas nécessaire de suspendre la cure; on peut, soit en s'en tenant uniquement aux procédés percutants (douches), dont on restreint la durée, soit en insistant sur l'eau chaude (douches écossaises), soit en pratiquant une ou plusieurs fois des sudations préalables à l'aide de l'étuve sèche ou humide, faire avorter ces accidents qui ne sont dus, en somme, qu'à une réaction incomplète et à un refroidissement consécutif. Les malades qui se soumettent aux pratiques hydrothérapiques doivent bien savoir que, si l'eau froide tonifie la peau et l'aguerrit contre les changements atmosphériques, les débuts d'un traitement développent toujours une certaine sensibilité cutanée qui n'est que temporaire, mais qui nécessite des précautions spéciales.

Chez certains sujets atteints de varices, on voit quelquefois apparaître, au niveau des membres inférieurs, des ecchymoses violacées, indice de la rupture d'une veinule dilatée. Ce phénomène ne présente aucune gravité; il faut néanmoins savoir que, chez les malades qui ont des varices, on devra éviter toute percussion violente au niveau des parties affectées.

On rencontre également quelques patients qui, par suite d'une mauvaise dentition, ne peuvent supporter la moindre goutte d'eau froide sur la tête ou la face sans éprouver aussitôt des douleurs névralgiques dans la sphère du nerf dentaire inférieur, et même dans celle du trijumeau tout entier. Chez ceux-là, on évitera avec soin de faire porter l'eau froide au delà de la partie inférieure du cou. Il en sera de même pour les sujets qui ont une sensibilité de l'oreille très développée, soit de cause nerveuse, soit par suite d'inflammation chronique de la caisse ou du conduit auditif externe.

Sous l'influence d'applications locales froides trop longtemps prolongées, on peut voir survenir, chez les sujets prédisposés, des éruptions diverses (érythème, pustules, furoncles). Il suffit de suspendre ces applications, dès l'apparition de l'éruption, pour voir celle-ci avorter ou disparaître.

Le traitement hydrothérapique, et particulièrement les douches froides, peut produire, au début, quelques phénomènes d'excitation caractérisés par un peu d'agitation, de l'insomnie et une légère fatigue diurne; ces phénomènes sont généralement passagers et disparaissent d'eux-mêmes. Quelquefois, au lieu de se manifester au début de la cure, ils ne se développent qu'après un certain temps, quatre à cinq semaines, et même plus; ils peuvent être alors l'indice d'une sorte de saturation hydrothérapique, et il est bon de diminuer le nombre des opérations, ou même de faire interrompre le traitement pendant quelques jours.

Lorsque les phénomènes d'excitation qui apparaissent au début d'un traitement ont de la tendance à devenir persistants, on les combattra en apportant des modifications diverses, suivant les cas, aux procédés employés : piscines alternant avec les douches froides, douches écossaises, procédés divers sans percussion, diminution du nombre des opérations, etc.

Quelquefois, malgré l'emploi raisonné et méthodique de tous les agents dont dispose l'hydrothérapie, l'exacerbation des symptômes morbides se maintient pendant toute la durée de la cure, ce qui oblige à restreindre la longueur de celle-ci et à faire, comme nous l'avons dit plus haut, des traitements fractionnés : souvent dans ces cas — nous le répétons — ces cures sont suivies ultérieurement d'effets très favorables; on devra donc rassurer les malades, et leur faire entrevoir les bons résultats de l'avenir comme une chose très probable.

CRISES — FIÈVRE DE RÉACTION

Nous n'avons pas à discuter ici la doctrine des crises en général. Prise dans son acception moderne et stricte, c'est-à-dire comme désignant simplement un mode particulier de solution des maladies, la *crise* ne saurait être niée. Si on attache, au contraire, à sa conception le dogme médical de l'école d'Hippocrate (1), ce phénomène ne saurait être accepté, tout au moins dans les idées systématiques qu'il engendre. Étudions donc ce qu'il y a de fondé dans les prétendues

(1) HIPPOCRATE, *Préceptes*, p. 14. Édit. Littré.

crises que les anciens hydropathes ont cru voir dans l'application des traitements hydriatriques.

« Priessnitz supposait que, chez tout malade, le sang est plus ou moins chargé de *matières peccantes,* que la nature parviendrait facilement à chasser, si on lui venait en aide : expulsion qui constituerait alors une *crise* salutaire plus ou moins violente; mais il rejette, comme plutôt nuisible qu'utile, l'emploi de tout médicament, et il en considère les effets comme plutôt propres à faire naître des obstacles qu'à favoriser les efforts de la nature. Au contraire, selon lui, les sueurs forcées, les diverses applications de l'eau à l'extérieur, et son usage abondant à l'intérieur, conjointement avec l'exercice au grand air, sont des agents qui facilitent la production de ces crises salutaires, au moyen desquelles les humeurs peccantes sont expulsées et l'économie soulagée. Les impuretés tendent toujours, d'après lui, à se jeter sur les parties faibles de l'économie, et à y aggraver souvent le mal pour un temps. C'est par ce dernier principe qu'il encourage les malades rebutés par l'augmentation des symptômes de leur maladie, dans les premiers temps du traitement.

« Toute réaction prononcée, un peu prolongée, et qui survient pendant le cours du traitement, est donc pour lui une *crise,* surtout lorsque cette réaction est accompagnée ou suivie de quelque évacuation excrémentitielle ou de quelque éruption qui donne lieu à une sécrétion purulente plus ou moins abondante. Les mouvements fébriles qui persistent un certain temps lui paraissent également *critiques,* quand même ils ne sont pas accompagnés ou suivis d'évacuations ou d'éruptions quelconques (1). »

Ces idées, issues du plus pur humorisme, sont également défendues par Scoutetten : « Nous réservons le mot de *crise,* dit cet auteur, pour désigner les accidents qui surviennent dans le cours des maladies aiguës ou chroniques, produites par un miasme ou un agent médicamenteux pris en excès : c'est l'expulsion hors de l'organisme d'un agent délétère. Les crises existent, elles se manifestent fréquemment quand on a recours au traitement hydriatrique (2). »

Wertheim, Engel professent les mêmes opinions : « La détérioration, dit Engel, de nos organes par une matière morbifique, ne permet pas aux fonctions de s'accomplir avec l'accord et l'énergie que leur avait donnés primitivement la nature; leur réaction se montre insuffisante contre les agressions sérieuses, et voilà d'où vient la foule des maladies qui nous assiègent, et pour la guérison

(1) SHEDEL, *loc. cit.*
(2) SCOUTETTEN, *loc. cit.*, p. 488.

desquelles il faut rendre à l'organisme impuissant les forces qui lui manquent pour se débarrasser du principe morbifique au moyen d'une *crise*. Or, l'hydrothérapie est un traitement qui a précisément pour but d'exciter et de régler, sans le secours des médicaments, la force médicatrice innée à l'organisme pour guérir les malades (1). »

Poussés par ces idées théoriques, Priessnitz et ses adeptes exagéraient comme à loisir l'emploi des procédés hydrothérapiques les plus violents, afin de chasser de l'organisme l'*humeur peccante*, la *matière délétère*, le *principe morbifique*, comme on voudra l'appeler, et cette expulsion ne se faisait que grâce à de prétendus phénomènes *critiques*, qui n'étaient autre chose que de véritables accidents, de véritables complications.

Ces phénomènes étaient constitués par des éruptions cutanées, de la diarrhée, des vomissements, des flux hémorroïdaux, des transpirations abondantes, des poussées fébriles, du ptyalisme.

Les éruptions cutanées (érythèmes, vésicules, pustules, furoncles, voire abcès), que Priessnitz provoquait si souvent, et même recherchait à dessein, étaient dues à l'emploi uniforme et exagéré de ses procédés, tels qu'enveloppements humides, compresses, frictions, auxquels il soumettait tous ses malades, et qui déterminaient une violente irritation de la peau.

La diarrhée et les vomissements étaient également provoqués par l'exagération du traitement externe et par l'ingestion d'eau froide en quantité considérable. Il en était de même des sueurs abondantes, résultat des procédés exagérés de sudation (maillot sec, maillot humide) auxquels étaient soumis les patients.

Une salivation excessive survenait souvent dans le cours du traitement, et était le reflet d'une violente excitation sur les organes secréteurs. Il n'est pas jusqu'à des accès fébriles, plus ou moins intenses, que l'on ne pouvait observer, résultat évident de la suractivité imprimée à tout l'organisme par l'exagération de la méthode poussée à ses dernières limites : les malades étaient obligés de fendre et de scier du bois, et de pratiquer des marches excessives.

En somme, tous ces phénomènes, que l'on considérait comme des *crises*, n'étaient autre chose que des accidents, dont quelques-uns même ont été mortels chez certains malades de Priessnitz. Sans doute, quelques-unes de ces manifestations, telles que sueurs provoquées, rappel de flux hémorroïdal, représentent des phénomènes utiles, que l'on recherche très souvent dans des limites rationnelles et thérapeutiques; mais alors, dans ces cas, ils constituent l'objet

(1) ENGEL, *De l'hydrothérapie*. Paris, 1840.

d'une médication spéciale et appropriée, et ne sauraient être considérés comme des crises. En effet, pour ne parler que des sueurs provoquées, nous savons que la diaphorèse forme la base de la médication dépurative, en éliminant de l'organisme certains principes normaux qui y sont accumulés en excès (urée, acide urique, phosphates, etc.), ou au contraire des principes anormaux tels qu'albumine (Anselmino), sels ammoniacaux (Smith), poisons divers (mercure, plomb, etc.); cette action éliminatrice n'est pas, du reste, spéciale à la sueur, et il est certaines diarrhées qu'il faut savoir respecter, comme dans l'urémie intestinale, par exemple.

Quant au flux hémorroïdal, qui était également considéré comme un phénomène critique, on comprend qu'il peut être souvent utile de le rappeler, mais alors il s'agit là d'une application de la médication dérivative, comme lorsqu'il s'agit, par exemple, de décongestionner certains organes (cerveau, foie, poumon) chez des sujets pléthoriques. Dans d'autres circonstances, au contraire, ce flux doit être évité, car il constituerait alors un phénomène fâcheux.

Mais si la réalité des crises n'existe pas, du moins telle que les comprenaient Priessnitz et ses successeurs, il peut se présenter dans beaucoup de cas, dans le cours d'un traitement hydrothérapique, certaines manifestations caractérisées par de l'embarras gastrique, un léger mouvement fébrile, des courbatures, de l'insomnie et une exacerbation des symptômes morbides. Cet ensemble de phénomènes se montre généralement vers la quatrième ou la cinquième semaine, et on lui a donné le nom de *fièvre de réaction;* nous en avons déjà parlé dans le paragraphe précédent, et il ne s'agit là que d'une sorte de saturation hydrothérapique et d'une suractivité fonctionnelle provoquée dans tout l'organisme par l'ensemble du traitement. Il suffit le plus souvent d'interrompre la cure vingt-quatre ou quarante-huit heures, quelquefois plus, et d'administrer au besoin un léger purgatif, pour que tout rentre dans l'ordre. Dans beaucoup de cas, cette *fièvre de réaction* peut être considérée comme un symptôme favorable, au point de vue de l'amélioration ultérieure plus ou moins rapide de la maladie.

L'HYDROTHÉRAPIE DANS SES RAPPORTS AVEC LES CURES THERMO-MINÉRALES

Il n'est pas sans intérêt de savoir dans quel sens et dans quelle mesure l'hydrothérapie doit ou peut se combiner avec les divers traitements thermo-minéraux. A ce sujet, nous laisserons la parole à M. Max Durand-Fardel, dont la valeur en thérapeutique thermale est incontestable et incontestée. « Il faudrait au moins, dit cet auteur, que nous fussions édifiés sur les avantages que l'on aurait trouvés, dans certains cas donnés, à la pénétration de l'hydrothérapie dans un traitement thermal, ce qui n'a pas été fait, à ma connaissance, ou à sa substitution au traitement thermal, ce qui offrirait du reste un tout autre caractère.

« Comme il ne faudrait pas jouer sur les mots, je déclare que je ne parle pas de l'hydrothérapie chaude ou tiède, dont le traitement thermal fournirait naturellement les éléments, ce qui ne serait que le traitement thermal (balnéaire) lui-même. Il s'agit de l'hydrothérapie classique, froide et réduite en général, dans les circonstances auxquelles je fais allusion, à ses termes les plus simples et les plus faciles, la douche froide et quelquefois le bain de siège froid.

« Je pense qu'il n'est pas nécessaire de revenir en ce moment sur les actions propres à de telles pratiques. Les indications de l'hydrothérapie, considérée comme corollaire du traitement thermal, sont des plus simples. Il n'y a pas lieu de recourir aux actions résolutives, ou sédatives, où altérantes attribuées à l'hydrothérapie. Celles-ci reviennent suffisamment au traitement thermal indiqué et suivi. Il me semble que ce n'est guère que l'action reconstituante que l'on puisse avoir à rechercher, et dont la réaction peut être considérée comme l'instrument le plus saisissable.

« C'est dans ce sens seulement, c'est-à-dire lorsqu'il existe des indications corrélatives, que l'hydrothérapie peut combiner, suivant une direction salutaire, son action avec celle du traitement thermal, si celle-ci paraissait insuffisante. Mais il faut avoir présent à l'esprit que le mode d'action de l'hydrothérapie est tout à fait distinct de celui d'un traitement thermal quelconque; que ce sont là deux méthodes particulières, bien qu'elles puissent être, dans certains cas, appropriées à des conditions identiques; que l'organisme ne se prête pas volontiers à des actions simultanées, alors qu'elles sont aussi différentes, sinon contraires; enfin, que l'intervention de l'hydrothérapie, concurremment avec un traitement thermal, doit toujours être discrète et soumise à la condition d'agir dans un sens identique et d'éviter toute action perturbatrice.

« L'hydrothérapie ne doit jouer, en médecine thermale, qu'un rôle d'adjuvant, dans lequel elle peut rendre des services suffisants pour que sa place soit marquée dans les grandes stations, et qu'elle n'ait pas à y usurper un rôle qui ne saurait lui appartenir (1). »

Nous souscrivons entièrement aux idées de M. Durand-Fardel en ce qui concerne l'adjonction de l'hydrothérapie à la cure hydro-minérale, dans le cours d'une saison thermale, et nous pensons que, dans la majorité des cas, il faut laisser aux moyens ordinaires du traitement thermo-minéral toute leur individualité, ou tout au moins ne pas empiéter sur leur domaine et ne voir dans l'hydrothérapie qu'un accessoire non obligé du traitement.

Mais ou l'hydrothérapie reprend son rôle spécial et prépondérant, c'est lorsqu'elle s'applique à un malade avant ou après une saison thermale. Tantôt une cure hydrothérapique, pratiquée après une cure thermale, accélère les bons effets de cette dernière, et vient surajouter elle-même son action tonique et reconstituante. Tantôt, après certains traitements thermaux débilitants, une série d'applications hydrothérapiques méthodiques et raisonnées stimulera l'organisme et combattra les effets hyposthénisants de la médication thermale; combien de fois avons-nous vu certains malades, névropathes, recueillir des bénéfices rapides et durables d'un traitement hydrothérapique appliqué après un séjour dans une station d'ordre sédatif, Néris par exemple! Enfin, dans certains cas, une cure hydrothérapique très courte (quinze jours à trois semaines), pratiquée avant un traitement thermal, rend le malade bien plus résistant pour affronter les fatigues de ce traitement et pour en retirer des effets beaucoup plus rapides.

FRICTIONS APRÈS LES OPÉRATIONS HYDROTHÉRAPIQUES

Après toute opération hydrothérapique, le malade est enveloppé dans un peignoir de toile avec lequel on l'essuie rapidement. Puis on le recouvre d'un drap dur et rèche, à l'aide duquel on pratique des frictions d'intensité moyenne, pendant 5 à 6 minutes au moins; ces frictions devront être réparties sur toutes les parties du corps, en insistant surtout sur les régions lombo-dorsale, thoracique et sur les membres. Le drap dont on se servira devra être froid, hiver comme été; ce n'est seulement qu'après les applications d'eau chaude exclusive (bains chauds, douches chaudes) que l'on fera usage de linge chaud.

Grâce à ces frictions cutanées, on sollicite le mouvement d'ex-

(1) Max Durand-Fardel, *loc. cit.*, p. 190 et suiv.

pansion du sang à la périphérie du corps, on réveille la thermogénèse spontanée du sujet, et on accélère et on augmente le pouvoir réfrigérant de l'opération hydrothérapique sur la chaleur centrale.

Nous avons pratiqué, au sujet de cette dernière action, une série d'expériences qui nous ont fourni les résultats les plus concluants (1). Après une friction généralisée consécutive à une douche, à une piscine ou à toute autre opération froide, on note une exagération très nette dans la chute de la température centrale qui se produit normalement après toute application froide, exagération rendue des plus évidentes par la comparaison avec une autre série d'expériences pratiquées dans les mêmes conditions de température et de durée, mais non suivies de frictions : nous avons observé dans le premier cas, une augmentation de 0°,16 à 0°,2 dans l'abaissement de la température centrale.

Ces résultats s'expliquent aisément par les données de la physiologie. Naumann (2), Rohrig (3) et bien d'autres observateurs ont parfaitement étudié les effets des excitations cutanées et des frictions sur le corps humain. Les irritations faibles produisent une accélération de la circulation dans les vaisseaux, un resserrement des artères et des veines, une augmentation dans le nombre et la force des battements cardiaques, une augmentation de la pression sanguine, une diminution modérée dans la fréquence des mouvements respiratoires. Si l'excitation faible est prolongée, on obtient une constriction des artérioles qui persiste pendant plusieurs heures. On peut même constater une légère élévation de la température (Rohrig) qui serait la conséquence non seulement du rétrécissement des vaisseaux périphériques et, par suite, de la diminution des déperditions cutanées, mais aussi du ralentissement des mouvements respiratoires, d'où un moindre refroidissement du sang à travers le poumon, et enfin d'une légère exagération des combustions.

Les irritations d'une énergie moyenne produisent d'abord une accélération du courant sanguin et un rétrécissement très marqué du calibre des vaisseaux ; mais ces premiers phénomènes font rapidement place au ralentissement de la circulation, avec dilatation des artérioles, des veinules et des capillaires. On peut également noter, suivant l'intensité ou la durée plus ou moins grande de l'excitation, un abaissement de quelques dixièmes de degré (4).

(1) F. Bottey, *Étude physiologique et thérapeutique sur l'action, etc.* Paris, 1888, p. 31.
(2) Naumann, *Prager. Viert.*, 1867.
(3) Rohrig, *Deutsche Klinik*, 1873.
(4) Toute friction amène également une production d'électricité. Le Dr Larat, ayant fait frictionner avec le gant de crin un sujet placé sur un tabouret isolant, a constaté

Les irritations violentes ne produisent pas, ou à peine, de stade initial de resserrement; elles élargissent d'emblée la capacité des capillaires, et la dilatation des vaisseaux se montre presque instantanément et devient excessive. La circulation se ralentit considérablement, ainsi que les mouvements respiratoires. La température centrale s'abaisse; Mantegazza a constaté en quelques minutes une chute thermique de 1° à la suite d'excitations énergiques, phénomène qui s'explique par l'augmentatien des pertes de chaleur au niveau des vaisseaux de la peau dilatés. Le mouvement nutritif de l'organisme est considérablement accéléré : Paalzow, Pflüger ont noté une augmentation de la consommation d'oxygène et de l'excrétion de l'acide carbonique, une augmentation dans l'excrétion de l'urée et une diminution des chlorures ; Wolkenstein (1) a pu, chez le lapin, faire apparaître une albuminurie passagère. Lorsque les irritations généralisées sont trop violentes et trop prolongées, il peut se produire un refroidissement extrême, de la paralysie du cœur et une dyspnée angoissante.

La friction généralisée, dont on fait suivre toutes les opérations hydrothérapiques, devra déterminer les mêmes effets que les excitations d'intensité moyenne, c'est-à-dire une contraction réflexe des petits vaisseaux de la peau, immédiatement suivie d'une phase de réaction et de dilatation vasculaire. Ce relâchement des vaisseaux cutanés viendra s'ajouter à celui que produit le froid dans la phase de réaction circulatoire : il en accélérera et en augmentera l'effet, et par suite l'action frigorigène sera d'autant plus efficace que le mélange du sang chaud des organes centraux avec le sang refroidi de la périphérie (2) aura été mieux favorisé ; il faut également ajouter à toutes ces causes de refroidissement la perte de chaleur qui peut se produire au niveau des capillaires, par suite de leur dilatation plus ou moins grande.

Pour obtenir ces résultats, la friction devra donc être suffisamment énergique, tout en restant cependant dans des limites modérées.

En effet, une friction trop faible aurait une action nulle au point de vue de la stimulation de la réaction spontanée, et, chez les sujets ayant de la peine à se réchauffer spontanément, on risquerait, surtout par les temps froids et humides, de ne produire que

sur celui-ci la présence d'électricité en quantité assez considérable pour produire des étincelles.

(1) Cité par M. Hayem, *loc. cit.*

(2) Un thermomètre à cuvette, appliqué sur la peau après une friction de 4 à 5 minutes consécutives à une application froide, indique toujours un abaissement de la température périphérique, même lorsque la peau présente une rubéfaction produite par la friction.

des phénomènes réactionnels incomplets et de déterminer des accidents de concentration plus ou moins accentués.

D'autre part, une friction trop forte, comme durée et comme intensité, pourrait amener de la dépression cardio-respiratoire et un état lipothymique. De plus, les irritations violentes accélèrent notablement les échanges nutritifs et déterminent un abaissement très accentué de la température. D'où il résulte qu'en insistant d'une façon immodérée sur des frictions trop énergiques, on risquerait de provoquer une déperdition de calorique trop considérable, en même temps que de diminuer la force réactionnelle de l'organisme.

Il faut donc lutter absolument contre les tendances excessives qu'ont certains malades à se faire frictionner le corps avec une vigueur extrême et pendant une durée très longue : en agissant ainsi, ces malades vont absolument à l'encontre des résultats que l'on recherche dans l'application de l'hydrothérapie. « Poursuivre les frictions quand même, dit le Dr Scheuer, jusqu'à rubéfaction uniforme de la peau, sous prétexte de mieux assurer la réaction consécutive, c'est s'exposer à trop ouvrir les portes par où sort la chaleur animale ; c'est courir le danger de voir la déperdition du calorique marcher plus vite que sa restitution ; c'est, en un mot, donner le signal de la chute de la réaction et de l'invasion du second frisson. On peut écarter le péril que nous dénonçons ici, en couvrant le malade de vêtements bien chauds. Nous n'y contredisons pas, mais il est bien plus simple de ne pas le faire naître que d'avoir à le combattre. Sans compter que c'est risquer de pousser à la transpiration et de se priver, à cause d'elle, de tous les bienfaits que l'on espérait de l'emploi raisonné de l'hydrothérapie froide. Aussitôt que le malade se met à transpirer, la médication spoliative prend le pas sur la médication reconstituante, et ce n'est pas là, assurément, ce que l'on souhaite (1). »

En résumé, la friction sera pratiquée pendant 5 à 6 minutes environ, à l'aide d'un drap rude. Le frotteur frictionnera avec la paume des mains et avec une certaine pression, de préférence dans la direction centripète lorsqu'il agira au niveau des membres. On se gardera surtout de pratiquer des frôlements légers et superficiels qui pourraient déterminer, ainsi que nous l'avons dit, une élévation de la température centrale qui tendrait à combattre d'une façon nuisible les effets réfrigérants de l'eau froide.

Chez les sujets dont la peau fonctionne mal, chez ceux qui pré-

(1) Scheuer, *loc. cit.*, p. 155.

sentent une réaction circulatoire plus ou moins lente, et dont la sensibilité nerveuse est peu développée, on peut faire usage du gant de crin; mais, d'une façon générale, c'est au linge sec et rêche que nous donnons la préférence (1).

Chez certains malades atteints d'hyperesthésie cutanée, de douleurs superficielles, on se contentera d'essuyer doucement et de pratiquer quelques tapotements légers. En été, chez ceux dont la réaction semble s'opérer avec trop de rapidité, on pourra également, dans quelques cas, restreindre la durée et l'intensité de la friction.

Dans l'application de la méthode réfrigérante destinée à provoquer des effets antithermiques (bains froids, bains tempérés, enveloppements, etc.), comme dans les maladies aiguës, par exemple, il est d'usage de ne pas frictionner le patient après l'opération hydrique. Peut-être, en agissant ainsi, perd-on 1 et 2 dixièmes de degré qui seraient venus s'ajouter à la chute de la température centrale, mais on a au moins l'avantage de provoquer, par suite de l'absence de frictions, une réfrigération du corps plus lente et plus durable.

DE L'EXERCICE MUSCULAIRE AVANT LES APPLICATIONS FROIDES (PRÉACTION)

Il est indispensable de ne pas avoir le sentiment du froid lorsqu'on se soumet à une opération hydrothérapique froide. Il faut

(1) Chez des sujets très sensibles, qui ne peuvent supporter les applications, même les plus légères, de l'hydrothérapie, on se trouve bien, dans certains cas, de *frictions humides* pratiquées sur tout le corps soit avec une serviette, soit avec un gant de laine, de tissu éponge ou de flanelle trempés dans de l'eau froide.

Les *frictions sèches* elles-mêmes, c'est-à-dire celles qui sont pratiquées exclusivement sans adjonction d'eau froide ou sans eau froide préalable, rendent également de très grands services dans la médecine usuelle, chez les malades qui ne peuvent être soumis à l'emploi de l'hydrothérapie. Ces frictions peuvent être pratiquées avec une brosse douce ou avec un gant de laine ou de flanelle trempés ou non dans un liquide alcoolique (eau de Cologne, teinture de lavande, de mélisse, alcool camphré, etc.); lorsqu'on veut obtenir un effet plus actif, on se servira de la main enveloppée d'une serviette de toile, en ayant bien soin que celle-ci ne fasse pas de plis. Les frictions seront modérées comme intensité et assez prolongées; elles seront exercées sur tout le corps, aussi bien dans la direction centrifuge que dans la direction centripète. Ce procédé produit des excitations réflexes qui retentissent sur le système nerveux tout entier, et amène des actions sédatives très nettes, que l'on utilise dans les cas d'insomnie et d'éréthisme nerveux.

Lorsqu'on veut provoquer au niveau de la peau des actions excitatrices très vives et des stimulations plus vigoureuses, on pratiquera des frictions sèches avec le gant de crin. Ce moyen est très utile dans l'albuminurie, le diabète, certains cas de dilatation d'estomac, etc., mais il doit être administré avec ménagement dans les cas d'insomnie et d'irritabilité nerveuse, car il est quelquefois très excitant.

que la chaleur du corps soit légèrement plus élevée et l'afflux du sang à la peau plus considérable que dans les conditions normales, pour recevoir le contact de l'eau froide dans de bonnes dispositions, qui favoriseront d'autant mieux la réaction ultérieure.

Dans ce but, il est nécessaire d'activer préalablement la calorification et la circulation par un exercice musculaire approprié, qui constitue la *préaction*. Cet exercice sera proportionné à la vigueur et à la constitution du sujet; il ne devra jamais être excessif, ni poussé jusqu'à la fatigue.

La *préaction*, ou échauffement préalable du corps par un exercice approprié, n'a pas seulement pour objet de favoriser la réaction consécutive; elle exerce aussi une influence sur l'intensité de l'action thermogène (v. chap. IV) et sur le degré d'hypothermie provoquée par l'application froide, c'est-à-dire sur l'action frigorigène. C'est ainsi qu'une série d'expériences sur des douches ou des piscines froides de quelques secondes, prises après une préparation à l'escrime ou à la gymnastique, nous a donné une moyenne d'abaissement thermique de 0°,55, tandis qu'une autre série d'opérations froides de la même durée, mais sans préparation préalable, nous a fourni une moyenne de 0°,37. Ces phénomènes, du reste, étaient prévus, car la préaction doit avoir une influence directe sur l'abaissement final de la température, en favorisant le mouvement secondaire d'expansion des vaisseaux de la peau (réaction circulatoire).

Par conséquent, la préaction sera recommandée non seulement pour faciliter la réaction ultérieure, mais aussi pour favoriser à la fois l'action thermogène et l'action frigorigène de l'opération froide.

Les exercices seront appropriés, ainsi que nous l'avons dit, à la vigueur et à la constitution des malades, et varieront suivant les cas : marche plus ou moins rapide, gymnastique, escrime, haltères, jeu de paume, vélocipède, équitation, etc. D'une façon générale, la préaction devra être assez énergique, mais relativement courte : il suffit d'obtenir un certain degré de moiteur cutanée pour que le corps se trouve dans les conditions exigées pour l'apparition d'une bonne réaction.

La transpiration excessive n'est pas nécessaire, non pas qu'elle soit un obstacle à l'administration de l'eau froide (1) — elle constitue au contraire, chez les sujets bien portants, une excellente prépara-

(1) C'est une vérité physiologique et qui n'a plus besoin d'être discutée aujourd'hui, que le contact de l'eau froide sur la peau en pleine transpiration ne présente aucun inconvénient : le reflux du sang à la périphérie n'en est que plus rapide, à la condition, bien entendu, que l'application soit courte et pratiquée dans des limites rationnelles.

tion aux applications froides, puisque le mouvement réactionnel est toujours en raison directe de la circulation périphérique et de la calorification organique, — mais chez des malades, en particulier chez les neurasthéniques, elle épuise les forces des sujets et fait perdre à l'organisme la quantité de chaleur propre qui lui est nécessaire pour la réaction; il peut alors en résulter, quelque temps après l'opération froide, des frissons secondaires qui prouvent que la calorification a de la peine à s'établir : nous avons vu souvent ce fait se produire chez des malades qui tombaient dans l'exagération, et insistaient outre mesure sur l'exercice exagéré avant la douche. De plus, une transpiration abondante ayant pour résultat de produire une forte surélévation de la température du corps, il en résulte que l'application froide devra être suffisamment prolongée pour absorber au préalable ce coefficient thermique artificiel, avant de déterminer une réfrigération de l'individu; il s'ensuit que le contact de l'eau froide devra être quelquefois trop long, toujours chez des malades, et pourra provoquer chez eux des phénomènes d'excitation. Néanmoins, il est des cas où une transpiration plus ou moins active doit être recherchée, par exemple lorsqu'on doit se soumettre à une piscine très froide à eau courante, procédé qui, administré à une durée même extrêmement courte (3 à 5 secondes), détermine toujours une hypothermie très accusée et bien plus accentuée qu'avec tout autre procédé.

Quoi qu'il en soit, que le corps soit en moiteur ou en pleine transpiration, un point capital est de ne pas avoir la respiration haletante et les battements du cœur trop accélérés, lorsqu'on se soumet à l'eau froide.

La chaleur du lit est une bonne condition préparatoire à une opération froide prise dans la chambre.

Chez les sujets qui s'échauffent difficilement, ou chez ceux qui, par suite de faiblesse ou d'impotence fonctionnelle, ne peuvent se livrer à l'exercice corporel, on fera précéder l'application froide d'une douche très chaude, plus ou moins prolongée, qui produit un afflux de sang au niveau de la peau, et qui met la périphérie dans des conditions analogues à celles qui sont réalisées par l'exercice musculaire préparatoire (1). Dans le même but, on pourra, dans certains cas, soumettre les malades à l'étuve sèche limitée, pendant quelques minutes seulement et jusqu'à l'apparition d'une simple moiteur, sans arriver jusqu'à la transpiration.

(1) On comprend, inversement, que les sujets dont le traitement hydrothérapique se compose exclusivement de douches écossaises ne sont pas dans la nécessité de pratiquer de préaction.

Dans quelques cas spéciaux, il pourra être utile de remplacer la préaction par des séances de massage ou de gymnastique médicale.

DE L'EXERCICE MUSCULAIRE APRÈS LES APPLICATIONS FROIDES

Toute opération hydrothérapique doit être suivie d'un exercice musculaire régulier, afin de faciliter et de maintenir la réaction normale. La réaction, en effet, étant le but ultime auquel tend toute application généralisée d'eau froide, il faut mettre le corps dans les meilleures conditions pour favoriser ce grand phénomène physiologique. Lorsque la réaction est incomplète, ou se fait mal, c'est alors qu'on peut voir survenir une série d'accidents plus ou moins intenses, qui sont dus soit à une concentration du sang vers les parties profondes, soit à une réfrigération persistante et à un retour incomplet de la calorification, accidents nombreux et variables, tels que congestions internes, inflammations catarrhales, oppression, vertiges, courbatures, apparition ou réveil de douleurs rhumatoïdes ou de névralgies, frissons, etc.

L'exercice musculaire après la douche ou toute autre application froide n'a pas seulement pour résultat de favoriser la réaction proprement dite; il a aussi pour objet d'activer et d'exagérer l'abaissement de la température centrale pendant toute la durée de la phase frigorifique (action frigorigène), et, par conséquent, de faire rendre à cette application son maximum d'effet.

Cette influence spéciale de l'exercice musculaire après une opération froide a été déjà notée par plusieurs observateurs. Le Dr Couette (1) dit que « l'exercice musculaire réactionnel active la rapidité de la descente thermique ». P. Delmas (2) affirme que l'exercice qui suit l'application de l'eau froide a pour résultat d'amener un abaissement persistant de la température du corps. Le Dr Aubert, qui s'est occupé incidemment de l'exercice après le bain de mer, reconnaît deux effets différents, suivant que cet exercice est lent et modéré ou, au contraire, actif : dans le premier cas, il n'empêche pas l'abaissement de la température centrale et peut même le favoriser; dans le second cas, il provoque une réelle ascension de cette température (3).

(1) *Loc. cit.*, p. 31.
(2) *Loc. cit.*, p. 57.
(3) *Loc. cit.*, p. 110

Les expériences que nous avons entreprises nous-même (1) sur la matière nous démontrent que l'exercice modéré, c'est-à-dire la marche plus ou moins lente pratiquée après une douche ou une piscine froide, produit un abaissement de la température centrale plus accentué, plus rapide et plus régulier que lorsque cette application a été suivie d'un repos absolu ou intermittent.

Nous remarquerons tout d'abord que, si le sujet reste au repos le plus complet après une application froide, l'abaissement de la température centrale ne s'en produit pas moins, ainsi que le démontrent toutes les expériences que nous avons entreprises à ce sujet. Le Dr P. Delmas nous semble donc fort exagéré lorsqu'il prétend, dans sa seconde proposition physiologique, que « le corps n'exécutant aucun mouvement pendant les heures qui suivent l'application de l'eau froide, ne facilitant en rien le prétendu mouvement de réaction, la température centrale baisse très peu (2) ». La moyenne d'hypothermie fournie par toutes nos expériences varie de 2 à 3 dixièmes de degré pour des applications froides à 7° (douches et piscines) de 3 secondes et de 10 secondes de durée, suivies d'un repos absolu : ce chiffre, ainsi qu'on peut le voir, ne représente donc pas une quantité négligeable.

Si, maintenant, nous jetons un coup d'œil sur l'ensemble de nos expériences, nous trouvons, pour les applications froides suivies d'exercice modéré, une moyenne d'abaissement de la température centrale qui représente presque le double de celle que l'on observe après les applications suivies de repos absolu. Un exercice modéré pratiqué après une douche ou une piscine froide a donc une influence positive très marquée sur le degré d'abaissement de la température centrale.

Comme second résultat fourni par nos expériences, nous voyons que l'exercice modéré après une application froide active la rapidité de l'abaissement thermique. Mais, ici, il faut distinguer deux cas, suivant que cet abaissement est précédé, ou non, d'une élévation passagère de la température.

Dans ce dernier cas, c'est-à-dire lorsque l'action thermogène fait défaut, et que l'on assiste d'emblée à l'action frigorigène de l'application froide, la température centrale commence à s'abaisser de 10 à 15 minutes environ après cette application.

Quand, au contraire, l'agent réfrigérant a produit une évolution thermique complète (action thermogène suivie d'action frigorigène), l'abaissement de la température commence à se montrer 15 à

(1) *Loc. cit.*, p. 34 et suiv.
(2) *Loc. cit.*, p. 108.

20 minutes après l'application froide, lorsque celle-ci est suivie d'un exercice modéré; si le sujet reste au repos absolu, l'abaissement ne s'observe que 30 à 35 minutes après l'application (1).

Le troisième fait qui se dégage de l'expérimentation est que l'abaissement de la température centrale est plus régulier lorsque l'application froide est suivie d'un exercice modéré. Nos expériences nous ont très nettement fait constater que, chaque fois que le sujet se livre à la marche, la température a une tendance à baisser pour s'éloigner de la normale; chaque fois, au contraire, qu'il interrompt la marche pour rester au repos absolu, la température a une tendance à s'élever pour se rapprocher de la normale. Il en résulte qu'un exercice modéré pratiqué *sans interruption* après l'application froide aura pour résultat, en supprimant les oscillations thermiques ascendantes déterminées par le repos, de rendre l'abaissement de la température plus uniforme.

Cet abaissement sera également plus persistant, puisque la température aura d'autant moins de tendance à remonter vers la normale que l'on évitera le repos qui, ainsi que nous le savons, contrarie l'action frigorigène dans son évolution physiologique.

Il est facile de comprendre, sans que nous ayons besoin d'y insister, le mécanisme en vertu duquel l'exercice modéré exerce une influence marquée sur le chiffre et la rapidité de l'abaissement thermique après l'eau froide. Sous l'influence de l'exercice, la circulation générale est activée, le nombre des battements du cœur augmente. La réaction circulatoire des vaisseaux cutanés est par cela même exagérée, et le mélange du sang chaud des parties profondes avec le sang refroidi de la périphérie se fait d'une façon plus rapide et plus intense. Ainsi s'explique le contraste assez fréquent d'une sensation agréable de chaleur générale coïncidant avec un abaissement de la température centrale.

Mais si l'exercice modéré exerce une influence favorable des plus nettes sur la réfrigération de l'économie après une application froide, il n'en est pas de même de l'exercice exagéré pratiqué après l'opération.

Par exercice exagéré, nous entendons celui qui produit une excitation plus ou moins vive de l'organisme, qui élève rapidement la température générale, provoque la sueur, accélère la respiration, précipite les battements du cœur, et détermine une dépense nerveuse et matérielle considérable : nous citerons la marche accélérée,

(1) Ces limites, on le comprend, ne représentent que des moyennes qu'un plus grand nombre d'expériences pourrait peut-être modifier; mais leur valeur relative n'en reste pas moins exacte.

la course, la danse, le law-tennis, l'équitation, la gymnastique, l'escrime, le jeu de paume, etc. Loin d'accélérer et d'exagérer la chute thermique, cet exercice pratiqué après une douche ou une piscine froide détermine un effet absolument opposé. Dans une expérience, une course de quelques minutes succédant à une marche modérée a fait monter la température de 0°,5; dans d'autres cas, une séance de 10 à 15 minutes de gymnastique a empêché toute réfrigération de se manifester; dans une autre circonstance, l'hypothermie s'est produite après 5 minutes d'haltères, mais presque aussitôt elle a fait place à une ascension rapide de la température.

Dans ces conditions, on fait donc perdre à une application froide, en la faisant suivre d'un exercice exagéré, la plus grande partie de son effet utile. On s'oppose tout d'abord, en agissant ainsi, à la réfrigération, qui est un des éléments capitaux de toute opération hydrothérapique; et lors même que cette réfrigération se manifeste, elle est de si courte durée qu'elle ne saurait être favorable au malade, par suite de la rapidité et de l'exagération du mouvement réactionnel consécutif (1).

De plus, la rapidité, comme apparition et comme évolution, de la réaction circulatoire et du reflux du sang à la peau s'oppose à une bonne répartition et aux oscillations favorables de la masse sanguine dans les différents organes. Il résulte de tout cela que le malade se prive ainsi des bénéfices de l'action de l'eau froide, en provoquant dans son organisme des phénomènes complètement opposés à ceux que l'on recherche.

La conclusion qui se dégage de ces faits est qu'il faut proscrire tout exercice exagéré après une application hydrothérapique froide. On recommandera uniquement la marche modérée, dont on réglera l'allure suivant la saison et la température ambiante, formule qui, ainsi qu'on le voit, doit être absolument inverse de celle que l'on pratique dans la préaction. Le malade devra se rhabiller très rapidement, pour se livrer ensuite à la promenade en plein air, même lorsqu'il fait très froid; s'il pleut, on se mettra à l'abri, tout en marchant constamment, sous un promenoir couvert. Le sujet aura soin de ne pas être couvert de vêtements trop chauds, et évitera de se soumettre aux rayons trop ardents du soleil, d'y séjourner en repos ou de s'approcher du feu, toutes causes qui, on le comprend, tendraient à échauffer trop rapidement la température de la peau :

(1) Nos expériences infirment complètement les conclusions du Dr Couette, qui prétend (*loc. cit.*, p. 49) que l'exercice même exagéré, course, haltères, produit toujours un abaissement de la température centrale.

il faut que le patient évite expressément de transpirer pendant la promenade; on tâchera même, autant que possible, de ne pas arriver à la moiteur cutanée; on cherchera seulement à maintenir dans l'organisme le bien-être spécial et le sentiment de légèreté agréable qui se manifestent après toute opération froide prise dans de bonnes conditions.

Chez les malades impotents, la marche sera remplacée par l'exercice passif des membres, et dans quelques cas spéciaux par le massage modéré. Quant au séjour au lit ou à l'envoloppement dans des couvertures de laine, il faut les réserver pour les cas ou les sujets ne peuvent se réchauffer spontanément, et en cesser l'emploi aussitôt que ceux-ci éprouveront une sensation de chaleur superficielle; car ces enveloppements élèvent outre mesure la température du milieu, échauffent la peau, et ne sont utiles que pour favoriser la réaction circulatoire : une fois que celle-ci est établie, ils ne pourraient que s'opposer, en surchauffant l'enveloppe cutanée, à la rapidité et à l'étendue de l'action frigorigène.

Peut-on fixer la durée de l'exercice modéré que l'on devra pratiquer après la douche ou la piscine froides ?

Quand l'action frigorigène de l'application froide est complètement terminée, c'est-à-dire lorsque la chaleur animale est arrivée au degré le plus bas de la chute thermique (1), alors commence le phénomène de la réaction thermique, par lequel l'organisme tend spontanément à récupérer le coefficient de calorique qui lui a été soustrait, phénomène qui se manifeste objectivement par l'ascension progressive de la température centrale vers la normale. L'apparition et la durée de ce mouvement réactionnel sont variables. Avec les piscines il se montre plus tardivement et évolue plus lentement qu'avec les douches. Il est également soumis, ainsi que nous le savons, à la continuité et à l'intensité de l'exercice consécutif.

Au moment où ce mouvement de réaction commence, c'est-à-dire lorsque se réveillent d'elles-mêmes dans l'économie toutes les fonctions de calorification, l'exercice musculaire, la marche par exemple, est encore utile pour stimuler et entretenir ce mouvement physiologique spontané : une fois que celui-ci s'est manifestement développé, l'exercice corporel n'est plus indispensable, l'organisme tendant de lui-même à rétablir l'équilibre momentanément interrompu de la chaleur animale.

Il est difficile de fixer d'une façon absolue la durée de l'exercice modéré que l'on doit pratiquer après toute séance hydrothérapique

(1) Ce qui indique que la soustraction de calorique est alors uniformément répartie entre la périphérie et les parties profondes.

froide. Aussi est-il préférable de pécher plutôt par excès. Beaucoup de malades, en effet, se basant sur la sensation agréable de chaleur qu'ils éprouvent après dix minutes ou un quart d'heure de marche, sont persuadés que « leur réaction est terminée » — telle est leur propre expression — et se reposent imprudemment : or il arrive souvent, dans ces conditions, qu'ils ressentent, peu de temps après, de petits frissonnements qui montrent jusqu'à l'évidence que la concentration du froid persiste toujours et que la réaction thermique n'est pas encore commencée.

Si nous pouvions proposer une durée moyenne, — durée qui, on le comprend, peut varier avec la température extérieure et la constitution du sujet, — nous dirions que la promenade après l'application froide doit être d'une demi-heure au moins et d'une heure au plus.

De l'influence de l'exercice musculaire, après l'application froide, sur la circulation générale. — Il ne sera pas sans intérêt de dire quelques mots des modifications que présentent l'impulsion cardiaque et les battements du pouls pendant les différentes phases de l'évolution thermique après l'application froide.

Nous savons déjà que les battements du pouls augmentent sous l'eau froide, pour se ralentir ensuite aussitôt après l'application, indiquant ainsi un rapport inverse entre le pouls et la température centrale (cette dernière étant surélevée pendant la phase d'action thermogène).

Pendant l'action frigorigène, si le sujet demeure au repos absolu après l'application froide, le pouls reste toujours au-dessous du chiffre primitif, sans offrir toutefois des rapports bien constants avec les oscillations de la température centrale.

Si le sujet pratique une marche modérée interrompue par des périodes de repos, le pouls suit une marche inverse de celle de la température centrale : pendant la marche, alors que la température a une tendance à baisser, le nombre des battements du pouls augmente, mais en restant, cependant, toujours au-dessous du chiffre initial ; pendant le repos, au contraire, alors que la température a une tendance à monter, le nombre des pulsations diminue. Ce phénomène curieux a été exprimé par P. Delmas dans sa quatrième proposition physiologique : « Sous l'influence d'une application froide, les summum et les minimum de la vitesse du cœur correspondent aux summum et aux minimum de la tension artérielle. Par conséquent, ils sont dans un rapport inverse de l'état physiologique normal (1). » Il s'explique par ce fait que l'exercice musculaire aug-

(1) *Loc. cit.*, p. 112.

mente toujours l'activité de l'impulsion cardiaque, quelles que soient les conditions physiologiques dans lesquelles se trouve l'organisme, tandis qu'après une application froide cet exercice tend à exagérer l'abaissement de la température du corps pour les raisons que nous avons énoncées plus haut.

Si, au lieu de pratiquer un exercice modéré, on se livre après l'eau froide à un exercice exagéré qui s'oppose à toute hypothermie consécutive, les battements du pouls ne présenteront aucun rapport constant avec la température centrale : leur nombre sera uniquement lié à l'intensité de l'exercice provoqué, et pourra même dépasser le chiffre initial.

Enfin, pendant la phase de réaction proprement dite, alors que la température centrale ne baisse plus, mais remonte au contraire plus ou moins régulièrement vers la normale, le pouls est variable dans ses rapports avec la température : le plus souvent il est en rapport direct avec celle-ci; mais avant tout il reste soumis à l'état statique ou dynamique de l'individu.

HYGIÈNE ALIMENTAIRE

Sous l'influence du traitement hydrothérapique et des exercices corporels qui en sont le complément, une activité nouvelle est imprimée à toutes les fonctions de l'économie, les combustions et les échanges interstitiels sont exagérés, ainsi que les sécrétions, et les pertes quotidiennes subies par l'organisme appellent des réparations qui mettent en jeu le développement plus grand de l'appétit et de la soif. Le régime alimentaire devra donc être tonique et reconstituant ; les viandes grillées et rôties, combinées aux légumes verts, en constitueront la base. Les liqueurs, le café, le thé, le vin pur seront proscrits chez les malades dont le système nerveux est trop excitable; l'usage du thé ou du café léger, pris dans de faibles proportions, ne nous a pas paru nuisible, cependant, dans un grand nombre de cas. Il y a du reste, à ce sujet, une série de tempéraments individuels dont on devra bien se pénétrer pour diriger l'hygiène du malade; nous en dirons autant pour les régimes spéciaux nécessités par certaines affections ou certains états diathésiques.

Il est nécessaire, tout en réparant ses forces dans une juste limite, de se méfier et de modérer son appétit. Beaucoup de malades, surtout ceux qui sont plus ou moins amaigris, s'imaginent que plus ils mangeront, plus vite ils guériront. Ces errements étaient, du reste, entretenus par Priessnitz, qui « conseillait à ses malades de manger beaucoup et de prendre des aliments substantiels, pour remédier à la perte de forces que produit le travail hydrothérapique, et pour faciliter les efforts de la nature à repousser au dehors les humeurs peccantes. Aussi les malades dévorent-ils plutôt qu'ils ne mangent » (Schedel). A Grœfenberg, dit Scoutetten, la vigueur de l'appétit ne connaît pas d'obstacle, et ce qu'on y mange est effrayant.

L'alimentation du malade doit donc être sévèrement surveillée par le médecin. « Il ne suffit pas, en effet, d'ingérer une quantité considérable d'aliments; il faut digérer et assimiler; or, d'une part, la faculté de digestion et d'assimilation n'est pas illimitée, et, d'autre part, elle n'est pas toujours en rapport avec les excitations de l'appétit, et se développe moins rapidement que ce dernier. Les sujets qui mangent trop, absolument ou relativement, sont exposés sans aucun profit pour leur état général à se donner une maladie de l'estomac qu'ils n'ont pas, ou à exaspérer celle dont ils souffrent; l'excès d'alimentation est une cause puissante de gastralgie, de dyspepsie, d'embarras gastrique, d'indigestion, de troubles nerveux de toute sorte; souvent j'ai été obligé d'en combattre les résultats, chez des malades indociles, par la diète, les purgatifs, les vomitifs; par des moyens qui enrayent le traitement hydrothérapique et en retardent les bons effets.

« Dans la plupart des établissements de l'Allemagne, les aliments sont abondants, mais ils pèchent par la qualité et par la préparation; ils se composent de lait le plus ordinairement caillé, de légumes et surtout de veau mal rôti. C'est là un inconvénient grave, inhérent aux habitudes du pays. Il faut, en général, aux malades soumis au traitement hydrothérapique, un bon régime analeptique, des aliments substantiels bien préparés, de bonnes viandes rôties; mais il est évident toutefois que le médecin doit tenir compte de toutes les indications qui se rattachent soit à l'individu, soit à la maladie (1). »

Il n'est pas rare, au début d'un traitement hydrothérapique, de voir le sujet maigrir, ce qui tient à la suractivité nouvelle imprimée aux échanges organiques et aux pertes provoquées par le traitement et par les exercices musculaires complémentaires; mais bientôt l'harmonie se rétablit entre les fonctions d'assimilation et les fonctions de désassimilation, et le malade ne tarde pas à reprendre du poids.

(1) Fleury, *loc. cit.*, p. 88.

Dans certains cas, le régime froid pourra être employé avec avantage. Fleury l'a prescrit avec succès à des malades chez lesquels les repas étaient suivis d'un accès de fièvre ou d'un redoublement fébrile, à des malades dont les digestions étaient pénibles, laborieuses, douloureuses. E. Duval s'en est également très bien trouvé dans la chlorose et dans beaucoup d'affections gastriques. En somme, si ce régime a pu donner de bons résultats dans certaines circonstances, on ne saurait l'ériger en système, car on sait combien sont variables les conditions individuelles et pathologiques des sujets : pour ne citer que les maladies d'estomac, il en est, par exemple, qui se trouvent mieux de l'usage des boissons chaudes.

L'eau froide, en boisson, peut être très utile chez beaucoup de malades soumis au traitement hydrothérapique, goutteux, arthritiques, névropathes, certains dyspeptiques, et nous nous sommes suffisamment étendu au chapitre VII sur ce sujet. Nous répéterons que les malades souffrant de gastralgie et ceux qui sont atteints de dilatation d'estomac devront s'en abstenir, ou n'en faire usage qu'avec une grande modération.

L'eau froide sera absorbée dans la matinée et après les grands repas, lorsque la première digestion sera terminée, c'est-à-dire au bout de deux heures au moins. On peut en prendre de hautes doses impunément, à la condition de n'en ingurgiter que de petites quantités à la fois et de pratiquer ensuite un exercice musculaire.

L'eau, comme unique boisson aux repas, peut être recommandée aux malades pléthoriques, aux goutteux, aux graveleux, à certains dyspeptiques. Mais, à tous les sujets qui ont besoin d'être reconstitués (anémiques, chlorotiques, névropathes, etc.), le vin, pris à doses modérées et additionné d'eau, sera de beaucoup préférable.

Le lait pur, froid et cru, lorsqu'il est bien digéré, constitue une excellente boisson alimentaire dont on pourra recommander l'usage dans beaucoup de cas, deux à trois tasses dans le courant de la journée, que l'on prendra de préférence après les douches et le soir en se couchant.

La douche, ou toute autre opération hydrothérapique générale, ne devra être administrée que trois heures au moins après le repas. Chez les sujets dont la digestion est très laborieuse, il est quelquefois nécessaire d'attendre plus longtemps. Quant au petit déjeuner du matin, composé le plus souvent d'aliments liquides (lait, café au lait, thé à la crème, chocolat), on peut, immédiatement après, se soumettre à la douche sans le moindre inconvénient; après un repas plus substantiel (pain, beurre, œufs à la coque, etc.), il sera plus prudent d'attendre une demi-heure à trois quarts d'heure, bien qu'il y ait à cet égard des questions d'accoutumance et d'entraînement dont il faut tenir compte.

Le sujet ne devra pas être à jeun lorsqu'il se soumettra à une application froide généralisée, s'il veut que la réaction s'opère dans des conditions beaucoup plus faciles et bien plus efficaces. Il faut faire exception pour certaines applications locales, telles que la douche ascendante, le bain de siège froid, par exemple, qui devront être pratiquées à jeun ou lorsque la digestion est complètement terminée.

Il est quelques malades, anémiques pour la plupart, qui souffrent de tiraillements d'estomac et d'une certaine faiblesse générale après la douche, notamment après la douche du soir, et chez lesquels on conseillera, immédiatement après l'opération hydrothérapique, pour combattre ces phénomènes, une tasse de lait ou un biscuit trempé dans un peu de vin d'Espagne.

CHAPITRE X

CONTRE-INDICATIONS ET INDICATIONS GÉNÉRALES DE L'HYDROTHÉRAPIE

CONTRE-INDICATIONS GÉNÉRALES

Il existe, à l'emploi de l'hydrothérapie, un certain nombre de contre-indications soit absolues, soit relatives, que nous allons passer en revue. En y regardant de plus près, nous verrons que beaucoup de ces contre-indications ne sont que des prétendues contre-indications, par suite du grand nombre de procédés que met en œuvre la méthode hydrothérapique, et des ressources variées que celle-ci fournit au médecin dans le traitement des maladies.

Les contre-indications peuvent donc être absolues ou relatives. Elles peuvent être inhérentes au sujet lui-même ou aux états morbides divers dont il souffre. Elles peuvent enfin relever de la nature même des procédés employés.

Nous avons eu déjà l'occasion de signaler, aux divers chapitres des *procédés et appareils*, les CONTRE-INDICATIONS RELATIVES A L'EMPLOI DE CERTAINS PROCÉDÉS. C'est ainsi que les piscines froides, les ablutions, les bains de siège froids, la douche ascendante, les procédés de sudation (maillots, étuves), etc., comportent avec eux des contre-indications spéciales que nous avons eu soin de mettre en relief et sur lesquelles nous reviendrons, du reste, lorsque nous traiterons l'application de l'hydrothérapie dans les différentes maladies.

Age. — Les âges extrêmes ne sont pas des contre-indications à l'hydrothérapie; ils exigent seulement plus de circonspection dans l'emploi de cette méthode.

Chez l'enfant en nourrice, on ne fera pas d'applications froides générales, mais on aura tout intérêt à pratiquer dès cet âge les lavages locaux à l'eau froide, qui tonifie la peau, la rend moins sensible aux irritations extérieures, et combat l'apparition de ces érythèmes des régions fessière et hypogastrique, si fréquents à cet âge.

Jusqu'à cinq à sept ans, on emploiera les lotions générales. Au début, chez les enfants très sensibles et très excitables, on fera usage d'eau tempérée, puis fraîche, et enfin froide.

A partir de sept ans, la douche froide sera administrée avec avan tage. On pourra débuter, dans certains cas, par la douche écossaise avec ou sans transition, et il faudra également savoir graduer la pression, par suite de la sensibilité et de la mollesse des tissus, et de l'excitabilité fonctionnelle du cœur : ce dernier organe devant être l'objet d'une attention toute spéciale chez les enfants.

Chez les vieillards, toujours plus ou moins atteints d'artériosclérose, on devra procéder avec beaucoup de ménagements, à moins que ceux-ci ne soient déjà entraînés depuis longtemps aux pratiques hydrothérapiques. Il faut se rappeler que, dans l'âge avancé, la peau a perdu une partie de sa vitalité, les vaisseaux sont friables et sans élasticité, le fonctionnement des organes est toujours plus ou moins imparfait, et la force réactionnelle est notablement diminuée; la vieillesse amène également avec elle tout un cortège d'affections chroniques, bronchite, emphysème, cystite, etc., dont il faut savoir tenir compte dans l'administration des opérations hydriatriques, afin que la réaction s'opère toujours dans de très bonnes conditions et d'une façon complète.

Sexe. — Le sexe ne comporte pas de contre-indications spéciales, si ce n'est celles qui se rapportent aux différentes conditions physiologiques présentées par la femme (menstruation, grossesse, etc.).

Période menstruelle. — Priessnitz employait l'eau froide pendant tout le temps des règles. Fleury avait également érigé cette pratique en règle générale : « Pendant cette période, dit-il, on se bornera à des douches générales en pluie sur toute la surface du corps, lorsque l'écoulement menstruel sera normal. On dirigera la douche sur le haut du corps si la métrorragie est trop abondante; on agira au contraire sur les membres inférieurs dans le cas opposé. Pas de bains de siège à eau courante, ni de douches rectales ou vaginales. »

La majeure partie des médecins hydrothérapeutes ont constaté l'innocuité absolue de la douche froide généralisée pendant l'époque cataméniale (1); ce procédé, au contraire, assure la régularité de la fonction et diminue les douleurs : la seule condition indispensable est que la réaction s'opère bien.

Au point de vue de l'application de l'hydrothérapie pendant les règles, nous pensons qu'il faut distinguer deux catégories de malades : celles qui sont bien réglées et dont l'utérus et les annexes sont sains, et celles qui présentent, au contraire, des altérations fonctionnelles ou organiques de l'appareil utéro-ovarien.

Dans le premier cas, c'est-à-dire chez les femmes bien réglées, dont l'organe utérin est sain, voici la conduite que nous tenons. Nous ne commençons jamais le traitement hydrothérapique au moment des règles, lorsque le sujet se soumet pour la première fois à une cure par l'eau froide. Mais si la malade est déjà en cours de traitement, entraînée à l'eau froide, on peut, sans le moindre inconvénient, continuer l'hydrothérapie pendant toute la période menstruelle. Néanmoins, on aura soin de ne pas donner la douche au moment précis où apparaissent les premières gouttes de sang : M. Raynaud a cité l'observation d'une malade chlorotique qui se fit doucher au moment même de l'apparition des règles, et chez laquelle il survint une hématocèle mortelle.

L'unique procédé qui convient dans ce cas est la douche froide en pluie mobile ou en jet très brisé, d'une très courte durée, et généralisée sur les parties postérieure et antérieure du corps, sans insister spécialement sur aucune région et sans doucher les pieds. Tout autre procédé, piscine, affusions, lotions, drap mouillé, etc., sera *absolument* interdit : ces procédés risqueraient de produire une trop grande concentration sanguine et une exagération de l'écoulement cataménial. Il en sera de même des procédés de sudation (étuves, maillots), qui provoqueraient la congestion de l'utérus. Les procédés locaux, tels que bains de siège froids, douche ascendante, douche vaginale, douche plantaire, etc., seront également défendus. Quant aux douches écossaises, on ne saurait non plus les employer, car on comprend qu'une douche écossaise révulsive très chaude pourrait déterminer soit une augmentation de l'écoulement par suite de l'action de la chaleur sur la matrice, soit au contraire une diminution ou un arrêt de l'hémorragie par suite de la dérivation du sang à la peau; quant à la douche écossaise avec transition, elle risquerait de ne produire qu'une réaction incomplète ou

(1) Greuell, *De l'hydrothérapie pendant la période menstruelle*, in *Annales de la Société d'hydrologie médicale*, 1888.

trop lente; les seules douches écossaises que l'on pourra permettre, — et encore ne devra-t-on les administrer qu'à la fin de la période cataméniale, lorsque l'écoulement est insignifiant, — sont les douches écossaises sans transition, à une température peu élevée (38°-40°), et de très courte durée.

Nous n'avons point besoin de dire que, pour peu que la malade manifeste de vives appréhensions et soit très effrayée de se soumettre à l'eau froide pendant la période menstruelle, il sera bon de ne pas insister, car la crainte et l'autosuggestion seules suffiraient pour déterminer des modifications dynamiques du côté de l'utérus et un arrêt de l'écoulement, que le sujet s'empresserait de mettre sur le compte de la douche.

On peut toujours, dans la plupart des cas, user d'un moyen terme qui satisfait les plus craintives, et qui consiste à donner la douche le premier et même le second jour de l'apparition des règles, puis à s'arrêter pendant les deux jours les plus forts, pour reprendre ensuite l'opération hydrique lorsque l'écoulement est au déclin (1).

Dans le seconde catégorie de malades, c'est-à-dire chez les femmes qui souffrent d'affections utéro-ovariennes, pour lesquelles elles viennent réclamer les bienfaits de l'hydrothérapie, l'application de cette méthode pendant l'écoulement utérin, loin d'être une contre-indication, offre au contraire au médecin, dans un très grand nombre de cas, les ressources les plus puissantes pour modifier ce symptôme avec succès. Il est évident que, dans ces cas, les applications de l'hydrothérapie, tant générale que locale, seront faites suivant des règles toutes spéciales et parfaitement déterminées, sur lesquelles nous aurons soin de nous étendre longuement lorsque nous traiterons l'action de l'hydrothérapie dans les affections utéro-ovariennes (congestion utérine, métrites, dysménorrhée, métrorragies, ménorragies, etc.).

Grossesse. — La grossesse n'est pas une contre-indication aux pratiques hydrothérapiques. Celles-ci, au contraire, chez les femmes névropathes ou hystériques, combattent avec avantage les accidents nerveux (éréthisme, vomissements, etc.) qui accompagnent si souvent l'état de gestation. Il n'est pas douteux, également, que chez une femme grosse atteinte d'une névrose invétérée, l'hydro-

(1) Quelquefois, lorsque les malades se soumettent à un traitement hydrothérapique pour la première fois, les douches froides déterminent une légère avance des règles. Les douches écossaises, au contraire, auraient plutôt de la tendance à les retarder dans quelques cas. La piscine froide fait quelquefois réapparaître les règles.

thérapie n'ait une action très efficace sur l'évolution du fœtus, chez lequel elle atténuera la tare héréditaire.

Chez les femmes qui ont eu des grossesses antérieures laborieuses, des accouchements pénibles, des avortements répétés (Greuell, P. Vidart), l'hydrothérapie aura une influence heureuse sur le cours et la terminaison de la grossesse.

Les procédés devront être choisis et maniés avec prudence. La douche froide à pression modérée sera le procédé de choix. On pourra également employer la douche écossaise de courte durée et à température peu élevée. Les lotions seront utiles à domicile, ou pour entraîner les malades. Tous les autres procédés, généraux ou locaux, seront proscrits.

Suites de couches. — Allaitement. — Après les couches, lorsque l'accouchée a quitté le lit, les douches froides, loin d'être contre-indiquées, constitueront une médication hygiénique d'une grande puissance, et donneront en peu de temps du ton et de l'énergie à tous les organes du petit bassin. Ce conseil se trouve justifié, quand on songe au grand nombre de femmes qui ont eu des grossesses ou des accouchements pénibles, et qui ont subi des manœuvres imprudentes ou inhabiles; à celles qui se sont levées trop tôt, à toutes celles enfin qui, par une cause ou par une autre, sont restées avec un relâchement des ligaments larges, un col utérin engorgé, et un abaissement de la matrice (Leroy-Dupré).

Pendant l'allaitement, l'hydrothérapie est également utile, en régularisant la nutrition et en activant la sécrétion du lait. Il faut savoir que, dans cet état, elle fait quelquefois revenir les règles si l'on n'a pas le soin de n'employer que des applications froides courtes et légères (douches en pluie mobile ou au jet très brisé), généralisées, et sans insister sur aucune région du corps. Les lotions froides pourront également être utiles.

Dégénérescences organiques et cachexies. — L'envahissement des tissus par des produits hétéromorphes, tels que le cancer, est un obstacle à l'emploi de l'hydrothérapie.

Dans le cancer de l'estomac, cependant, quelques auteurs ont prétendu retirer de bons effets des applications de l'hydrothérapie, qui pourrait combattre certains symptômes, tels que les vomissements, l'insomnie. Nous ne pensons pas que les résultats très problématiques que l'on pourrait obtenir dans l'atténuation de ces symptômes puisse légitimer l'emploi de cette méthode : il nous a semblé, dans quelques cas de carcinose stomacale que nous avons eu à traiter, que l'emploi de l'hydrothérapie activait plutôt la marche de l'affection et le développement de la cachexie.

Bonnet (de Lyon), tout en reconnaissant que l'hydrothérapie à elle seule était impuissante à guérir et même à améliorer les tumeurs cancéreuses du sein, affirmait cependant qu'elle rendait de grands services comme méthode reconstituante, en modifiant profondément la constitution, en préparant les malades au succès de l'opération et en retardant la récidive (1).

Les tuberculoses locales et bien limitées ne contre-indiquent pas l'hydrothérapie. Quant aux tubercules parvenus à leur dernière période, ils nécessiteront une sage abstention.

Il en sera de même de toutes les autres dégénérescences des tissus arrivées à la période de cachexie : paralysie générale à sa phase ultime, ramollissement cérébral, cirrhose atrophique ou hypertrophique, cachexie brightique, etc.

Maladies organiques du cœur et des gros vaisseaux. — Les affections organiques du cœur, l'athérome artériel, l'anévrisme de l'aorte furent pendant longtemps considérés comme des contre-indications formelles de l'hydrothérapie.

Fleury fut un des premiers à réagir contre ces tendances absolues. Depuis, un grand nombre de médecins et de maîtres autorisés ont imité son exemple en ne craignant pas de soumettre, et avec profit, des cardiaques à l'eau froide.

Il est bien entendu que si les lésions cardiaques sont très avancées, s'accompagnent de dilatation et d'asystolie accentuée, d'anasarque, d'œdème pulmonaire généralisé, de dyspnée, les contre-indications restent complètes.

Il est préférable de s'abstenir dans les lésions de l'orifice aortique, surtout dans l'insuffisance, où la mort subite est si souvent observée. Quant à l'anévrisme aortique, l'abstention est de rigueur.

Mais si l'affection valvulaire est au début, si elle est bien tolérée et bien compensée, sans signes de dilatation ni d'asystolie, l'hydrothérapie, employée avec ménagement, peut être fort utile en régularisant la circulation périphérique et en facilitant le fonctionnement du cœur.

Même dans la période des staxes sanguines, d'asystolie et d'hydropisie, si celles-ci sont modérées, l'emploi de l'eau froide, pratiqué avec discernement, peut rendre de grands services, en renforçant l'énergie du muscle cardiaque et en agissant sur la circulation

(1) Bonnet, *Gazette médicale de Lyon*, 1857.

générale. Nous aurons l'occasion plus tard de nous étendre sur ces importantes questions.

Nous en dirons autant de l'artériosclérose qui, lorsqu'elle n'est pas très développée, permet l'usage de l'hydrothérapie, à la condition que celle-ci soit administrée avec des procédés peu perturbateurs ou à faible pression.

Phtisie pulmonaire. — Pendant longtemps, et encore aujourd'hui pour certains médecins, la phtisie pulmonaire a été considérée comme injusticiable des procédés de l'hydrothérapie.

Grâce à l'impulsion de Fleury, on ne pense plus de même aujourd'hui, et un grand nombre d'auteurs n'hésitent pas à employer cette puissante médication contre la tuberculose pulmonaire. Dirigée avec méthode, l'hydrothérapie rend les plus grands services dans cette affection, en activant la circulation, en décongestionnant les poumons, en stimulant la nutrition, en développant les forces, en un mot en modifiant le terrain général et local, et en enrayant secondairement la marche des tubercules dans le parenchyme pulmonaire.

Pour nous, ainsi que nous le démontrerons plus tard, nous pensons que l'hydrothérapie, maniée avec prudence et discernement, peut être utilement employée à toutes les phases et dans toutes les formes de la phtisie pulmonaire chronique.

Maladies organiques du cerveau et de la moelle. — Dans ces affections, l'hydrothérapie est contre-indiquée lorsqu'on a affaire à la période aiguë, ou au moment des poussées inflammatoires. Au contraire, lorsque la lésion est définitivement établie à l'état chronique, l'eau froide devient le seul agent physique ayant une réelle influence sur l'évolution de ces affections.

Chez les sujets qui ont présenté des accidents apoplectiformes, et chez lesquels on peut redouter la rupture des vaisseaux encéphaliques, il faudra user de la plus grande prudence dans l'emploi des procédés hydrothérapiques.

Maladies de la peau. — Certaines affections de la peau généralisées et invétérées (eczéma, psoriasis) s'accommodent mal de l'hydrothérapie. Il en est d'autres, au contraire, dans lesquelles cette médication, sous ses diverses formes, produit d'excellents effets (zona, furonculose, acné, urticaire); dans les dermato-névroses (lichen planus, etc.), l'emploi de la douche tiède donne les meilleurs résultats (Jacquet).

Idiosyncrasies particulières. — On rencontre quelquefois, dans la classe des névropathes, certains sujets absolument rebelles aux actions de l'hydrothérapie. Cette méthode, appliquée chez ces malades avec tous les ménagements possibles, et dans ses multiples variétés d'emploi, n'a pour but que d'exagérer les symptômes de l'état névropathique.

Ces idiosyncrasies spéciales, qu'il est difficile d'expliquer, persistent plus ou moins longtemps, mais on est obligé, en présence de l'aggravation persistante et progressive des symptômes morbides, de cesser toute application hydrothérapique.

Ces cas sont heureusement fort rares, et nous devons dire que, dans les quelques circonstances où nous les avons observés, les autres méthodes physiques (électricité sous toutes ses formes, massage, etc.) ne produisaient pas de meilleurs résultats.

INDICATIONS GÉNÉRALES

D'une facon générale, l'hydrothérapie peut s'appliquer à toutes les maladies chroniques et à certains symptômes des maladies aiguës. Cela ne veut pas dire que cette méthode doive être employée dans toutes ces affections, mais nous voulons exprimer seulement que ces états morbides peuvent tous présenter, dans certaines périodes de leur évolution, des indications qui nécessitent ou légitiment l'intervention utile de l'hydrothérapie sous ses différentes formes.

« S'il était permis de concevoir un remède, dit A. Rey, agent modificateur, ou médication capable de guérir toutes les maladies, il est certain que cet arcane précieux devrait sa toute-puissance à des propriétés diverses et qu'il serait tour à tour sédatif quand il apaiserait la douleur ou l'irritation; tonique analeptique lorsqu'il relèverait et activerait les forces languissantes; dépuratif, spoliateur, altérant, lorsqu'il tendrait à la dénutrition ou à l'amaigrissement; sudorifique, diurétique, évacuant, quand il provoquerait les sécrétions et les excrétions; antipériodique, quand il supprimerait l'intermittence, et ainsi de suite, en parcourant les classifications, quelles qu'elles soient, adoptées dans la nomenclature des moyens de guérison.

« Sans prétendre à un rang aussi élevé dans la thérapeutique, l'hydrothérapie serait un peu tout cela, au dire des spécialistes qui ont émis la prétention de constituer, à l'aide des seuls modes d'application dont se compose cette méthode, des médications distinctes et analogues, sinon équivalentes à celles de la médecine usuelle (1). »

C'est pourquoi le champ des indications de l'hydrothérapie est des plus vastes. Ce sont surtout les maladies chroniques qui apportent à l'emploi de cette méthode le plus fort contingent. Les maladies aiguës elles-mêmes en bénéficient dans un grand nombre de cas. Il n'est pas jusqu'aux affections chirurgicales qui ne trouvent, dans certaines applications locales de l'hydrothérapie, un moyen précieux pour combattre l'inflammation : chacun sait tout le parti que l'on peut tirer des compresses réfrigérantes, de l'irrigation continue, des sacs à glace, dans les contusions, les plaies, les hémorragies externes, les brûlures, les fractures, les hernies étranglées, etc., sans parler des autres applications, en chirurgie, de la méthode hydriatrique, telles que les bains chauds ou tempérés, par exemple.

Dans certaines circonstances, et sans vouloir ériger ces pratiques en méthode générale, on peut appliquer avec succès l'hydrothérapie dans quelques affections inflammatoires aiguës : nous citerons les angines, les érysipèles, la péritonite puerpérale, la méningite, certaines congestions ou inflammations splanchniques, etc., traités par les applications locales du froid. D'autres affections internes aiguës peuvent bénéficier de l'emploi de l'hydrothérapie : bains frais dans la scarlatine (Sevestre), dans la broncho-pneumonie (Hutinel), enveloppements humides dans la broncho-pneumonie (Rendu), dans le rhumatisme articulaire aigu (Macario), douches froides dans le mal de Bright aigu (Becquerel), bains froids dans le rhumatisme cérébral (M. Raynaud), dans la goutte cérébrale (Huchard), applications diverses dans la dysenterie aiguë, la fièvre jaune, les fièvres exanthématiques, etc. Enfin, chacun connaît la méthode hydrothérapique prescrite par Brand, et vulgarisée en France par Glénard, qui consiste à traiter la fièvre typhoïde et les états ataxo-adynamiques par l'immersion dans des bains froids, méthode qui a non seulement pour but de combattre l'hyperthermie et l'éréthisme cardiaque, mais aussi les phénomènes généraux graves (délire, ataxie, carphologie, etc.) qui les accompagnent.

Mais, nous le répétons, ce sont surtout les maladies chroniques qui sont justiciables de l'emploi de l'hydrothérapie. « Ce qui rend l'hydrothérapie supérieure, dit le professeur Peter, à toutes les autres médications (j'allais dire « médicamentations »), c'est qu'elle n'introduit pas des médicaments (j'allais dire des « poisons ») dans l'organisme ; celui-ci reste après ce qu'il était avant ; nulle molécule de son être n'a été altérée, ce qui est bien quelque chose (2). »

(1) A. Rey, in *Manuel de thérapeutique* de Berlioz. Paris, 1883, Masson, éditeur.
(2) Peter, Préface à la *Pratique de l'hydrothérapie* de E. Duval. Paris, 1891.

Un grand nombre d'affections chroniques trouveront dans l'hydrothérapie une guérison complète; d'autres, sans arriver jusqu'à la guérison, voient leurs principaux symptômes atténués dans une large mesure, ou arrêtés dans leur évolution pendant un temps plus ou moins long; d'autres maladies enfin, comme certaines lésions indélébiles ou sur lesquelles l'eau froide n'a aucune prise, trouvent néanmoins des ressources précieuses dans l'hydrothérapie, qui modifie le terrain, le rend plus résistant, renforce le système musculaire, et combat les symptômes les plus pénibles de ces affections. Nous ne pouvons citer toutes les maladies chroniques qui ressortissent au traitement hydrothérapique, et qui sont constituées par les névroses, les diathèses, les intoxications, les congestions et inflammations des différents organes, les douleurs, les troubles de la calorification, de l'hématopoïèse et de l'innervation, etc. Toutes ces affections vont être étudiées en détail dans la deuxième partie de cet ouvrage.

Et maintenant, si nous jetons un coup d'œil d'ensemble sur le chemin que nous avons parcouru, que voyons-nous?

Une méthode thérapeutique dont le froid est l'objet primordial et dont les modes d'application, multiples et variés, ont pour but de produire dans l'organisme des modifications nombreuses qui aboutissent toutes, par des mécanismes divers et complexes, au rétablissement de l'équilibre et de l'harmonie dans toutes les grandes fonctions de l'économie.

Il ne saurait donc être question ici de *doctrine* médicale : aucune doctrine hydrothérapique, pas plus celle de Priessnitz et de ses successeurs sur les *crises*, que celle de Fleury sur la *révulsion*, ou celle de P. Delmas sur la loi de l'*équivalence des forces* (1), n'est exacte, ni nécessaire pour expliquer les effets curatifs de l'eau froide.

Avant tout, l'hydrothérapie est une MÉTHODE PERTURBATRICE qui opère dans l'organisme des changements immédiats ou éloignés, par une série d'*actions thérapeutiques* variées. C'est à bien connaître les *moyens* mis en œuvre pour obtenir ces actions thérapeutiques, ainsi que les *indications* spéciales auxquelles celles-ci répondent, que l'étude de l'hydrothérapie doit exclusivement s'appliquer. C'est sur ce terrain unique que nous nous sommes placé dans toute la première partie de ce livre. C'est ce que nous essayerons de mieux préciser encore dans les pages qui vont suivre.

(1) P. DELMAS, *Physiologie nouvelle de l'hydrothérapie*. Paris, 1880.

DEUXIÈME PARTIE

PARTIE CLINIQUE

CHAPITRE XI

HYDROTHÉRAPIE DANS LES MALADIES AIGUES

Nous n'aurons en vue, dans ce chapitre, que les applications de l'hydrothérapie générale dans les maladies aiguës, les applications locales ayant déjà été signalées dans le cours de la PREMIÈRE PARTIE (voy. chap. VI).

FIÈVRE TYPHOIDE ET TYPHUS

Dans l'application de l'hydrothérapie dans les maladies aiguës fébriles, et en particulier de la fièvre typhoïde, nous pensons, à l'exemple de M. Hayem (1), que l'on doit distinguer deux médications principales, l'une destinée à combattre l'adynamie (*médication sthénique*), l'autre ayant pour but de lutter contre l'hyperpyrexie (*médication antipyrétique*).

Certains auteurs allemands, en effet, ont confondu ces deux méthodes, en prétendant que l'adynamie était toujours le résultat de l'hyperpyrexie (Liebermeister), ce qui est une erreur, car on voit souvent des phénomènes adynamiques sans fièvre appropriée.

(1) *Les grandes médications*. Paris, 1887, Masson, éditeur

L'adynamie relève d'une foule de causes, et il n'y a pas un rapport absolument obligé entre elle et l'hyperpyrexie.

Assurément l'adynamie peut être causée par de hautes températures, mais souvent aussi elle est le résultat direct de l'infection, des ptomaïnes, de l'auto-intoxication.

L'*adynamie* ou asthénie fournit des indications spéciales. Il s'agit là, en effet, d'une altération grave de la nutrition des éléments anatomiques (désassimilation exagérée, dégénérescence), d'où l'indication de faire pénétrer dans l'organisme des matières alibiles ou capables de modérer la dénutrition des substances albuminoïdes (café, alcool, opium, éther, etc.).

Mais, en même temps, certains phénomènes morbides, dépression cardio-vasculaire, cyanose, indiquent une dépression de l'activité cellulaire et nécessitent l'intervention d'une médication stimulante, excitante, sthénique, qui est remplie au plus haut degré par la révulsion hydrothérapique.

Dans ces cas, quand il s'agit de lutter contre l'adynamie, lorsque la circulation générale est affaiblie, la médication antipyrétique, c'est-à-dire la réfrigération par la balnéation froide, serait mal supportée : le bain froid, dans l'adynamie cardiaque, pourrait produire une syncope mortelle, ainsi que le fait a été observé.

Dans ces circonstances, les procédés que l'on devra mettre en œuvre seront les lotions froides, les draps mouillés et les demi-bains tempérés.

Les lotions froides seront pratiquées avec de l'eau à 10°, pure ou additionnée d'un tiers de vinaigre aromatique, dont les émanations stimulantes raniment le malade et purifient l'air; au moyen de grosses éponges, deux aides lotionnent vigoureusement et rapidement le patient. Les lotions sont répétées deux ou trois fois dans les vingt-quatre heures.

Le drap mouillé sera appliqué très tordu et accompagné de frictions énergiques. Ce procédé est surtout indiqué quand la face est vultueuse et les extrémités cyaniques.

Le demi-bain sera administré entre 25° et 30°, pendant 10 à 15 minutes, et dans le cours du bain on fera jeter sur la tête deux ou trois brocs d'eau froide.

Ces procédés seront suivis de frictions; le malade sera ensuite placé dans une couverture de laine, et on lui donnera une infusion stimulante.

Dans certaines fièvres typhoïdes à forme nerveuse, c'est l'*ataxie* qui domine. L'ataxie n'est autre chose que l'adynamie cérébrale et se manifeste cliniquement par du délire, des convulsions, ou au contraire par un état comateux, de la somnolence, de la carphologie (ataxo-adynamie). L'élément pathogénique, de même que pour l'adynamie, est également l'infection, et fournit des indications semblables qui sont du ressort de la révulsion hydrothérapique.

On pourra pratiquer des affusions froides, à la température de 20° environ. Le malade étant mis nu dans une baignoire, on lui jette lentement sur le corps quatre ou cinq seaux d'eau, pendant qu'un aide frictionne; la durée de l'affusion doit être d'une demi-minute à une minute. Ce procédé, mis en honneur par Currie et Trousseau, produit une action révulsive et décongestionnante, et régularise l'activité nerveuse.

Si l'ataxie se combine avec l'hyperpyrexie et si elle est due à celle-ci, il est alors nécessaire de recourir aux véritables moyens antithermiques. Dans ce but, on administrera le demi-bain tempéré de 28° à 30°, dans le cours duquel on jettera deux ou trois brocs d'eau à 10° sur la tête. Le bain sera suivi de frictions. On pratiquera ainsi deux ou trois séances, à intervalle de 6 à 8 heures.

Si la sédation est notable, on continue par le bain progressivement refroidi (voy. plus loin), avec compresses céphaliques d'eau glacée renouvelées toutes les cinq minutes.

Si l'hyperpyrexie n'est pas bien franche, on peut se contenter de bains tempérés à 32° environ, plus ou moins prolongés, avec compresses froides sur la tête.

C'est lorsque la fièvre typhoïde s'accompagne d'une *hyperpyrexie* manifeste que la méthode réfrigérante, ou médication antipyrétique, est nettement indiquée (1).

Le bain entier froid est la base de cette méthode, connue sous le nom de « méthode de Brand », bien que ce médecin n'ait été que le vulgarisateur enthousiaste d'un procédé connu et appliqué avant lui par Bartels, Jürgensen et Liebermeister. F. Glénard l'importa en France, où elle trouva de nombreux partisans, notamment à Lyon, où elle est appliquée d'une façon systématique (2).

Nous avons décrit au chapitre v la technique du bain froid et nous n'y reviendrons pas. Nous compléterons seulement ce que nous avons dit à ce sujet, en transcrivant la note que le Dr Juhel-Rénoy, partisan enthousiaste de la « méthode de Brand », remet

(1) Nous avons vu récemment le bain froid donner, entre les mains du Dr Roustan (de Cannes), des résultats inespérés, dans un cas de grippe infectieuse très grave chez un enfant de douze ans. L'ataxo-adynamie était considérable, le délire violent et continu, la température dépassait 41° et la respiration était à 140. Des bains froids à 20°, de 10 minutes, furent prescrits toutes les deux heures. Dès le second bain, le délire était tombé; bientôt la température s'abaissa, la respiration devint régulière, et le malade, dont l'état était absolument désespéré, fut sauvé par cette médication héroïque.

(2) TRIPIER et BOUVERET, *La fièvre typhoïde traitée par les bains froids*. Paris, 1886.

aux infirmiers des services hospitaliers qu'il dirige, et qui, très concise, permet cependant de remplir dans ses plus minutieux détails la balnéothérapie méthodique des cas simples :

« 1° Prendre tous les 3 heures, *jour et nuit*, la température du malade et chaque fois que le thermomètre marquera 39° (température *toujours rectale*) donner un bain de 15 minutes à 20° ;

« 2° Faire à trois reprises différentes durant 2 minutes au commencement, au milieu et à la fin du bain, une affusion avec de l'eau à 15°, versée lentement *sur la nuque;*

« 3° Faire boire le malade pendant le bain;

« 4° Sortir le malade du bain, s'il ne peut le faire seul, et l'étendre sur un drap sec avec lequel on l'essuiera *sans toucher à l'abdomen.* Couvrir très peu le malade qui doit continuer à frissonner après le bain ;

« 5° 20 minutes après le bain, la température sera de nouveau prise et consignée sur la feuille placée au lit du malade (1). »

Pour F. Glénard, le premier bain ne doit être inférieur que de 5° à 6° à la température initiale du malade — 35° si le malade a 40°,5, par exemple — puis progressivement refroidi : l'affusion du début et de la fin sera également moins froide que dans la formule simple. Mais cela ne s'adresse qu'au premier ou aux premiers bains; on tâte la réaction du malade de cette façon.

Pour Liebermeister, le bain de 15° serait préférable à celui de 20°, et deux bains de 10 minutes réfrigéreraient plus qu'un seul bain de 20 minutes; on gagnerait donc plus, d'après cet observateur, par le renouvellement du bain que par sa prolongation.

Les partisans systématiques des bains froids dans la fièvre typhoïde s'appuient sur un certain nombre de principes. Pour eux, tout état fébrile au-dessus de 39° est dangereux, et le but idéal serait de maintenir la température à son degré normal. Le thermomètre est donc le seul guide, et c'est d'après ses indications qu'on doit fixer le nombre de bains. Pour quelques-uns même, le bain peut fournir des indices sur l'intensité de la maladie : si la température centrale du fébricitant s'élève pendant l'immersion, le processus fébrile sera intense; s'il y a absence d'élévation thermique, on aura affaire à des formes moyennes ou légères (2). Dans ces circonstances, la méthode intervient parfois avant que le diagnostic soit assuré. « Il faut traiter par les bains froids, dit M. Juhel-Rénoy (3), hâtivement et systématiquement, car on ne sait jamais,

(1) JUHEL-RÉNOY, *Médecine moderne*, janvier 1890.
(2) TRIPIER et BOUVERET, *loc. cit.*
(3) *Gazette des hôpitaux*, juin 1892.

au début d'une fièvre typhoïde, quelle en sera la fin ; et de même qu'on ne refuserait pas le mercure ou l'iodure à un syphilitique, parce qu'il est légèrement atteint, de même on ne doit pas s'abstenir de donner le bain froid parce qu'une dothienentérie paraît légère. Rien ne permet de prévoir qu'elle ne deviendra pas extrêmement grave. »

Il n'y a de contre-indications aux bains froids que la péritonite par perforation et l'hémorragie intestinale, lorsque celle-ci est considérable. Les hémorragies du début et de la fin ne sont pas un obstacle, pas plus que la pneumonie, l'albuminurie, la grossesse, les règles, l'état puerpéral, et même les formes cardiaques (Juhel-Rénoy).

Que faut-il penser de l'application systématique des bains froids dans la dothienentérie ?

Pour les partisans de cette méthode, les effets de la réfrigération seraient de modifier tous les symptômes de la maladie et de raccourcir sa durée.

Quoi qu'en disent les promoteurs de la méthode, celle-ci n'est pas exempte de dangers, syncope, collapsus, algidité, entérorragies, pneumonie. De plus, si l'on consulte les statistiques, on voit que le chiffre que l'on obtient par la méthode des médications (dans laquelle le froid est employé dans certains cas) est égal aux chiffres de Brand ou de ses adeptes. Il faut, en effet, bien remarquer que les statistiques fournies par les *Brandistes* exclusifs sont souvent vicieuses, car elles comprennent tous les âges (la fièvre typhoïde est moins meurtrière chez les enfants) ; on en a éliminé les cas où la réfrigération a été employée à la fin de la maladie, ainsi que ceux à complications ; on a mélangé les cas à diagnostic douteux.

Par conséquent, la réfrigération par les bains froids ne doit pas être employée d'une façon systématique, comme méthode générale, car l'hyperthermie n'est pas le seul agent qui constitue le danger dans la dothiénentérie. Mais elle peut rendre de grands services dans certains cas : « Nous croyons fermement que, comme tout autre moyen thérapeutique, elle présente ses indications particulières. Et ce que nous ne pouvons admettre, aussi bien en principe que dans la pratique, c'est de faire de la réfrigération une méthode générale qui, appliquée de la même manière dans tous les cas sans exception, présente les caractères d'un procédé systématique (Hayem) (1). »

(1) *Loc. cit.*, p. 224.

Pour lutter contre l'hyperthermie, la méthode hydriatrique possède, en dehors des bains froids, un grand nombre d'autres procédés qui, moins perturbateurs que ceux-là, modifient néanmoins très favorablement la température fébrile, en même temps qu'ils modèrent le processus nutritif et qu'ils influencent l'action nerveuse en la renforçant et en la régularisant.

Le premier de ces procédés est la lotion froide, additionnée de vinaigre ou d'un antiseptique quelconque (phénol, thymol); elle durera une ou deux minutes, et, pour ne pas mouiller le lit du malade, on glissera sous son corps une toile cirée, que l'on retirera une fois l'opération terminée. Ces lotions, renouvelées quatre à cinq fois par jour, abaissent la température du corps et permettent de tenir le malade dans un grand état de propreté. On doit toujours les mettre en usage quand la température centrale dépasse 39°. Nous devons dire, toutefois, que l'action antithermique de ce procédé n'est pas assez puissante pour combattre les formes hyperpyrétiques accompagnées de troubles nerveux. Il faut alors recourir à d'autres procédés.

Le bain progressivement refroidi a été très vanté par Ziemssen, qui l'applique dans une baignoire pleine d'eau de 5° à 6° inférieure à la température du malade. Le bain est refroidi progressivement jusqu'à 20°, l'eau arrivant par la partie inférieure et le trop-plein s'échappant par la partie supérieure. La durée est de 20 à 30 minutes, et on cesse dès l'apparition de frissons intenses. Ce bain provoquerait moins de perturbation que le bain froid, et, d'après Ziemssen, un bain progressivement refroidi de 30 minutes équivaudrait à un bain de 10 minutes à 20°.

Les affusions froides (Currie, Bartels, Jürgensen) sont un puissant moyen antithermique. Elles doivent être pratiquées entre 17° et 24° pendant 2 à 5 minutes, jusqu'à l'apparition d'un grand frisson. Ce procédé impressionne le malade peut-être plus encore que le bain froid, qui, dans beaucoup de cas, lui est préférable.

Le maillot humide est un très bon agent antipyrétique. Un drap est trempé dans de l'eau à 8°, puis fortement tordu; on enveloppe le corps du malade, excepté les pieds, et on laisse le drap en place pendant quelques minutes, au bout desquelles on applique un nouveau drap, et ainsi de suite quatre ou cinq fois, jusqu'à l'apparition d'un fort frisson. On cesse alors l'application du procédé. Ce moyen est très bien supporté, et quatre enveloppements successifs produiraient une réfrigération aussi puissante qu'un bain à 20° de 10 minutes de durée (Winternitz).

S'il était permis d'établir une progression relative dans la réfrigénération provoquée par les divers procédés, nous dirions que :

Lot. : Aff. : M. hum. : B. prog. ref. : B. fr. — 1 : 2 : 3 : 4 : 5.

Les bains tièdes, déjà utilisés par Hippocrate, sont un très bon moyen antithermique à appliquer dans la fièvre typhoïde. Ils ont été très vantés par Dujardin-Beaumetz (1), Laur, Bouchard, Pécholier. Non seulement ils agissent sur la température, mais ils calment aussi les phénomènes nerveux. Le malade doit être placé dans une baignoire suffisamment pleine d'eau pour que les épaules soient complètement couvertes. La température de l'eau peut varier de 30° à 35°, de façon qu'il y ait au moins 6° à 7° de différence entre la température du bain et celle du malade. On comprend, en effet, que chez un fébricitant, la ligne neutre s'élève, et qu'un bain qui serait chaud pour un sujet dans l'état apyrétique devient tempéré pour un malade qui a de la fièvre. La durée du bain sera d'une demi-heure à une heure, et pendant ce temps on peut alimenter le malade avec du bouillon, du lait ou du vin.

Certains médecins allemands, comme L. Reiss, emploient les bains tièdes beaucoup plus prolongés. Le bain est donné à la température de 31°, et leur durée peut atteindre huit, dix et même quinze heures; on se propose, par ce moyen, de ramener la température à la normale, et pour cela on laisse le malade dans son bain aussi longtemps qu'il est nécessaire. Dès que la température atteint de nouveau 38°,5, on fait prendre un nouveau bain. La pratique de Reiss n'a pas trouvé d'imitateurs en France, où l'on préfère s'en tenir à l'application des bains tièdes beaucoup moins prolongés.

Nous signalerons pour terminer, comme moyens réfrigérants, le bain d'air froid de Hahn, le matelas d'eau glacée de Leube, le serpentin réfrigérant de Dumontpallier, procédé fort ingénieux, mais qui nécessite une installation toute spéciale et une surveillance constante.

Comme agents de réfrigération interne chez les typhiques, on a vanté les lavements froids. D'après Stolz, huit clystères à 8°, à intervalles de 5 à 10 minutes, ralentiraient le pouls de 20 à 30 pulsations et abaisseraient la température sublinguale de 2°. Les lavements froids peuvent être très utiles, mais nous pensons qu'on ne doit pas les employer d'une façon systématique, car la réfrigération interne expose quelquefois à des congestions internes, et n'est pas toujours suivie d'effets antithermiques très réguliers (Frédéricq).

(1) *Société médicale des hôpitaux*, décembre 1876.

Les boissons froides et même glacées sont indiquées dans la fièvre typhoïde. Certains médecins même érigent en véritable traitement l'usage interne de l'eau froide, en faisant prendre à leurs malades six à sept litres d'eau en vingt-quatre heures (Beverley-Robinson). Cantani pense que l'administration de l'eau à l'intérieur abaisse la température plus sûrement que n'importe quelle autre méthode hydriatrique, et l'abondante diurèse qu'elle provoque serait un des principaux éléments du succès.

FIÈVRES ÉRUPTIVES — VARIOLE

Appliquée par Rhazès et les médecins arabes, plus tard par Currie, l'hydrothérapie dans la variole a été surtout mise en usage en Allemagne par Kœnig, Hébra, Curchmann.

Dès que le diagnostic est certain, Hébra pratique des lotions d'heure en heure, avec de l'eau à 12°. Quand la suppuration apparaît, il se sert alors d'eau tiède ; de plus, il fait prendre deux à trois fois par jour un bain à 35°, de 15 à 20 minutes de durée.

En France, Trousseau, l'un des premiers, employa souvent les affusions dans le traitement de la variole. Le malade, placé dans une baignoire, était rapidement arrosé avec trois ou quatre seaux d'eau à la température de 25° ; il était ensuite couché, tout mouillé, dans une couverture de laine.

Clément (de Lyon), Desnos, Huchard ont constaté les bons effets des bains froids et des affusions froides pour abaisser la température et pour amener une sédation du système nerveux ; l'éruption serait également modifiée et rendue plus discrète (Clément).

Néanmoins, l'emploi des bains froids dans la variole n'a pas rallié un très grand nombre de partisans. Ce n'est que dans les cas spéciaux où la température est très élevée, et surtout dans ceux qui s'accompagnent de désordres sérieux du côté du système nerveux, que leur usage est indiqué.

Les bains tièdes, au contraire, sont d'un emploi courant dans le traitement de cette affection. Ils combattent la septicémie et la fétidité que développent les malades à la période de suppuration, et sont très utiles également à la période de dessiccation. Leur température sera tiède (28° à 32°), ou même chaude (33° à 35°) si le malade n'a pas de fièvre, et la durée variera entre vingt minutes et une heure. On pourra ajouter au bain des substances antiseptiques (thymol, phénol, sublimé, etc.), mais il faudra être réservé dans l'emploi de ces médicaments, par suite de l'absorption par la peau dénudée.

Les bains très chauds, de même que les lotions très chaudes, peuvent être indiquées au début de l'affection, pour faciliter l'apparition de l'exanthème.

SCARLATINE

Les principaux auteurs qui aient songé les premiers à l'application de l'hydrothérapie dans la scarlatine sont Gérard et Currie en Angleterre, Niemeyer, Fröhlich en Allemagne, Giannini en Italie, Valleix et Trousseau en France.

Trousseau préconisait les affusions et les lotions : le malade est placé nu dans une baignoire vide, et on lui jette lentement sur le corps deux cruches remplies d'eau à la température de 15°; on arrose également les membres et la face, et le malade, sans avoir été essuyé, est enveloppé dans une couverture de laine et remis au lit. Dans d'autres cas, Trousseau faisait usage de lotions à l'éponge, trempée dans de l'eau à une température de 20° à 25°.

Barthez employait également les affusions froides à 20°; les premières étaient à 25°, les suivantes plus fraîches, et elles étaient renouvelées quatre ou cinq fois par jour. On produisait par ce moyen un léger abaissement de la température, mais surtout une détente des manifestations cérébrales, du délire, de l'agitation et des autres troubles nerveux.

La question semble actuellement jugée, tant en France qu'à l'étranger, au point de vue des pratiques hydriatriques dans le traitement de la scarlatine. Les bains tièdes sont donnés d'une façon plus ou moins systématique par la grande majorité des médecins d'enfants : « La crainte exagérée du refroidissement qu'on rendait responsable des accidents qui se produisent du côté des reins s'est évanouie devant une connaissance plus parfaite de leur pathogénie. La glomérulo-néphrite dépend de l'irritation des organes excréteurs du rein par les substances toxiques qu'ils éliminent. Le froid n'ajoute qu'un faible appoint à cette cause déterminante. On peut du reste fort bien baigner sans refroidissement consécutif, si l'on prend quelques précautions. Il y a donc tout avantage à soulager les reins de toutes les façons possibles et principalement par l'entretien du bon fonctionnement de la peau (1). »

(1) H. Gillet, *Le traitement journalier de la scarlatine en 1892*, in *Journal des praticiens*, 1892.

Certains médecins (Baginski, Guinon) baignent dès le début de la maladie; d'autres (Rie, Ranke, certains médecins français) n'administrent le bain que vers la troisième semaine. Le bain est donné à une température variant de 26° à 35°, et qui sera en raison inverse de la température du malade. Celui-ci reste 5 à 10 minutes dans le bain; on le sèche et on le couche peu vêtu. Le bain chaud (33° à 35°) est indiqué au commencement de l'éruption, dont il facilite l'apparition, en même temps qu'il nettoie la peau. Le bain tiède (25° à 30°) convient aux cas d'intensité moyenne avec agitation vive, diminution de la sécrétion urinaire, sécheresse de la peau, et sert à préparer le malade et son entourage aux bains froids (Guinon); pour Sevestre, il suffirait à provoquer le calme et la diurèse.

Dans la néphrite scarlatineuse, les bains très chauds sont indiqués, et le malade sera enveloppé dans des couvertures de laine, afin de provoquer la sudation. On devra toutefois s'en abstenir dans la néphrite hémorragique (Rie).

Les lotions très chaudes, au même titre que des bains très chauds, peuvent être utilisées pour hâter l'apparition de l'exanthème, lorsque celle-ci tarde trop, ou pour la faire réapparaître lorsqu'elle a trop vite rétrocédé.

Mais, en dehors des applications chaudes et tièdes, les applications froides de l'hydrothérapie peuvent être également employées dans la scarlatine : nous voulons parler des cas de scarlatine grave, dans lesquels il s'agit d'abaisser une température trop élevée et de calmer des accidents nerveux plus ou moins intenses.

Dans ce but, on a recommandé plusieurs sortes de moyens. Nous connaissons déjà les affusions froides, mises en usage par Trousseau. Les lotions froides sont également un bon procédé (Steiner), mais elles ne constituent qu'un traitement mitigé pour les cas moyens.

A Vienne, O. Rie (1) emploie l'enveloppement humide pour combattre les hautes températures ou l'excitation nerveuse. « On couche le malade dans un drap de lit trempé dans de l'eau froide, on le couvre d'un drap sec et d'une couverture ordinaire. On renouvelle le même procédé dix minutes plus tard et on répète encore une fois après dix autres minutes. Très rarement on emploie à Vienne les bains très froids pour les enfants, parce qu'on a peur du collapsus. »

Lorsque l'hyperpyrexie est extrême et que la fièvre persiste sans oscillations autour de 40°, le bain froid est indiqué (L. Guinon,

(1) Cité par Gillet.

Sevestre). Certains médecins même (Reimer) préfèrent ce procédé à tous les autres agents de l'hydriatrie, aux bains tièdes qui affaibliraient parfois, ou aux enveloppements humides qui seraient fatigants.

Le bain froid n'est contre-indiqué que par la cyanose et l'affaiblissement du pouls. Les complications pulmonaires, loin d'être une contre-indication, sont heureusement modifiées par lui. La durée ne devra pas dépasser cinq à six minutes, et même, lorsque l'enfant est très faible ou que l'on redoute le collapsus, on ne prolongera pas le bain au delà de deux ou trois minutes; dans ces cas également, on administrera des liquides alcooliques avant le bain, et l'on pourra faire pratiquer dans le même but des injections de caféine.

Si l'état du cœur empêche l'application du bain froid, on peut avoir recours au bain progressivement refroidi de courte durée (J. Simon).

ROUGEOLE

Les lotions très chaudes ou les bains très chauds, sinapisés ou non, faciliteront l'éruption ou la réapparition de l'exanthème, si celui-ci a disparu trop vite.

Contre la rougeole maligne, à forme nerveuse, avec élévation constante de la température, délire, cyanose, le bain froid de 20° à 25° est le seul moyen vraiment efficace. M. le professeur Dieulafoy (1) est un des premiers qui aient fait connaître les effets remarquables qu'on obtient par les bains froids dans les formes graves de la rougeole. On devra s'en abstenir dans les rougeoles hémorragiques.

Lorsque la fièvre est moins intense ou les phénomènes nerveux moins accusés, le bain tiède de 30° à 32° pourra également rendre de grands services.

Les bains froids constituent une médication puissante des complications pulmonaires de la rougeole (congestion, broncho-pneumonie), ainsi que nous le verrons tout à l'heure.

(1) Les observations de M. Dieulafoy sont publiées dans une thèse du Dr G. Guérin, *Traitement de la scarlatine et de la rougeole maligne par les bains froids.* Paris, 1890.

ÉRYSIPÈLE

L'emploi judicieux des bains tièdes et même des bains froids peut être indiqué dans les cas où cette affection s'accompagne d'hyperthermie, de délire et d'agitation extrême. Lutz a employé le bain progressivement refroidi (de 28° à 22°), chez un enfant de quatre semaines atteint d'érysipèle ambulant.

D'après Legendre et Boussenat (*Soc. méd. des hôpit.*, 1893), les bains froids de 18° à 20°, d'un quart d'heure de durée, méritent d'être employés non seulement dans les formes hyperthermiques ou ataxo-adynamiques de l'affection, mais encore dans tous les cas graves, quel que soit le facteur de gravité, délire simple ou *delirium tremens*, congestion pulmonaire, broncho-pneumonie, complications cardiaques et même complications rénales. Dans ces conditions, un maximum de six bains a pu être administré dans les vingt-quatre heures.

M. Juhel-Rénoy considère également les bains à 18°, d'un quart d'heure de durée, comme le meilleur traitement des érysipèles graves. Dans les nombreux cas qu'il a traités, il a donné fréquemment tantôt le bain à 25° au début et qu'on ramenait progressivemeut à 18° pour les bains successifs, tantôt un bain plus court et plus frais toutes les deux heures.

SUETTE MILIAIRE

Dans les diverses épidémies de suette miliaire qui se sont montrées en France à plusieurs reprises dans la Somme, l'Hérault, la Vienne, l'hydrothérapie a été employée sous forme de lotions froides.

Ces applications sont parfaitement légitimées par les hautes températures qui accompagnent cette affection. Dans l'épidémie de suette qui a régné dans l'île d'Oléron en 1880, le Dr Ardouin a traité ses malades par l'ipéca et les lotions froides. Les ablutions froides ont été mises en usage avec un plein succès, dans deux cas d'hyperthermie exagérée avec sécheresse de la peau. Ces cas paraissaient désespérés. Des linges trempés dans un seau d'eau froide, et passés rapidement sur le malade de la tête aux pieds, furent renouvelés tous les quarts d'heure et produisirent le meilleur résultat. La température tomba de 4°, et trois jours après les malades entraient en convalescence (1).

Cette emploi de l'eau froide, du reste, n'était pas une tentative thérapeutique, car, depuis longtemps déjà, Giannini avait préconisé l'eau froide dans la suette miliaire. Hallmann, cité par Schedel, avait également traité par les bains froids un cas d'éruption miliaire généralisée, d'origine rhumatismale, accompagnée de délire et de vomissements.

CHOLÉRA

Diverses applications de la méthode hydrothérapique peuvent être utilisées avec succès dans le traitement du choléra asiatique.

Dans la période dite de diarrhée prémonitoire, Winternitz considère le traitement hydriatrique comme le meilleur moyen d'action pour enrayer cette diarrhée, avant qu'elle soit suivie de symptômes de choléra. C'est aussi l'avis de Gull. Leur méthode consiste à frictionner la peau avec un morceau de toile trempé dans de l'eau aussi froide que possible. On fait suivre ces frictions d'un bain de siège assez prolongé, à une température de 10° environ. En même temps le ventre devra être frictionné énergiquement.

A l'aide de cette méthode de traitement, Winternitz a réussi à guérir un grand nombre de malades affectés de la diarrhée dite prémonitoire, alors que quelques-uns de ces malades avaient déjà des crampes des mollets, des vomissements, les extrémités refroidies, les selles décolorées.

Lorsque le choléra est confirmé, on combattra les crampes douloureuses par les bains très chauds (38°, 40° et même 42°), qui ont la propriété de calmer les crampes, de réchauffer le malade et d'exciter la diurèse. Les bains seront administrés toutes les deux ou trois heures et dureront d'un quart d'heure à une demi-heure.

Le bain très chaud a une action très efficace contre l'algidité et la cyanose. Ce traitement combat l'abaissement thermique et la lenteur ou l'arrêt de la circulation périphérique; la chaleur stimule cette circulation pauvre et languissante et rétablit l'équilibre calorique (Hayem, Lesage). Toutefois, chez les sujets qui présentent les symptômes de l'urémie cholérique, anurie, dyspnée, agitation,

(1) ROCHARD, *Rapport à l'Académie de médecine*, 1880.

il faudra être circonspect, car on a vu quelquefois les bains très chauds déterminer des convulsions cloniques (A. Siredey). Dans ces cas, nous conseillons de débuter par une température neutre (35° environ) que l'on augmente progressivement et rapidement.

Dans cette période algide, l'application du froid est parfaitement rationnelle et a donné d'excellents résultats entre les mains de Guenther, Winternitz et d'autres, qui le préfèrent de beaucoup à l'emploi de la chaleur. Citons d'abord le maillot humide ainsi pratiqué : un drap trempé dans de l'eau très froide, puis fortement tordu, enveloppe le malade; on frictionne vigoureusement tout le corps et on recouvre ensuite le drap d'une couverture de laine, que l'on serre bien autour du cou; des bouillotes d'eau chaude sont placées aux pieds et le long du corps. La réaction est obtenue en général au bout de deux ou trois heures, et on répète une ou plusieurs fois encore la même opération (Burgnières). Le maillot sec suivi de frictions humides pourra être également utilisé.

Winternitz applique le bain froid avec succès de la façon suivante : après avoir frictionné le malade avec des linges mouillés froids, on le met dans un bain froid où on lui fait le massage du ventre, après quoi on le frictionne de nouveau avec énergie jusqu'à apparition de la sueur. Ce traitement exerce une action des plus favorables sur la période algide, en influençant l'innervation et la circulation, et en augmentant la pression sanguine ainsi que le tonus des tissus et des vaisseaux.

Les autres applications du froid sont également indiquées dans cette période : frictions avec des morceaux de glace, lotions froides. En même temps les symptômes seront combattus par l'application en permanence de sacs de glace sur le ventre et sur la région précordiale.

Dans la période dite de réaction, le bain tiède prolongé ou répété sera très utile pour amener la sédation du système nerveux (Delpeuch).

Dans le choléra infantile, le maillot humide a donné d'excellents résultats (A. Bloch). Dans la même affection, Weiser a employé avec succès le traitement hydriatrique; il a pu faire cesser les diarrhées les plus abondantes, au moyen d'un lavement quotidien et de compresses froides renouvelées toutes les cinq minutes, même chez des enfants âgés seulement de quatre à six mois.

TRACHÉO-BRONCHITE AIGUE — GRIPPE

La trachéo-bronchite aiguë franche, survenant à la suite d'un refroidissement, est souvent arrêtée dès son début par un ou plusieurs bains de vapeur, suivis ou non d'une application froide très courte. Nous en dirons autant de ces inflammations mixtes *à frigore* dans lesquelles sont envahis tous les plans de la cage thoracique, et que font souvent avorter des sudations à l'étude sèche ou humide, lorsqu'on les applique dès le début. Il en est de même, dans certains cas, des symptômes thoraciques de la grippe, lorsqu'ils sont traités par cette méthode dès leur apparition.

PNEUMONIE — BRONCHO-PNEUMONIE

La pneumonie franche a été soumise en Allemagne au traitement systématique par les bains froids (Fismer, Lœber, Liebermeister, Mayer). En France, cette méthode a été quelquefois mise en usage par les médecins lyonnais et par d'autres (Gignoux, Henon, Rilliet et Barthez); Duval cite plusieurs cas de pneumonie qu'il a traités avec succès par des lotions froides fréquemment répétées et l'ingestion d'eau froide à l'intérieur, moyen à l'aide duquel il aurait obtenu une défervescence du troisième au sizième jour. En Angleterre, Flint employait le drap mouillé ruisselant laissé en permanence pendant quinze à vingt minutes.

A Paris, M. H. Barth (1891) a fait connaître les bons résultats que lui a donnés la balnéation froide dans des cas de pneumonie grave; il a même baigné avec un succès rapide un malade atteint de pneumonie double. Récemment M. Juhel-Rénoy a publié des faits analogues (1). Les bains froids seront seulement administrés dans les formes hyperthermiques, avec phénomènes ataxiques, délire, soubresaut des tendons. Chez les enfants atteints de pneumonie franche, M. Sevestre a toujours retiré de bons effets de cette méthode.

Dans la broncho-pneumonie, les bains froids ou tièdes sont devenus d'un emploi fréquent, lorsqu'il s'agit de combattre la pro-

(1) *Journal des praticiens*, février 1894.

stration et l'adynamie et lorsque l'asphyxie est imminente. Le bain est administré, suivant les cas, soit aux environs de 27° à 28°, pour descendre ensuite progressivement jusqu'à 20° dans les opérations ultérieures, soit d'emblée à une température de 20° à 25°; l'opération est répétée quatre à cinq fois dans la journée. M. Marfan, qui emploi le bain froid contre l'intoxication générale dans la broncho-pneumonie infantile dès que la température excède 39°, débute par un bain de 24°, et, si la tolérance est suffisante, continue par des bains refroidis au-dessous de cette température, mais sans jamais descendre au-dessous de 18°; la durée du bain est de cinq à dix minutes, et on interrompt l'opération au premier frisson; pendant l'immersion, on pratique des affusions froides sur la tète, et au sortir du bain on enveloppe le malade dans des couvertures. L'apnée est quelquefois un accident des bains froids, et on le combat par des tractions rythmées de la langue.

M. Hutinel a démontré (1) que le bain froid est un moyen souvent héroïque de traitement dans la broncho-pneumonie. Pour lui, l'eau refroidie ne diminue pas seulement la chaleur du corps, mais elle provoque surtout une secousse nerveuse, c'est-à-dire qu'elle active les sécrétions, remonte la tension artérielle, soutient le cœur; en un mot, elle facilite les oxydations et favorise l'expulsion des matières toxiques hors de l'économie. C'est de cette façon, en donnant un coup de fouet à l'organisme tout entier, que le bain diminue la dépression qui est si marquée dans certaines broncho-pneumonies, et qu'il fait disparaître les phénomènes d'excitation parfois si accentués et d'un pronostic toujours si alarmant.

Lorsqu'on ne peut appliquer les bains froids, on aura alors recours à l'enveloppement humide, que l'on peut toujours mettre en œuvre au domicile du malade, et qui est souvent beaucoup mieux accepté par l'entourage de la famille. Certains médecins même (Rendu, Turbiau) le préfèrent systématiquement à la balnéation froide. Voici comment on pratique ce procédé. On place sur un lit une toile cirée, puis une couverture de laine sur laquelle on étend un drap mouillé; celui-ci a été préalablement trempé dans un seau d'eau froide à 15° environ, et tordu pour qu'il ne contienne pas trop de liquide. Cela fait, on dépose le malade déshabillé sur le drap mouillé; on ramène rapidement les côtés du drap en avant de façon à l'envelopper complètement, et on a soin de faire pénétrer les plis du drap entre la poitrine et les bras, ainsi qu'entre les jambes, pour assurer un contact aussi étendu que possible sans serrer le patient.

(1) *Leçon faite à l'hôpital des Enfants malades*, 1892.

On replie ensuite sur lui la couverture de laine en la bordant latéralement de façon que seule la tête émerge et soit à l'air. On étale un édredon au devant des pieds, et on recouvre le tout d'une alèze, ce qui permet au malade de pouvoir cracher sans sortir ses bras. Pendant toute la durée de l'enveloppement, on donne de temps en temps au malade une tasse de thé ou un grog chaud pour activer la sudation.

M. Rendu (1), qui recommande spécialement ce procédé, lui décrit, physiologiquement, trois phases successives. Dans une première période, le malade est saisi par le froid, mais cette impression initiale, souvent désagréable, est rarement pénible et dure peu; au bout de quelques secondes elle fait place à une sensation de bien-être : la respiration d'abord accélérée se calme, le pouls se ralentit, et les malades éprouvent un besoin de sommeil, surtout très net chez les enfants, qui s'endorment instantanément. C'est la phase de réchauffement graduel. Elle est suivie de la réaction sudorale, qui ne manque presque jamais, et qui se continue, en s'accentuant de plus en plus, pendant deux heures environ.

La sudation débute d'ordinaire une demi-heure ou trois quarts d'heure après l'enveloppement : on voit des gouttelettes de sueur perler sur le front des malades; elle est à son maximum au bout d'une heure et demie, et persiste encore souvent pendant deux ou trois heures. Tant que la sudation se maintient, il est bon de laisser le malade dans le drap mouillé, qui équivaut pour lui au plus actif des bains de vapeur; quand elle se ralentit, on le retire de ses couvertures, on le sèche rapidement et on le replace dans son lit soit froid, soit légèrement bassiné.

Cet enveloppement prolongé élève d'abord la température du malade de 3 à 4 dixièmes de degré, et même davantage, dans la première demi-heure. Plus tard, au contraire, celle-ci s'abaisserait progressivement et tomberait d'un degré environ à la fin de la sudation, cet abaissement persistant plus longtemps qu'après l'administration des bains froids (Rendu).

Toutes les sécrétions sont activées pendant la période de l'enveloppement. Non seulement la diaphorèse est presque constante et d'ordinaire considérable, mais les urines sont plus abondantes, sinon au moment même, du moins dans la période consécutive, et cette augmentation de la diurèse peut persister jusqu'au lendemain. L'expectoration est également modifiée; elle devient plus facile et moins visqueuse. La respiration devient plus ample et moins fré-

(1) Rendu, *De l'enveloppement prolongé dans le drap mouillé* (*Journal de médecine et de chirurgie pratiques*, 1893).

quente. Le pouls prend de l'amplitude et se ralentit. Les symptômes nerveux, agitation, douleurs, se calment, et un sommeil réparateur survient.

A l'aide de ce procédé, on favorise l'élimination des poisons morbides par tous les grands émonctoires, on stimule le système nerveux et on empêche le collapsus cardiaque.

M. Rendu emploie le drap mouillé prolongé non seulement dans les broncho-pneumonies de la rougeole, de la grippe, de la coqueluche et même de la diphtérie, mais aussi dans les congestions pulmonaires aiguës et dans les pneumonies franches à la période de début, quand le point de côté est fort douloureux : dans ce dernier cas, il est très rare qu'après deux ou trois enveloppements faits suivant les règles, les malades ne se sentent extraordinairement soulagés, et la pneumonie, sans être jugulée par ce moyen, évolue souvent beaucoup plus régulièrement.

L'âge extrême n'est pas une contre-indication à ce procédé. La seule contre-indication est la tendance à l'algidité; encore pourrait-on passer outre en employant simultanément les injections d'éther et de caféine et les stimulants diffusibles.

Avant de terminer le chapitre de l'hydrothérapie dans la pneumonie, rappelons les applications locales, telles que bandelettes humides, compresses très chaudes, etc., qui peuvent avoir une influence heureuse dans certaines congestions pulmonaires et dans quelques inflammations pneumoniques au début.

D'après le Dr Th. Mays, de Philadelphie (1), l'application de la glace sur la poitrine dans la pneumonie serait un puissant moyen d'influencer le processus inflammatoire : elle modifierait les signes physiques, les douleurs, la dyspnée, la toux et l'expectoration en très peu de temps. L'auteur, qui a traité par cette méthode cinquante cas de pneumonie, n'a jamais constaté à la suite de l'application de la glace, même prolongée au delà de quinze jours, aucun phénomène fâcheux; il n'a eu que deux morts. D'après sa statistique, M. Mays conclut que cette méthode donne des résultats huit fois plus favorables que les autres modes de traitement. Depuis longtemps, du reste, Niemeyer, en Allemagne, recommande contre la pneumonie les compresses trempées dans de l'eau à basse température, bien exprimées et placées sur le côté malade, où elles doivent être renouvelées toutes les cinq minutes.

(1) *Bulletin général de thérapeutique*, 1893.

COQUELUCHE

Si l'hydrothérapie n'a pas d'influence sur le catarrhe trachéo-bronchique, qui est un des éléments de la coqueluche, elle agit souvent, au contraire, d'une façon remarquable sur l'élément nerveux qui accompagne cette affection, et qui persiste si fréquemment après elle, et dont les phénomènes principaux sont la toux quinteuse et le vomissement.

Les applications hydriatriques varieront suivant l'âge et l'intensité de l'affection. Dans des cas de coqueluche chez les enfants du premier âge, dans lesquels les vomissements compromettaient gravement la nutrition, M. Bataille a obtenu des résultats remarquables en prescrivant les affusions froides à 14° ; ce même procédé a été employé avec succès par ce médecin dans la coqueluche compliquée de broncho-pneumonie grave. Dans les mêmes circonstances, M. Springer a administré des bains froids à un enfant d'un mois atteint de coqueluche compliquée d'une broncho-pneumonie double.

Chez les sujets de plus de sept ans, on pourra administrer les douches froides ou écossaises pour combattre les phénomènes nerveux qui accompagnent ou suivent la coqueluche.

RHUMATISME CÉRÉBRAL

Le rhumatisme cérébral, qu'il ne faut pas confondre avec certains accidents cérébraux qui surviennent dans le cours du rhumatisme articulaire aigu (embolie, aphasie), présente quelquefois une marche foudroyante, et l'hydrothérapie n'a pas le temps d'intervenir. Mais dans les cas les plus fréquents, l'encéphalopathie rhumatismale est précédée par quelques symptômes prodromiques (céphalée, hallucinations, etc.), en même temps que la température se maintient ou s'élève à des chiffres considérables (41°-42°). C'est alors que les phénomènes éclatent dans toute leur violence : un délire très intense s'empare du malade, accompagné quelquefois de convulsions, et aboutissant à la stupeur et au coma. Pendant ce temps, les douleurs articulaires disparaissent.

Lorsque la température est excessive et que les phénomènes cérébraux menacent ou apparaissent, il faut immédiatement recourir à la balnéation froide. Cette méthode, déjà employée à l'étranger par Meüding, Wilson Fox, a été mise en usage pour la première fois en France par Maurice Raynaud (1874), et son exemple a été suivi par Blachez, Feréol, Dujardin-Beaumetz et bien d'autres. Aujourd'hui, on y a recours sans hésiter pour combattre les accidents cérébraux si redoutables du rhumatisme articulaire aigu. Le malade est plongé dans un bain à la température de 20° à 22°, pendant 10 à 20 minutes; s'il survient de grands frissons, on le retire de la baignoire. L'opération est répétée quatre à cinq fois dans les vingt-quatre heures, et pendant plusieurs jours de suite.

Quelques médecins, au lieu de plonger le malade d'emblée dans une eau à 20°-22°, préfèrent la réfrigération graduée, en débutant par une température initiale de 35°, ramenée peu à peu au-dessous de 30° et rarement inférieure à 25° (P. Delmas). Nous ne pensons pas que cette méthode soit légitimée, car dans une affection où il faut agir promptement et énergiquement, l'immersion brusque dans une eau à une température basse peut seule remplir les conditions désirées : les quelques cas de mort après le bain publiés par Blachez, Féréol, Singer, appartenaient à des malades destinés à succomber, et que le bain froid, pas plus qu'aucune autre médication, ne pouvait rappeler à la vie.

GOUTTE CÉRÉBRALE

L'application de l'hydrothérapie dans la goutte cérébrale a été inspirée par les succès de la balnéation froide dans le rhumatisme cérébral. Un premier cas de guérison a été rapporté par le Dr Montagnon, chez un malade dont la température était de 41°,6 (1).

Le second cas est dû à M. Huchard (2). Il s'agit d'un homme de quarante-quatre ans, ayant eu deux attaques de goutte, et rebelle aux cataplasmes sinapisés sur les articulations, aux purgatifs, aux injections d'huile camphrée, d'éther et de caféine. Le malade était dans une adynamie intense, avec somnolence profonde et presque comateuse, carphologie continuelle, battements cardiaques et pouls presque nuls, température axillaire 40°,9. On pratiqua une immersion pendant 10 minutes dans un bain à 23° et refroidi progressivement à 20°; l'opération fut répétée pendant 8 jours à raison de

(1) *Lyon médical*, 1890.
(2) *Société médicale des hôpitaux*, 1893.

six bains quotidiens. Sous l'influence de cette médication, les fonctions cérébrales et cardiaques se réveillèrent rapidement, la température s'abaissa et la guérison survint. Dans les derniers jours la température des bains fut progressivement élevée à 25°, 28° et 30°.

DELIRIUM TREMENS

Lorsque le délire alcoolique s'accompagne d'une fièvre élevée et d'un délire violent, l'emploi des bains froids peut être très efficace. Plusieurs observations de delirium tremens traité par la réfrigération et le bromure de potassium à haute dose ont été rapportés (1); Féréol (2) a également présenté un malade traité par la même méthode : il s'agissait d'un adulte de vingt-six ans, chez lequel trois bains froids et 10 grammes de bromure de potassium amenèrent la guérison en 3 jours; dès le second bain le calme était revenu.

Priessnitz semble avoir eu l'occasion, d'après les relations de Schedel, d'appliquer quelquefois, et avec succès, l'eau froide dans le traitement du délire alcoolique. Quant à Weiss, il combattait cette manifestation cérébrale par des enveloppements prolongés dans des draps mouillés suivis d'ablutions froides.

TÉTANOS

Les bains très chauds ont été vantés dans le tétanos *à frigore*.

Dionis des Carrières a publié (3) deux observations de tétanos, l'un rhumatismal, l'autre traumatique, guéris par les bains très chauds (45° à 46°) prolongés pendant une ou plusieurs heures. Blachez prescrivait des bains à 35° d'une durée de deux heures.

Wright, Treille administraient l'eau froide dans le tétanos. Schedel l'a également employée; par le même procédé, Duval aurait obtenu trois guérisons sur six cas. « Comme c'est l'action perturbatrice, dit-il, qu'on doit produire ici au lieu de l'action sédative qu'on chercherait en vain à obtenir, on pratiquera de vives

(1) *Revue des sciences médicales*, 1878.
(2) *Société médicale des hôpitaux*, 1877.
(3) *Union médicale*, 1878.

affusions ou mieux, si l'on est dans les conditions voulues, des douches fortement percutantes, très courtes et avec de l'eau très froide, et immédiatement suivies de frictions avec des linges très secs, faites par plusieurs personnes, de façon que la surface cutanée soit séchée le plus promptement possible; on enveloppe ensuite le malade dans des couvertures de laine bien sèches, de manière à provoquer la transpiration, qu'on tâchera d'entretenir en faisant boire au malade, quand ce sera possible, de fréquentes gorgées d'eau froide. Quand la transpiration cessera, ou aura beaucoup diminué, on recommencera les mêmes opérations, surtout si les contractions tétaniques persistent, et si elles avaient cessé, il faudrait reprendre les opérations hydrothérapiques aussitôt que les contractions se reproduiraient (1). »

ÉCLAMPSIE — CONVULSIONS

En Allemagne, les bains très chauds sont très en usage dans le traitement de l'éclampsie puerpérale. La température du bain est élevée progressivement dans la même séance de 38° à 45°; la durée est de 30 minutes. Au sortir du bain, on enveloppe le malade dans des linges très chauds, puis dans plusieurs couvertures de laine. On provoque ainsi une sudation très abondante, pendant toute la durée de laquelle on administre des boissons rafraîchissantes en petite quantité. La diaphorèse dure environ 3 heures. L'état comateux n'est pas une contre-indication (J. Braun).

Chez toute femme grosse atteinte d'anasarque et d'albuminurie, lorsque le régime lacté exclusif ne peut être supporté, on aura recours aux bains chauds (33°-35°) prolongés, qui augmentent la diurèse et favorisent l'élimination cutanée. Braun recommande même, dans ces cas, à titre d'agent prophylactique, chez les femmes albuminuriques atteintes d'hydropisie, les bains très chauds suivant la méthode que nous avons indiquée plus haut.

Les convulsions chez les enfants trouvent dans les bains tièdes avec affusions froides sur la tête un traitement d'urgence de l'attaque. On recherchera ensuite les conditions étiologiques, de façon à administrer un traitement approprié.

(1) Duval, *loc. cit.*, p. 329.

RAGE

La sudation intensive provoquée à l'aide des bains de vapeur a été employée dans quelques cas de rage. Hood traite ses malades par les bains turcs, et Delmas a publié trois observations dans lesquels, en dehors de la cautérisation, les bains de vapeur à haute dose ont été employés.

En Russie, tous les individus mordus par des chiens enragés sont traités à l'aide de l'étuve sèche, au point de vue prophylactique, par le Dr Miroff. Bergeron, en France, a communiqué à la Société médicale des hôpitaux (1873) le cas d'un individu qui, mordu par un chien enragé et soumis préventivement à l'usage des bains de vapeur, échappa à l'hydrophobie. Mais ces observations sont loin d'être concluantes, car on sait combien il y a d'individus qui sont réfractaires à l'inoculation du virus rabique.

COLIQUE HÉPATIQUE — ICTÈRE GRAVE

L'emploi des bains chauds ou tièdes dans la colique hépatique, de même que dans la colique néphrétique, est trop connu pour que nous nous y arrêtions ici.

Nous voulons seulement parler de ces formes graves de la colique hépatique qui se compliquent d'hyperthermie et de symptômes généraux de la plus haute intensité. Dans ces circonstances, les bains froids peuvent rendre de réels services; le Dr H. Mollière, dans deux cas où la température rectale dépassait 41°, et qui étaient accompagnés d'ictère intense, d'adynamie et de collapsus, a guéri les malades par l'administration de grands bains de 24° à 26°, d'une durée de 10 à 15 minutes, et renouvelés toutes les fois que la température dépassait 39°. Sous leur influence, les phénomènes graves que présentaient les malades, et qui avaient évidemment pour cause l'intoxication du sang par les éléments de la bile en résorption, ont disparu : l'eau froide stimula le système nerveux et décongestionna rapidement tout l'appareil hépatique : le spasme du canal cholédoque fut rompu, et le calcul, cause première de tous les désordres, descendit rapidement jusque dans l'intérieur de l'intestin (1). Dans

(1) H. Mollière, *Lyon médical*, 1892.

ces cas, on combina les bains froids avec les lavements froids, à raison d'un litre d'eau dans les 24 heures.

L'hydrothérapie, sous forme d'enveloppement humide prolongé, a donné, entre les mains de M. Rendu (1), de bons résultats dans le traitement de l'ictère infectieux fébrile. Dans un cas, le malade urina plus de deux litres, alors qu'il n'émettait que 300 grammes d'urine en 24 heures.

Dans les formes d'ictère grave, les lavements froids, préconisés par Krull (2), ont été employés avec succès par Lowenthal (3). Cet auteur les répéta toutes les 3 heures, à une température de 18°. Leur action serait de faire disparaître la constipation opiniâtre, habituelle chez les ictériques; de débarrasser l'intestin des matières putrides, dangereuses par les produits de résorption auxquels elles donnent naissance; de contribuer à la décongestion du foie par le refroidissement du sang de tout le sytème de la veine porte; de déterminer mécaniquement des mouvements péristaltiques, de manière à faciliter la progression des calculs; enfin, d'après M. Chauffard (4), d'éliminer par les reins les poisons absorbés.

MAL DE BRIGHT AIGU

Fleury, Becquerel ont traité avec succès un certain nombre de cas de néphrite parenchymateuse aiguë par l'emploi des sudations à l'étuve sèche suivies de douches froides générales. Dans plus de vingt cas de mal de Bright aigu, Becquerel (5) a obtenu la disparition rapide et la guérison complète, sans récidive de l'affection.

Dans les néphrites aiguës, en particulier dans la glomérulo-néphrite de la scarlatine, on se trouvera également bien de l'emploi des bains très chauds, suivis d'enveloppement dans des couvertures de laine, de façon à provoquer une vive congestion de la peau et une excitation des glandes sudoripares.

Dans les néphrites aiguës avec suppression des urines et menaces d'accidents urémiques à courte échéance, formes si rebelles à la thérapeutique, et où l'administration des médicaments constitue souvent un danger, puisqu'ils sont susceptibles d'irriter les reins et

(1) *Loc. cit.*
(2) Krull, *Du traitement de l'ictère catarrhal par les injections rectales d'eau froide.* Berliner Klin. Woch., 1877.
(3) Lowenthal, *Revue des sciences médicales*, 1886.
(4) Chauffard. *Traité de médecine.* Paris, 1892.
(5) Cité par Fleury.

qu'ils s'accumulent dans l'organisme sans être éliminés, la sudation produite par l'enveloppement humide prolongé détermine souvent d'excellents effets. M. Rendu a vu guérir, après cinq applications successives du drap humide, un malade atteint de néphrite grave, qui était tuméfié par un anasarque aigu et que ni les émissions sanguines, ni les drastiques, ni le régime lacté n'avaient soulagé.

Dans les néphrites infectieuses s'accompagnant d'hyperthermie et de phénomènes adynamiques, la balnéation froide peut trouver des indications (École lyonnaise).

AFFECTIONS AIGUES DE L'INTESTIN

Dans certaines formes d'entérite aiguë, soit chez les enfants, soit chez les adultes, avec sécheresse et chaleur vive de la peau, dans la dysenterie grave, épidémique, les bains frais ou progressivement refroidis, de courte durée, les enveloppements dans le drap mouillé peuvent rendre souvent de réels services.

AFFECTIONS PUERPÉRALES AIGUES

Les bains chauds prolongés sont très utiles pour modérer le mouvement inflammatoire et pour procurer le calme et le sommeil, chez les femmes atteintes de métrite puerpérale aiguë.

Dans les cas graves, on peut faire usage de bains frais (de 23° à 25°), avec ou sans affusions froides sur la tête. Osterloh a combattu de cette façon un grand nombre de cas de septicémie puerpérale (1).

BRULURES

Les applications de l'hydrothérapie dans les brûlures sont connues depuis longtemps. Josse, Tanchou, Magnin de Grandmont, Fleury et bien d'autres ont insisté sur l'action bienfaisante des

(1) *Revue des sciences médicales*, 1875.

immersions froides ; Jobert, qui employait systématiquement la médication hydrique dans le traitement des brûlures, sous forme de bains froids prolongés, de compresses froides renouvelées, d'enveloppements humides, de vessies remplies de glace appliquées localement, concluait en disant : « La douleur disparaît comme par enchantement, les réactions viscérales sont prévenues, la suppuration est peu abondante, les eschares secondaires sont très rares ; les cicatrices sont peu épaisses, sans brides difformes et sans rétraction concentrique très prononcée. »

Malgré des affirmations aussi autorisées, l'eau froide n'est pas aussi couramment employée qu'elle mériterait de l'être dans le traitement des brûlures graves. Magnin de Grandmont, il y a plus de soixante ans, n'hésitait pas à maintenir ses malades dans un bain à 13° ou 15° R. pendant cinq heures.

La température et la durée de l'application seront basées sur le degré et l'étendue des lésions. Dans les brûlures au premier degré et limitées, une immersion froide de quinze à quarante-cinq minutes suffit pour faire disparaître complètement la douleur. On peut également obtenir le même résultat à l'aide de compresses réfrigérantes renouvelées toutes les quatre ou cinq minutes pendant une heure et plus.

Dans les brûlures au second, au troisième ou au quatrième degré, on emploiera, lorsqu'elles seront limitées, l'irrigation continue froide ou l'immersion fraîche, de 18° à 24°, prolongée pendant plusieurs heures. L'immersion sera toujours maintenue à la température constante que l'on aura adoptée, et qui sera basée sur la disparition des douleurs dans les parties brûlées au bout de quelques minutes d'immersion. Si ce procédé détermine de l'engourdissement ou des douleurs dans les régions saines, non brûlées, on devra pratiquer quelques petites interruptions momentanées.

Lorsque les brûlures sont très profondes et très étendues, il est difficile de soumettre les malades à l'emploi du bain froid général prolongé, quoi qu'en dise Magnin de Grandmont. On plongera les patients dans un bain frais de 20° à 25°, dont la durée sera limitée à leur degré de tolérance ; après ce temps, qui variera suivant les cas de dix à vingt minutes, on élèvera la température de l'eau jusqu'à un degré tempéré, de 28° à 32°, dans lequel les malades resteront en permanence. Souvent même, chez certains sujets, le bain tempéré de 30° environ, donné d'une façon permanente, est le seul que l'on puisse administrer.

CHAPITRE XII

MALADIES CHRONIQUES — MALADIES DE L'APPAREIL D'INNERVATION : NÉVROSES

NEURASTHÉNIE

Il n'est pas une affection qui ait reçu de dénominations plus nombreuses et plus variées que la neurasthénie; pour n'en citer que quelques-unes, on l'a tour à tour appelée névrose protéiforme, épuisement nerveux, nervosisme chronique, névropathie cérébro-cardiaque, névralgie diffuse, irritation spinale, faiblesse irritable, etc. C'est Beard (de New-York) qui créa, le premier, le nom de neurasthénie, il y a vingt-cinq ans à peine, en faisant sortir cette maladie du chaos dans lequel elle était restée jusqu'alors, et en la fixant définitivement, à titre de type morbide autonome, dans le domaine de la clinique. Depuis, Charcot (1) a complété la description du médecin américain et mis la lumière dans ce complexus symptomatique, dont l'individualité nosographique est désormais inattaquable.

La neurasthénie est une névrose générale, dont la cause pathogénique est une fatigue, un épuisement des éléments nerveux, sorte de lésion dynamique primordiale du système nerveux cérébro-spinal (Beard, Charcot), et tous les phénomènes auxquels on a voulu faire jouer un rôle pathogénique dans la production de cet état n'en sont que des manifestations secondaires : tels, par exemple, la dilatation d'estomac et l'auto-intoxication consécutive (Bouchard), la dépréciation du chimisme stomacal (Hayem), l'entéroptose et le prolapsus des viscères abdominaux (Glénard).

(1) *Leçons du mardi*, 1888-1889.

La neurasthénie peut se montrer à tout âge, et la cause prédisposante la plus importante est l'hérédité nerveuse et l'arthritisme. La parenté de la neurasthénie avec l'arthritisme est tellement fréquente que certains médecins appellent la neurasthénie une « névrose arthritique » (Huchard). Récemment, M. Vigouroux (1) a confirmé la relation qui unit ces deux états morbides, en démontrant par une série de nombreuses analyses que l'urine des neurasthéniques était hyperacide, avec diminution des produits excrémentitiels et augmentation anormale des produits d'oxydation incomplète, c'est-à-dire une urine d'arthritique, de ralenti de la nutrition.

Quant aux causes déterminantes de la neurasthénie, elles sont nombreuses, et nous citerons le surmenage intellectuel si fréquent chez les hommes d'affaires, de finances, les littérateurs, les candidats aux concours ; la masturbation, les excès génésiques, les abus de toutes sortes; les intoxications, les maladies infectieuses, les affections chroniques de la vessie, de l'utérus et de ses annexes; les chagrins, les émotions vives, qui font que la neurasthénie peut frapper aussi bien l'ouvrier et le pauvre que l'homme des villes et les gens fortunés; le traumatisme, le shock nerveux, qui donnent plus souvent naissance à la combinaison morbide connue sous le nom d'hystéro-neurasthénie traumatique (Charcot), et qui n'est autre chose que le *railway-brain* ou le *railway-spine* des Anglais, à la suite des accidents de chemin de fer, par exemple.

La neurasthénie frappe à peu près tous les organes, mais le premier et le plus profondément touché est le système nerveux. La céphalée est fréquente et consiste plutôt en une sensation de poids, de serrement, qu'en une véritable douleur (casque neurasthénique), s'accompagnant quelquefois de sensation de craquements dans le cou et s'exagérant par le travail ou la tension intellectuelle. Souvent il y a du vide cérébral, et parfois une hyperesthésie du cuir chevelu. La photophobie, l'asthénopie accommodative avec dilatation fréquente des pupilles, les bourdonnements d'oreilles, l'hyperesthésie auditive sont des symptômes à noter. Le vertige n'est pas rare, mais ne s'accompagne jamais de chute.

Les phénomènes douloureux ne se localisent pas seulement au niveau de la tête; on peut constater de la rachialgie, continue ou intermittente, qui peut être générale, mais qui, plus souvent, se manifeste au niveau des régions cervicale ou sacrée (plaque cervicale ou sacrée) et qui, de même que pour la céphalée, consiste plutôt en une sensation pénible de pression qu'en une douleur vraie. La

(1) VIGOUROUX, *Neurasthénie et arthritisme*. Paris, 1893.

rachialgie s'accompagne quelquefois d'hyperesthésie de la région vertébrale.

Les troubles de la sensibilité générale, sans avoir l'importance de ceux de l'hystérie, sont néanmoins fréquents dans la neurasthénie. En dehors de l'hyperesthésie du cuir chevelu et du rachis, on note souvent des plaques d'hyperesthésie sur différents points du corps; dans d'autres cas, ce sont des sensations bizarres, variant avec chaque malade, de prurit, de fourmillement, de chaleur, de griffe, d'engourdissement, etc. Les muscles et les articulations peuvent être aussi le siège de phénomènes d'hyperesthésie. De véritables douleurs peuvent affecter les terminaisons ou les troncs nerveux, soit sous forme de points localisés au thorax, au périné, aux membres, à la langue (topoalgie de Blocq), soit dans les viscères, soit dans la continuité d'un membre où elles prennent quelquefois le type des douleurs fulgurantes qui effrayent beaucoup les malades et leur font croire qu'ils sont atteints de tabès; ces névralgies, du reste, ne sont que des pseudo-névralgies, d'origine centrale, d'où le nom d'algies centrales qu'on leur a donné (Huchard); elles sont fugaces, erratiques, capricieuses et s'exagèrent souvent sous des influences morales. Il faut savoir cependant que dans la neurasthénie, on peut observer également de véritables névralgies avec douleurs spontanées et exagérées par la pression.

L'insomnie est un symptôme très fréquent, avec des alternatives variables, en rapport avec la fatigue cérébrale ou les excitations diverses éprouvées par le sujet.

L'asthénie musculaire est un phénomène constant. Le moindre exercice musculaire aboutit à une fatigue extrême. La lassitude générale est plus accentuée le matin et diminue momentanément après les repas. Les réflexes rotuliens sont presque toujours exagérés. Dans les troubles moteurs notons le tremblement, les crampes, les secousses fibrillaires.

Les troubles digestifs sont habituels et sont caractérisés par l'atonie gastro-intestinale. La dyspepsie flatulente est généralement le type dominant; Mathieu (1) lui donne le nom de dyspepsie nervo-motrice, avec ou sans hyperchlorhydrie. La neurasthénie peut s'accompagner de dilatation d'estomac, qui, en général, n'est pas permanente. La constipation est de règle. L'anorexie est variable et l'appétit est toujours plus ou moins conservé, si ce n'est dans les formes graves de troubles gastriques.

Des palpitations fréquentes, des signes de fausse angine de poi-

(1) *Neurasthénie, épuisement nerveux*. Paris, 1892.

trine ou des sensations pénibles au niveau de la région précordiale sont à signaler du côté de l'appareil circulatoire; l'oppression, la toux, l'asthme nerveux du côté du système respiratoire.

Les fonctions génitales sont plus ou moins troublées. Chez l'homme, les érections sont abolies ou incomplètes, avec éjaculation très rapide; on note de la prostatorrhée, des pertes séminales. Le col de la vessie peut être le siège de spasmes, de douleurs, etc., pouvant donner le change à une maladie de l'urètre ou de la vessie (faux urinaires de Guyon).

L'état cérébral du neurasthénique présente des caractères tout particuliers. L'attention est diminuée et le moindre effort cérébral exagère ou réveille la céphalée. La mémoire est généralement affaiblie; il en est de même de la volonté, dont la diminution dans certains cas peut aller jusqu'à une véritable aboulie. La tristesse et l'émotivité sont habituelles : les malades sont toujours inquiets, incapables de prendre une détermination, les moindres faits prennent de suite à leurs yeux une importance considérable. Les tendances hypocondriaques font partie de leur caractère : leur affection et les symptômes divers qu'ils ressentent sont l'objet de leurs préoccupations constantes, et sont grossis ou dénaturés par leur imagination toujours en éveil; presque tous se croient atteints d'une maladie organique de la moelle ou menacés de folie. Au milieu de ces phénomènes psychiques, l'intelligence reste absolument indemne.

Certains neurasthéniques peuvent présenter de véritables troubles mentaux : phobies diverses, agoraphobie, topophobie, pathophobie, bacillophobie, délire du toucher, tics, etc. La plupart du temps, « il ne s'agit là que d'aboulies momentanées, d'inquiétudes plus ou moins pénibles que le malade raisonne et essaye de fuir comme il essaye de guérir son mal de tête (1) »; ces états d'anxiété neurasthéniques, ainsi que les appelle Bouveret (2), peuvent produire des angoisses plus ou moins accentuées, mais elles n'ont jamais le caractère obsédant si tenace qu'elles prennent dans les phobies des héréditaires dégénérés, à moins que, ainsi que cela s'observe dans certaines circonstances, la folie des héréditaires ne vienne se greffer sur la neurasthénie pure, ce qui constitue alors une véritable complication.

La neurasthénie est une maladie à durée très variable. Dans les formes accidentelles, elle peut guérir en quelques mois, mais dans les formes graves, chez les individus à hérédité chargée, elle dure souvent fort longtemps, quelquefois même toute la vie, avec des

(1) Levillain, *La neurasthénie*. Paris, 1891, Maloine, éditeur.
(2) *La neurasthénie*. Paris, 1891, G. Baillière, éditeur.

rémissions plus ou moins longues. Certaines formes sont plus tenaces les unes que les autres, et sont importantes à connaître au point de vue du pronostic et des indications thérapeutiques.

C'est ainsi qu'en dehors de la *neurasthénie accidentelle* et de la *neurasthénie des héréditaires*, on a décrit l'*hystéro-neurasthénie* survenant à la suite du traumatisme (Charcot), dans laquelle les deux névroses se combinent (paralysies ou contractures accompagnées d'une grande dépression cérébrale), et dont le pronostic est souvent grave ; la forme *cérébrale* (cérébrasthénie), dans laquelle dominent la céphalée, les vertiges et les symptômes cérébraux; la forme *spinale* (myélasthénie) avec rachialgie, douleurs, symptômes génitaux, troubles de la marche et tous les symptômes de l'irritation spinale; la *neurasthénie cérébro-spinale*, la plus commune, affectant quelquefois un seul côté du corps; les neurasthénies viscérales, à formes *génitale, gastro-intestinale, cardiaque, utéro-ovarienne;* la *neurasthénie périphérique*, qui se confond souvent avec les formes vagues du rhumatisme; la *neurasthénie féminine*, dans laquelle on constate une grande dépression de la volonté et une prostration des forces très accentuée.

La neurasthénie est caractérisée par un épuisement nerveux, en même temps que par une nutrition insuffisante ou ralentie. Quelle que soit l'interprétation que l'on donne à cette fatigue pathologique, — trouble intime de la nutrition des éléments nerveux (Erb), défaut d'équilibre entre l'usure et la réparation du tissu nerveux (Beard), diminution de la vibratilité par épuisement consécutif à l'excès ou au défaut d'excitation (Féré), — elle n'en constitue pas moins le fait primordial qui domine l'ensemble symptomatique tout entier propre à la neurasthénie. Par conséquent, un agent comme l'eau froide, dont l'effet le plus net est de rendre de la tonicité aux tissus, et d'imprimer à tout l'organisme de la résistance vitale, doit trouver son indication immédiate dans le traitement de l'affection qui nous occupe : c'est ce que les résultats de la pratique démontrent péremptoirement tous les jours.

La névrose neurasthénique est extrêmement complexe dans ses allures symptomatiques. Le tableau clinique d'un neurasthénique comprend, en effet, à la fois des symptômes de dépression et des symptômes d'excitation, associés dans des proportions variables, d'où le nom de « faiblesse irritable » sous lequel cette maladie a été souvent et assez exactement désignée. Mais, comme cette déséquilibration fonctionnelle, caractérisée par cette combinaison d'asthénie dans certains organes et d'éréthisme dans d'autres, reconnaît toujours comme cause unique, fondamentale, la *faiblesse nerveuse primitive*, il n'est donc pas étonnant que l'hydrothérapie froide reste indiquée pour combattre ces deux ordres de symptômes qui ne sont opposés qu'en apparence, puisqu'ils reconnaissent la même cause pathogénique, c'est-à-dire un défaut de stimulus. Et par eau froide nous n'entendons pas seulement l'eau froide proprement dite, mais aussi l'eau fraîche, et même dans certains cas l'eau tempérée, à partir du degré où celle-ci provoque une impression subjective sensible et un abaissement plus ou moins appréciable de la température du corps.

En principe, nous devons dire que le meilleur procédé hydrothérapique, celui qui donne dans la neurasthénie les résultats les plus profonds et les plus durables, est la douche froide mobile au jet brisé, sur les parties postérieure et antérieure du corps, excepté la tête et la nuque, et au plein jet sur les membres inférieurs et les pieds; la durée totale sera de 20 à 25 secondes, de 10 à 12 secondes seulement si la douche est biquotidienne. Dans certains cas, ces durées seront trop prolongées et devront être réduites à 4, 5, 6 secondes, qui constitueront, dans l'espèce, un traitement suffisamment énergique; dans d'autres, il faudra éviter toute percussion violente sur les membres, et quelquefois même la douche en pluie mobile sera mieux supportée.

Lorsqu'on croit devoir soumettre un neurasthénique à l'emploi de la douche froide, il est préférable — c'est ainsi du moins que nous agissons toujours — de se servir de la douche froide d'emblée, d'une durée extrêmement courte (2 à 5 secondes) afin de hâter la susceptibilité du sujet. Mais nous ne sommes pas partisan, ainsi que quelques-uns le recommandent, de se servir de températures mitigées, qui sont très pénibles à supporter et qui n'habituent nullement les malades à l'eau froide.

Nous préférons, lorsqu'on a à lutter contre la pusillanimité trop grande des sujets, ou contre une impressionnabilité physique au froid trop accentuée, employer les douches écossaises avec ou sans transition, à l'aide desquelles on arrive très facilement à produire l'accoutumance à l'eau froide.

La douche écossaise sans transition sera réservée également aux neurasthéniques arthritiques, chez lesquels l'eau froide exclusive réveille quelquefois des douleurs rhumatoïdes; bien que, à ce point de vue, la douche froide au jet brisé, courte et énergique, soit, dans un grand nombre de cas, très bien supportée, pourvu que le malade s'échauffe suffisamment avant l'opération et fasse une réaction suffisante après. La douche écossaise semblerait également indiquée chez les sujets présentant des douleurs périphériques multiples (névralgie diffuse), mais nous devons dire que dans ces cas, la douche froide exclusive nous a toujours donné de meilleurs résultats.

Il est une catégorie de malades qui ne peuvent supporter l'action de la douche, par suite de la percussion inhérente à ce procédé, intolérance qui n'est le plus souvent que temporaire, mais qui quelquefois peut être permanente. C'est alors qu'on utilisera les agents sans percussion, soit pour entraîner les malades, soit à titre de traitement définitif chez ceux qui ne peuvent tolérer que des procédés très doux : il en est, en effet, dont l'irritabilité nerveuse est tellement vive, qu'elle est aussitôt mise en éveil par la moindre excitation extérieure un peu forte ou par une soustraction de calorique trop prononcée (1). On mettra donc en jeu les lotions, les affusions, les draps mouillés dans leurs deux formes d'application, les demi-bains fixes, les demi-bains refroidis, chaque procédé devant être adapté à l'impressionnabilité du sujet; on sera même quelquefois obligé, au début, de faire usage de températures tièdes, abaissées progressivement à l'eau fraîche, puis froide.

Contre l'insomnie persistante on emploiera la douche chaude, indifférente (34°-36°), de 3 à 5 minutes de durée; les bains chauds (33°-34°) de 30 à 45 minutes; le maillot humide toni-sédatif de 15 à 20 minutes seulement de durée, que l'on pourra faire suivre ou non d'une affusion tempérée (28°); le bain tiède à 30°, de courte durée, avec affusions plus froides sur la tête, qui donne de bons résultats dans les cas où l'insomnie s'accompagne d'une prostration assez intense.

La piscine modérément froide, à eau dormante, pourra rendre des services chez les malades qu'une douche biquotidienne excite; on conseillera alors la douche le matin et la piscine le soir : celle-ci devra toujours être de très courte durée. Quant à la piscine froide à eau courante, bien peu de neurasthéniques peuvent la supporter, par suite de la trop grande réfrigération qu'elle impose à l'économie et de l'impression trop vive qu'elle détermine sur le système nerveux périphérique.

Certaines formes ou certains symptômes de la neurasthénie

(1) Aussi sommes-nous très étonné de lire, dans des auteurs pourtant très experts en hydrothérapie, que « pour obtenir des effets sédatifs, il faut prolonger la durée de l'application; en effet, si une douche froide courte est excitante, en revanche, une douche prolongée peut, par épuisement de l'excitabilité, amener une sédation nerveuse ». (Béni-Barde et Materne, *loc. cit.*, p. 226.) Cette conception est absolument théorique, et il n'est pas un médecin qui n'ait constaté qu'une application froide trop prolongée, quelle qu'elle soit, a pour résultat d'exagérer l'éréthisme nerveux chez un sujet excitable.

fourniront quelques indications spéciales dans l'administration des procédés hydrothérapiques.

Chez les malades atteints de vertiges fréquents, on devra tâter la susceptibilité à l'eau froide et ne pas débuter d'emblée par la douche froide exclusive, qui pourrait dans certains cas exagérer les phénomènes vertigineux, et éloigner le patient de toute intervention hydrothérapique. Il sera préférable, pour commencer, d'administrer la douche écossaise à température décroissante.

Les phénomènes douloureux, comme la rachialgie, la douleur précordiale, certaines douleurs localisées, pourront nécessiter l'emploi de la douche écossaise sans transition très chaude localisée, ou, ce qui est encore préférable, la douche froide avec plus ou moins de percussion localisée sur les régions douloureuses.

L'atomie gastro-intestinale sera combattue par la douche abdominale en éventail, la douche dorso-lombaire au plein jet, la ceinture humide échauffante. Bouveret conseille la douche alternative localisée sur l'abdomen, d'une durée de deux minutes.

Les symptômes génito-urinaires réclameront l'usage des bains de siège froids, de la douche dorsale; nous nous étendrons plus tard sur les détails de l'emploi de ces procédés, quand nous parlerons de la prostatorrhée, de la spermathorrhée, des névralgies urétro-vésicales, etc. (voy. ces mots). Nous tenons cependant à faire remarquer que, dans la forme génitale de la neurasthénie, il existe souvent une catégorie de sujets extrêmement sensibles, chez lesquels il faut procéder avec beaucoup de ménagements; ces malades, atteints d'une faiblesse très grande des organes génitaux, d'impuissance, de spermatorrhée fréquente, très impressionnables, dormant mal, exigent l'emploi d'une médication toni-sédative légère, et ne sauraient supporter des procédés trop stimulants ou très perturbateurs. Chez ces individus, il faut prescrire des bains de siège tièdes, puis frais, et enfin froids de très courte durée, seulement lorsque l'hyperexcitabilité sera très atténuée. En même temps, les procédés généraux de l'hydrothérapie seront choisis parmi les moins excitants de la méthode: affusions tempérées ou fraîches; maillot humide toni-sédatif de courte durée, que l'on cessera lorsque le pouls, momentanément abaissé, tendra à se relever, et que l'on fera suivre de lotions fraîches; demi-bain progressivement refroidi; demi-bain tempéré ou frais, avec frictions pendant le bain. A l'aide de ces moyens, on entraînera peu à peu un grand nombre de ces malades à l'usage ultérieur de la douche.

Si, pour terminer, nous voulons résumer le principe général qui doit guider le médecin dans le traitement de la neurasthénie par l'hydrothérapie, nous dirons que cette médication doit toujours avoir pour objectif une certaine modération au point de vue de l'application du procédé. Non seulement la durée des opérations doit être toujours dans des limites très courtes, mais il faut savoir aussi que, dans beaucoup de cas, les procédés faibles réussissent souvent mieux, et que, dans bien des circonstances, les moyens trop énergiques ont aggravé la maladie.

Le traitement sera toujours long et devra être continué sans interruption, soit sous une forme intensive pendant quelques semaines, avec des repos relatifs, soit sous une forme continue plus atténuée (une seule opération quotidienne). Le médecin devra calmer les impatiences du malade en l'encourageant sans cesse et en lui inspirant la confiance et la patience, ces deux facteurs si importants dans la cure des maladies nerveuses.

HYSTÉRIE

« La compréhension actuelle de l'hystérie, — dit le Dr Gilles de la Tourette dans son *Traité* magistral sur l'hystérie, — telle qu'elle est sortie des travaux de M. Charcot, est aussi différente de l'idée qu'on se faisait de la névrose avant l'intervention de l'École de la Salpêtrière, que la notion des anciennes inflammations comparées aux maladies infectieuses d'aujourd'hui.... On peut reconnaître à l'hystérie des lois d'évolution, un déterminisme particulier qui devait forcément s'affirmer un jour ou l'autre, et faire du protée insaisissable d'autrefois une maladie vraie, stable dans son incohérence même, qui est plus apparente que réelle, et que, dans tous les cas, l'ignorance s'est singulièrement plu à exagérer (1). »

Deux éléments dominent l'étiologie de l'hystérie : l'hérédité nerveuse, similaire ou dissemblable, à titre de cause prédisposante essentielle, sur laquelle vient se greffer un agent provocateur dont la nature peut être très variable (émotions, traumatisme, intoxicatures, maladies générales, ménopause, etc.). Cette névrose est l'apanage de tous les âges, et il est avéré aujourd'hui qu'elle est presque aussi fréquente chez l'homme que chez la femme.

Quant à la nature intime de la maladie, c'est incontestablement une affection dynamique des centres supérieurs du cerveau ; mais, depuis les récents travaux de Charcot, P. Janet, Möbius, etc., l'hys-

(1) GILLES DE LA TOURETTE, *Traité clinique et thérapeutique de l'hystérie*, t. I. Paris, Plon, Nourrit et Cie, éditeurs.

térie, tout en restant une névrose au point de vue de ses manifestations somatiques, tend à devenir une véritable psychose relativement à la conception pathogénique de ses phénomènes. Chez l'hystérique, le point dominant, au point de vue psychique, est l'affaiblissement de la perception consciente, qui ne lui permet plus de grouper et de synthétiser les différentes sensations qu'il éprouve (1) : une grande partie des troubles morbides deviennent ainsi des amnésies, où, dans tous les cas, des manifestations d'ordre absolument central et mental.

Le tableau clinique de l'hystérie peut se grouper sous deux formes, *convulsive* et *non convulsive*.

L'*hystérie convulsive* ou paroxystique se caractérise par des accidents auxquels on donne le nom d' « attaques ». La grande attaque (*hysteria major*) comprend une période prodromique, consistant en troubles psychiques (tristesse, agitation, hallucinations, etc.), qui peuvent apparaître plusieurs jours avant l'attaque, puis une aura douloureuse, partant d'une zone hystérogène et précédant immédiatement l'attaque. Celle-ci comprend alors quatre périodes : la période épileptoïde, en tout semblable à l'accès d'épilepsie (ictus, contractions toniques, mouvements cloniques, stertor), à laquelle succède la période des contorsions et des grands mouvements illogiques, arc de cercle, salutations, accompagnés de cris perçants et prolongés. Survient ensuite la phase des attitudes passionnelles et des poses plastiques, avec hallucinations gaies ou tristes, dont les gestes révèlent l'expression; et enfin la période de délire avec persistance des illusions et des hallucinations de tout à l'heure. La durée des attaques est plus ou moins longue; quelquefois, elles se succèdent ou prennent un caractère subintrant qui constitue l'état de mal hystérique. Très souvent la compression des zones hystérogènes peut les modifier ou les arrêter.

Les petites attaques d'hystérie, beaucoup plus fréquemment observées que la précédente, sont nombreuses et variées; nous ne citerons que les plus importantes. Il en est quelques-unes dans lesquelles la conscience est plus ou moins conservée. Dans l'attaque *d'hystérie vulgaire* (*hysteria minor*) on retrouve les phases de la grande attaque, mais rudimentaires et très incomplètes. Certaines attaques prennent les caractères d'une seule des périodes de la grande attaque : attaque épileptoïde; attaque de clownisme (attaque démoniaque); attaque d'attitudes passionnelles (extase); attaque de délire; attaque syncopale, perte de connaissance complète avec

(1) P. Janet, *L'automatisme physiologique*. Paris, 1889.

phénomènes syncopaux; attaque spasmodique, avec sensation de boule ovarienne ascendante et spasmes du pharynx; attaque de contractures variées plus ou moins généralisées; attaque de léthargie ou de sommeil, pouvant durer de quelques heures à plusieurs jours et même plusieurs années, et pouvant être simple ou s'accompagner de contractures; attaques de catalepsie, de somnambulisme.

L'*hystérie non convulsive* comprend un grand nombre de manifestations variables et capricieuses dans leur apparition et leur mode d'évolution. On a donné à certains de ces phénomènes le nom de « stigmates », car ils sont pour ainsi dire permanents et constituent le fond de l'affection; les autres sont des accidents épisodiques dans le cours de la maladie. Les stigmates sont psychiques, sensitivo-sensoriels ou moteurs.

L'état mental de l'hystérique est caractérisé par une extrême suggestibilité et une crédulité inouïe, et l'autosuggestion joue un rôle des plus importants dans la vie morbide de l'individu; on note une mobilité des plus grandes du caractère, l'instabilité, l'amnésie, l'aboulie, une réaction émotive exagérée et dans tous les cas toujours mobile et fugace.

Les troubles de la sensibilité générale comprennent l'anesthésie cutanée généralisée ou localisée à une région, à un membre ou à une moitié du corps, l'anesthésie des muqueuses, des muscles et des articulations (abolition du sens musculaire et articulaire); l'anesthésie de la peau s'accompagne d'analgésie et de thermoanesthésie. Jamais l'anesthésie ne correspond à un territoire de distribution nerveuse.

L'hyperesthésie est un autre trouble fréquent de la sensibilité et peut frapper la peau, les muqueuses, les articulations, les viscères. Aux hyperesthésies localisées se rattachent les zones hystérogènes, spasmogènes, frénatrices ou hypnogènes; parmi ces zones, les plus importantes sont le clou hystérique, l'hyperesthésie rachidienne, l'ovarie, le vaginisme, les zones mammaire, testiculaire, etc.

Les sens spéciaux peuvent être frappés d'anesthésie totale ou unilatérale et on peut constater la diminution ou l'abolition de l'odorat, du goût, de l'ouïe, de la vue. Du côté de l'œil, on note le rétrécissement pour ainsi dire constant du champ visuel, de l'achromatopsie, de la dyschromatopsie, de la polyopie, de la micromégalopsie (Parinaud).

On peut rapprocher des troubles de la sensibilité l'hypnotisme, que l'on rencontre très fréquemment chez les hystériques.

Les stigmates moteurs de l'hystérie ne sont pas moins importants. On constate un affaiblissement variable de la force musculaire (amyosthénie) et un état d'opportunité de contracture (diathèse de contracture) en vertu duquel une excitation même très légère provoque la contracture.

Les accidents moteurs proprement dits sont les paralysies (hémiplégie, paraplégie, monoplégie) et les contractures permanentes. Bien qu'opposés en apparence, ces phénomènes constituent des manifestations hystériques du même ordre, qui reconnaissent les mêmes causes et peuvent coexister ou alterner chez le même sujet. Une attaque peut souvent en être le point de départ ou les faire disparaître; un traumatisme, le shock nerveux, en est fréquemment la cause (hystérie ou hystéro-neurasthénie traumatiques). Les reflexes tendineux sont normaux, plus souvent exagérés, et ces troubles moteurs s'accompagnent en général d'anesthésie concomitante; dans d'autres cas, au contraire, on constate de l'hyperesthésie qui peut souvent simuler une lésion organique (coxalgie hystérique, pseudo-mal de Pott hystérique).

Dans les troubles de la motricité, nous signalerons l'astasie-abasie (Blocq), ou incoordination des mouvements seulement pour la station debout et la marche, le spasme saltatoire, les chorées rythmiques et arythmiques, les tremblements hystériques à oscillations rapides, moyennes ou lentes.

Les accidents sensitivo-sensoriels comportent les névralgies hystériques, mises en jeu par une zone hystérogène siégeant au niveau ou dans le voisinage d'un nerf (Gilles de la Tourette), la migraine ophtalmique, la céphalalgie, la rachialgie, la pleuralgie, la pseudo-angine de poitrine, la gastralgie, etc.

Il peut apparaître des troubles trophiques de la peau (éruptions vésiculeuses), des troubles vaso-moteurs des viscères (hémorragies) et du tégument cutané (hémorrhagies, dermographisme, œdèmes), quelquefois des troubles trophiques des tendons et des muscles (rétractions, atrophies).

Les accidents viscéraux ne sont pas moins variés. Du côté de l'appareil respiratoire, nous citerons l'aphonie, le mutisme, le bégaiement, la toux hystérique, les bruits laryngés (hoquet, reniflement, aboiement), les éternuements, le rire, le bâillement, la dyspnée, la congestion pulmonaire et l'hémoptysie. Parmi les manifestations morbides des voies digestives, nous remarquerons l'anorexie, dont le pronostic est quelquefois très sérieux, la dysphagie, les vomissements passagers ou incoercibles, la tympanite, la pseudo-péritonite hystérique (péritonisme), la constipation opiniâtre par spasme anal. L'appareil génito-urinaire fournit comme accidents hystériques la polyurie, l'ischurie, la rétention ou l'incontinence d'urine, l'aménorrhée, le vaginisme.

Au milieu de tous ces phénomènes, la nutrition reste plus ou moins normale, tant que l'hystérique ne présente pas de paroxysmes (attaques convulsives, sommeil, délire, état de mal). Dans ces derniers cas, au contraire, la nutrition peut être profondément troublée, ainsi que le révèle l'examen chimique de la fonction urinaire (1). Quant à la fièvre hystérique, son existence est aujourd'hui bien prouvée (Debove, Rigal).

Si l'hystérie n'est pas une maladie qui compromet la vie du malade, à part de très rares exceptions, elle n'en constitue pas moins une affection très pénible, mobile et fugace dans ses manifestations transitoires, mais rebelle et tenace dans son fond morbide.

« L'hystérie est une maladie si commune et, en même temps, qui fait souffrir pendant si longtemps un si grand nombre de femmes, que l'on a employé pour la combattre presque tous les médicaments de la matière médicale. Malheureusement, la plupart des médicaments successivement employés n'ont que trop souvent échoué. L'hydrothérapie est, je crois, destinée à remplacer toutes ces médications, et c'est certainement une des maladies dans lesquelles elle a le plus de chances de réussir d'une manière complète et durable... La première condition à demander à une hystérique qui consent ou qui désire être traitée par l'hydrothérapie, c'est de s'y soumettre un temps suffisant pour que la médication puisse agir d'une manière suivie et réussir ainsi complètement : c'est quelquefois trois, quatre, cinq, six mois même qu'il faut pour faire disparaître un état hystérique ancien et intense. On peut, en quelque sorte, distinguer deux états différents, quoique de même nature au fond, dans l'hystérie : 1° l'état hystérique, ou, si l'on aime mieux, la constitution, le tempérament hystérique, si commun chez un grand nombre de femmes, et qui présente de temps en temps un certain nombre d'accidents variés plus ou moins intenses, lesquels constituent précisément le deuxième état; 2° les accidents hystériques si variés et si nombreux, tels que les convulsions, les hyperesthésies, les anesthésies, etc., etc. (2). »

Ces lignes, que Becquerel écrivait il y a longtemps déjà, restent encore vraies aujourd'hui. L'hydrothérapie est assurément, de toutes les médications mises en œuvre contre l'hystérie, celle qui

(1) Gilles de la Tourette et Cathelineau, *La nutrition dans l'hystérie*. Paris, 1890.
(2) Becquerel, cité par Fleury (*loc. cit.*).

répond au plus grand nombre d'indications et qui, à part de très rares exceptions, peut être appliquée à tous les cas : maniée avec discernement, l'hydrothérapie peut agir, suivant les circonstances, par ses effets toniques, sédatifs ou perturbateurs.

Les pratiques hydriatriques ont pour but essentiel d'agir contre l'état du système nerveux en général, de modifier la névrose hystérique en elle-même, et d'influencer par contre-coup les différentes manifestations symptomatiques de cette maladie. Toutefois, certains accidents, paroxystiques ou non, peuvent fournir des indications spéciales que nous aurons soin d'exposer.

L'hystérie est une névrose complexe du système nerveux dans laquelle le psychisme, avons-nous dit, joue le premier rôle pathogénique. C'est donc aux agents exclusivement perturbateurs qu'il faut s'adresser, et sous ce rapport aucun autre procédé ne saurait égaler la douche mobile administrée deux fois par jour à une température très froide et d'une durée de 10, 15, 20 secondes; si la douche n'est pratiquée qu'une seule fois dans la journée, on pourra prolonger la durée jusqu'à 30 secondes, mais rarement plus. La douche sera appliquée à l'aide du jet brisé sur tout le corps, excepté la tête; la pression sera assez énergique, et on terminera l'opération en douchant les mollets et les pieds avec le jet plein.

Certains hystériques prétendent que la douche froide appliquée sur la poitrine ou l'abdomen réveille les palpitations, l'oppression ou les douleurs ovariennes. Il faut bien s'assurer si cette action excitante est réelle ou si elle n'est pas l'effet d'une simple autosuggestion, car dans ce dernier cas on aurait tout intérêt à ne pas tenir compte des appréhensions du sujet; autrement, on éviterait de doucher la région antérieure du thorax ou l'abdomen, et l'on pourrait également ne faire porter la douche que sur les parties latérales du corps; dans tous les cas, on devra procéder avec beaucoup de douceur et de légèreté chez les sujets porteurs de zones hystérogènes très sensibles.

Les premières douches provoquent souvent de la fatigue et un certain énervement, phénomènes qui disparaissent bientôt à mesure que le sujet est mieux entraîné. On peut observer quelquefois, sous l'influence de la douche, le réveil d'une crise d'hystérie, et ce sont en général des crises cataleptiformes, de contractures ou de sommeil qui se montrent dans ces cas; il ne faut nullement s'effrayer de l'apparition de ces crises sous la douche, et l'on devra persister dans l'emploi de la méthode : il est bien rare que le malade n'arrive pas à ne plus être impressionné par l'eau froide au bout de très peu de temps.

Parlerons-nous des autres procédés de l'eau froide, tels que les lotions, les affusions, les draps mouillés, les demi-bains, etc. Ils ne peuvent être utilisés que comme procédés d'attente, lorsqu'on n'aura pas la douche à sa disposition, car ils ne sauraient en aucune façon la remplacer. Comme moyens de préparation destinés à ménager la susceptibilité des malades, nous y avons renoncé depuis longtemps : pour nous, une hystérique qui ne supporte pas la douche froide, réduite dans les cas d'impressionnabilité excessive à ses limites les plus restreintes (2 à 3 secondes), est incapable de tolérer tous les autres procédés de l'eau froide, quels qu'ils soient.

La piscine très froide à eau courante peut rendre de grands services dans le traitement de l'hystérie, et on l'associera à la douche froide en administrant la douche le matin et l'immersion le soir. Dans certains cas, en particulier dans l'insomnie parfois si rebelle chez les hystériques, ce procédé pourra être très utile. Mais il faut bien savoir que la piscine n'est pas toujours bien supportée par les malades, si ce n'est dans la période de convalescence où elle devient alors d'un emploi très efficace.

On peut rencontrer un certain groupe d'hystériques chez lesquels l'intolérance pour l'eau froide est réelle. On cherchera à diminuer l'impressionnabilité au froid et à habituer les sujets aux basses températures, en administrant soit la douche sans transition, soit la douche écossaise avec transition dont on abaissera progressivement le degré minimum; grâce à ces procédés, on pourra réussir, dans beaucoup de cas, à entraîner les malades. Si l'on n'y parvenait pas, ou si l'eau chaude était mal supportée, — ainsi qu'on l'observe souvent chez beaucoup d'hystériques, — il faudrait alors avoir recours aux douches tempérées, dont la température, variant de 26° à 32°, sera adaptée à l'idiosyncrasie du patient, et dont la durée oscillera dans les limites de 20 secondes à 1 minute au plus.

Les paroxysmes et les accidents divers peuvent fournir dans certains cas, ainsi que nous l'avons dit, des indications particulières à l'emploi de la médication hydrique.

Contre les attaques d'hystérie, bien que ces moyens échouent souvent, on sera néanmoins autorisé à employer les lotions céphaliques froides dans l'attaque convulsive persistante, les compresses réfrigérantes, les affusions répétées ou le sac à glace sur la tête dans la forme délirante, les frictions et les fustigations humides dans la forme syncopale et dans la forme spasmodique. Dans la forme léthargique de l'hystérie, on ne craindra pas d'administrer la douche avec une percussion assez vive pendant la période même du sommeil pathologique.

Lorsque les crises sont très fréquentes, ou lorsqu'elles sont pour ainsi dire permanentes, comme dans l'état de mal hystérique, les bains chauds de 33° à 34° prolongés pendant une, deux, quatre heures, et même davantage, avec compresses froides céphaliques pendant ce temps, constituent un moyen très puissant de sédation directe. Mais comme ces bains prolongés fréquemment répétés pourraient produire rapidement des effets hyposthénisants, on les remplacera, dès que l'état d'éréthisme du sujet sera atténué, par des douches chaudes neutres (34°-36°) de 5, 10, 15 minutes de durée, répétées deux ou trois fois par jour, et dont l'effet déprimant est loin d'être aussi prononcé que celui des bains chauds.

Parmi les accidents de l'hystérie, les vomissements incoercibles pourront nécessiter l'usage à l'intérieur de la glace pilée avalée par cuillerées à bouche (Briquet), de l'eau froide bue à la régalade en assez grande quantité (Cruvellier), d'une vessie de glace sur le creux épigastrique, moyens qui seront également applicables au hoquet.

La rachialgie hystérique est un phénomène souvent tenace et difficile à combattre. Comme cet accident est en rapport avec l'hyperesthésie rachidienne, il est difficile d'administrer certains procédés analgésiques comme la douche écossaise très révulsive, qui serait mal tolérée par suite de la pression et de la durée toujours longue de la douche. La douche de vapeur localisée sur la colonne vertébrale, et suivie de lotions ou d'affusions froides, donnera dans certains cas de bons résultats. Les applications locales de glace ou, au contraire, d'eau très chaude, pourront produire également des effets favorables.

Nous pourrions nous étendre longuement sur les différents procédés localisés, dont l'emploi est indiqué dans les nombreuses manifestations de l'hystérie, mais nous ne voulons pas insister pour l'instant, car nous les retrouverons dans le courant de cet ouvrage, lorsque nous passerons en revue les affections ou les troubles des différents organes ou appareils (voy. paralysies, contractures, algies, aménorrhée, hoquet, vomissement, toux nerveuse, etc.).

Le traitement hydrothérapique doit être longtemps prolongé, pendant des mois et même des années, alors même que les effets curatifs se produiraient très rapidement. « L'hydrothérapie, dit le professeur Grasset, doit entrer définitivement dans la vie ordinaire de l'hystérique. Cette considération est capitale pour la détermination du lieu où doit se faire ce traitement. Je pose en principe que l'hydrothérapie est incomparablement meilleure dans les établissements spéciaux qu'à domicile ou dans les établissements des villes. Il est donc excellent de prescrire un et même deux séjours par an, de trente à quarante cinq jours chacun, dans un établissement comme Divonne (Ain), Lafoux (Gard) et Saint-Didier (Vaucluse). Mais cela ne suffit pas. Il faut que, revenue chez elle, la malade continue l'hydrothérapie, soit dans les établissements de ville, soit à domicile... A peine, dans les climats très froids, si je permets de suspendre pendant un mois ou deux de gros hiver. Une fois habituée, la malade elle-même réclame sa douche par tous les temps et ne peut plus s'en passer. Cela finit par faire partie intégrante et définitive de sa toilette quotidienne : il faut obtenir cela (1). »

Dans les cas d'hystérie grave, ou lorsqu'un accident prend des allures tenaces ou menaçantes, comme les crises fréquentes, certains troubles moteurs, le mutisme, l'anorexie, etc., il faut alors joindre l'isolement à l'hydrothérapie. « Je ne saurais trop insister, — dit Charcot, le promoteur de cette méthode psychothérapique, — sur l'importance capitale que j'attache à l'isolement dans le traitement de l'hystérie, où, sans contestation possible, l'élément psychique joue, dans la plupart des cas, un rôle considérable, s'il n'est pas prédominant. Il y a près de quinze ans que je suis attaché à cette doctrine, et tout ce que j'ai vu, tout ce que je vois, ne fait que confirmer de plus en plus mon opinion. » L'isolement sera pratiqué de préférence dans un établissement hydrothérapique, sous l'autorité immédiate et constante d'un médecin, qui pourra ainsi exercer sur l'hystérique une suggestion de tous les instants. Il faut bien se pénétrer en effet de cette vérité, c'est que, en matière d'hystérie, toutes les médications, quelles qu'elles soient, ne produiront d'effets efficaces qu'autant que l'on saura influencer assez vivement la crédulité et l'imagination du malade, pour lui inspirer la foi dans l'infaillibilité des moyens thérapeutiques employés.

GOITRE EXOPHTALMIQUE

Le goitre exophtalmique (maladie de Basedow ou de Graves) est constitué par trois symptômes cardinaux : la tachycardie, le goitre et l'exophtalmie. A côté de cette triade symptomatique se

(1) Grasset, *Dictionnaire encyclopédique des sciences médicales*, art. *Hystérie*.

groupe une série de symptômes secondaires plus ou moins constants.

La tachycardie, caractérisée par une augmentation du nombre et de la force des battements du cœur, s'accompagne fréquemment d'accès de palpitations très pénibles; on note souvent des souffles et parfois une hypertrophie du cœur plus ou moins permanente. Le goitre est régulier, symétrique, et en général peu volumineux. L'exophtalmie est également symétrique et est souvent sujette, de même que la tumeur thyroïdienne, du reste, à des variations de volume en rapport avec la circulation cardiaque.

Les symptômes secondaires sont nombreux. Un des plus fréquents et des plus importants est le tremblement, régulier et très rapide, plus marqué aux membres supérieurs, qui se montre souvent en l'absence du goitre et de l'exophtalmie, et qui, associé à la tachycardie, constitue dans ce cas une forme fruste de la maladie de Basedow (P. Marie).

Du côté de l'appareil digestif, on peut noter des vomissements; de la diarrhée paroxystique sans coliques ni perte de l'appétit; de la boulimie; de l'ictère, phénomène rare, mais grave. Du côté de la respiration, une toux sèche, de la dyspnée au moindre effort.

Les fonctions génitales sont plus ou moins troublées par l'aménorrhée chez la femme, l'impuissance chez l'homme. La réapparition des règles est un phénomène toujours favorable; la grossesse exerce également une influence très souvent heureuse sur la marche de l'affection. La polyurie, l'albuminurie, la glycosurie se montrent comme phénomènes transitoires du côté de la sécrétion urinaire.

La peau peut être le siège de taches pigmentées, d'urticaire, de sueurs abondantes. Le malade éprouve souvent une sensation de chaleur désagréable, et, dans certains cas, il y a une élévation très nette de la température centrale, quelquefois de la température périphérique seule.

Les troubles fonctionnels du système nerveux se caractérisent, en plus du tremblement, par de l'insomnie, des paralysies oculaires, de l'ophtalmoplégie externe, de la parésie et de l'effondrement subit des jambes, des névralgies, de la pseudo-angine de poitrine, une modification de l'état psychique avec émotivité très grande, parfois de véritables troubles vésaniques.

Les phénomènes généraux sont plus ou moins marqués. Il y a toujours un degré assez prononcé d'anémie, un amaigrissement notable, et souvent une déchéance organique complète, à laquelle viennent se joindre des œdèmes cachectiques ou par asystolie.

La marche de la maladie de Basedow est lente et progressive, et sa durée est généralement longue. Des rémissions et de véritables régressions très prolongées peuvent s'établir, aboutissant à une phase stationnaire de l'affection. On a même cité des cas de guérison. Par contre, la maladie peut quelquefois affecter une marche aiguë, avec paroxysmes très redoutables.

L'hydrothérapie est, de l'avis de tous, une des médications les plus puissantes que l'on puisse opposer au goitre exophtalmique. Non seulement l'eau froide agit comme moyen toni-sédatif, mais, ainsi que l'avait remarqué Trousseau, elle produit des effets révulsifs puissants, capables de décongestionner la glande thyroïde et de transporter la fluxion sur d'autres points du corps. Son action sédative de la circulation générale n'est pas moins nette : « Sans qu'il soit facile de dire par quel mécanisme l'action du cœur se trouve modifiée, il est incontestable que les douches, loin d'exciter les contractions cardiaques comme on pourrait le supposer, les ralentissent, au contraire, et calment d'une façon très notable l'éréthisme nerveux. La plupart des malades, au bout de quelques jours de ce traitement, cessent de présenter de l'insomnie, un des symptômes les plus pénibles de leur maladie ; le retour du sommeil ramène le calme circulatoire, et sous cette influence on voit diminuer les conséquences secondaires de l'excitation cardio-vasculaire, c'est-à-dire le goitre et l'exophtalmie (1). » Mais, pour être efficace, l'hydrothérapie doit être continuée longtemps avec persévérance, même après la disparition des phénomènes morbides, afin de lutter contre l'instabilité toujours menaçante de la santé et le retour de l'affection.

Quelles sont les meilleures formules hydrothérapiques à employer dans la maladie de Basedow? Tout d'abord, il faut bannir l'usage du calorique, soit sous forme d'air chaud, de vapeur ou d'eau chaude. Cependant, il est certains cas où l'on peut utiliser l'eau chaude sous forme de douche écossaise, à la condition que la température soit peu élevée (38° à 39°) et la durée très courte. Une autre forme d'application de l'hydrothérapie que l'on devra proscrire de sa pratique est l'immersion dans la piscine froide ou même dans des bains frais.

Tous ces procédés détermineraient une exagération dans le nombre et l'intensité des battements cardiaques, et, pour cette raison, doivent être rejetés. Relativement à l'emploi du calorique élevé, la question ne souffre pas de discussion ; pour ce qui est des

(1) Rendu, *Dictionnaire encyclopédique des sciences médicales*, art. *Goitre exophtalmique*.

immersions, nous n'ignorons pas que quelques médecins les conseillent, soit sous forme de piscines froides (Delmas), soit sous forme de bains frais à 20° (Kahler, Vigouroux) : pour nous, nous avons toujours dû renoncer à leur emploi, dans les quelques tentatives que nous avons faites à ce sujet.

Le meilleur procédé est, sans conteste, la douche froide mobile au jet brisé très courte, même chez les sujets d'apparence congestive et pléthorique atteints de palpitations; car c'est à tort, à notre avis, que M. Jaccoud voit dans cette dernière constitution une contre-indication à l'hydrothérapie. Le point essentiel est de procéder avec douceur et d'administrer la douche sous une pression modérée et en évitant toute percussion violente : ainsi que le fait très justement remarquer M. Vigouroux, « c'est un véritable contresens de doucher les malades atteints de goitre exophtalmique de la même façon que les chlorotiques et les obèses, comme s'il s'agissait de stimuler leur système nerveux et d'activer leur circulation périphérique; c'est tout le contraire qu'il faudrait, leur réaction est déjà faible avant la douche ». La douche sera générale et devra comprendre sans inconvénient, avec utilité même, dans son application, la région précordiale. Plus tard, lorsque le malade sera bien entraîné, on pourra exercer une légère percussion avec le jet peu brisé sur les membres inférieurs et les pieds. Les limites de l'opération seront toujours courtes et la durée ne dépassera jamais un maximum de 15 à 20 secondes; nous noterons que le malade aura tout intérêt, lorsqu'il le pourra, à se soumettre à deux douches très courtes (8 à 10 secondes) dans la journée, plutôt qu'à une seule opération de plus longue durée. Nous ajouterons qu'il ne faut pas craindre d'administrer la douche froide en plein accès de palpitations; nous avons toujours réussi, par ce moyen, à les arrêter ou à en diminuer l'intensité.

Chez les malades très sensibles, on sera quelquefois obligé, au début, de commencer par des douches écossaises. Celles-ci seront administrées à une température qui ne devra jamais dépasser 38° à 39°, et à laquelle on ne restera que pendant quelques secondes, pour abaisser ensuite progressivement le degré de l'eau à une température fraîche (20° à 22°), puis de plus en plus froide dans les séances ultérieures; la durée totale de l'abaissement progressif des degrés thermiques devra se faire en 10 secondes au plus. Mais, nous tenons à le répéter, les cas sont bien rares où l'on est obligé de faire usage de l'emploi combiné de l'eau chaude et de l'eau froide; les malades atteints de goitre exophtalmique n'ont, en général, aucune répugnance instinctive, ni aucune intolérance physique très marquée pour l'eau froide, disposition qui tient peut-être à cette sensation de chaleur, si fréquente dans la maladie de Basedow.

Si les malades supportent ordinairement bien les températures froides, en revanche, il en est quelques-uns qui sont excités, tout au moins au début, par la percussion de la douche. Chez ceux-là, on emploiera les lotions fraîches ou froides, les frictions au drap mouillé tordu, procédés qui permettront bientôt, à mesure que la sensibilité du sujet sera plus atténuée, de recourir à l'emploi de la douche, dont on règlera la pression suivant l'idiosyncrasie du patient.

Dans les cas où la chaleur exagérée du corps s'accompagne d'une élévation plus ou moins notable de la température centrale, nous recommandons d'appliquer sur le corps un drap mouillé ruisselant, pendant lequel on pratique de légers tapotements, une sorte de clapotage des mains ; cette opération pourra être renouvelée plusieurs fois dans la journée. Le drap sera trempé dans une eau à une température seulement fraîche de 20° environ, et, après l'application, le sujet sera essuyé doucement, sans frictions consécutives, toutes conditions ayant pour objet de soustraire une certaine partie du calorique et d'éviter, autant que possible, une réaction thermique secondaire trop rapide.

Si les procédés localisés n'ont pas la valeur de l'hydrothérapie générale, ils peuvent néanmoins être utiles dans certaines circonstances, et nous devons les signaler. Les compresses réfrigérantes fréquemment renouvelées, les sacs à glace appliqués en permanence au niveau du cœur calment souvent les palpitations violentes; il faut être prudent néanmoins dans leur emploi, car une application très froide, prolongée sur la région précordiale, a quelquefois aggravé les troubles respiratoires (Jaccoud). On a également recommandé contre l'exophtalmie l'application de la glace au niveau des tempes, de la nuque et du front (Hutchinson). Corlieu (1) a maintenu pendant neuf mois une vessie de glace sur un goitre, sans obtenir le moindre résultat.

Quelques symptômes pourront fournir des indications spéciales à l'emploi de certains procédés localisés, mais ceux-ci ne seront mis en œuvre que lorsque le sujet sera tout à fait entraîné à l'usage de la douche froide générale. C'est ainsi que l'aménorrhée sera combattue par la douche lombaire, les douches utérines, les bains de siège froids par immersion à eau courante de courte durée, ce dernier procédé devant être étroitement surveillé par suite de son

(1) Cité par Oulmont (*loc. cit.*).

action dépressive sur la tension vasculaire. Les troubles gastro-intestinaux légitimeront l'application de la ceinture humide épigastrique ou abdominale, de la douche abdominale. La douche hépatique sera indiquée dans l'ictère, etc.

CHORÉE

La chorée vulgaire ou chorée de Sydenham (danse de Saint-Guy) est une névrose convulsive qu'il faut bien distinguer des pseudo-chorées, de la chorée hystérique, de l'hémichorée, etc.

Dans la chorée de Sydenham, les troubles du mouvement se caractérisent par des contractions involontaires brusques, sans rythme déterminé, continues, commençant aux membres supérieurs pour s'étendre à la face (grimaces), à la langue, au tronc et aux membres inférieurs. Ces mouvements désordonnés peuvent quelquefois rester localisés à une moitié du corps. Ils disparaissent pendant le sommeil.

Un certain degré de parésie se montre toujours dans la chorée et peut même devenir un symptôme prédominant (chorée molle).

Les souffles cardiaques ne sont pas rares et sont dus tantôt à une endocardite concomitante, tantôt à l'anémie : on les a même attribués aux mouvements choréiques du muscle cardiaque.

Dans la chorée, l'état mental des malades est particulier; il se caractérise par de l'inattention, de l'irritabilité, une diminution du sens moral, parfois des hallucinations et un délire maniaque.

La durée de la maladie varie de six semaines à deux mois. La guérison est habituelle, mais les récidives sont fréquentes. Quelques formes présentent une certaine gravité soit par l'intensité des mouvements convulsifs, soit par les troubles mentaux qui surviennent; la chorée gravidique est également d'un pronostic plus sérieux, et sa durée est toujours assez longue.

Le terrain nerveux est une cause prédisposante puissante dans le développement de la chorée. « La chorée s'attaque d'habitude aux enfants de tempérament nerveux ou lymphatico-nerveux, affaiblis par une mauvaise alimentation, une hygiène insuffisante, des études prématurées, la masturbation ou les excès sexuels. Parfois les malades ont marché et parlé trop tard ; ils ont été atteints dans leur jeune âge de convulsions ou de troubles cérébraux ; ils portent des stigmates de dégénérescence physique. Souvent la cause occasionnelle est alors une émotion violente, une frayeur, peut-être aussi l'imitation ou la contagion nerveuse (1). » L'hérédité directe est rare, mais l'hérédité transformée est très fréquente.

Pour le professeur Joffroy, la chorée serait une névrose cérébro-spinale d'évolution, et la relation pathogénique entre cette affection et le rhumatisme, si bien admise par Roger, G. Sée, Botrel, n'existerait pas. On ne peut nier cependant la fréquence du rhumatisme articulaire aigu et de la chorée; et peut-être faut-il voir dans cette coïncidence fréquente les manifestations d'un même état infectieux chez des sujets prédisposés : les travaux de Pierret, Marie, Teissier, en établissant nettement l'apparition de la chorée à la suite de maladies microbiennes (fièvre typhoïde, érysipèle, etc.), pourraient peut-être donner raison à cette conception.

En outre de la chorée vulgaire, à marche subaiguë, il existe une chorée chronique (chorée de Huntington), se montrant chez les adultes et les vieillards, qui ne diffère de la première que par sa marche lente et progressive, son incurabilité absolue et sa terminaison fréquente par la déchéance psychique du sujet. Cette chorée est le fruit habituel d'une hérédité directe très chargée. Cette forme chronique ne serait, pour Charcot, qu'une variété de la chorée vulgaire.

Dans les médications externes de la chorée, l'hydrothérapie doit revendiquer la plus forte part. Ce sont les pratiques hydrothérapiques en effet qui, associées ou non à la gymnastique, donnent les résultats les plus efficaces.

La gymnastique consistera en exercices simples : mouvements divers de flexion ou d'extension des membres et du tronc, inspirations profondes, chaque mouvement devant être fait lentement et surtout sans fatigue. La gymnastique suédoise (mouvements passifs, actifs, contrariés) sera également utile.

L'hydrothérapie a été employée sous toutes ses formes dans la chorée. Nous ne parlons pas ici des bains chauds, simples ou médicamenteux (bains sulfureux, alcalins, salés, acidulés), qui ont été plus ou moins vantés, mais bien de l'eau froide administrée dans ses différents procédés. Sous ce rapport, chaque médecin a ses préférences : Dupuytren employait le « bain de surprise », consistant à plonger cinq ou six fois de suite le malade, la tête la première, dans un bain froid de 10° à 15°, après lequel le patient était frictionné, essuyé et devait prendre de l'exercice pendant une

(1) P. Oulmont, *loc. cit.*

heure; Baudelocque conseillait le bain tempéré à 26° prolongé; d'autres préfèrent les affusions froides; J. Simon recommande les bains tempérés; Cadet de Gassicourt, les applications tièdes ou fraîches; Comby se sert souvent de la douche froide en pluie verticale, à laquelle il associe la douche en jet sur la colonne vertébrale; Joffroy donne la préférence à l'enveloppement dans le drap mouillé modérément exprimé, dont la durée d'application est de deux à trois minutes, pendant lesquelles le malade est frictionné et fouetté sur le tronc et les membres, après quoi on l'enroule dans une couverture de laine par-dessus le drap mouillé et on le reporte dans son lit, où on le laisse une demi-heure dans une sorte de bain de vapeur.

La diversité de ces procédés prouve que toutes les formes de l'hydrothérapie peuvent réussir dans la chorée, suivant qu'elles s'adaptent convenablement aux différents états d'impressionnabilité des sujets. Il est un point, en effet, qui doit dominer la direction du traitement au point de vue de la médication hydriatrique; c'est de se baser sur les aptitudes morbides et la susceptibilité du malade et d'éviter toute excitation trop violente, dans la période d'état de la maladie. Nous conseillons donc de tâter avec soin la sensibilité du sujet et de ne débuter que par des procédés de douceur, comme les lotions fraîches ou froides, le maillot humide toni-sédatif de courte durée, les frictions au drap mouillé tordu ou les tapotements au drap ruisselant, les demi-bains progressivement refroidis de 30° à 25°, puis de 30° à 23°, 20° à 18° dans les séances ultérieures, les douches écossaises avec transition.

Plus tard, lorsque le malade sera tout à fait aguerri à l'eau froide, on pourra employer la douche froide exclusive en jet brisé, et même les immersions dans la piscine froide, de très courte durée, dont l'action puissamment toni-sédative combattra avec succès l'élément anémique et lymphatique qui accompagne si souvent les manifestations nerveuses de la chorée. Si le malade était entaché d'une tare rhumatismale qui contre-indiquerait l'emploi exclusif de l'eau froide, on utiliserait alors la douche écossaise plus ou moins chaude sans transition.

Une complication cardiaque n'est pas une contre-indication à l'emploi de l'hydrothérapie; elle nécessite seulement une plus grande circonspection et la soumission à certaines règles que nous trouverons plus tard.

Lorsque la maladie est au déclin ou complètement terminée, il faut insister avec persistance sur la continuation du traitement hydrothérapique (douches et piscines), afin de consolider la guérison et d'éviter les récidives ou les rechutes. A ce moment-là, l'emploi des bains de mer, qui est contre-indiqué dans la période d'état de la chorée, peut être recommandé avec utilité.

ÉPILEPSIE

L'épilepsie essentielle peut affecter la forme convulsive ou non convulsive. La première se manifeste par des accès complets (grand mal comitial), comprenant l'ictus avec ou sans aura, les convulsions toniques puis cloniques généralisées, et enfin la phase de stertor. La seconde forme se compose d'accès incomplets (petit mal), dont le *vertige épileptique* et l'*absence* constituent les types les plus communs; dans ce groupe doivent être rangés l'attaque stertoreuse ou apoplectiforme, les crises de tremblements, la course automatique et d'autres formes larvées (exhibitionnisme, délire agité ou dépressif, kleptomanie, etc.).

Les paroxysmes se montrent à des intervalles variables plus ou moins isolés ou rapprochés. Dans certains cas, la maladie se manifeste sous forme d'attaques subintrantes, dans l'intervalle desquelles le sujet reste plongé dans le coma (état de mal).

On a signalé quelques cas de guérison de l'épilepsie par l'hydrothérapie (Weiss, Duval, Delmas). Fleury croit avoir guéri quelques épileptiques, mais il est loin d'être absolument affirmatif, car, ainsi qu'il le fait très justement remarquer, dans les cas de ce genre, les attaques ne se montrent ordinairement, au début, et quelquefois pendant plusieurs années, qu'à de longs intervalles, et qu'il n'a pas pu suivre les malades pendant un temps suffisant pour acquérir une certitude absolue.

La question étant ramenée dans ces termes, on peut toujours affirmer que l'hydrothérapie est très utile dans l'épilepsie, en diminuant l'intensité et le nombre des attaques et en produisant une amélioration très nette; tel est aussi l'avis de Rosenthal, Nothnagel, Bourneville, Bricon (1).

A un autre point de vue, l'action de l'hydrothérapie dans l'épilepsie est d'un grand secours. On sait, en effet, que pour obtenir des résultats appréciables dans cette affection par la médication bromurée, il faut donner du bromure de potassium à des doses journalières progressives de 8 à 10 grammes, quelquefois plus, et l'on comprend la dépression intellectuelle et physique dans laquelle

(1) P. Bricon, *Du traitement de l'épilepsie*. Paris, 1882.

l'usage plus ou moins prolongé de cet agent médicamenteux doit plonger les malades. En facilitant et en régularisant l'absorption des médicaments, l'hydrothérapie permet souvent d'obtenir les mêmes effets avec des doses un peu moins fortes; d'autre part, en stimulant et en tonifiant l'organisme, en favorisant également l'élimination du sel bromique, l'eau froide facilite incontestablement la tolérance de la bromuration à hautes doses et combat les effets dépressifs de cette médication.

Les douches froides au jet brisé de courte durée, associées à l'emploi des piscines froides à eau dormante ou à eau courante, nous ont paru être les meilleurs procédés hydrothérapiques. Au début, cependant, il faudra ménager la susceptibilité des malades, et les entraîner à l'usage de l'eau froide exclusive à l'aide de la douche écossaise avec ou sans transition.

Les bains de siège froids ont été recommandés par quelques médecins comme moyens complémentaires de l'hydrothérapie générale.

NÉVROSE HYPNOTIQUE

Tandis qu'un certain nombre d'auteurs, sous l'instigation des travaux de Liébault et de Bernheim (de Nancy), admettent que l'hypnotisme n'est qu'une fonction normale, beaucoup d'autres, adoptant les idées de Charcot et de l'école de la Salpêtrière, reconnaissent dans cet état une véritable maladie qui serait proche parente de l'hystérie. Nous partageons absolument cette manière de voir : pour nous, l'hypnotisme est une sorte de névrose, qui se combine fréquemment avec l'hystérie, mais qui très souvent aussi peut en être indépendante (1), surtout dans la forme du petit hypnotisme.

Les manifestations provoquées de l'hypnotisme sont bien connues aujourd'hui, et nous n'avons pas à nous y étendre. On sait qu'il existe trois états distincts : la léthargie, la catalepsie et le somnambulisme, comportant chacun ses symptômes caractéristiques (anesthésie, hyperexcitabilité neuro-musculaire, suggestions, etc.). Dans le grand hypnotisme, ces trois états typiques se combinent d'une façon régulière, tandis que, dans la petite forme d'hypnose, on ne peut séparer aussi facilement les trois périodes, et les phénomènes

(1) F. Bottey, *Le magnétisme animal, Étude critique et expérimentale sur l'hypnotisme ou sommeil nerveux*, etc. Paris, 1888, 3e édit., Plon, Nourrit et Cie, éditeurs.

somatiques ou psychiques se trouvent plus ou moins mélangés.

Bien que l'hypnotisme ne soit qu'un état artificiel, provoqué par des manœuvres ou des procédés spéciaux, il n'en est pas moins vrai qu'il constitue, ainsi que nous l'avons dit, une véritable névrose que l'on a tout intérêt à combattre. En dehors de l'hystérie, il révèle un état d'excitabilité très net du système nerveux, excitabilité que les tentatives d'hypnotisation ne font qu'exagérer, lorsqu'elle ne créent pas de toutes pièces l'hystérie, ainsi que le fait a été maintes fois constaté.

On ne saurait donc trop lutter contre la prédisposition à l'hypnotisme, lorsqu'on l'observe chez des sujets non entachés d'hystérie, car il faut toujours craindre de voir cette dernière névrose se développer tôt ou tard chez ces individus hypnotisables. Toutes les pratiques hydrothérapiques froides sont efficaces; mais le meilleur procédé, lorsqu'on l'a à sa dispositiou, est incontestablement la douche froide mobile au jet brisé, de courte durée.

MALADIE DES TICS

La maladie des tics, bien mise en relief par les travaux de Charcot et de ses élèves, est caractérisée par des contractions involontaires d'un ou de plusieurs muscles du corps, pouvant se montrer dans toutes les régions, mais plus fréquemment au niveau de la face et du cou. Un des caractères distinctifs des tics, c'est qu'il n'y a jamais d'incoordination motrice vraie (G. Guinon); les malades conservent toujours dans les mouvements volontaires une assurance parfaite; l'écriture n'est jamais troublée. De plus, les tics reproduisent toujours des mouvements ou des actes automatiques ou réflexes de la vie ordinaire : clignotement, crachotement, haussement d'épaules, etc. (1). Les tics ne se montrent pas pendant le sommeil; la volonté peut quelquefois les arrêter, mais souvent aussi elle est impuissante.

Les tics s'accompagnent, dans certains cas, d'exclamation involontaire, quelquefois ordurière (*coprolalie* de Gilles de la Tourette) (2). La plupart du temps, la maladie des tics se combine à une ou plusieurs des formes de la folie héréditaire des dégénérés (agoraphobie, maladie du doute, obsessions, idées fixes, etc.). Du reste, de même que pour la dégénérescence mentale dont la

(1) Guinon, *Dictionnaire encyclopédique des sciences médicales*, art. *Tics convulsifs*.
(2) Gilles de la Tourette, *Archives de neurologie*, 1885, nos 25 et 26.

maladie des tics ne serait qu'un syndrome épisodique (Magnan), cette affection reconnaît pour cause principale l'hérédité. Son début se fait généralement dans l'enfance ou dans l'adolescence.

La maladie des tics n'aboutit jamais à la guérison et persiste indéfiniment. Elle procède ordinairement par poussées, dans l'intervalle desquelles le malade n'est jamais absolument indemne, mais toujours affecté de quelques grimaces, de quelques tics plus ou moins accentués (G. Guinon). Dans les cas graves, il y a de véritables accès subintrants, incessants, qui rendent la vie insupportable aux malades, accentuent leurs troubles psychiques et en font quelquefois de véritables aliénés.

La thérapeutique, malheureusement impuissante à obtenir des effets curatifs dans cette maladie, peut néanmoins exercer une action sédative sur l'ensemble de l'affection, diminuer l'intensité et la fréquence des tics convulsifs, atténuer les symptômes psychiques surajoutés et prolonger la durée des rémissions ou des accalmies relatives. La médication se résume dans l'emploi des calmants à l'intérieur (bromures, valériane, opium, etc.), de l'isolement et de l'hydrothérapie.

Les pratiques hydrothérapiques les plus efficaces comportent l'usage de l'eau froide sous forme de douches et de piscines. Ces deux procédés combinés sont assurément ceux qui procurent le plus de calme aux malades. Leur durée devra toujours être courte, et on évitera dans l'emploi de la douche de trop fortes percussions qui, ainsi que nous l'avons vu souvent, peuvent réveiller ou exagérer momentanément les tics. Nous ne sommes pas partisan de la douche en pluie verticale, employée par quelques médecins dans la maladie qui nous occupe.

Lorsque les tics se montrent chez un sujet entaché d'une tare arthritique manifeste, on fera bien de se servir de la douche écossaise sans transition, pour peu que la douche froide exclusive réveille des douleurs rhumatoïdes. Dans ces mêmes circonstances, la piscine sera contre-indiquée.

Les tiqueurs devront pratiquer un exercice musculaire modéré, et éviter les exercices violents qui excitent d'une façon exagérée l'activité du muscle; sous ce rapport, nous avons toujours constaté les mauvais effets de la gymnastique, pratique qui, au contraire, dans la chorée, réussit généralement fort bien.

PARALYSIE AGITANTE

La paralysie agitante (maladie de Parkinson) est caractérisée par un tremblement menu, rapide, régulier, respectant la tête, et par une rigidité musculaire qui donne au malade une attitude spéciale : le corps est comme soudé, tout d'une pièce, et le patient semble courir après son centre de gravité. A ces deux symptômes typiques se joignent des douleurs spontanées, qui précèdent souvent le tremblement longtemps à l'avance, une sensation de chaleur exagérée et très pénible, un besoin incessant d'activité et de mouvement.

La maladie de Parkinson a une marche très lente, mais fatale, et le rôle des médications ne saurait se borner qu'à apporter un soulagement relatif aux malades. A ce point de vue l'hydrothérapie peut être utile, en diminuant les douleurs et les sensations pénibles de chaleur et en combattant les troubles de nutrition qui accélèrent l'apparition de la cachexie.

Il faudra procéder avec ménagement, car les sujets dont il s'agit sont généralement très sensibles. Un procédé que nous recommandons volontiers est le drap mouillé ruisselant appliqué sur le malade, pendant qu'un aide pratique rapidement de petits tapotements sur tout le corps ; on procède ensuite à une friction sèche très légère. Ce moyen peut être répété deux et trois fois dans la journée, et combat l'élévation de la température périphérique dont se plaignent les patients et qui constitue un phénomène objectif réel, ainsi qu'on a pu le constater à l'aide du thermomètre (Grasset).

La douche est également un excellent procédé à employer dans la paralysie agitante. On aura recours à la douche écossaise avec transition, en n'abaissant le degré de l'eau que progressivement et en n'allant pas jusqu'aux basses températures, tout au moins dans les débuts. Plus tard, si le malade la supporte bien, on aura intérêt à faire usage de la douche froide exclusive, d'une durée extrêmement courte et à pression modérée.

TREMBLEMENT

En dehors du tremblement de la paralysie agitante, ce symptôme peut se rencontrer dans un grand nombre d'autres circonstances. Sans parler du tremblement émotif, très fréquent chez les névropathes, on note le tremblement dans certaines névroses (neurasthénie, hystérie, goitre exophtalmique), dans les intoxications (alcool, plomb, mercure, morphine, tabac), dans la sclérose en plaques, la paralysie générale progressive, l'hémorragie cérébrale, l'âge sénile. La plupart de ces variétés de tremblement rentrent dans l'étude des affections qui leur donnent naissance, et nous n'avons pas à nous y arrêter ici.

Mais il est une forme de tremblement essentiel, véritable névrose héréditaire (Fernet, Charcot) dont le professeur Raymond a publié une relation intéressante (1), et sur laquelle nous tenons à insister. Ce tremblement, dont nous avons observé récemment un cas très net chez un jeune homme de vingt-deux ans, est héréditaire, mais n'atteint pas nécessairement tous les membres d'une même famille; il présente des oscillations rapides et ne se montre que lorsque le malade fait des mouvements, sans être exagéré toutefois dans les mouvements intentionnels. Toutes les parties du corps peuvent être atteintes, mais ce sont les membres supérieurs qui sont le plus souvent affectés.

Si nous en jugeons par le fait qui nous est personnel, nous pensons que l'hydrothérapie peut jouer un rôle très efficace dans le tremblement essentiel, héréditaire. Notre malade fut soumis à la douche froide biquotidienne, puis au bout de quelque temps à la douche le matin et à la piscine à eau courante le soir. Ayant remarqué que l'immersion faisait disparaître le tremblement pendant un temps plus ou moins long, nous conseillâmes la piscine deux fois par jour, d'une durée de quinze à vingt secondes. Après un traitement de cinq semaines, le tremblement avait disparu. Sans vouloir nous porter garant de la guérison absolue de l'affection, nous tenons toutefois à faire remarquer l'influence réelle de l'hydrothérapie dans le cas auquel nous faisons allusion.

TÉTANIE

La tétanie est un syndrome caractérisé par une contracture douloureuse des mains, et souvent aussi des pieds, se manifestant sous forme d'accès à intervalles variables; dans les formes graves, la convulsion tonique peut s'étendre aux muscles du tronc, de la res-

(1) Raymond, *Bulletin médical*, 1892.

piration, de la face, ou s'accompagner de fièvre, de céphalalgie, d'attaques épileptiformes, etc.

Les causes de la tétanie sont assez nombreuses. On la rencontre quelquefois à l'état épidémique. Chez l'enfant, la dentition, chez l'adulte, les émotions, le refroidissement, l'état puerpéral, l'hystérie (Oulmont), les premières règles (Tonnelé), les affections du tube digestif, la diarrhée abondante, la dilatation d'estomac, les intoxications, l'extirpation du goitre, sont des causes connues.

Les théories pathogéniques que l'on a proposées dans la production de cette affection sont nombreuses ; mais, quelles qu'elles soient, elles se rapportent toutes à l'excitation de la substance grise du segment antérieur de la moelle par des causes diverses.

Le traitement hydrothérapique de la tétanie consistera à modifier l'excitabilité réflexe de la moelle par des bains chauds (33° à 34°), ou mieux par des douches chaudes prolongées administrées deux fois par jour. On a également vanté, dans ce but, l'application permanente d'un sac à glace sur la colonne vertébrale.

La connaissance intime des conditions étiologiques fournira des indications précieuses. Dans la tétanie *à frigore*, on se trouvera bien de l'emploi des sudations au maillot sec ou aux étuves sèche et humide, suivies d'une application froide extrêmement courte. Les douches écossaises sans transition seront également indiquées.

La tétanie provoquée par des intoxications diverses, par l'auto-intoxication due à la dilatation d'estomac (Bouchard), sera combattue par les applications froides stimulantes, frictions au drap mouillé, douche froide courte, auxquelles on adjoindra fréquemment l'emploi des étuves sèches ou humides. Dans un cas de tétanie consécutive à une diarrhée abondante, nous nous sommes parfaitement trouvé de l'usage répété (jusqu'à quatre fois par jour) du maillot humide de courte durée (20 à 25 minutes), avec ingestion d'eau à assez haute dose dans les vingt-quatre heures : s'il est vrai que cette forme de tétanie serait due, d'après Kussmaul, à un dessèchement des nerfs et des muscles produit par une déshydratation du sang, le succès que nous avons obtenu donnerait raison à cette théorie.

Dans les tétanies relevant de l'hystérie ou s'accompagnant d'une excitation nerveuse plus ou moins prononcée, l'emploi de la douche froide très courte sera très utile. Si ce procédé était mal toléré, on le remplacerait par l'immersion dans la piscine à eau dormante et modérément froide, ou par des moyens encore moins perturbateurs, tels que les tapotements au drap mouillé tordu, les affusions froides ou fraîches, les demi-bains refroidis.

SPASMES FONCTIONNELS — CRAMPE DES ÉCRIVAINS

On désigne sous ce nom des contractions musculaires continues ou rythmiques se manifestant par la mise en jeu de certains mouvements volontaires ou instinctifs. La *crampe des écrivains* représente le type de cette affection.

Celle-ci est précédée généralement d'une période prodromique caractérisée par une excitabilité nerveuse plus ou moins prononcée, au milieu de laquelle apparaît une fatigue de la main et une difficulté à écrire de plus en plus grande, qui peut aboutir à une impotence complète. La crampe peut affecter plusieurs formes, spasmodique, trémulante, choréique (Jaccoud), paralytique, cette dernière étant plutôt une impotence fonctionnelle qu'un spasme proprement dit. Ces troubles moteurs s'accompagnent fréquemment de symptômes concomitants, fourmillements, anesthésie, troubles vaso-moteurs.

Les spasmes fonctionnels ne se rencontrent pas seulement chez les écrivains, mais aussi chez toutes les personnes qui, par leur profession, font contracter certains muscles à l'excès, comme les pianistes, les danseuses, les couturières, etc.; aussi serait-il plus logique de donner à cette affection le nom de *spasmes professionnels.*

Les névropathies et la diathèse arthritique sont des causes prédisposantes qui transforment souvent, notamment pour la crampe des écrivains, en un véritable abus physiologique une somme de contractions musculaires qui ne constituerait qu'un travail normal pour un individu en état de santé.

La marche de l'affection est très longue. Les régressions et les améliorations passagères sont fréquentes, mais la guérison est rare.

Le traitement hydrothérapique est très utile, en s'adressant à la fois à l'état constitutionnel du malade, et à l'état d'excitation ou de dépression du système musculaire.

Tous les agents toni-sédatifs de l'hydrothérapie pourront être employés, suivant les cas, pour remplir la première indication. On cherchera également à modérer la suractivité nerveuse par des douches écossaises à température peu élevée (38° à 40°) que l'on localisera sur la colonne vertébrale pendant une durée prolongée; dans la forme paralytique, on fera usage au contraire de la douche froide courte et énergique promenée sur la région rachidienne.

Dans certains cas, les immersions froides à eau dormante ou à eau courante nous ont paru être plus efficaces que les douches.

PARAMYOCLONUS MULTIPLEX — MALADIE DE THOMSEN

Le paramyoclonus multiplex est une maladie caractérisée par des convulsions cloniques se montrant d'une façon symétrique sur les muscles des membres, du tronc et même de la face, et apparaissant sous forme d'accès spontanés plus ou moins fréquents et de durée variable. Cette affection est assez rare et a été décrite pour la première fois par Friedreich.

Dans la maladie de Thomsen, on constate également des contractions musculaires, mais celles-ci se produisent sous forme de spasmes toniques au début des mouvements volontaires. La rigidité musculaire dure quelques secondes à peine, puis le malade peut se remettre en marche, ou opérer le mouvement volontaire s'il s'agit des membres supérieurs. Le spasme réapparaît dès que le sujet, après s'être remis au repos, veut recommencer un nouveau mouvement.

Ces deux affections peuvent être favorablement influencées par l'hydrothérapie, dont les formules seront adaptées aux malades suivant les différents degrés d'impressionnabilité individuelle.

VERTIGE

Le vertige est un syndrome caractérisé par une sensation subjective d'instabilité : le malade croit tourner sur lui-même ou voit tourner les objets qui l'entourent. Le conscience reste complète; ce qui distingue le vertige vrai du vertige épileptique ou du vertige apoplectiforme de la maladie de Ménière.

Certains vertiges peuvent se produire dans l'état de santé, à la suite de causes qui troublent momentanément les conditions physiologiques, comme le mal de mer, l'altitude élevée, etc. Dans les maladies nerveuses, le vertige est fréquent (neurasthénie, hystérie, goitre exophtalmique, migraine); de même dans la congestion et l'anémie cérébrale, la paralysie générale, la sclérose en plaques, les lésions du cervelet. Les maladies de l'oreille, des muscles de l'appareil locomoteur de l'œil le provoquent souvent.

Le vertige se rencontre dans les maladies du cœur, notamment dans l'insuffisance aortique, dans l'artériosclérose, dans les affections de l'estomac, du larynx. On le voit également dans certaines maladies générales, chlorose, goutte, mal de Bright, maladies infectieuses, intoxication. Signalons le vertige paralysant, rapporté par Gerlier à une infection ayant son origine dans les vacheries.

Nous n'avons pas à insister d'une façon spéciale sur le traitehydrothérapique du vertige, car les indications seront avant tout fournies par les conditions étiologiques qui lui donnent naissance; c'est en combattant les différentes causes dont il dépend que la médication hydrique agira avec efficacité sur ce phénomène.

Toutefois, dans l'application des agents de l'hydrothérapie, le vertige imposera au médecin l'obligation de procéder avec douceur, surtout au début de la cure, et d'éviter toute excitation trop violente de la circulation ou de l'innervation centrale. Il faudra donc tâter la susceptibilité des malades, et chez ceux qui ne pourront supporter la douche froide, faire usage de la douche écossaise avec ou sans transition, ou de certains procédés sans percussion, comme les draps mouillés, les affusions, le maillot humide de courte durée. Il faut que le patient arrive à tolérer l'opération hydrothératique sans que celle-ci réveille le vertige. Il sera bon également, dans ce but, d'insister sur les lotions froides ou les compresses réfrigérantes appliquées sur le front ou sur la nuque avant et après la douche.

A moins que le vertige ne soit symptomatique de l'anémie cérébrale, la piscine très froide à eau courante sera déconseillée chez les vertigineux, par suite de la trop grande réfrigération qu'elle provoque et de l'exagération de l'excitabilité nerveuse qui pourrait en résulter.

INSOMNIE

Quelles que soient les théories que l'on adopte sur la pathogénie du sommeil, le fait qui s'impose est que le sommeil n'est que la cessation de l'activité cérébrale, une sorte d'inertie du cerveau. Toutes les causes qui viendront troubler le dynamisme de cet appareil, en entretenant de ce côté une excitation anormale, pourront créer l'absence plus ou moins complète de sommeil ou insomnie.

L'excitation cérébrale peut tirer son origine du cerveau lui-même, comme dans les lésions organiques ou inflammatoires des centres nerveux, dans les névroses, dans les vésanies, dans la fatigue intellectuelle. L'excitation peut être périphérique : telle est l'insomnie causée par la douleur, quel qu'en soit le point de départ, ou par les excitations trop intenses de la peau, un travail musculaire exagéré, le surmenage physique. Enfin les altérations quantitatives ou qualitatives du sang sont une cause fréquente d'insomnie : citons les congestions diverses du cerveau (fluxion ou stase), l'anémie cérébrale, les dyscrasies, les infections et les intoxications.

Nous devons noter également l'insomnie que l'on pourrait appeler essentielle, se rencontrant en l'absence de tout autre symptôme concomitant et sans cause morbide appréciable. Cette forme d'insomnie apparaît généralement chez des sujets présentant de l'hérédité nerveuse.

Le traitement hydrothérapique de l'insomnie est dominé par la notion étiologique de ce phénomène. Dans l'insomnie provoquée par la douleur, on mettra en jeu les procédés révulsifs et analgésiques de la méthode; dans celle qui relève de troubles congestifs de l'encéphale, on insistera sur les agents dérivatifs destinés à amener la déplétion dans la circulation cérébrale; au contraire, dans l'insomnie due à l'anémie cérébrale, on cherchera, par les moyens appropriés, à provoquer la concentration et une répartition plus abondante du liquide sanguin dans les vaisseaux de l'encéphale. Nous n'avons pas à nous appesantir sur le choix et l'emploi des procédés destinés à remplir ces différentes indications, car nous aurons l'occasion d'y revenir par la suite.

L'insomnie symptomatique des névroses sera calmée par tous les procédés de l'eau froide destinés à combattre la maladie dominante. Cependant, il faut reconnaître que l'excitabilité spéciale des centres nerveux dont l'insomnie est l'indice, oblige souvent à être circonspect dans l'emploi des procédés et à faire un choix parmi les agents moins perturbateurs de la méthode. Souvent les douches excitent trop le malade, et il faut s'en tenir à des moyens sans percussion : draps mouillés, enveloppement humide sous sa forme toni-sédative, suivi ou non d'une affusion tiède ; affusions tempérées, fraîches ou froides ; demi-bain progressivement refroidi ; quelquefois simples lotions ou frictions humides, procédés qui seront pratiqués de préférence le soir. La piscine modérément froide (13° à 15°) à eau dormante, triomphe souvent de certaines insomnies d'origine nerveuse; quant à la piscine très froide à eau courante, elle est beaucoup moins bien tolérée et exagère fréquemment les phénomènes d'excitation et les troubles du sommeil. Le demi-maillot humide, appliqué le soir en se couchant, constitue un procédé partiel quelquefois très efficace.

Toutes les remarques que nous venons de faire sont applicables à l'insomnie essentielle.

Il peut arriver cependant que l'insomnie constitue un symptôme très rebelle ou soit le reflet d'un état d'éréthisme nerveux très prononcé, contre lequel échouent tous les agents de la médication toni-sédative. C'est alors aux moyens directement antispasmodiques, de sédation immédiate, qu'il faut avoir recours, c'est-à-dire aux bains chauds et aux douches chaudes. Les bains (1) seront ordonnés à une température de 33°-35°, c'est-à-dire dans les limites de la zone neutre, et seront prolongés pendant une à deux heures ; pendant ce temps on maintiendra sur la tête du malade des compresses froides. Mais les bains chauds prolongés ne peuvent être administrés pendant longtemps, car ils finiraient bientôt par produire des effets hyposthénisants et par déprimer le sujet; aussi leur préférons-nous la douche chaude, qui peut être appliquée sans inconvénient deux fois par jour et pendant un laps de temps plus ou moins prolongé, sans affaiblir le malade. Ces douches seront données à une température de 34° à 35°, de telle façon que le patient éprouve sous la douche une sensation agréable, indifférente pour ainsi dire au point de vue des impressions subjectives; il ne faut pas oublier que l'eau chaude perd généralement 1° 1/2 à 2° dans son trajet de la tribune au malade, et l'on devra se servir d'une température de 36° à 37° au moins, si l'on veut que la douche soit bien aux environs de la ligne neutre à son point de contact sur le corps. La durée de la douche chaude variera de 5 à 15 minutes.

Dès que l'excitabilité nerveuse du malade sera suffisamment atténuée, on abandonnera les procédés de sédation exclusive pour revenir aux applications toni-sédatives de l'hydrothérapie.

Nous devons faire, pour terminer, une recommandation importante. Chez les sujets atteints d'insomnie, les exercices musculaires, tels que la marche avant et après l'opération froide, devront être réduits à leur minimum, car chez les névropathes, en particulier chez les neurasthéniques, l'exercice exagéré épuise la force nerveuse déjà si diminuée chez ces malades, accentue l'excitation cérébrale et l'insomnie qui en est la conséquence.

(1) On peut ajouter à l'eau du bain une infusion concentrée de tilleul, bien que nous n'attachions à l'emploi de ce moyen qu'un effet purement suggestif.

CHAPITRE XIII

MALADIES DE L'APPAREIL D'INNERVATION : ALGIES ET AKINÉSIES

CÉPHALÉES — MIGRAINE — MIGRAINE OPHTALMIQUE

Céphalées. — Les céphalées chez l'adulte peuvent reconnaître pour causes la neurasthénie, l'hystérie, la syphilis, les tumeurs de l'encéphale, la méningite chronique, l'urémie, la chlorose, l'anémie, les dyscrasies, les intoxications, les excès physiques, les fatigues cérébrales.

Chez les enfants et les adolescents, les céphalées sont fréquentes. Signalons les céphalées de croissance, quelquefois accompagnées d'hypertrophie du cœur (G. Sée), les céphalées par surmenage intellectuel, celles qui sont dues à des troubles dyspeptiques, celles qui se montrent dans la chorée, l'épilepsie, les céphalées chez les enfants de souche rhumatismale ou goutteuse (J. Simon).

La céphalée neurasthénique se montre pendant le jour, et la douleur n'est pas très intense; c'est plutôt une sensation de serrement ou de pression que les malades comparent à un casque qui leur comprimerait la tête. Cette céphalée est souvent unilatérable.

La céphalée hystérique se manifeste sous forme soit d'hyperesthésie du cuir chevelu, soit de névralgie localisée (clou hystérique), soit d'une douleur paroxystique très violente accompagnée de symptômes pouvant quelquefois simuler la méningite.

Dans la syphilis, la céphalée est continue, profonde, avec exacerbations nocturnes. La céphalalgie provoquée par les tumeurs encéphaliques présente souvent des accès paroxystiques très douloureux et s'accompagne fréquemment de vomissements.

Toutes les autres céphalées sont plus ou moins intenses, plus ou moins tenaces, sont généralisées ou se localisent plus spécialement à la région frontale.

L'hydrothérapie modifie la céphalée en triomphant des affections qui l'engendrent; c'est dire que son action est subordonnée à celle qu'elle peut avoir contre les maladies ou les états dont la céphalalgie dépend.

Il sera nécessaire, chez les sujets atteints de céphalée, de n'employer l'eau froide qu'avec un certain discernement. Chez beaucoup de malades, en effet, la douche froide d'emblée peut réveiller ou exagérer les douleurs céphaliques, et en particulier chez les individus chlorotiques, anémiques ou affaiblis par un état dyscrasique quelconque. On devra donc, dans ces conditions, atténuer le choc de l'eau froide par l'application préalable d'une douche chaude, que l'on fera suivre soit brusquement, soit progressivement si la transition brusque ne réussit pas, d'une douche froide très courte. Souvent même on sera obligé, lorsque les basses températures sont mal supportées, de n'employer, tout au moins au début, que des températures mitigées, soit sous forme de douche écossaise avec transition, soit sous forme de douches à température fixe. On cherchera de la sorte à entraîner progressivement les malades, de façon à arriver à la douche froide exclusive aussitôt qu'on le pourra. On n'oubliera pas d'insister sur les procédés locaux, administrés avant ou après la douche, tels que bains de pieds chauds, douches chaudes sur les pieds, compresses froides, ou au contraire très chaudes, à la nuque et sur le front. Les bains de siège froids à eau percutante sont souvent très utiles, dans certaines céphalées, par suite des effets réflexes à distance qu'ils produisent sur l'encéphale.

Lorsque les douches exagéreront la céphalalgie, on les remplacera par les procédés sans percussion, dont l'emploi sera choisi et gradué suivant la sensibilité des sujets.

Chez les anémiques, chez les convalescents ayant une circulation cérébrale affaiblie, les lotions de la tête et du cou à l'eau très froide et de courte durée sont utiles en augmentant l'irrigation du cerveau. Au contraire, chez les sujets dont le cerveau est congestionné outre mesure (pléthoriques, excès de travail intellectuel, céphalée des dyspeptiques), les lotions céphaliques très chaudes (48° à 50°) sont indiquées pour provoquer le spasme des vaisseaux encéphaliques; les compresses réfrigérantes répétées fréquemment produiraient un effet analogue. Il en sera de même des douches percutantes localisées sur les pieds, qui détermineront une contraction réflexe des vaisseaux du cerveau; les bains de siège froids par immersion seraient également utiles en provoquant une dérivation sanguine vers les parties inférieures.

Les sudations à l'étuve sèche ou humide limitée seront associées avec intérêt à l'eau froide dans tous les cas où il s'agira de mettre en jeu la médication sudorifique, éliminatrice (céphalées urémique, syphilitique, par intoxication). Chez les goutteux, les arthritiques, la céphalalgie nécessite souvent l'usage habituel de la douche écossaise, de préférence à la douche froide exclusive; chez ces malades, l'emploi modéré du bain d'air chaud ou du bain de vapeur est également très utile.

Migraine. — Quelle que soit l'opinion que l'on adopte au point de vue de la pathogénie de la migraine, que celle-ci soit due à une névralgie du cerveau, à une névrose, à une excitation ou à une paralysie du sympathique, à des troubles circulatoires (anémie ou congestion) de l'encéphale et des méninges, à la névralgie des rameaux méningés du trijumeau, cette affection est bien rarement une maladie isolée. Dans l'immense majorité des cas, la migraine relève d'un état constitutionnel névropathique ou arthritique : rhumatisme, goutte, gravelle, asthme, sciatique, chorée, etc., s'associent ou succèdent chez un même individu ou dans une même famille aux accès de migraine.

Les migraines dites symptomatiques ne sont également que des affections constitutionnelles provoquées par des causes permanentes ou accidentelles diverses, telles que la dyspepsie, les maladies de l'utérus, de l'oreille, les excitations sensorielles diverses, etc.

L'hydrothérapie est une des médications les plus efficaces que l'on puisse opposer à la migraine, et c'est en se pénétrant intimement des conditions individuelles du malade, non-seulement au point de vue de son état constitutionnel, mais encore des causes déterminantes qui l'entretiennent, que l'on appliquera avec succès les procédés appropriés de la médication hydrothérapique.

Nous n'avons pas à décrire ici l'emploi de la méthode, car celle-ci se confond, dans l'espèce, avec les différentes affections que nous retrouverons plus tard (goutte, arthritisme, dyspepsies, etc.). Dans quelques cas rares de migraine se montrant sous une forme pour ainsi dire isolée, c'est-à-dire chez des individus n'ayant pas présenté jusqu'alors des antécédents suspects, c'est toujours la douche froide de courte durée qui nous a donné les meilleurs résultats. Il en a été de même chez les sujets dont la tare arthritique héréditaire se manifestait par des accès de migraine, et chez lesquels la douche froide seule, ou combinée avec quelques sudations à l'étuve sèche, a constamment réussi.

Burgonzio a vanté l'emploi de l'aquapuncture (douche filiforme) dans les hémicranies et les céphalées rebelles.

Peut-on, par l'hydrothérapie, arrêter un accès de migraine ou en diminuer la durée? Dans quelques cas, il nous est arrivé, en administrant une douche froide très perturbatrice, comme la douche en pluie verticale, la douche en cercles, la douche au jet mobile en percutant violemment les membres supérieurs et inférieurs, d'arrêter l'accès de migraine dès sa période prodromique, alors que la douleur hémicranienne est encore légère. Mais, lorsque la migraine est franchement constituée, nous avons toujours échoué.

Migraine ophtalmique. — Les bons effets de l'hydrothérapie ne sont pas moins nets dans cette forme de migraine décrite par Féré sous le nom de migraine ophtalmique, et dans laquelle la douleur oculaire et sus orbitaire s'accompagne de troubles visuels (scotome, hémiopie), sensitifs (hyperesthésies, anesthésies) et quelquefois moteurs (convulsions, paralysies transitoires).

Dans les cas de migraine ophtalmique, la douche froide, jointe à l'emploi du bromure de potassium à haute dose, nous a toujours fourni des résultats très efficaces. Bonnal a cité un exemple de guérison rapide de migraine ophtalmique avec symptômes épileptoïdes, datant de vingt-cinq ans, par l'emploi de l'étuve sèche générale prolongée.

IRRITATION SPINALE

L'irritation spinale est un syndrome qui peut se présenter dans plusieurs états morbides. Citons pour mémoire l'hyperesthésie rachidienne d'origine hystérique et celle qui se rencontre dans le tabes dorsalis; nous avons déjà décrit la première (voy. Hystérie), et nous parlerons plus loin de l'hyperesthésie spinale des ataxiques.

Dans la neurasthénie, bien que la forme cérébro-spinale soit la plus fréquente, il peut arriver que les symptômes nerveux se localisent spécialement dans l'axe médullaire : c'est à cette variété morbide que certains auteurs ont donné particulièrement le nom d'*irritation spinale*. L'irritation spinale neurasthénique est caractérisée par la rachialgie cervicale ou sacrée, se manifestant tantôt sous forme de plaque plus ou moins douloureuse, tantôt sous forme de sensations de serrement, de pression, accompagnées souvent de craquements et de phénomènes hyperesthésiques ou paresthésiques. Avec les symptômes douloureux apparaissent d'autres phénomènes d'ordre médullaire qui font partie du cortège de la myélasthénie, et que nous avons déjà décrits avec la neurasthénie cérébro-spinale (voy. chap. XII). Tous ces symptômes se rattachent à l'altération dynamique primitive des centres nerveux, sans qu'il soit besoin d'invoquer dans leur production l'anémie rachidienne, ainsi que l'ont fait quelques-uns (Jaccoud).

Parmi les manifestations du rhumatisme vague, on a décrit, sous le nom d'*irritation spinale,* des phénomènes divers que l'on a rapportés à un état de congestion probable des enveloppes de la moelle (Besnier). Cet état serait caractérisé « par des douleurs dorsales ou latérales du tronc aggravées par la chaleur du lit, par le décubitus dorsal; par des douleurs alternantes avec amaigrissement des membres inférieurs (sciatiques), mais sans paralysie motrice; des secousses brusques aux premiers moments du sommeil; du priapisme nocturne ou matutinal, augmenté plutôt que diminué par la satisfaction vénérienne; des douleurs vagues en ceinture ou dans les flancs, et quelquefois vers le scrotum et les ovaires. Chez d'autres malades, les malaises nocturnes se localisent davantage, occupent les lombes et les masses dorsales, le coccyx, le rectum et la vessie, produisant alors une série très nombreuse de misères nocturnes qui diminuent au réveil, s'effacent ou s'atténuent avec le lever, restent compatibles avec un état de la nutrition générale et de la santé en apparence satisfaisant, mais empoisonnent littéralement l'existence des patients, que l'on traite souvent de malades imaginaires (1). »

A notre avis, on a compris dans le tableau que nous venons de transcrire un grand nombre de malades qui ne sont autre chose que des neurasthéniques à forme spinale; la fusion est d'autant plus permise que l'on connaît bien maintenant la parenté qui unit l'arthritisme à la névrose neurasthénique. Cependant, il n'est pas douteux qu'un certain nombre de sujets ne puissent présenter du côté de la moelle des phénomènes fluxionnaires d'ordre rhumatismal, qui donnent lieu aux symptômes de l'irritation spinale tels que les a décrits M. Besnier.

Au point de vue hydrothérapique, nous n'avons rien à ajouter ici aux principes que nous avons déjà formulés lorsque nous avons

(1) E. Besnier, *Dictionnaire encyclopédique des sciences médicales*, art. *Rhumatisme*.

parlé du traitement de la neurasthénie cérébro-spinale, dont l'irritation spinale neurasthénique ne représente qu'une des formes.

Quant à l'irritation spinale manifestation du rhumatisme vague, c'est aux associations combinées du calorique et du froid qu'il faut avoir recours. On administrera une douche très chaude sur toute la hauteur de la colonne vertébrale, de façon à amener une vive rubéfaction de toute cette région; puis, pour accentuer les effets révulsifs, on fera suivre cette douche chaude localisée d'une douche froide très courte, et l'on terminera l'opération par la douche froide généralisée de courte durée.

La percussion de la douche chaude devra être basée sur la sensibilité de la région. Si cette douche, même réduite à un minimum de pression, était très douloureuse, on la remplacerait par la douche de vapeur ou par des lotions très chaudes. Dans certains cas également, on devra remplacer la douche froide par des lotions ou des affusions froides, lorsque les sujets seront trop sensibles.

Il sera bon de faire usage des sudations au maillot sec ou humide ou aux étuves limitées, suivies d'applications froides très courtes. L'emploi plus ou moins fréquent de ces procédés sera basé sur l'état général du sujet, qu'il faudra avant tout ne pas affaiblir par des transpirations trop répétées.

Quelquefois, dans les formes d'irritation spinale rhumatismale, les applications d'eau chaude exclusive réussissent mieux. On administrera des lotions, des affusions ou la douche très chaudes à une température de 48° à 50°, sur la hauteur de la colonne vertébrale : sous l'influence de cette température élevée, il se produit une dérivation sanguine au niveau de la peau, en même temps qu'un spasme réflexe sur les vaisseaux de la moelle, double résultat qui tend à combattre la cause pathogénique de l'affection. Le sac à eau chaude appliqué sur le rachis sera également utile.

NÉVRALGIES

On donne le nom de névralgie à un syndrome caractérisé par des douleurs continues avec exacerbations paroxystiques, se manifestant sur le trajet d'un tronc nerveux sensitif ou sur ses rameaux, douleurs spontanées et exagérées par la pression, et auxquelles peuvent s'ajouter des phénomènes vaso-moteurs ou trophiques.

Tous les nerfs sensitifs peuvent être affectés de névralgie. Les névralgies les plus fréquentes sont celles du trijumeau, du plexus cervico-occipital ou cervico-brachial, des nerfs intercostaux, des nerfs lombo-abdominaux et des sciatiques.

Les causes des névralgies sont nombreuses et variées. Certaines sont d'ordre périphérique, comme les douleurs reconnaissant pour causes les plaies des nerfs, les contusions, la compression par des tumeurs, par le gonflement ou l'inflammation des parties environnantes; beaucoup de névralgies sont dues à des névrites subaigüës. Il en est d'autres dont l'origine étiologique repose sur une congestion, telles que les névralgies provoquées par le froid subit et intense, par l'exposition du corps à un foyer de chaleur, par l'arrêt d'un écoulement physiologique habituel (névralgies hyperhémiques de Gubler.)

Certains états nerveux (hystérie, neurasthénie) déterminent fréquemment des névralgies, qu'il ne faut pas confondre avec les pseudo-névralgies (algies centrales d'Huchard) si communes chez les névropathes, et qui ont pour caractère de se montrer brusquement à la suite d'une émotion ou d'une influence insignifiante, de ne pas être exagérées par les mouvements ou par la pression et de présenter dans leur évolution une allure irrégulière et capricieuse; ces pseudo-névralgies, du reste, n'affectent pas spécialement les troncs nerveux, et la douleur se diffuse plus ou moins dans les muscles, les tendons et les autres tissus de la région.

Les altérations diverses du sang sont une des causes les plus fréquentes des névralgies. Citons la chlorose, les anémies, l'affaiblissement organique dû aux excès de toute sorte, la goutte, le diabète, l'arthritisme dans lequel elles constituent souvent une manifestion du rhumatisme abarticulaire, l'impaludisme, la tuberculose, la syphilis, les intoxications et les cachexies diverses.

L'interprétation pathogénique de la névralgie donne lieu à de grandes difficultés. Sans doute, un certain nombre de névralgies peuvent relever d'un élément congestif primordial, comme dans certains cas très nets de névralgies *à frigore,* mais on ne peut admettre cette hyperhémie dans toutes les formes de névralgies, ainsi que le font quelques auteurs.

En présence de ces difficultés d'interprétation, dit M. Boulay, « on en est réduit à émettre sur la pathogénie du syndrome l'une des deux hypothèses suivantes : ou bien la névralgie résulte d'une altération anatomique d'un ordre spécial, inaccessible aux moyens de recherche dont nous disposons ; ou bien elle est la conséquence d'une simple modification de l'état dynamique du nerf, la texture et la structure des éléments anatomiques restant intactes. Dans cette dernière hypothèse, il y aurait entre le nerf atteint et le nerf homologue du côté sain la même différence qui existe entre deux barreaux de fer doux dont l'un est aimanté et l'autre pas (1). »

Certains auteurs ont placé l'altération matérielle ou fonctionnelle dans les centres nerveux (Vulpian, Anstié); d'autres admettent une théorie périphérique (Axenfeld, Huchard); avec M. Rigal, il faut admettre que les névralgies peuvent avoir leur siège tantôt dans les racines des nerfs, tantôt dans leurs noyaux d'origine, tantôt enfin reconnaître ces deux points de départ à la fois (2).

En somme, l'élément fondamental des névralgies peut être ramené à une modification dans le dynamisme périphérique ou central du système nerveux, troublé dans beaucoup de cas par une irrigation vicieuse soit d'ordre hyperhémique, soit d'ordre dyscrasique. L'hydrothérapie, en agissant à la fois sur la fonction nerveuse, qu'elle perturbe par un influence directe ou réflexe, et en même temps sur la circulation des nerfs, qu'elle diminue ou supprime momentanément, produit dans les névralgies des résultats thérapeutiques incontestables : par son action perturbatrice d'une part, par son action révulsive d'autre part, cette méthode détermine des effets analgésiques très puissants sur la sensibilité des nerfs affectés.

Les procédés hydriatriques que nous recommandons dans le traitement des névralgies sont la douche froide, la douche écossaise, les sudations et, dans quelques cas, la douche de vapeur. Certains agents, comme la piscine, les affusions froides, les douches tièdes, doivent être proscrits : la piscine et les affusions produisent une trop grande réfrigération de l'économie et une réaction consécutive trop lente; quant aux douches tièdes, elles sont accompagnées d'une évaporation rapide et d'un refroidissement superficiel sans réaction ultérieure, qui constituent de graves inconvénients en risquant d'exagérer les phénomènes douloureux.

Lorsque la névralgie est très intense ou de date récente, comme certaines névralgies survenant à la suite d'un coup de froid, on emploiera la douche écossaise très chaude sans transition : cette douche sera localisée pendant 5 à 6 minutes sur les parties malades et suivie d'une douche froide générale très courte. Si les régions affectées sont très sensibles à l'action du froid, la douche froide devra être assez courte pour ne pas absorber au delà du coefficient de chaleur fourni artificiellement par la douche chaude préalable (douche écossaise révulsive proprement dite); autrement, il sera préférable d'augmenter de quelques secondes la durée de la douche froide, afin de produire un effet à la fois révulsif et tonique.

Dans les mêmes circonstances, on obtiendra également une

(1) M. Boulay, art. *Névralgies* du *Traité de médecine* de Debove et Achard. Paris, 1894.
(2) Rigal, *Causes et pathogénie des névralgies*. Paris, 1872.

révulsion énergique par l'emploi de l'étuve sèche, de beaucoup préférable à l'étuve humide, suivie d'une douche froide de très courte durée. Si la percussion de l'eau est trop douloureuse, on remplacera la douche chaude par une douche de vapeur.

Il peut arriver, quoique rarement, que certaines formes de névralgie *à frigore* ou rhumatismales ne peuvent être modifiées par les combinaisons du calorique et du froid; on aura alors recours à l'emploi de la chaleur exclusive, de la douche très chaude en particulier (50° environ) localisée sur les parties malades.

Dans les névralgies anciennes, dans celles qui présentent une réaction locale moins violente, on s'adressera d'emblée à la douche froide générale au jet brisé, à laquelle on adjoindra le jet fort promené pendant quelques instants sur le trajet du nerf malade. On pourra faire précéder avec utilité, de temps en temps, l'usage de la douche froide d'une sudation à l'étuve sèche; dans certaines circonstances, le massage pratiqué pendant la transpiration dans l'étuve générale sera un moyen adjuvant très efficace. Winternitz recommande la douche alternative dans le traitement de certaines névralgies sciatiques.

Dans plusieurs cas rebelles, l'emploi de la douche filiforme (aquapuncture) a donné d'excellents résultats.

L'administration de ces procédés divers ne devra pas faire oublier qu'un très grand nombre de névralgies, symptomatiques d'états morbides divers (chlorose, neurasthénie, hystérie, diathèse rhumatismale, infections et intoxications), seront modifiées plus ou moins rapidement par l'emploi raisonné des différents moyens hydriatriques destinés à combattre ces affections, et par suite toutes les manifestations qui en dérivent.

La névralgie faciale accompagnée de mouvements convulsifs et connue sous le nom de *tic douloureux de la face* est justiciable du traitement par les douches écossaises ou par les sudations à l'étuve suivies de douche froide très courte. L'étuve sèche générale suivie de douche en pluie verticale pourra trouver, dans ces circonstances, son indication spéciale.

PARALYSIES PÉRIPHÉRIQUES

Les paralysies des nerfs périphériques peuvent se localiser soit à un seul muscle, soit à un groupe de muscles, et ne présentent pas les formes habituelles des paralysies d'origine cérébrale ou spinale qui sont constituées, ainsi qu'on le sait, par l'hémiplégie ou la paraplégie.

Dans l'étiologie des paralysies périphériques, nous relèverons le traumatisme, le contusion des nerfs, l'action du froid, les paralysies par névrites périphériques dues aux infections et aux intoxications (maladies infectieuses, impaludisme, alcoolisme, saturnisme, etc.), aux états dyscrasiques et dystrophiques (chlorose, anémies, diabète, rhumatisme, cachexies).

Les troubles divers produits par les paralysies périphériques, tels que parésie, paralysie motrice, douleurs, anesthésie, troubles vaso-moteurs et trophiques, et sur lesquels nous n'avons pas à nous étendre, trouveront des ressources très efficaces dans l'hydrothérapie, qui activera la guérison dans bien des cas, et qui, dans d'autres cas, par exemple lorsque la dégénérescence nerveuse est totale, atténuera certains symptômes ou fixera la maladie dans une phase stationnaire.

Dans la paralysie *à frigore* (paralysie rhumatismale d'un grand nombre d'auteurs), due vraisemblablement à une congestion du nerf sous l'influence du coup de froid, la révulsion hydrothérapique est indiquée, sous forme de douche écossaise très chaude sans transition localisée sur le trajet du nerf et suivie d'une douche froide générale très courte. Il en est de même des douches de vapeur ou des sudations à l'étuve sèche limitée, que l'on fait suivre d'une douche froide de très courte durée. Dans la seconde période de l'affection, quand est survenue l'atrophie musculaire, il faudra alors faire usage des applications excitantes de l'hydrothérapie qui, jointes à la gymnastique, au massage, aux frictions énergiques, réveilleront la contractibilité du muscle; souvent ces mêmes moyens pourront empêcher le développement de l'amyotrophie.

Dans les paralysies périphériques d'ordre névritique produites ou entretenues par un état infectieux, dyscrasique ou diathésique, l'hydrothérapie sera d'un grand secours en luttant contre les affections génératrices. Nous ne saurions nous étendre à ce sujet sur les procédés à employer, et nous renvoyons le lecteur aux articles que nous consacrons au traitement hydrothérapique de ces différentes affections (voy. chap. XVII, XVIII, XIX, XX).

Mais, en même temps que l'on cherche par les moyens appropriés à modifier l'organisme au point de vue de la maladie originelle, on doit également essayer par des applications spéciales à exercer une action excitatrice sur les terminaisons nerveuses. C'est dans ce but que l'on prescrit journellement les frictions de la peau, le massage, l'électricité; c'est vers le même objet que l'on tendra, en employant certains agents de l'hydrothérapie.

Dans ces conditions, c'est aux procédés excitants de la méthode que l'on devra avoir recours. Nous citerons la douche en cercles, la douche froide très percutante avec le jet plein localisé sur les régions musculaires affectées, la douche alternative localisée, la douche filiforme, le bain alternatif avec massage pendant le bain et frictions énergiques après l'opération : nous aurons, du reste, l'occasion de nous étendre sur ces divers procédés lorsque nous parlerons du traitement hydrothérapique appliqué aux paralysies motrices et aux amyotrophies.

CHAPITRE XIV

MALADIES DE L'APPAREIL D'INNERVATION : AFFECTIONS ORGANIQUES DU CERVEAU

CONGESTION CÉRÉBRALE — ANÉMIE CÉRÉBRALE

Congestion cérébrale. — La congestion active ou fluxion s'observe à la suite de fatigues intellectuelles, d'insolation, de suppression brusque d'une hémorragie habituelle, d'un refroidissement intense. L'alcoolisme produit également l'hyperhémie cérébrale par action irritative directe ; il en est de même des lésions méningo-encéphaliques et des tumeurs cérébrales qui entretiennent toujours une congestion locale périphérique. Le type de la congestion nerveuse ou réflexe est représenté par la fluxion que détermine, dans beaucoup de cas, du côté de l'encéphale, le travail de la digestion dans les dyspepsies.

La pléthore est une cause prédisposante puissante de congestion cérébrale, et l'hérédité joue souvent, sous ce rapport, un rôle très marqué dans la prédisposition qu'ont certains individus à la fluxion encéphalique.

Quant aux causes de la congestion passive, elles proviennent de la gêne apportée à la circulation veineuse du cerveau par des obstacles divers (affections organiques du cœur, emphysème, athérome, etc.).

La congestion cérébrale peut se manifester depuis le degré le plus léger, caractérisé par de la céphalée, du vertige, des bourdonnements d'oreilles, l'injection et le battement des vaisseaux de la face, l'insomnie, etc., jusqu'à du délire et des phénomènes apoplectiques ou épileptiformes plus ou moins graves. Les congestions apoplectiformes et épileptiformes ne sont pas rares dans certains cas de paralysie générale et de sclérose en plaques.

L'hydrothérapie n'aura pas à intervenir dans les formes graves de la congestion cérébrale, si ce n'est par des moyens locaux, compresses réfrigérantes constamment renouvelées sur la tête, application permanente de glace. Mais, dans les formes légères, elle constitue une médication des plus utiles, non seulement pour combattre les symptômes pénibles provoqués par l'hyperhémie, mais encore pour prévenir leur retour et le développement ultérieur d'une fluxion plus grave. On arrive à ce résultat en répartissant d'une façon plus régulière, à l'aide des pratiques hydrothérapiques, la circulation dans les différents organes de l'économie, et en déterminant des effets dérivatifs au détriment de la circulation encéphalique en excès.

On produira une action révulsive vers les parties basses en administrant la douche écossaise très chaude sans transition sur la moitié inférieure seulement du corps, et en percutant vigoureusement les membres inférieurs et la plante des pieds. Plus tard, tout en localisant la douche très chaude sur les régions abdominale, lombo-fessière et les membres inférieurs, on pourra faire porter la douche froide, de très courte durée, sur la totalité du corps.

Les frictions au drap mouillé tordu seront également un bon procédé de révulsion; au début, on pourra ne faire porter l'application du drap que sur le segment inférieur du malade. Nous devons également signaler les frictions et le massage dans un demi-bain fixe à une température fraîche de 22° à 24°, que l'on pourra abaisser peu à peu dans les séances suivantes : ce moyen est souvent très utile comme agent dérivatif et régulateur de la circulation, dans les cas où le choc de la douche froide produit une excitation trop vive de l'appareil circulatoire.

Les bains de siège et les bains de pieds chauds seront d'excellents moyens complémentaires de l'hydrothérapie froide. Nous en dirons autant des bains de siège froids par immersion à eau courante et des bains de pieds froids qui, en plus de leur action dérivative, produisent des effets vaso-constricteurs très nets sur les vaisseaux encéphaliques. Les bains de pieds froids seront pratiqués avec avantage le matin, après un maillot humide des pieds qui aura été laissé en place toute la nuit.

Les compresses très chaudes, les lotions pratiquées sur la nuque et le front avec de l'eau très chaude (48° à 50°) seront très utiles en provoquant le spasme des vaisseaux de l'encéphale : c'est ainsi que l'on amènera un soulagement rapide dans les congestions consécutives à un travail intellectuel trop prolongé ou à des troubles dyspeptiques.

Mais l'hydrothérapie sera surtout efficace contre l'hyperhémie cérébrale en modifiant les états ou les troubles fonctionnels qui la favorisent, comme les dyspepsies, les affections broncho-pulmonaires, cardiaques, l'intoxication alcoolique, la pléthore, etc. Dans certains cas (alcoolisme, pléthore), ainsi que nous aurons l'occasion de le voir plus loin, on aura intérêt à faire usage de la médication spoliatrice et altérante, et à combiner avec l'eau froide l'emploi modéré des sudations à l'étuve limitée.

Anémie cérébrale. — L'anémie cérébrale peut être partielle ou générale; la première se confond avec l'oblitération des artères de l'encéphale et rentre dans l'étude du ramollissement cérébral.

L'anémie totale du cerveau reconnaît pour origine une altération de la quantité ou de la qualité du liquide sanguin, et parmi toutes les causes qui peuvent la produire, nous citerons les hémorragies abondantes ou prolongées (métrorragies, hémorragies traumatiques), la dysenterie, les suppurations abondantes, les fièvres graves, les maladies prolongées, la chlorose, les cachexies, etc. Les états névropathiques provoquent fréquemment un léger degré d'anémie cérébrale par influence directe ou réflexe des nerfs vasomoteurs.

De même que pour la congestion, on peut constater dans la symptomatologie de l'anémie cérébrale tous les degrés, depuis l'apathie intellectuelle et physique, l'abattement, la céphalalgie, l'impressionnabilité excessive des sens, l'insomnie, le vertige, les troubles de la vue, etc., jusqu'aux convulsions générales ou à la syncope.

Au point de vue hydrothérapique, le traitement de l'anémie cérébrale se confond avec celui de l'anémie en général, au sujet duquel nous aurons à nous étendre longuement plus tard.

Cependant l'anémie de l'encéphale peut fournir quelques indications spéciales relativement à l'emploi de certains procédés généraux ou localisés de l'hydrothérapie. On recherche avant tout, pour combattre cet état, les effets stimulants, toniques et reconstituants de la médication hydriatrique : c'est donc aux agents de l'eau froide qu'il faut s'adresser. Toutefois, il faudra procéder avec ménagement et entraîner peu à peu le sujet, en tenant compte des différentes susceptibilités individuelles, afin de ne pas provoquer d'emblée un choc trop violent du côté de la circulation cérébrale par des applications trop froides ou trop percutantes : on emploiera donc tout d'abord les lotions, les affusions froides ou fraîches, les tapotements au drap mouillé ruisselant, les douches écossaises avec transition progressive.

Plus tard, on ne craindra pas d'administrer la douche au jet brisé courte et énergique, sans insister particulièrement sur aucune partie du corps. On aura intérêt également à se servir de procédés plus énergiques encore, comme la douche en cercle avec pluie céphalique, la pluie verticale, la piscine froide à eau courante de très courte durée, moyens qui produiront un afflux de sang très prononcé dans la circulation du cerveau.

Les lotions céphaliques pratiquées avec de l'eau très froide, d'une durée très courte, favoriseront l'irrigation cérébrale, par suite de la réaction secondaire qu'elles provoqueront. Dans certains cas, les malades se trouveront mieux de lotions faites sur la tête et la nuque avec de l'eau à une température modérément chaude, de 38° à 40°, destinée à congestionner légèrement l'encéphale.

Chapmann a recommandé, pour lutter contre l'anémie cérébrale, l'application d'un sac à glace en permanence sur la région cervico-dorsale. Ce médecin partirait de ce principe, que l'anémie est entretenue dans le cerveau par une congestion de la moelle qui, en disparaissant à la suite de l'application prolongée du froid, permettrait au sang de refluer dans l'encéphale, par une sorte de compensation. Quoi qu'il en soit de la théorie, ce procédé aurait donné de bons résultats entre les mains de l'auteur.

HÉMORRAGIE CÉRÉBRALE

Pendant la production même du foyer hémorragique, ou lorsque l'hémorragie cérébrale est de date récente, l'abstention en matière d'hydrothérapie doit être la règle. Mais quand la lésion est déjà ancienne, bien circonscrite, que toute trace d'encéphalite consécutive a complètement disparu, l'eau froide rend des services incontestables en tonifiant le malade, en relevant ses forces, et en mettant l'économie dans des conditions meilleures pour lutter avec succès contre l'asthénie et la déchéance plus ou moins grande qui envahit à la longue certains organes, comme l'estomac, les poumons, les voies urinaires. Sous l'action de l'hydrothérapie, l'hémiplégie, la contracture secondaire, le tremblement, l'amyotrophie peuvent être influencés dans une certaine mesure, non pas que cette médication puisse amener la restauration des fibres cérébrales détruites par le foyer hémorragique, mais, en combattant l'élément congestif qui se surajoute presque toujours à la périphérie de la lésion, en diminuant l'excitabilité cérébro-spinale sans cesse mise en éveil par les dégénérescences scléreuses secondaires, en stimulant directement les fibres musculaires qui ne sont pas encore envahies par l'atrophie, l'eau froide peut apporter dans tous ces symptômes une certaine amélioration.

Le seul procédé que l'on devra employer chez un hémiplégique est la douche mobile. Au début, on administrera la douche froide au jet brisé sur la moitié inférieure du corps seulement, pour remonter ensuite jusqu'au tronc dans les séances suivantes. On aura soin de ne pas insister avec le jet trop percutant sur les membres paralysés, surtout si ceux-ci sont atteints de contractures, de spasmes ou de tremblement.

Si le malade, par suite de la difficulté dans la marche, ne peut s'échauffer ou se réchauffer suffisamment, si la température extérieure est trop froide ou humide, on fera précéder la douche froide d'une douche chaude d'une à deux minutes, destinée à faciliter la la réaction secondaire : la température de cette douche chaude générale ne devra jamais être trop élevée.

Lorsque le sujet accuse un ensemble de phénomènes qui font supposer que la lésion entretient autour d'elle une zone de congestion, on insistera sur la douche écossaise très chaude sans transition localisée sur la moitié inférieure du corps, de façon à déterminer une vive révulsion vers les parties basses. Si la peau a de la difficulté à rougir, on fera usage de la double douche écossaise (voy. ce procédé, chap. V) qui, à température égale ou moins élevée, provoque souvent une excitation plus vive du réseau capillaire cutané.

L'emploi du calorique sous toute autre forme que la douche écossaise, étuves sèche ou humide, maillots, etc., sera formellement interdit chez les malades porteurs d'une lésion organique du cerveau.

RAMOLLISSEMENT CÉRÉBRAL

Le ramollissement cérébral par *embolie* se manifeste par une apoplexie sans prodromes, à laquelle succède une hémiplégie frappant presque toujours le côté droit et associée à l'aphasie. Après cette phase aiguë, dans laquelle la guérison est exceptionnelle, survient une période chronique qui se termine soit par la mort, soit par une guérison relative avec persistance de quelques-uns des symptômes (hémiplégie, contracture, tremblement, atrophie).

Dans le ramollissement par embolie, l'hydrothérapie, on le comprend, n'aura aucune action sur la nécrobiose qui envahit le tissu de l'encéphale, ni sur la lésion définitive (cicatrice, kyste) qui se produit dans les cas favorables; mais, de même que pour l'hémorragie cérébrale, elle pourra rendre des services en reconstituant le malade et en diminuant l'intensité des symptômes : à ce sujet, nous n'avons rien à ajouter aux remarques que nous avons faites précédemment.

Puisque le ramollissement cérébral nous ramène en ce moment à l'histoire de l'*aphasie,* disons que ce symptôme ne se rencontre pas seulement à la suite d'une lésion destructive de la troisième circonvolution frontale. On peut le voir à titre transitoire dans certains états morbides, migraine ophtalmique, traumatismes cérébraux, congestion cérébrale, paralysie générale, tumeurs cérébrales, chez les goutteux, les rhumatisants. Dans toutes ces circonstances, il s'agit là d'une modification dans la circulation encéphalique, d'un trouble d'anémie ou d'hyperhémie portant sur la circonvolution de Broca, et l'on comprend que l'hydrothérapie puisse être très efficace pour combattre la répartition vicieuse du sang dans la zone cérébrale intéressée; c'est aux applications dérivatives, comme la demi-douche écossaise très chaude administrée sur la moitié inférieure du corps, ou toniques et légèrement stimulantes, comme les frictions au drap mouillé tordu, la douche au jet brisé générale et courte, qu'il faudra s'adresser suivant les cas.

Quant à l'emploi de l'hydrothérapie dans le ramollissement cérébral par *thrombose,* il ne saurait être d'aucun secours appréciable, car cette affection aboutit fatalement à un état de vie purement végétative et à une déchéance organique plus ou moins longue et toujours mortelle.

PARALYSIE GÉNÉRALE PROGRESSIVE

Un grand nombre d'aliénistes proscrivent l'hydrothérapie du traitement de la paralysie générale, à toutes ses périodes et sous toutes ses formes.

Nous pensons que cet ostracisme est trop absolu. Il nous a été donné de voir et de suivre pendant plusieurs années des malades atteints manifestement de méningo-encéphalite diffuse et qui, n'étant pas des aliénés proprement dits, trouvaient encore leur place dans un établissement d'hydrothérapie, chez lesquels les pratiques hydrothérapiques employées avec discernement produisaient des effets très utiles. L'intervention sagement conduite de l'hydrothérapie peut, à notre avis, seconder d'une façon très efficace les efforts de la nature dans la production des régressions ou des rémissions plus ou moins longues qu'il n'est pas rare d'observer dans le cours de la paralysie générale.

En présence d'un malade atteint d'agitation, de manifestations délirantes constantes, il faudra évidemment renoncer aux agents de l'eau froide. Si l'excitation maniaque, l'insomnie, sont très prononcées, on aura recours aux bains chauds prolongés pendant 2 ou 3 heures, avec compresses réfrigérantes ou lotions froides permanentes sur la tête. Afin d'éviter les effets hyposthénisants de ce procédé, on le remplacera dès qu'on le pourra par des bains tempérés, de 28° environ, prolongés, avec irrigation de la tête par une pluie ou un filet d'eau froide sans pression pendant la durée du bain. Les douches chaudes à 35° prolongées, les affusions tièdes (26°) sont également un bon moyen tonique et sédatif.

Mais lorsque les paralytiques généraux présentent des phénomènes de dépression, des symptômes hypocondriaques très prononcés, les applications stimulantes de l'eau froide sont indiquées. Dans ce but, on administrera la douche froide au jet brisé de courte durée, en insistant sur les membres inférieurs et les pieds. Les frictions au drap mouillé sont également utiles. Les douches écossaises très révulsives sur les membres inférieurs, les bains de siège froids par immersion à eau courante de très courte durée, les bains de pieds froids et les douches plantaires seront employés comme procédés d'hydrothérapie localisée.

Les immersions ou les affusions froides, les étuves ou les maillots seront bannis de la thérapeutique de la paralysie générale.

Il est une forme de cette affection qui débute par la moelle (paralysie générale à forme spinale) et qui se manifeste par des symptômes tabétiques (douleurs fulgurantes, ataxie, trouble de la sensibilité), symptômes qui peuvent persister isolés pendant plusieurs années avant le développement de la maladie du côté du cerveau. Il n'est pas douteux que, dans ces cas, l'hydrothérapie ne puisse avoir une influence réelle, pour retarder l'envahissement ascendant des lésions vers les centres nerveux supérieurs.

TUMEURS CÉRÉBRALES

Si l'hydrothérapie ne produit aucune modification sur la lésion en elle-même, au moins elle peut avoir une certaine influence sur les phénomènes d'irritation de voisinage et sur les symptômes qui en sont la conséquence. C'est ainsi que, par son action révulsive et toni-sédative, elle peut diminuer la congestion périphérique et calmer certains symptômes dus à l'irritabilité du système nerveux (céphalalgie, vertige, vomissement).

Dans certaines tumeurs d'origine syphilitique, comme les gommes cérébrales, les méningites scléreuses, qui cèdent quelquefois au traitement approprié, l'hydrothérapie devient un auxiliaire puissant de la médication spécifique.

Les procédés de l'hydrothérapie seront choisis avec soin parmi les agents révulsifs et toniques de la méthode et appropriés aux indications symptomatiques. Nous rappelons qu'il faudra éviter les sudations aux étuves ou aux maillots, ou les procédés de réfrigération, comme la piscine froide, qui pourraient déterminer un afflux de sang trop considérable au niveau du cerveau. Cependant, dans le syphilis cérébrale, on peut être autorisé à mettre en œuvre la médication hydrothérapique éliminatrice sous forme de sudation à l'étuve sèche limitée, en ayant soin de surveiller étroitement l'usage de ce procédé, de s'en tenir à des températures modérées et de ne pas en prolonger la durée outre mesure.

CHAPITRE XV

MALADIES DE L'APPAREIL D'INNERVATION : AFFECTIONS ORGANIQUES DE LA MOELLE

CONGESTION DE LA MOELLE — ANÉMIE DE LA MOELLE

Congestion de la moelle. — La congestion de la moelle a été observée à la suite d'une cause extérieure, telle que le froid vif ou une chaleur intense, comme congestion supplémentaire à la suite de la suppression brusque des règles ou d'un flux hémorroïdaire. On la rencontre dans les fièvres infectieuses, l'impaludisme. Quant à la congestion passive, ses causes les plus fréquentes sont les obstacles à la circulation abdominale (cirrhose, tumeurs, grossesse), les maladies du cœur et du poumon, les efforts violents ou répétés, les cachexies diverses.

Les symptômes les plus saillants de la congestion de la moelle sont les douleurs lombo-dorsales avec irradiations dans les jambes, l'incontinence d'urine, la paralysie incomplète des membres inférieurs accompagnée souvent de troubles de la sensibilité.

Dans beaucoup de cas, l'hydrothérapie est très utile contre la congestion spinale. Dans les formes fluxionnaires actives il ne faut pas employer la douche froide exclusive, qui risquerait d'augmenter l'hyperhémie, et il est préférable d'avoir recours aux douches écossaises. On administrera la douche écossaise sans transition, à une température assez élevée, localisée sur la région vertébrale, afin de produire une vive révulsion locale; si l'impression de l'eau froide était trop vive, malgré l'application chaude préalable, on ferait alors usage de la douche écossaise avec transition, à température progressivement décroissante, que l'on administrerait sur la totalité du corps : l'effet révulsif de cette dernière douche serait insignifiant, mais elle serait néanmoins fort utile par l'activité qu'elle imprimerait à la circulation générale et par la meilleure répartition sanguine qui en résulterait. Dans le même but, les frictions au drap mouillé tordu seront un bon procédé à employer.

Dans les congestions passives de la moelle, l'eau froide d'emblée est très utile pour stimuler la circulation ralentie de l'axe spinal. Les lotions et les affusions froides sur la région rachidienne, les douches froides généralisées seront les meilleurs agents à mettre en œuvre.

Anémie de la moelle. — Toutes les affections qui provoquent l'anémie générale de l'organisme peuvent avoir un retentissement sur la moelle et déterminer l'anémie générale de cet organe. Quant à l'anémie partielle, elle peut être produite par la thrombose des artères, comme on l'observe dans les affections du cœur et des gros vaisseaux, l'état puerpéral, les cachexies.

Les phénomènes principaux qui caractérisent l'anémie de la moelle sont la fatigue rapide, la faiblesse des jambes, qui peut quelquefois aller jusqu'à la paralysie, l'exagération des réflexes, dans certains cas des convulsions, un abaissement de la température aux extrémités.

L'hydrothérapie est le remède par excellence de l'anémie de la moelle, surtout lorsque celle-ci se rattache à une anémie constitutionnelle. Les douches froides constituent le procédé le plus efficace ; mais souvent il sera bon, au début, de tâter la susceptibilité des malades et d'employer des moyens moins perturbateurs, draps mouillés, affusions, etc. A la douche froide générale on joindra le jet percutant promené pendant quelques secondes sur le trajet de la colonne vertébrale. Les piscines froides, par suite de la violente concentration du sang qu'elles provoquent vers les régions profondes, seront alternées avec la douche avec grande utilité.

ATAXIE LOCOMOTRICE PROGRESSIVE

L'hydrothérapie est assurément, de toutes les médications employées contre le tabes dorsalis, une des meilleures, et grâce à elle, on peut observer des améliorations très manifestes et persistantes soit dans l'évolution générale de la maladie, soit au point de vue de la modification de certains symptômes. Quelques médecins ont même cité des cas de guérison (Duval, Béni-Barde), sur lesquels on doit, à notre avis, se montrer très réservé, car on n'ignore pas que l'ataxie locomotrice présente quelquefois dans sa marche des périodes stationnaires et même régressives qui ont pu en imposer aux observateurs : nous croyons, avec Charcot, que certains cas de guérison de tabes n'étaient peut-être que des pseudo-tabes. Cependant, il n'est pas douteux que certains malades n'aient présenté, après leur mort, une sclérose des cordons postérieurs, alors que pendant leur vie tous les symptômes tabétiques avaient disparu depuis longtemps : il est possible que dans ces conditions, ainsi que le fait remarquer justement M. Béni-Barde, il s'établisse une sorte de circulation nerveuse supplémentaire, collatérale, comme il s'en établit une dans les vaisseaux sanguins lorsque l'un d'eux est obstrué, circulation supplémentaire qui expliquerait comment les fonctions nerveuses peuvent reparaître dans une moelle même en partie détruite, donnant lieu à une restitution fonctionnelle qui serait due soit à une restauration anatomique, soit à une action inhibitoire.

Et cependant, malgré les résultats indéniables produits chez les tabétiques par l'hydrothérapie, cette méthode thérapeutique trouve encore un grand nombre de détracteurs. Les uns la repoussent d'une façon absolue, d'autres n'admettent que des applications chaudes ou tempérées et bannissent l'emploi de l'eau froide de l'arsenal hydrothérapique. Certains, en France, ne veulent faire usage que de la douche; la plupart, en Allemagne, ne recommandent que les maillots, les demi-bains et les draps mouillés.

Toutes ces diversités d'opinions prouvent, d'une part, que si l'hydrothérapie a été reconnue avantageuse chez certains malades, elle a produit chez d'autres des aggravations manifestes, et, d'autre part, que l'emploi des procédés et des thermalités de l'eau ne saurait être uniforme chez tous les sujets, et que, dans l'ataxie locomotrice plus encore peut-être que dans toute autre affection, il s'agit de traiter des « malades » et non une « maladie ». Le point important, en effet, est de bien saisir les indications aux diverses modalités de la méthode fournies par les différentes individuatités morbides qui caractérisent le tabes dorsalis. C'est ce que nous allons essayer de mettre en relief.

Dans les ouvrages de pathologie, on divise généralement la maladie en trois périodes : période préataxique ou des douleurs, période d'incoordination motrice, période terminale ou paralytique. A la première phase appartiennent les douleurs fulgurantes, lancinantes, térébrantes des membres, de la face ou des différents viscères, les troubles céphaliques (diplopie, amblyopie, paralysies des nerfs craniens). Dans le second stade de l'affection se montre l'ataxie proprement dite, débutant par les membres inférieurs et rendant la marche plus ou moins difficile. Quant à la troisième période, elle se manifeste par la paraplégie et une déchéance profonde de l'organisme, contre lesquelles l'hydrothérapie ne peut plus rien.

Dès la première période du tabes, on peut voir apparaître, du côté de la sensibilité, des phénomènes fort importants, car ce sont eux qui servent de base dans la direction du traitement hydriatrique. Chez les tabétiques, les sensibilités sont très souvent altérées : la sensibilité musculaire et articulaire est diminuée ou abolie; la sensibilité à la douleur et au contact est également diminuée, retardée ou perdue. Au contraire, *la sensibilité au froid est exagérée*, et cette hyperesthésie spéciale est tellement exaltée chez certains malades, surtout au niveau de quelques régions, de la moelle en particulier (hyperesthésie rachidienne), que le moindre contact d'une température froide produit chez eux des douleurs quelquefois intolérables et une très forte augmentation de l'excitabilité réflexe des centres nerveux.

On comprend que, dans ces conditions, l'emploi de l'eau froide soit très mal supporté, et nul doute que les aggravations des symptômes que l'hydrothérapie a pu causer chez certains malades n'aient tenu à autre chose qu'à l'administration intempestive et sans discernement de douches froides et à forte pression chez des sujets hyperesthésiés.

On peut donc établir que, chez les ataxiques présentant une sensibilité au froid exagérée, on doit ne mettre en œuvre que des pratiques de douceur et ne se servir que d'eau à une température tiède ou mitigée, qui sera parfaitement tolérée par les malades, et produira néanmoins chez eux une excitation suffisante des extrémités nerveuses périphériques pour imprimer une certaine stimulation aux centres nerveux et modifier favorablement leur dynamisme et leurs conditions de nutrition.

Si la douche peut être supportée, c'est à ce procédé que l'on aura recours de préférence. On emploiera la douche mobile en pluie à une température de 30° à 32°, et de très courte durée, de façon à tâter la susceptibilité des malades, Peu à peu on cherchera à abaisser le degré de l'eau à 28°, 26°, et même à une température fraîche de 24°, 22°, 20°, suivant la tolérance et l'idiosyncrasie des sujets. Il arrive souvent que l'on est obligé de se maintenir à une de ces températures mixtes pendant toute la durée du traitement; dans d'autres cas, on peut, par un entraînement progressif, voir des températures plus froides de 18°, 16° et même 14°, être supportées à la longue : mais il ne faudra pas insister dans ce sens, pour peu que la sensibilité de l'ataxique se révolte contre une basse thermalité, et on s'en tiendra aux températures tièdes ou à peine fraîches (24°-25°), qui constitueront chez cette catégorie de malades un traitement suffisamment efficace.

La pression de la douche sera graduée avec soin suivant le degré de la sensibilité. Dans certains cas, on note au niveau de la région rachidienne une hyperesthésie non seulement au froid, mais encore au moindre contact, tellement accentuée que l'on devra éviter de faire porter la douche à ce niveau, et l'on se contentera, dans ces circonstances, de doucher les parties antérieure et latérales du corps, en ménageant avec soin la colonne vertébrale.

Lorsque l'hyperesthésie rachidienne est très vive, on cherchera à la calmer par des procédés dirigés spécialement contre ce symptôme. Dans ce but, on emploiera des affusions chaudes à 35°-36° que l'on dirigera avec douceur sur les parties sensibles, en faisant couler l'eau tout le long de la colonne vertébrale; la douche en pluie mobile, à la même température, et que l'on dirigera sur le trajet de la moelle sans la moindre pression, c'est-à-dire de telle sorte que l'eau jaillisse en *bavant* — pour ainsi dire — de la pomme d'arrosoir : ce dernier procédé n'est en somme qu'une affusion modifiée, que l'on dirigera avec plus de facilité sur tous les points de l'axe médullaire, et dont la durée pourra être plus ou moins prolongée. Ces moyens ne seront que transitoires, et l'on reviendra aux applications générales tempérées, dès que l'irritabilité de la moelle le permettra.

Dans quelques cas, la douche tempérée générale, même réduite à une faible pression, ne peut être supportée par les ataxiques. On fera alors usage de procédés sans percussion. Quelques malades se trouvent bien du maillot humide toni-sédatif, de courte durée, terminé ou non par une affusion tempérée; d'autres préféreront le demi-bain fixe tempéré, pendant lequel on fera deux ou trois affusions le long de la colonne vertébrale; certains malades, même, seront soumis avec avantage à ce dernier procédé après une séance d'échauffement préalable dans le maillot humide diaphorétique prolongé. Dans tous les cas de sensibilité exagérée, on évitera avec soin de pratiquer des frictions soit pendant le bain, soit après, sur les parties sensibles.

Les tabétiques qui ne présentent pas d'exagération de la sensibilité au froid devront être douchés à l'eau froide, sans la moindre hésitation. La douche sera administrée avec le jet brisé sur les parties antérieure et postérieure du corps; on procédera toujours avec la plus grande légèreté au niveau de la colonne vertébrale, et l'on devra même ménager cette région, pour peu qu'elle présente la moindre hyperesthésie. La durée de la douche sera toujours extrêmement courte; dans certains cas, trois ou quatre aspersions en avant et autant en arrière suffiront pour produire les effets toni-sédatifs que l'on recherche.

Il est un certain nombre de symptômes, comme les douleurs fulgurantes, les crises de gastralgie, les accès névralgiques de la vessie, de l'urètre, du rectum, etc., qui se montrent souvent au début de la maladie, pendant une durée fort longue, à l'état de symptôme isolé constituant, dans beaucoup de cas, la forme fruste du tabes. Contre ces phénomènes morbides, l'emploi de la douche écossaise très chaude sans transition, localisée, nous a toujours donné d'excellents résultats. Lorsque ces symptômes douloureux apparaissent pendant l'évolution de l'ataxie, on peut également employer ce procédé, même chez les malades qui accusent une certaine sensibilité exagérée au froid; mais, dans ce cas, la douche froide devra être instantanée, une ou deux secondes au plus, afin d'absorber uniquement l'excès de calorique produit par l'eau chaude sans déterminer de réfrigération des parties. Si, malgré cette durée extrêmement courte, la douche froide était mal supportée, on la remplacerait par une lotion fraîche (20° environ) pratiquée avec une éponge immédiatement après l'application chaude; dans certains cas, même, certaines douleurs fulgurantes ne pourront être calmées que par la douche très chaude exclusive (50°) localisée.

Le traitement hydrothérapique dans l'ataxie devra toujours être de longue durée; il ne devra pas être pratiqué d'une façon continue, mais bien sous forme de cures fractionnées dont la durée variera de trois à six semaines, suivant la susceptibilité des malades : chaque cure comportera une opération par jour, rarement deux; les bienfaits du traitement ne se feront quelquefois sentir que dans la période de repos. Après une phase de repos de quatre à six semaines, on devra recommencer un nouveau traitement hydrothérapique, et souvent les formules hydriques devront être modifiées et basées sur l'évolution de l'état du malade.

Nous devons faire remarquer en terminant que certains ataxiques sont absolument réfractaires à l'hydrothérapie froide ou tempérée. Ces malades sont calmés, quelquefois améliorés passagèrement, par l'emploi des bains entiers chauds, des bains de siège chauds, ou même de simples frictions pratiquées avec un drap trempé dans de l'eau chaude. On connaît, du reste, les bons résultats produits dans le tabes par certaines eaux thermales (La Malou, Ragatz, Néris, etc.), dont le mode d'action doit certainement tenir, en dehors de leur minéralisation, à l'emploi prolongé et répété de l'eau chaude sous forme de bains.

MALADIE DE FRIEDREICH

La maladie de Friedreich, ou ataxie héréditaire, débute dans l'adolescence et offre une marche lente et progressive, sans régression. Elle se distingue de l'ataxie locomotrice, en dehors des antécédents héréditaires, par son début plus précoce, par le tremblement, le nystagmus, l'absence de troubles pupillaires et de douleurs, et par plusieurs autres symptômes sur lesquelles nous n'avons pas à insister.

Cette maladie est fatale, et l'hydrothérapie méthodiquement employée ne peut qu'atténuer l'intensité des symptômes. A ce point de vue, elle rendra des services, et nous pourrions citer une observation de maladie de Friedreich dans laquelle cette médication a très nettement ralenti la marche de l'affection.

Bien que le sujet atteint d'ataxie héréditaire ne présente pas, comme le tabétique, de sensibilité exagérée au froid, on devra néanmoins ménager sa susceptibilité nerveuse, toujours très grande, et n'employer la douche froide exclusive qu'après un entraînement préalable par les douches écossaises avec transition, à température progressivement descendante, la douche par elle-même restant le procédé de choix généralement bien supporté par les malades de ce genre.

ATROPHIE MUSCULAIRE PROGRESSIVE — POLIOMYÉLITE ANTÉRIEURE AIGUE — SYRINGOMYÉLIE

Atrophie musculaire progressive. — L'atrophie musculaire progressive, type Aran-Duchenne, est une amyotrophie d'origine spinale due à une atrophie des cellules de la substance grise des cornes antérieures de la moelle. L'irritation, née dans la cellule nerveuse, se transmet aux racines antérieures et aboutit ensuite aux muscles, par suite de l'action trophique qu'exerce la substance grise antérieure sur les fibres striées.

Le début de l'atrophie se fait par les petits muscles de la main, pour se propager plus tard au biceps, au brachial antérieur et aux muscles du tronc. Les réflexes tendineux sont normaux ou diminués. L'évolution de l'affection est lente (vingt ans et plus). La mort arrive par cachexie ou paralysie labio-glosso-laryngée.

La maladie subit fréquemment des temps d'arrêt fort longs et qui, quelquefois, peuvent être définitifs. Le but de l'hydrothérapie, dans ces circonstances, sera donc de seconder les efforts de la nature, et les meilleurs agents de la méthode destinés à produire sur l'axe spinal une perturbation réflexe très efficace seront les douches froides générales au jet brisé, avec percussion plus ou moins vive sur les membres.

Poliomyélite antérieure aiguë. — Cette affection, encore appelée *paralysie infantile,* bien qu'elle puisse se montrer parfois chez l'adulte, comprend d'abord une période aiguë de courte durée, caractérisée par une paralysie affectant un certain nombre de muscles ou de groupes musculaires; après une rémission de deux à plusieurs mois, la paralysie abandonne peu à peu une grande partie des muscles atteints, pour se localiser définitivement sur quelques-uns, de préférence sur l'extenseur des orteils, les péroniers latéraux et le jambier antérieur. La seconde phase, ou période d'atrophie, commence alors : la croissance s'arrête dans la région paralysée, non seulement dans le muscle, mais encore dans le tissu osseux, et ces troubles trophiques produisent des déformations secondaires par rétraction. La sensibilité reste intacte, les réflexes sont abolis, et le membre paralysé est cyanosé, plus ou moins refroidi.

A partir de la période d'atrophie, la maladie constitue une infirmité incurable contre laquelle les ressources de l'hydrothérapie sont assez restreintes. Elles sont loin d'être nulles, cependant; car, en renforçant l'action des muscles sains de voisinage, ainsi que celles des fibres non dégénérées, en combattant la tendance spasmodique des muscles antagonistes qui favorisent la déformation, l'hydrothérapie joue un rôle qui n'est pas à dédaigner et qui vient en aide aux autres méthodes employées dans le même but, telles que le massage, la gymnastique suédoise, l'électrisation, etc.

Mais où l'intervention de l'eau froide est réellement utile, c'est dans la première période de la poliomyélite, alors que la paralysie ne s'est pas encore installée d'une façon définitive. A ce moment, l'hydrothérapie, sous forme de douches froides générales et localisées, exercera des effets très puissants sur la régression des phénomènes paralytiques et empêchera quelquefois la localisation, ou en tout cas en diminuera notablement l'étendue, de la dégénérescence atrophique dans les régions intéressées.

Syringomyélie. — C'est également aux applications de l'eau froide, et particulièrement à la douche froide mobile, qu'il faudra s'adresser dans le traitement hydriatrique de la syringomyélie. Par suite de la thermo-anesthésie, qui constitue un des symptômes caractéristiques de cette affection, la douche froide sera toujours très bien supportée, et si l'on ne peut espérer, à l'aide de ce procédé, enrayer la marche des accidents, on pourra toujours diminuer l'évolution de l'atrophie musculaire, lutter contre l'affaiblissement général et combattre l'apparition précoce des troubles trophiques et vaso-moteurs.

TABES DORSAL SPASMODIQUE — SCLÉROSE LATÉRALE AMYOTROPHIQUE — SCLÉROSE EN PLAQUES

Tabes dorsal spasmodique. — Cette inflammation systématisée des cordons latéraux de la moelle débute par une parésie motrice des membres inférieurs, et s'y cantonne le plus souvent sans atteindre les membres supérieurs. Les réflexes tendineux sont exagérés, et bientôt surviennent des spasmes, puis de véritables contractures permanentes, avec trépidation épileptoïde spontanée ou provoquée. On ne constate pas d'atrophie musculaire, et la maladie peut avoir une durée assez longue : dix, quinze ans, et quelquefois davantage.

Sclérose latérale amyotrophique. — Cette affection a été introduite dans le cadre nosologique par Charcot, comme une sclérose symétrique primitive envahissant non seulement les cordons latéraux, mais aussi les cornes antérieures de la moelle. La maladie débute par les membres supérieurs, qui sont affectés de parésie, de spasmes, de contractures, de trépidation spinale, en même temps que l'atrophie apparaît dans les muscles des bras. Bientôt les membres inférieurs se prennent à leur tour, mais ici l'atrophie musculaire n'est pas aussi apparente. Enfin, à la dernière période se montrent des phénomènes bulbaires et le syndrome de la paralysie labio-glosso-laryngée qui provoque la terminaison.

L'évolution de cette sclérose est extrêmement rapide : en

trois ans, souvent moins, elle a parcouru le cycle total de son envahissement fatal.

Sclérose en plaques. — Tout autre est la sclérose en plaques, inflammation diffuse dont l'envahissement porte, sous forme de plaques, à la fois sur la substance grise, la substance blanche et les cordons de la moelle; les plaques scléreuses apparaissent également dans le cerveau et même dans les nerfs périphériques. Le processus inflammatoire, au lieu de débuter dans le parenchyme même du système nerveux, se montre d'abord dans le tissu interstitiel ou névroglie.

Les symptômes spinaux de la sclérose en plaques sont constitués par la paraplégie spasmodique (spasmes, titubation, puis contracture permanente), l'exagération des réflexes, le tremblement dans les mouvements intentionnels; les troubles de la sensibilité sont rares. Dans les symptômes encéphaliques, on note le nystagmus, la diplopie, de l'amblyopie généralement passagère, des vertiges, une parole lente, traînante, des troubles apoplectiformes ou épileptiformes.

La maladie se compose habituellement d'une série de périodes d'aggravation et de rémission, jusqu'à ce que, au bout de quelques années, une manifestation bulbaire ou une maladie intercurrente vienne mettre fin à la scène.

Dans ces diverses formes de sclérose que nous venons de passer en revue, l'hydrothérapie devra être employée comme une ressource thérapeutique qui, si elle ne peut empêcher l'évolution et la terminaison fatale de la maladie, aura toujours pour résultat d'apporter un certain soulagement aux malades, en augmentant leurs forces et en accentuant la durée des périodes de régression, comme dans la sclérose en plaques, par exemple.

La douche froide de très courte durée est le meilleur procédé à employer; mais souvent, au début, il faudra agir avec beaucoup de ménagement. L'exagération des réflexes tendineux est, ainsi qu'on a dû le remarquer, un symptôme commun aux trois formes de sclérose dont il est question en ce moment, et témoigne d'une excitabilité très prononcée de l'axe spinal : c'est pourquoi, dans beaucoup de cas, la douche froide d'emblée doit être proscrite. On ménagera la susceptibilité de la moelle en faisant usage de maillots tonisédatifs de courte durée, de demi-bains refroidis, et lorsqu'on pensera pouvoir recourir à la douche, on appliquera celle-ci sous forme de douche écossaise avec transition; plus tard, on emploiera la douche froide, au jet très brisé, afin de ne pas provoquer de percussion trop forte. Si l'eau froide produisait une exaltation trop vive de l'excitabilité médullaire, on ne se servirait alors que de douches fraîches (18°-22°).

MYÉLITES DIFFUSES CHRONIQUES

La myélite diffuse peut être chronique d'emblée ou succéder à une myélite aiguë. L'hérédité, la goutte, la syphilis sont des causes prédisposantes très manifestes.

La maladie est caractérisée d'une façon générale par la paralysie des membres inférieurs, à laquelle se joint celle des muscles de la vessie et du rectum. Les réflexes sont exagérés d'abord; plus tard ils disparaissent, lorsque le processus inflammatoire envahit la substance grise. Du reste, suivant que l'irritation prédomine sur telle ou telle région de la moelle, on peut voir des symptômes spéciaux, tels que contractures ou atrophies musculaires, douleurs névralgiques ou anesthésies.

Lorsque l'affection ne présente pas de symptômes aigus ou subaigus (douleurs, fourmillements, crampes), l'hydrothérapie sera utile pour ralentir l'évolution de la myélite et l'extension de la paralysie, et pour tonifier le malade, de façon à lui permettre de lutter contre les complications fréquentes, comme la cystite, la pneumonie, les congestions viscérales.

Il faudra procéder avec beaucoup de prudence, afin de ne pas déterminer une excitation trop vive dans le système circulatoire et d'éviter le réveil de toute poussée congestive. Nous faisons usage, au début, d'une douche très chaude localisée sur la colonne vertébrale pendant deux ou trois minutes, suivie sans transition d'une douche froide générale très courte. Plus tard, on peut supprimer l'intervention du calorique et s'en tenir à une douche froide exclusive de très courte durée. Un excellent procédé pour les sujets chez lesquels la douche froide semble produire une excitation trop vive est la douche écossaise avec transition, que l'on administrera sur tout le corps : les premières fois, on n'abaissera le degré de l'eau que jusqu'à une température de 20° à 22°, pour arriver peu à peu aux plus basses thermalités. Nous ne conseillons pas d'employer l'eau tempérée (douches, affusions tièdes), par suite du refroidissement qu'elles provoquent et qui n'est pas suivi d'une réaction suffisante.

Dans le traitement des myélites, P. Delmas recommande l'emploi du calorique à haute dose. Nous reproduisons sa méthode à titre documentaire : « Autant, dit-il, il faut être sobre du calorique, nous n'avons cessé de le répéter, lorsqu'on soupçonne une affection de l'encéphale, autant ce moyen d'action est indiqué, indispensable même, pour le traitement des inflammations diffuses, aiguës, subaiguës de la moelle. Lorsque le sujet est encore ingambe, et surtout s'il est de tempérament sanguin, redoutant la chaleur à la tête, on peut user de la sudation au fauteuil avec la lampe à alcool. Les bains de caisse térébenthinés sont mieux indiqués si la diathèse rhumatismale joue un certain rôle. Mais à ces procédés de révulsion par le calorique nous préférons encore la grande étuve... La tolérance aux sudations dans la myélite est remarquable. On peut les employer plusieurs mois sans presque discontinuer et sans affaiblir les malades. Après la sudation, les frictions ou le massage, on administre une douche en jet plus ou moins vigoureusement appliquée le long du rachis et sur les membres inférieurs. Elle doit être bien percussive.

« Les malades de cette classe sont peu sensibles au froid. Aussi doit-on user sans crainte des douches alternatives à haute et basse température. La douche de vapeur simple ou térébenthinée appliquée sur le rachis et les membres avant la sudation est un bon agent de révulsion localisée. La durée ne doit pas excéder quatre à cinq minutes; celle du bain de vapeur quinze à vingt minutes, selon la tolérance, et la douche une à deux minutes (1). »

MÉNINGITE RACHIDIENNE CHRONIQUE

Dans la méningite rachidienne chronique, l'hydrothérapie rendra des services en combattant les phénomènes d'excitation (hyperesthésie, douleurs, crampes) par les moyens appropriés, tels que les douches écossaises révulsives et toniques, les douches de vapeur suivies de lotions ou d'affusions froides ou fraîches, les douches chaudes exclusives administrées sans aucune pression le long de la colonne vertébrale, les demi-maillots et les compresses humides. L'hydrothérapie sera également utile dans la phase de paralysie, contre laquelle on appliquera les procédés stimulants de l'eau froide basés sur la susceptibilité des malades (douches écossaises

(1) P. Delmas, *loc. cit.*, p. 330 et 331.

avec transition, douches froides très courtes, frictions au drap mouillé).

MALADIES DU CERVELET, DE LA PROTUBÉRANCE ANNULAIRE ET DU BULBE RACHIDIEN

Nous n'avons rien de particulier à dire, au point de vue hydrothérapique, des MALADIES DU CERVELET ET DE LA PROTUBÉRANCE ANNULAIRE. La conduite à suivre est la même que pour les affections organiques du cerveau; on devra éviter d'intervenir dans les phases aiguës, au moment des poussées congestives, hémorragiques ou inflammatoires.

Quant aux MALADIES DU BULBE RACHIDIEN, dont la paralysie labio-glosso-laryngée représente le type clinique habituel, le rôle de l'hydrothérapie se borne à bien peu de chose, si ce n'est à soutenir le malade et à diminuer l'intensité de certains symptômes pénibles. L'eau froide devra être appliquée avec la plus grande circonspection, et l'on n'oubliera pas que les excitations vives sur les régions supérieures du tronc pourraient avoir un retentissement dangereux sur les nerfs pneumogastriques, dont les noyaux sont toujours plus ou moins envahis par la sclérose. On limitera donc les applications froides aux parties du corps situées au-dessous de la moitié inférieure du thorax; il sera même bon, dans beaucoup de cas, de faire précéder l'opération froide d'une application de calorique localisée aux membres inférieurs, afin d'exercer une vive révulsion à ce niveau.

CHAPITRE XVI

MALADIES DE L'APPAREIL D'INNERVATION : PSYCHOSES

FOLIE DES DÉGÉNÉRÉS : MALADIE DU DOUTE, CRAINTE DES CONTACTS, PHOBIES DIVERSES, ETC.

En dehors de la folie confirmée, il existe des formes nombreuses de déséquilibration cérébrale qui, tout en devant être rangées dans la classe des psychoses, ne sauraient être confondues avec l'aliénation mentale. A chaque instant on coudoie, dans la vie courante, des sujets bien portants au point de vue de la santé physique et parfaitement constitués au point de vue intellectuel, beaucoup même doués d'une intelligence très vive, et qui cependant ne sont que des malades au point de vue mental : aussi a-t-on pu écrire avec quelque raison que, dans bien des cas, « un petit grain de folie équivaut, pour certains esprits, aux meilleurs quartiers de noblesse, et que l'on peut dire sans hyperbole que le jour où il n'y aura plus de demi-fous le monde civilisé périra, non par excès de sagesse, mais par excès de médiocrité (1) ».

Tous ces sujets, en effet, dont l'esprit bizarre et mal équilibré se manifeste extérieurement sous des formes multiples et variées, sont des psychopathes côtoyant les frontières de la folie et établissant la transition entre l'état de santé morale parfait et la vésanie complète.

Les états mentaux auxquels nous faisons allusion se rencontrent chez des individus dont l'hérédité névropathique ou psychopathique est plus ou moins chargée, plus ou moins accumulée, et crée chez eux une dégénérescence héréditaire.

(1) Cullerre, *Les frontières de la folie.* Paris, 1888.

Les formes de la folie héréditaire sont extrêmement nombreuses. La *maladie du doute*, la *crainte des contacts*, l'*agoraphobie*, la *claustrophobie*, la *zoophobie*, la *pantophobie*, l'*onomatomanie*, la *coprolalie*, la *dipsomanie*, l'*érotomanie*, les *obsessions* de toute nature, les *impulsions* irrésistibles, etc., — pour n'en citer que quelques-unes, — ne sont que des variétés différentes de la dégénérescence mentale aboutissant toutes à une angoisse plus ou moins pénible, avec conscience complète de l'état.

Ces psychopathies ont une durée très longue, avec des paroxysmes ou des rémissions, quelquefois des accalmies complètes, mais qui ne sont que temporaires, car l'affection réapparaît le plus souvent soit sous la même forme, soit sous une forme nouvelle.

L'hydrothérapie est très utile dans les états psychiques de dégénérescence. A ces troubles morbides il faut opposer un traitement moral et hygiénique, remplir la vie du malade d'une série d'occupation variées, distractions, travail intellectuel, exercices physiques, sport sous toutes les formes, de façon que tous les instants de la journée soient accaparés et que le sujet ne puisse trouver le moment de se laisser aller à ses obsessions et à ses angoisses. Les pratiques hydrothérapiques joueront donc un grand rôle non seulement en s'adressant à l'élément moral, mais encore en modifiant très sensiblement la constitution physique du patient. Souvent aussi la tare héréditaire est réveillée par une affection organique ou une maladie générale, comme une intoxication, une infection, une dyscrasie, qui, en altérant la nutrition de l'encéphale, favorisent l'éclosion de la psychopathie ou l'entretiennent par la suite : dans ces circonstances, la médication hydrothérapique, en luttant contre les mauvaises conditions de l'organisme et en stimulant la nutrition générale et locale, permettra de réagir dans la voie de la guérison ou de l'amélioration.

Dans le traitement des psychopathies de dégénérescence, les meilleurs procédés à employer sont la douche au jet brisé avec percussion vigoureuse des membres inférieurs et la piscine froide à eau courante; à l'aide de ces deux moyens alternés dans la même journée, on provoque une perturbation très favorable dans l'état du malade. Les bains de siège froids à eau percutante et les bains de pieds froids compléteront utilement la médication.

La douche froide à forte pression et la piscine froide à eau courante ne seront employées, bien entendu, qu'autant que la susceptibilité du patient le permettra; autrement, on modifierait la nature et la percussion de la douche suivant l'idiosyncrasie individuelle; il en est de même de la piscine, que beaucoup de psychopathes supportent mieux lorsqu'elle est à eau dormante et à une température moins froide.

Certains spécialistes font usage de procédés plus perturbateurs, comme les douches en pluie verticale, en cercle. Nous pensons qu'il faut être réservé dans leur emploi, à moins que la santé générale et la constitution physique du sujet ne soient très bonnes et que l'on veuille provoquer chez lui des effets plus franchement stimulants.

HYPOCONDRIE

On peut définir l'hypocondrie un état mental particulier, caractérisé par des idées de tristesse portant sur la santé physique. L'hypocondrie affecte quelquefois la forme d'un véritable délire, comme dans certains cas de lypémanie, de paralysie générale. Elle constitue un symptôme habituel de l'état psychique des neurasthéniques.

Un grand nombre de phénomènes morbides différents peuvent être le point de départ de l'hypocondrie et entretenir dans la suite ce trouble mental. Citons les maladies de la vessie, les dyspepsies, les affections goutteuses, rhumatismales, les intoxications, les anémies diverses, la syphilis, etc.

De même que les différents troubles psychiques que nous venons d'étudier précédemment, l'hypocondrie doit être considérée comme une sorte d'état intermédiaire entre les états nerveux et les manifestations mentales. Très souvent elle ne constitue, dans la vie de l'individu, qu'un simple symptôme épisodique subordonné à l'affection qui lui a donné naissance; mais, dans bien des cas, elle représente le premier échelon dans la voie de l'aliénation mentale.

Les symptômes de l'hypocondrie, extrêmement variables d'intensité suivant le degré de l'état morbide, sont caractérisés par une réaction psychique exagérée : « L'hypocondriaque se préoccupe, s'inquiète, s'alarme à l'occasion des moindres malaises. Non seulement les douleurs viscérales et les sensations névropathiques sont monstrueusement amplifiées, mais les sensations normales elles-mêmes sont altérées et prennent un caractère inquiétant et pénible. Le froid, la chaleur, la lumière, le bruit, les odeurs et les saveurs, les sensations obscures qui naissent des viscères et se traduisent chez l'homme sain par un bien-être général, toutes les sensations externes ou internes se manifestent de la manière la plus incommode à la sensibilité exaltée de l'hypocondriaque. Il éprouve un sentiment intime de malaise, de maladie, et se trouve fatalement conduit à des craintes au sujet de sa santé (1). » Ajoutons que le malade est un être extrêmement suggestionnable ; la vue d'un malade, la lecture d'un chapitre de médecine créent chez lui une autosuggestion constante et des appréhensions continuelles.

Tel est le tableau de l'hypocondrie que l'on pourrait appeler essentielle. Lorsque l'état hypocondriaque se complique d'une affection générale ou locale, soit d'une maladie nerveuse, soit d'un trouble morbide localisé dans un organe, tous les symptômes deviennent alors le point de départ de tourments constants, sont grossis ou dénaturés par le cerveau craintif du sujet, et empoisonnent absolument l'existence du malheureux patient. Chez l'un, les troubles d'une simple dyspepsie se transformeront en un cancer de l'estomac; chez l'autre, des douleurs erratiques d'ordre névropathique seront attribuées au tabes; des palpitations nerveuses seront, chez un troisième, l'indice d'une affection organique du cœur, etc.

Lorsque l'hypocondrie est symptomatique d'une maladie curable, on comprend que cet état mental s'améliore ou disparaisse à mesure que l'affection dont il dépend est elle-même influencée par l'hydrothérapie et les autres moyens curatifs. Lorsque les troubles hypocondriaques sont idiopathiques, revêtant les caractères d'une véritable vésanie, lorsque les idées de persécution viennent s'y joindre, le rôle de l'hydrothérapie est moins puissant et son action se borne à lutter, dans la limite de ses moyens, contre le délire systématique ou l'état mélancolique qui s'emparent du malade.

Nous serons bref sur les applications de l'hydrothérapie. Cette médication, en effet, s'adressant aux troubles morbides divers dont dépend l'hypocondrie, modifiera par cela même cet état psychique en guérissant ou en améliorant la maladie concomitante. Mais les pratiques hydrothérapiques, en dehors de leur action thérapeutique sur l'état physique, organique du malade, ont également une influence directe sur son moral : l'hypocondriaque doit avoir une vie réglée, disciplinée pour ainsi dire, dont tous les instants seront occupés par des exercices physiques modérés, des occupations intellectuelles variées et les nécessités de son traitement, de façon à lui laisser le moins possible le temps de penser à ses malaises et de mettre en jeu ses préoccupations tristes. On comprend que l'hydrothérapie, dirigée avec soin, prendra une large part dans les

(1) Cotard, *Dictionnaire de Dechambre*, art. *Hypocondrie.*

conditions du traitement : le médecin cherchera, par la variété des procédés généraux ou localisés, à influencer l'imagination du malade, mais il reste bien entendu que cette façon d'agir sera toujours subordonnée aux indications fournies par l'état du sujet, relativement aux applications hydriques.

ALIÉNATION MENTALE : EXCITATION MANIAQUE — MÉLANCOLIE

L'hydrothérapie peut rendre de grands services dans l'aliénation mentale, à la condition qu'on l'emploie avec réserve et discernement. Autrefois on faisait un véritable abus des douches froides dans le traitement de la folie ; la douche en pluie verticale était d'un usage journalier, ainsi que la douche en colonne de Leuret, tombant d'une certaine hauteur sur la tête des malades, et qui existe encore dans certains asiles à l'état de curiosité. Tous ces procédés, par suite du choc local autant que par la réaction circulatoire secondaire qu'ils déterminaient du côté de l'encéphale, provoquaient souvent des accidents congestifs ou inflammatoires, surtout chez les sujets qui présentaient de l'excitation ou des tendances congestives. « A cet égard, dit Cullerre, une erreur de diagnostic peut être grandement préjudiciable au malade, et il n'est pas un aliéniste qui n'ait vu en quelque sorte éclore sous la douche certaines paralysies générales larvées et prises tout d'abord pour des stupeurs mélancoliques (1). »

Dans le traitement de la folie, il faut séparer soigneusement les formes dépressives des formes avec excitation. Dans ces dernières, dans l'EXCITATION MANIAQUE, c'est aux procédés sédatifs directs qu'il faut avoir recours, et le meilleur agent est le bain tiède prolongé. Le bain sera administré à une température de 30° environ, c'est-à-dire un peu au-dessous de la zone neutre, de façon à produire un effet tonique en même temps que calmant et à ne pas débiliter l'organisme, ainsi que pourrait le faire un bain chaud. La durée sera de quatre à six heures, et pendant ce temps on fera constamment sur la tête des applications froides, sous forme de lotions à l'éponge, de compresses imbibées d'eau froide. Les bains seront répétés tous les jours. Chez les maniaques âgés et déjà affaiblis, on restreindra la durée et le nombre des immersions.

(1) CULLERRE, *Traité pratique des maladies mentales.* Paris, 1890.

Certains médecins ont préconisé, dans le traitement des formes aiguës de la folie (Brierre de Boismont), des bains très prolongés, de douze à seize heures, pendant lesquels on fait couler sur la tête du patient un courant d'eau sans pression, méthode qui est rejetée par un grand nombre d'aliénistes comme pouvant déterminer une violente prostration du côté du système nerveux et des accidents quelquefois mortels.

Dans les formes dépressives de l'aliénation mentale, dans la MÉLANCOLIE ou lypémanie, l'hydrothérapie froide sera très utile pour réveiller la nutrition languissante, pour stimuler le système nerveux et pour favoriser les fonctions de la peau, souvent inertes chez ces malades. S'il est vrai également que l'anémie cérébrale soit la tendance dominante dans la circulation encéphalique des mélancoliques, on comprend les ressources que peut offrir l'hydrothérapie, par suite de son action excitatrice sur les circulations générale et locale. Parmi les applications de l'eau froide les plus utiles, nous citerons les affusions, les frictions au drap mouillé, la douche au jet brisé, la piscine froide. Les agents les plus efficaces sont la douche au jet brisé et l'immersion froide à eau courante alternées, la première par la stimulation générale qu'elle imprime à tout l'organisme, la seconde par la concentration sanguine qu'elle provoque dans la circulation cérébrale. Dans l'emploi de la douche mobile, on percutera vigoureusement les membres inférieurs, mais on aura bien soin de ménager complètement la région de la nuque.

On cherchera également à provoquer des stimulations réflexes à distance du côté de l'encéphale par des bains de siège froids soit par immersion à eau courante, soit de préférence à eau percutante, ainsi que par des bains de pieds froids et des douches plantaires.

Mais il faut bien savoir que beaucoup de malades atteints de lypémanie réagissent difficilement ou ont de la peine à s'échauffer suffisamment avant l'opération froide; il faut alors avoir recours à des moyens moins perturbateurs et moins réfrigérants, tels que les frictions au drap mouillé tordu ou les tapotements avec le drap ruisselant, les affusions, les demi-bains fixes, ou faire précéder la douche froide ou la piscine d'une douche chaude suffisamment prolongée qui déterminera de la sorte une préaction artificielle. Chaque opération hydriatrique sera suivie de frictions assez énergiques, afin de stimuler vivement les extrémités nerveuses périphériques.

Certains mélancoliques très déprimés, chez lesquels l'état mental s'accompagne de *stupeur*, nécessitent l'emploi de procédés très excitants, comme la douche en cercle, la douche en pluie verticale. Dans ce cas, le bain chaud sinapisé est également recommandé

(Ball) et produit au niveau de la peau et sur la circulation périphérique une excitation salutaire. Le maillot humide prolongé jusqu'à la diaphorèse, les sudations à l'étuve pourront rendre des services dans les mêmes circonstances.

A ce propos, nous ferons remarquer que certains médecins étrangers ont vivement recommandé l'emploi du bain turc dans le traitement des troubles mentaux (Baker, Shepard). D'après Baker, le bain turc aurait une action curative : dans les différentes formes de la folie alcoolique et dans les autres folies toxiques; dans les cas de démence partielle que l'on observe fréquemment chez les goutteux d'un âge mûr ou avancé; dans les formes de mélancolie qui s'accompagnent de sécheresse de la peau et de troubles de la fonction hépatique; dans la folie puerpérale. Comme agent palliatif, l'étuve sèche donnerait de bons résultats dans la folie épileptique; dans la paralysie générale des aliénés, surtout à la première période; dans la folie chronique (1).

Avant de terminer ce qui a trait à la mélancolie, nous dirons que certaines formes, en particulier la mélancolie anxieuse, présentent quelquefois des phases d'agitation qui revêtent le caractère d'un véritable trouble maniaque (mélancolie agitée, mélancolie maniaque) et qui, après une durée généralement transitoire, font place au type habituel de la mélancolie. Peut être s'agit-il, dans ces cas, d'une poussée d'hyperhémie passagère. On devra suspendre, lorsque se produiront ces périodes d'excitation, les applications froides, et faire usage de bains chauds (33°-34°), ou mieux tempérés prolongés, avec compresses froides céphaliques constamment renouvelées ou affusions fraîches sur la tête fréquemment répétées. Si l'excitation mélancolique semble être purement nerveuse, on se trouvera bien d'employer la douche chaude, indifférente, de 34° à 35°, d'une durée de 5, 10, 15 minutes.

Dans le traitement des troubles mentaux, on devra être très réservé dans l'emploi des bains sulfureux et surtout des bains de mer, qui amènent souvent une aggravation dans les symptômes morbides.

(1) Baker, *The journal of mental sciencie*, 1889.

CHAPITRE XVII

MALADIES DYSTROPHIQUES

RHUMATISME ARTICULAIRE AIGU

Quelques médecins, parmi lesquels nous citerons Scoutteten, ont employé l'hydrothérapie dans le rhumatisme articulaire aigu. Macario (1) dit avoir traité avec succès six cas de rhumatisme articulaire aigu par l'enveloppement dans le drap mouillé suivi de lotions froides; la durée de l'enveloppement était de trois heures; la guérison fut obtenue chez deux sujets après trois maillots, chez le troisième après huit, chez le quatrième après dix, et chez les deux derniers après treize (2).

Avec les ressources thérapeutiques dont on dispose aujourd'hui pour le traitement du rhumatisme articulaire aigu, on ne saurait ériger en pratique courante l'application de l'hydrothérapie dans cette affection. Nous pensons plutôt que dans les formes de *rhumatisme aigu secondaire*, dans le *rhumatisme infectieux* par exemple, comme celui qui survient dans la blennorragie, la puerpéralité, la scarlatine, etc., l'enveloppement prolongé dans le maillot humide, en mettant en jeu tous les grands émonctoires et les fonctions d'élimination, pourra rendre des services incontestables.

Dans tous les cas, les applications locales seront utilisées avec avantage pour combattre la douleur et décongestionner les articulations : nous voulons parler des compresses très chaudes, des compresses humides échauffantes, etc. Les compresses mouillées

(1) *Loc. cit.*, p. 175.

(2) On a également recommandé, dans le rhumatisme articulaire aigu, des bains de sable très chauds. On couche le malade sur une véritable litière de sable chauffé à 60° et on le recouvre de couvertures (Solonzeff).

échauffantes se pratiquent à l'aide d'un linge trempé dans de l'eau froide, puis fortement tordu, que l'on recouvre d'un morceau de flanelle et de taffetas gommé, et qu'on laisse en place plusieurs heures sans être renouvelé : sous son influence il se produit un véritable bain de vapeur local et une accumulation de calorique, qui provoque une vive excitation de la peau et une révulsion très accentuée.

RHUMATISME ARTICULAIRE CHRONIQUE

Le rhumatisme articulaire chronique affecte plusieurs formes qu'il est important de connaître, si l'on veut appliquer la méthode hydriatrique d'une façon rationnelle.

Rhumatisme articulaire chronique simple. — Ce rhumatisme peut succéder à des attaques de rhumatisme aigu ou s'établir d'emblée.

Les symptômes dominants sont : la douleur dans les articulations, douleur réveillée par les mouvements et la pression ; la difficulté des mouvements ; des craquements intraarticulaires ; l'apyrexie, à moins qu'il ne survienne des poussées aiguës ou subaiguës.

L'inflammation chronique ne se cantonne pas aux articulations ; souvent les lames aponévrotiques, les gaines tendineuses, les bourses séreuses sont envahies. On note également, dans beaucoup de cas, des douleurs du côté des muscles ou des nerfs (myalgies, névralgies), et il n'est pas rare de constater une atrophie plus ou moins persistante du côté des muscles qui avoisinent les articulations malades.

Rhumatisme fibreux. — Le rhumatisme fibreux peut compliquer le rhumatisme articulaire à titre accessoire ; mais il peut aussi constituer la lésion dominante, comme une sorte d'entité propre. Dans ces cas, les altérations, quoique pouvant être généralisées, siègent surtout au niveau des extrémités et déterminent des déformations et des attitudes vicieuses ; mais on n'observe pas de gonflement osseux, comme dans le rhumatisme noueux.

Rhumatisme noueux. — Le rhumatisme noueux, encore appelé rhumatisme chronique progressif, rhumatisme déformant, rhumatisme osseux multiarticulaire, s'observe généralement entre quarante et cinquante ans. Il débute par les petites articulations des mains et des pieds, pour remonter ensuite vers les grosses articulations des membres. Il est symétrique et il aboutit à la déformation des parties qu'il envahit.

Le plus souvent, la première période de ce rhumatisme est caractérisée par des douleurs plus ou moins continues, survenant également sous forme de crises. Lorsque la déformation apparaît, il n'est pas rare que les douleurs s'atténuent notablement.

Les déformations sont produites par le gonflement des extrémités osseuses, par la rétraction des tissus fibreux, tendineux et aponévrotiques, et surtout par la contracture permanente des muscles périarticulaires qui fixe la jointure dans des attitudes vicieuses et variables (types de flexion ou d'extension).

Les masses musculaires s'atrophient peu à peu, et il survient une gêne extrême dans les mouvements et souvent une impotence complète. L'évolution de l'affection se fait très lentement.

Rhumatisme chronique partiel. — Le rhumatisme chronique partiel présente cette particularité qu'il a peu de tendance à se généraliser. Il affecte généralement deux formes principales, le *rhumatisme chronique partiel* et le *rhumatisme chronique des phalanges.*

Rhumatisme chronique partiel. — Ce rhumatisme, connu également sous le nom d'arthrite sèche, arthrite sénile, est spécial à la vieillesse. Il affecte les grandes articulations, le genou et la hanche L'inflammation articulaire, généralement indolore, produit quelquefois des poussées aiguës douloureuses.

La jointure est indolore à la palpation et aux mouvements spontanés; mais ceux-ci sont plus ou moins difficiles, par suite des déformations parfois considérables qui envahissent l'articulation et qui sont constituées, par un épanchement dans la synoviale et par des végétations osseuses plus ou moins volumineuses : on note des craquements intraarticulaires, et une ankylose plus ou moins complète peut être le résultat de toutes ces lésions.

Rhumatisme chronique des phalanges. — Cette forme de rhumatisme partiel (*nodosités d'Heberden*) est caractérisée par des petites nodosités au niveau des articulations des troisièmes phalanges; la tuméfaction des extrémités osseuses produit des déformations latérales et une certaine raideur dans le doigt, mais sans craquements. Cette affection est l'apanage de l'âge sénile et constitue au plus haut degré une manifestation de la diathèse arthritique.

Malgré les préjugés qui s'attachent encore à l'emploi de l'eau froide chez les rhumatisants, l'hydrothérapie constitue un des meilleurs modes de traitement pour lutter contre le *rhumatisme chronique*. Mais les applications doivent être faites d'une façon rationnelle et avec les plus grandes précautions, et ici plus que jamais l'intervention directe et constante du médecin est nécessaire; on devra, avant tout, examiner avec soin l'état du cœur, afin de subordonner le choix des procédés au fonctionnement normal ou pathologique de cet organe.

Dans le traitement du rhumatisme chronique, l'indication dominante, à tous égards, consiste à relever les forces de l'organisme, à ranimer la circulation générale, à assurer les fonctions des reins et de la peau, à surveiller l'état de chaque organe en particulier et à appliquer une médication appropriée de manière à rétablir l'harmonie fonctionnelle (Garrod). Il est aisé de voir que l'hydrothérapie remplit une grande partie de ces indications thérapeutiques; associée à la médication interne, c'est un des plus puissants agents modificateurs de l'économie.

Parmi les ressources balnéothérapiques, en dehors de l'hydrothérapie proprement dite, nous citerons les bains très chauds et les bains chauds. Les bains hyperthermaux sont surtout applicables aux formes de *rhumatisme noueux*, et sous ce rapport les bains minéralisés, comme ceux de Néris, Plombières, Luxeuil, Aix, etc., rendent les plus grands services, à la condition qu'ils soient adaptés à la constitution et à l'état général des malades. Les bains chauds, de 33° à 36°, sont également très favorables dans le rhumatisme chronique et surtout dans le *rhumatisme chronique simple;* et bien qu'on obtienne par des bains d'eau chaude simple des résultats aussi favorables qu'avec de l'eau minéralisée (Niemeyer), nous pensons qu'il est néanmoins préférable, sous tous les rapports, de pratiquer la cure dans une station hydro-minérale appropriée, où le malade, en dehors du repos et du calme si nécessaires à la bonne réussite du traitement, est toujours sûr de trouver de meilleures conditions d'aménagement et de soins accessoires (1).

Cependant, pour les cas où les malades devront être traités à domicile, nous rappellerons la méthode de Lasègue, qui consiste à administrer un bain tous les deux jours, de dix à vingt minutes au plus, et pendant ce temps on fait monter la température de l'eau, autant et plus même que la sensibilité du malade le permet; on peut arriver ainsi à un maximum de 46°. Les malades doivent

(1) Parmi les agents de la médication externe, il faut citer également les bains de vapeur térébenthinés, très efficaces dans beaucoup de cas, les fumigations aromatiques, les bains de boues minéralisées, etc.

essayer de faire quelques mouvements dans le bain; mais il faut les prévenir que souvent leurs douleurs augmentent après les deux ou trois premiers bains, pour s'atténuer ensuite. Après le bain, le patient reste enveloppé dans les couvertures de laine. Cette pratique démontre une fois de plus que beaucoup d'eaux minérales agissent moins par leur composition chimique que par leur haute thermalité. Les bains très chauds sont surtout indiqués dans la forme osseuse du rhumatisme chronique (*rhumatisme noueux*).

Relativement à l'hydrothérapie proprement dite, les principaux procédés mis en œuvre dans le traitement du *rhumatisme chronique* se composent de la douche froide, de la douche écossaise sans transition et, dans un grand nombre de cas, des étuves et de la douche de vapeur. Mais ces procédés doivent être appliqués suivant certains principes qu'il importe de préciser.

L'emploi de la douche froide exclusive est légitimé dans certains cas. Fleury, qui n'avait que cet agent à sa disposition, rapporte des observations très nettes de guérison de rhumatisme chronique par des douches froides en pluie généralisée et en jet localisé. Quant à nous, nous n'employons la douche froide exclusive, en jet brisé, assez percutante et extrêmement courte, qu'à la fin d'un traitement, lorsque le malade est en voie de guérison, ou lorsqu'il est complètement entraîné à l'eau froide et qu'il se trouve dans des conditions individuelles suffisantes pour pratiquer l'exercice nécessaire à la préaction et à la réaction. Dans ces conditions, on peut aussi employer les frictions au drap mouillé tordu, comme procédé à utiliser à domicile à la fin d'une cure.

Quant aux piscines et aux affusions, nous les proscrivons absolument dans le traitement du rhumatisme chronique : elles produisent une trop grande réfrigération de l'organisme et un mouvement réactionnel beaucoup trop lent.

En thèse générale, c'est la douche écossaise qui constitue le procédé de choix, dans le traitement de l'affection qui nous occupe. Cette douche doit être administrée très chaude : on débute par une température de 37° à 38°, pour élever progressivement et assez rapidement l'eau à 45°, 50° et même davantage, à mesure que la tolérance pour les hautes températures s'établit chez le malade; la durée de la douche chaude varie de deux à cinq minutes, suivant la sensibilité des sujets et suivant la facilité plus ou moins grande avec laquelle leur peau rougit sous l'eau chaude. Lorsqu'on juge suffisante l'action de la douche chaude, on lui fait alors succéder *sans transition* une douche froide très courte (5 à 6 secondes), assez longue cependant pour que le coefficient de chaleur fourni artificiellement par l'eau chaude soit absorbé et qu'il se produise même une légère réfrigération du corps. Après la douche, le malade est frictionné avec soin, et, dans quelques cas, un massage approprié peut être utile, en particulier chez ceux qui ne peuvent se livrer à la moindre marche.

La douche que nous venons de décrire est éminemment révulsive, en même temps que tonique. A mesure que l'état du sujet s'améliore, on peut augmenter la durée de l'eau froide, sans dépasser toutefois les limites de dix à quinze secondes. Lorsque la sensibilité des jointures le permet, on aura intérêt à localiser pendant quelques secondes la pluie ou le jet brisé sur les articulations malades.

Le traitement ainsi constitué représente une véritable cure, analogue aux cures hydro-minérales. Il y a donc intérêt, si le malade peut les supporter, à administrer deux douches par jour pendant un certain temps; au début de la cure, on observe quelquefois une légère fatigue et un paroxysme dans les douleurs, mais ces phénomènes ne persistent pas. Cependant, chez les sujets trop susceptibles, il sera bon de procéder avec plus de ménagement et de n'administrer qu'une douche quotidienne.

Chez les malades qui ne peuvent supporter une chaleur trop élevée, l'eau chaude ne dépassera pas 39° à 40°, c'est-à-dire une température suffisante pour donner au sujet une sensation de chaleur destinée à atténuer l'impression de l'eau froide, et la douche froide, dans ces conditions, devra être réduite à des proportions encore plus restreintes que précédemment. La douche écossaise ainsi modifiée sera assurément moins révulsive; aussi, dans ces circonstances, aurait-on intérêt à essayer la double douche écossaise (voy. chap. V) qui, à température égale, pourra déterminer une rubéfaction plus accentuée de la peau.

Les étuves limitées, sèche ou humide, suivies d'une douche froide, sont également de bons procédés de révulsion qui rendent de grands services dans le traitement du rhumatisme chronique. Chez les sujets dont la peau a de la tendance à la sécheresse, on préférera l'étuve humide. Chez les malades dont le système nerveux est très excitable ou chez ceux qui sont très affaiblis, la durée de l'étuve devra être courte et sa température ne sera pas trop élevée, de façon à ne pas provoquer de transpiration qui les déprimerait, ni de phénomènes généraux d'excitation : il suffit, en effet, de produire une légère stimulation des fonctions de la calorification et une certaine moiteur de la peau. En sortant de l'étuve, le malade est soigneusement enveloppé dans des couvertures de laine et porté dans la salle de douches, où il reçoit une douche froide très courte au jet brisé ou en pluie mobile.

Le maillot sec prolongé jusqu'à la transpiration et combiné à la douche froide produirait également des effets révulsifs très utiles; mais ce procédé est pénible pour le malade et, par suite de sa durée excessive, produit souvent des phénomènes d'excitation chez les sujets prédisposés. Les étuves, et surtout la douche écossaise, doivent lui être préférées à tous égards.

Le maillot humide diaphorétique, au contraire, rend quelquefois des services, notamment chez les malades irritables et dont la peau fonctionne mal. Souvent même il est mieux supporté que l'étuve, et surtout que l'étuve sèche. On fera suivre le maillot humide d'une douche froide très courte, ou, si celle-ci est mal tolérée, d'une lotion froide rapide ou d'une friction au drap mouillé.

Tel est le traitement habituel du *rhumatisme articulaire chronique simple*.

Dans le *rhumatisme fibreux,* on aura intérêt à combiner, d'une façon alternative, l'emploi des douches écossaises très chaudes avec celui des étuves suivies de douches froides. L'étuve humide nous a paru, dans cette forme de rhumatisme, avoir une action plus puissante que l'étuve sèche. On pourra même, si le malade ne présente pas d'irritabilité spéciale du côté du système nerveux, prolonger tous les deux ou trois jours la durée de l'étuve, de façon à amener une rubéfaction accentuée de la peau et une modification plus puissante des tissus phlogosés.

Dans le *rhumatisme noueux,* les douches écossaises très chaudes constituent le moyen le plus efficace pour calmer les douleurs, modifier l'évolution de la maladie et quelquefois empêcher ou arrêter les déformations. Chez certains malades très sensibles, on est obligé, au début, de ne faire succéder à l'eau chaude qu'une douche froide extrêmement courte (2 à 3 secondes), qui ne produise qu'une réfrigération insignifiante, ou même nulle, de l'économie (douche révulsive proprement dite); plus tard, on augmente peu à peu la durée de l'eau froide, afin de déterminer une légère hypothermie de l'organisme (douche écossaise révulsive et tonique).

Mais il n'est pas rare de rencontrer le rhumatisme noueux chez des sujets doués au plus haut point du tempérament nerveux, ou combiné à la neurasthénie. Chez ces malades, la douche écossaise est quelquefois mal supportée, tant à cause de l'hyperthermalité que par suite du choc de l'eau trop longtemps prolongé. Dans ces conditions, on restreindra la durée de la douche chaude jusqu'à ses dernières limites; autrement, on aura recours soit à l'étuve sèche de courte durée, soit à un simple enveloppement préalable dans des couvertures de laine; cet enveloppement (maillot sec) sera de très courte durée, juste le temps suffisant pour provoquer un léger échauffement du corps, sans déterminer de transpiration. Dans ces mêmes circonstances, la douche de vapeur, promenée sur tout le corps, avant l'administration de l'eau froide, pourra rendre de grands services.

Nous devons signaler quelques formes rares de rhumatisme noueux dans lesquelles le froid, même réduit à sa durée la plus minime, ne peut être toléré par les régions malades. Dans ces circonstances, la douche très chaude exclusive sera administrée, à l'instar de la méthode des bains chauds. La douche sera donnée à 38° ou 40°, pour être élevée progressivement à 45°, 50° et même 55° si on le peut, et pendant une durée de 5 à 10 minutes. Après la douche, le sujet est enveloppé dans des couvertures de laine. Cette médication a quelquefois donné des résultats inespérés, lorsque les douches écossaises révulsives, à la même température, n'ont pu être supportées.

Le *rhumatisme chronique des phalanges* (nodosités d'Héberden) ne présente pas d'indications spéciales. C'est également la douche écossaise plus ou moins chaude et plus ou moins prolongée, suivant la sensibilité des malades et l'acuité de l'affection, qui constitue le fond de la thérapeutique hydrothérapique dans cette maladie.

Dans le *rhumatisme chronique partiel,* les agents hydrothérapiques les plus efficaces sont : la douche écossaise très chaude localisée sur la jointure malade et suivie de frictions énergiques et même de massage local; la douche alternative (voy. chap. V) plus ou moins percutante, suivant la sensibilité des sujets, et suivie des mêmes manipulations; dans les cas où la sensibilité locale est exagérée, la douche de vapeur suivie de douche froide au jet brisé. On peut ainsi, sinon faire rétrocéder l'affection, du moins en retarder l'évolution et déterminer des temps d'arrêt et des périodes stationnaires.

En résumé, dans le traitement du *rhumatisme chronique*, l'hydrothérapie joue un rôle des plus importants et beaucoup trop négligé, car, lorsque toutes les autres méthodes ont échoué, c'est encore la médication hydriatrique qui donne, soit seule, soit associée à l'emploi rationnel de l'électricité, quelques résultats thérapeutiques appréciables.

On comprend que si les malades sont atteints d'une affection cardiaque, l'emploi des procédés à hautes températures devient impossible. Mais on ne renoncera pas pour cela à l'usage de l'hydrothérapie. Si le sujet est assez ingambe pour pouvoir pratiquer un exercice suffisant pour obtenir un échauffement préalable, on administrera la douche froide très courte. Sinon on fera précéder celle-ci d'un court enveloppement dans des couvertures de laine, sans arriver à la transpiration; on pourra, dans le même but, pratiquer avant l'opération froide quelques frictions généralisées, et même un massage superficiel, destinés à stimuler la calorification du corps. Dans ces cas, également, la douche écossaise sera très utilement employée, mais il faudra avoir soin de ne jamais atteindre de hautes températures, et de ne pas dépasser, en général, 37° à 38°. Du reste, dans l'entraînement à l'eau froide des malades atteints de lésions cardiaques, on devra se soumettre aux préceptes généraux que nous indiquerons plus loin dans le chapitre consacré au traitement des maladies du cœur par l'hydrothérapie.

RHUMATISME ABARTICULAIRE

Sous ce nom, on désigne les manifestations du rhumatisme portant sur les autres régions indépendantes des articulations. Ces manifestations sont multiples et variées.

Le **rhumatisme de la peau** est constitué par les dermatoses rhumatismales, dont les principales formes aiguës sont les érythèmes divers (érythèmes simple, ortié, noueux, nummulaire, hémorragique), l'hydroa, le pityriasis rosé, etc. Parmi les affections cutanées chroniques, notons l'eczéma sec, le pseudo-sycosis, le psoriasis, l'acné rosacée, le prurigo d'hiver, etc.

Le **rhumatisme vasculaire externe** affecte le système veineux, et se manifeste soit par des varicosités capillaires, soit par de véritables varices. Dans beaucoup de cas, les varices des jambes, les hémorroïdes ne sont que la manifestation du rhumatisme.

Le **rhumatisme viscéral** peut envahir presque tous les organes de l'économie. En premier lieu, le *rhumatisme cardiaque :* les localisations cardiaques peuvent se développer d'emblée, en dehors de toute manifestation aiguë du côté des articulations. Le *rhumatisme cérébral,* dont nous nous sommes déjà occupé au chapitre des maladies aiguës. Le *rhumatisme des voies digestives*, pouvant se localiser sur le pharynx (angines chroniques, pharyngodynie), sur l'œsophage (dysphagie), sur l'estomac (gastralgies, dyspepsies diverses), sur l'intestin (entéralgie, dyspepsie intestinale), sur le foie (congestion hépatique, hépatalgie, colique hépatique). Le *rhumatisme des organes génito-urinaires* (colique néphrétique, cystalgie, cystite). Le *rhumatisme des organes de la respiration* (coryza rhumatismal, fluxions subites, fièvre de foin, laryngite chronique, congestion pulmonaire, asthme rhumatismal, emphysème, bronchite). Le *rhumatisme de l'appareil oculaire* (conjonctivite, iritis).

Le **rhumatisme des nerfs** peut frapper tous les cordons nerveux sensitifs de l'économie, et déterminer des *névralgies* plus ou moins tenaces, dont quelques-unes sont suivies de troubles trophiques.

Les nerfs cutanés peuvent également être affectés et manifester leur souffrance sous forme de *dermalgie rhumatismale.*

Le **rhumatisme cérébro-spinal**, en dehors du rhumatisme cérébral, qui est un épisode aigu du rhumatisme articulaire aigu, peut présenter certaines manifestations chroniques parmi lesquelles nous citerons la *migraine,* la *chorée,* la *folie rhumatismale* (Bourdon), la *congestion des enveloppes de la moelle* correspondant à certaines formes d'irritation spinale.

Le **rhumatisme du système musculaire** peut être aigu ou subaigu. Il est caractérisé par une douleur exagérée par la pression et par les mouvements fonctionnels, spontanés ou provoqués; les moindres secousses, efforts, toux, augmentent également cette douleur; il en est de même de la chaleur du lit, de l'état hygrométrique ou électrique de l'atmosphère. La douleur est contusive ou lancinante et présente des exacerbations et des rémissions souvent capricieuses.

Il arrive parfois que la douleur musculaire produit de la contracture dans le muscle rhumatisé, et l'on peut même noter dans quelques cas un certain degré d'amyotrophie consécutive.

Le rhumatisme musculaire peut affecter un grand nombre de régions, dont les principales sont : la *région cervicale* (torticolis), les *membres supérieurs* (rhumatisme scapulaire, rhumatisme du deltoïde), la *région thoracique* (pleurodynie, rhumatisme du diaphragme), la *région abdominale* (rhumatisme musculaire de l'abdomen), la *région dorso-lombaire* (lombago), les *membres inférieurs* (rhumatisme des muscles fessiers et cruraux.

De toutes les manifestations de rhumatisme abarticulaire, nous ne retiendrons, au point de vue du traitement hydrothérapique, que celles du *rhumatisme musculaire*, toutes les autres ayant été ou devant être étudiées dans des chapitres spéciaux.

Le rhumatisme musculaire, dans sa forme aiguë (lombago, pleurodynie, rhumatisme deltoïdien, etc.), est tributaire au premier chef du traitement hydrothérapique. Lorsqu'il est peu intense, on l'arrête souvent par des applications de compresses échauffantes, qu'on laisse en place pendant plusieurs heures ou pendant la nuit, et que l'on fait suivre d'une friction humide avec un linge trempé dans de l'eau froide, afin d'augmenter encore la révulsion produite.

Lorsque le rhumatisme musculaire aigu est plus accentué, il faudra recourir à l'emploi combiné du calorique et de l'eau froide. On soumettra le malade à l'étuve sèche suffisamment prolongée pour amener la sudation, et l'on appliquera ensuite une douche froide plus ou moins percutante suivie de frictions énergiques *loco dolenti*. Une douche écossaise révulsive administrée sur la région malade produira également des effets très efficaces. Chez les sujets très sensibles et qui, par suite d'une douleur locale très vive, ne peuvent supporter des procédés percutants, la douche de vapeur sera indiquée, et l'on pourra faire suivre celle-ci soit d'une douche froide en pluie mobile très courte, soit d'une lotion froide.

Il faut savoir que quelques formes de rhumatisme musculaire aigu peuvent seules être soulagées par la douche très chaude exclusive (45°-50°).

Dans certaines localisations du rhumatisme musculaire aigu, dans le torticolis, par exemple, il est quelquefois difficile d'administrer la douche. On utilisera alors, dans ce cas, les compresses échauffantes suivies de lotions ou de frictions froides, les douches de vapeur, les étuves sèches suivies de lotions froides.

Dans le rhumatisme musculaire chronique localisé, on emploiera les mêmes procédés. Toutefois, il sera bon ici de ne pas abuser des sudations qui, souvent, réveillent ou exagèrent les douleurs, et dont l'application continuée éterniserait la maladie au lieu de la guérir (Fleury). Pour nous, c'est toujours la douche qui nous a donné, dans les cas de rhumatisme musculaire chronique, les meilleurs résultats. Nous appliquons tout d'abord sur la région malade une douche très chaude prolongée, que nous faisons suivre d'une douche froide généralisée au jet brisé très courte, en ayant soin de localiser ensuite le jet plein sur les parties malades pendant quelques secondes. Dans beaucoup de cas, même, nous n'employons pas d'eau chaude préalable et nous utilisons uniquement la douche froide, que nous administrons de la façon que nous avons indiquée tout à l'heure : nous avons remarqué qu'un grand nombre de malades atteints de lombago chronique ou subaigu guérissaient bien plus vite par l'emploi de la douche froide exclusive qu'avec la douche écossaise.

C'est également dans les formes chroniques du rhumatisme musculaire, telles que le lombago, le rhumatisme deltoïdien, etc., que l'on peut faire usage avec succès de la douche en colonne verticale, qui produit un véritable massage humide au niveau des parties malades.

Dans certaines circonstances, on a beaucoup vanté l'usage de la douche filiforme à haute pression (Bénard).

Le massage est un excellent adjuvant de l'hydrothérapie dans beaucoup de cas de rhumatisme chronique ; il est certaines formes dans lesquelles les pratiques habituelles des *hammams* (massage dans l'étuve sèche générale, frictions, douche froide) donnent de très bons résultats.

RHUMATISME VAGUE

Dans un remarquable article sur le « rhumatisme », M. Besnier décrit dans un chapitre spécial une série de phénomènes morbides, vagues et indéterminés, auxquels il donne le nom de *rhumatisme vague*. « Cet état qui, affectant l'économie entière et ne produisant que des manifestations souvent frustes et indécises de contour, paraît affecter primitivement et particulièrement le système nerveux envisagé dans sa conception la plus étendue, et constitue une véritable névrose, ou mieux une névropathie généralisée, se développe sous l'influence d'une série, très vague encore elle-même, de maladies constitutionnelles (1). »

Au premier rang des conditions pathogéniques et étiologiques du rhumatisme vague, se place l'état nerveux, l'excitabilité nerveuse, congénitale ou acquise. La débilité organique du sujet favorise également le développement de cet état morbide (lymphatisme, scrofule, etc.). Il en est de même de la prédisposition rhumatismale héréditaire.

Les manifestations morbides qui caractérisent le rhumatisme vague sont infinies en nombre, en variété et en associations. « Ici, tout est irrégulier, mobile, individuel; chacun souffre à sa manière, perçoit les impressions morbides avec une sensibilité différente, les

(1) Besnier, *Dictionnaire encyclopédique des sciences médicales*, art. *Rhumatisme*. Paris, 1876.

exprime avec une énergie variable. Les malades rendent un compte assez précis des incidents aigus, subaigus ou suraigus, qui troublent avec excès leur médiocre état de santé habituel; arthralgies, névralgies, myalgies, crises aiguës de viscéralgie, lesquelles ne diffèrent en rien, en soi, de ce qu'elles sont chez les sujets qui les éprouvent accidentellement, mais qui s'en distinguent par leur extrême mobilité, la facilité avec laquelle elles passent du paroxysme à la disparition complète, qui les suit quelquefois immédiatement. Ce qui devient tout à fait difficile à saisir et à exprimer, ou à traduire, ce sont les troubles intellectuels variés, l'inaptitude au travail, l'irritabilité, la tristesse quelquefois, le découragement faisant suite, sans transition, à une confiance sans limites; les mille malaises externes ou viscéraux des malades, que leur état de santé habitue à écouter les moindres actes de la vie organique; quelques-uns conservent le sommeil réparateur, c'est l'exception; la plupart l'ont plus ou moins perdu, et la nuit est pour eux une source nouvelle de souffrances physiques et morales (Besnier). »

Qui ne reconnaît dans ce tableau toute la phalange des neurasthéniques ou des hypocondriaques? Chez les uns (neurasthéniques arthritiques), la diathèse rhumatismale vient s'associer à l'état nerveux, en y adjoignant des douleurs rhumatoïdes ou d'autres manifestations du rhumatisme vague (perversions de la sensibilité cutanée, impressionnabilité au froid, picotements, dermalgie, névralgies diverses, etc.), — et l'on sait combien est grande la parenté du nervosisme avec l'arthritisme; — mais chez d'autres, point n'est besoin d'invoquer l'adjonction de l'élément rhumatismal pour la production des algies ou des troubles divers que l'on observe : la neurasthénie suffit à elle seule, ainsi que nous l'avons montré en étudiant cette affection, pour produire des phénomènes douloureux variables et multiples, par suite de l'hyperesthésie qu'elle imprime dans un grand nombre d'organes.

Nous n'avons pas à décrire spécialement le traitement par l'hydrothérapie du *rhumatisme vague*. Ce traitement se confond, d'une part, avec celui des diverses manifestations locales qui le constituent, d'autre part, avec la névrose, qui l'engendre dans beaucoup de cas. Dans d'autres circonstances, enfin, nervosisme et diathèse arthritique se combinent et s'associent, et cette association hybride est justiciable des réflexions que nous allons émettre dans un instant, en traitant de la diathèse arthritique.

DIATHÈSE ARTHRITIQUE

Notre intention n'est pas de discuter ici l'importante et difficile question des diathèses, et de la diathèse arthritique en particulier. Mais si l'interprétation théorique de toutes ces hautes questions de pathologie générale est encore très ardue, il n'en est pas moins vrai que, sur le terrain de la pratique et de l'observation des faits, chacun s'accorde pour reconnaître qu'il existe des liens étroits entre des groupes d'affections diverses et certains états constitutionnels. La clinique a démontré qu'un grand nombre d'affections, en apparence disparates, s'associent entre elles, se succèdent ou alternent chez le même sujet, ou se transmettent par l'hérédité suivant des combinaisons diverses. Actuellement, certains auteurs admettent encore trois diathèses : l'herpétisme, l'arthritisme et la scrofule (Hallopeau), et font de l'herpétisme une maladie essentielle et parfaitement distincte, telle que le comprenait Bazin (Hardy, Guibout); il en est même, comme M. Lancereaux, qui rangent dans l'herpétisme presque toutes les maladies de l'arthritisme. Pour d'autres, au contraire, il n'existe que deux diathèses, l'arthritisme et la scrofule (Bouchard); l'herpétisme n'est qu'une résultante ou une modalité de l'arthritisme (Guéneau de Mussy, Pidoux), ou même il n'existe pas, les manifestations dites herpétiques appartenant à l'arthritisme ou bien dépendant d'autres causes mal définies (Bouchard).

Dans son livre sur les *Maladies par ralentissement de la nutrition*, M. Bouchard considère l'arthritisme et la scrofule comme des types de nutrition retardante, créant toute une série d'affections qui ont pour lien commun la *bradytrophie*, c'est-à-dire le ralentissement dans les phénomènes d'assimilation et de désassimilation (mutations nutritives). A l'*arthritisme* se rattachent, d'après M. Bouchard, la goutte, l'obésité, le rhumatisme articulaire aigu et chronique, le lombago, les varices, la gravelle, les nodosités d'Héberden, la migraine, l'eczéma, le pityriasis, les hémorroïdes, l'asthme, le diabète, la lithiase biliaire. Mais il est un grand nombre d'autres états morbides qui, tout en ne relevant pas exclusivement de l'arthritisme, comme les précédentes, peuvent être, dans certains cas, directement produits par cette diathèse : nous voulons parler de plusieurs dermatoses, psoriasis, urticaire, acné, furonculose, alopécie précoce, etc., et de toute cette série de phénomènes pathologiques que nous avons étudiés sous le nom de rhumatisme abarticulaire.

Quoi qu'il en soit, il ne suffit pas en pratique, pour admettre la réalité et l'existence de la diathèse arthritique, que le sujet présente un ou plusieurs des troubles morbides que nous venons de signaler. Pour pouvoir affirmer l'essence rhumatismale d'une affection, il faut étudier avec soin l'hérédité, l'état antérieur et l'état constitutionnel du sujet, car les lésions ne possèdent pas par elles-mêmes, quoiqu'on ait voulu le démontrer dans certains cas, de caractères pathognomoniques.

Dans l'espèce, la préexistence ou la coexistence d'une inflammation articulaire aiguë, subaiguë ou chronique imprime un cachet indéniable et une sorte de signature pathologique. Mais, en l'absence de ce renseignement précieux, il faut se baser sur les notions étiologiques, les renseignements de famille et l'évolution des symptômes chez l'individu. Un enfant né de parents rhumatisants, par exemple, peut présenter une dermatose, ou de la migraine, ou d'autres manifestations : on sera en droit de mettre celles-ci sur le compte de la diathèse rhumatismale. Il en sera de même si le sujet, obèse, goutteux, graveleux, diabétique, présente des manifestations alternantes, parmi toutes celles que l'on groupe dans la classe de l'arthritisme.

La notion de l'arthritisme est des plus importantes à connaître en clinique, au point de vue de la direction rationnelle d'un traitement hydrothérapique. Et, sous ce rapport, on peut déjà entrevoir les diverses variétés de malades auxquels on pourra avoir affaire, suivant que cette diathèse se montre sous différentes formes, associées ou combinées : arthritiques simples, arthritiques nerveux, arthritiques goutteux, arthritiques scrofuleux ou lympho-arthritiques, arthritiques sanguins, etc.

On comprend, en effet, de combien de nuances peuvent se composer les applications hydriatriques, selon les modalités diverses affectées par l'arthritis. Chez l'arthritique simple, les douches froides seront administrées seules ou précédées d'une application de calorique, et, dans ce cas, les procédés de chaleur sont très bien supportés. Chez un arthritique nerveux, au contraire, on devra éviter les trop hautes thermalités et n'user des maillots secs et des étuves qu'avec beaucoup de ménagements : les douches écossaises à température peu élevée et courtes, les douches froides très courtes et percutantes, les maillots humides, les frictions au drap mouillé constitueront les principaux procédés. Chez les arthritiques sanguins, au contraire, les agents de la médication révulsive pourront être employés sans inconvénient. Les arthritiques scrofuleux se trouveront généralement bien des douches énergiques (douches en pluie verticale, en cercle), car la surexcitation nerveuse n'est pas à craindre chez eux, et leur nutrition, toujours si languissante, s'accommode généralement bien des procédés très stimulants. Les sudations seront très utiles aux arthritiques goutteux, et on pourra insister chez eux sur l'usage interne de l'eau froide.

Nous ne pouvons qu'esquisser ici les grandes lignes des applications de l'hydrothérapie, chaque tempérament morbide nécessitant une direction particulière dans l'emploi des divers procédés. Mais nous répéterons ce que nous avons déjà dit, à savoir, que certains procédés sans percussion ou à réaction lente doivent être bannis de la pratique hydrique, lorsqu'on s'adresse à des arthritiques présentant des manifestations douloureuses du côté des muscles, des nerfs ou des jointures : parmi ces procédés nous citerons les piscines froides, les tapotements au drap mouillé non tordu, les demi-bains, les affusions, quelquefois même les lotions, lorsque celles-ci ne sont pas précédées d'une application de calorique.

GOUTTE

La goutte est une maladie dyscrasique caractérisée par un excès d'acide urique dans le sang, excès qui peut être dû à une formation exagérée ou à une rétention dans l'économie. Les causes de rétention sont la diminution de l'alcalinité du sang et la prédominance des acides oxalique et lactique, dont la destruction se fait d'une façon trop lente (Bouchard). La goutte est donc un type de maladie due à la nutrition retardante.

La goutte est héréditaire ou acquise. La bonne chère, les excès de vins, l'absence d'exercices physiques favorisent sa production. Comme causes occasionnelles, l'action du froid est à noter, de même que pour le rhumatisme; souvent aussi un traumatisme extérieur, une contusion suffisent pour développer une attaque de goutte.

On divise la goutte en goutte *normale* ou régulière et en goutte *anormale* ou irrégulière. La première frappe les jointures d'une façon aiguë ou chronique, partielle ou généralisée; la seconde se localise sur les viscères ou les différents organes (goutte larvée, rétrocédée, remontée).

Goutte normale. — La *goutte normale aiguë* se montre sous forme d'attaques se localisant généralement à la première articulation du gros orteil; celui-ci devient le siège d'une douleur intolérable, en même temps que les tissus sont gonflés; œdématiés, rouges et luisants. La douleur cesse au bout de quelques heures, pour recommencer le soir avec la même intensité. Ces attaques, qui peuvent ainsi durer plusieurs jours, constituent l'accès de goutte. Une fièvre vive accompagne chaque attaque; les urines sont rouges, chargées d'acide urique et d'urates, quelquefois albumineuses.

Très souvent, la goutte ne se limite pas à un seul gros orteil, elle peut envahir les deux orteils et même d'autres articulations.

La *goutte chronique* succède généralement à des attaques antérieures de goutte aiguë; elle en diffère, en ce sens que les accès sont plus longs et que, dans les intervalles, ils ne laissent les malades jamais complètement libres. Les articulations sont déformées et la marche est plus ou moins difficile.

Dans la goutte chronique, on constate la production de *tophus* dans différents points du tissu cellulaire.

La maladie s'accompagne souvent d'un état de faiblesse et de cachexie qui lui ont valu le nom de *goutte atonique* ou *asthénique*.

Goutte anormale. — La diathèse goutteuse peut se caractériser par des manifestations non articulaires. Ce sont : la *gravelle* (colique néphrétique), l'*eczéma*, la *migraine*, l'*asthme*, les *hémorroïdes*, qui constituent autant de formes de la *goutte larvée*, et qui peuvent alterner avec la goutte articulaire.

Quelquefois, sous une influence diverse, au milieu d'un accès de goutte, la fluxion articulaire disparaît, et il se produit une véritable métastase sur un organe éloigné (*goutte remontée, rétrocédée, métastatique*). Ce sont tantôt des troubles graves du côté de l'appareil digestif : gastralgie, vomissements, algidité, syncope; gastrite suraiguë ou hémorragique; entérite, entéralgie; tantôt des phénomènes du côté du système nerveux : céphalée, délire, coma (goutte cérébrale); troubles bulbaires, tels que palpitations, angoisse respiratoire, syncope.

La diathèse goutteuse peut manifester son action en créant des lésions fixes, telles que dégénérescence graisseuse du cœur, aortite et angine de poitrine, athérome artériel, néphrite interstitielle, congestion chronique du foie.

Les attaques de *goutte normale aiguë* sont combattues par l'hydrothérapie, à l'aide d'applications locales antiphlogistiques. Les moyens employés sont les immersions dans l'eau froide prolongées pendant un certain temps, jusqu'à la cessation momentanée de la douleur, pour recommencer de nouveau dès que les accidents aigus réapparaissent. Les affusions froides sans pression, les lotions et surtout les compresses réfrigérantes déterminent également les mêmes effets : les compresses réfrigérantes ou sédatives sont pratiquées à l'aide d'un linge plié en quatre que l'on trempe dans de l'eau froide et que l'on applique sans le tordre sur les parties malades; ces compresses sont renouvelées toutes les 4 ou 5 minutes, dès qu'elles ont de la tendance à s'échauffer.

Sous l'influence de cette médication antiphlogistique locale, on voit souvent disparaitre en très peu de temps la rougeur, la douleur et le gonflement de l'articulation phlogosée; quelquefois l'accès de goutte peut avorter en quelques heures. Sous ce rapport, il est préférable de n'employer la méthode réfrigérante et antiphlogistique que lorsque la fluxion articulaire est bien établie, bien localisée. Dans certains cas, en effet, en particulier lorsqu'on n'est pas sûr de l'intégrité de certains viscères, le cœur et les reins, il pourrait être imprudent de chercher à faire avorter l'accès dès sa première manifestation, car, en ces questions toujours obscures de métastase et de goutte rétrocédée, nous pensons qu'il vaut mieux pécher par excès de prudence que de risquer de provoquer des accidents dangereux : les applications hydriatriques locales, cependant, pour n'être pas employées dès le début de l'accès de goutte, n'en abrégeront pas moins sa durée en même temps qu'elles calmeront les douleurs souvent intolérables de cette affection.

Quelques médecins préfèrent à l'emploi des compresses réfrigérentes celui des compresses échauffantes, c'est-à-dire celles qui sont trempées dans de l'eau froide, puis tordues, et recouvertes avec de la laine et un corps imperméable, afin de provoquer une forte calorification et une excitation locale de la peau : la compresse est laissée en place pendant un assez long temps, après lequel on lotionne le membre malade avec de l'eau froide. Ces compresses excitantes, dans certains cas, calmeraient l'inflammation plus rapidement et plus sûrement que les compresses réfrigérantes, en facilitant sans doute la circulation dans les tissus irrités, par suite du bain de vapeur local qu'elles déterminent.

Dans l'intervalle des accès de goutte aiguë, l'hydrothérapie est très utile pour faciliter la résorption rapide des altérations locales, pour rendre le malade moins accessible à une attaque ultérieure, et surtout pour empêcher ou retarder l'installation chez lui de la *goutte chronique*. Quand celle-ci est définitivement fixée, c'est alors que l'eau froide, seule ou combinée au calorique, rend des services incontestables pour retarder l'évolution des lésions articulaires et souvent pour les faire rétrocéder.

Dans la goutte chronique asthénique, c'est-à-dire celle qui s'accompagne d'un affaiblissement plus ou moins marqué de l'organisme et d'un certain degré de cachexie, c'est à la douche froide courte généralisée, et en insistant un peu sur les parties malades, qu'il faut avoir recours pour déterminer les effets toniques que l'on recherche. Si le malade était trop affaibli ou trop excitable, on ferait précéder l'eau froide d'une douche chaude administrée à une température peu élevée (38° à 39°) et pendant une minute environ; on pourrait également, dans le même but, mettre en œuvre la douche écossaise avec transition.

Chez les arthritiques goutteux, ceux chez lesquels les accidents de la goutte se combinent à des manifestations rhumatoïdes diverses, il faudra insister surtout sur la douche écossaise sans transition. Cependant, si les malades peuvent se livrer à une préaction et à une réaction suffisantes, la douche froide très courte produira des effets résolutifs plus puissants et plus rapides.

Dans la goutte chronique qui se manifeste chez les tempéraments sanguins, chez les sujets congestifs, on se trouvera bien de l'emploi de la douche froide, dont on devra, autant que possible, modérer la percussion. On aura soin également, dans ces cas, de ne pas employer d'eau trop froide, ou, ce qui est préférable, on fera usage de la douche chaude progressivement refroidie (douche écossaise avec transition) : toutes ces précautions ayant pour but, on le conçoit, de diminuer l'excitation du froid sur le système circulatoire et d'empêcher une concentration trop vive du liquide sanguin vers les parties profondes; car il ne faut pas oublier non plus, dans le même ordre d'idées, que souvent l'état goutteux se complique d'artériosclérose. Mais sous aucun prétexte on ne devra employer d'eau tiède, car on risquerait de réveiller les accès de goutte, par suite de l'évaporation rapide et du refroidissement consécutif qui se produisent pendant et après l'administration d'une douche tiède.

L'emploi des étuves suivies d'application froide sera également très utile chez les podagres pléthoriques, ainsi que chez des podagres obèses et dont la peau fonctionne mal. On ne devra pas, toutefois, tomber dans l'excès, car on risquerait, par l'abus des sudations, de provoquer une trop grande spoliation et de trop fortes pertes dans l'organisme, et d'affaiblir ainsi les malades. Chez ceux qui sont trop excitables, on préférera l'étuve humide à l'étuve sèche, car elle est beaucoup mieux tolérée par le système nerveux.

Lorsque l'irritabilité nerveuse est très accentuée chez les goutteux, on retire d'excellents effets de l'usage du maillot humide prolongé et suivi de lotions froides rapides ou d'une friction au drap mouillé tordu. L'enveloppement humide suivi de douche froide est également très avantageux chez les sujets dont les reins fonctionnent incomplètement et chez ceux dont la peau est très sèche.

Lorsque la diathèse goutteuse a créé des lésions fixes soit du côté des gros vaisseaux, des reins, du foie, on devra modifier l'intervention hydrothérapique d'après ces différents états morbides. Il en est de même des diverses formes de la *goutte larvée*, qui seront combattues par les agents hydriatriques appropriés.

Dans la *goutte métastatique*, lorsque celle-ci détermine des accidents graves du côté de certains appareils, on devra rechercher par la médication révulsive à ramener la fluxion vers les articulations, et dans ce but on emploiera les bains de pieds très chauds suivis de frictions froides ou alcooliques, les douches écossaises révulsives très chaudes. On combattra en même temps les manifestations de la goutte rétrocédée par les moyens appropriés, et qui ne diffèrent pas, dans les cas particuliers, de ceux que l'on oppose habituellement à ces mêmes états morbides relevant de toute autre cause.

L'administration de l'eau froide à l'intérieur dans le traitement de la goutte chronique est un adjuvant utile, spécialement dans les formes qui s'accompagnent de pléthore ou d'obésité. Sous l'influence de l'ingestion de l'eau froide à haute dose, il se produit une action altérante et éliminatrice très favorable, sans parler des effets diaphorétiques plus accentués que provoque l'eau froide que l'on doit toujours faire absorber au malade pendant les séances de sudation.

DIABÈTE SUCRÉ

Le diabète est une maladie de la nutrition retardante, dans laquelle le ralentissement des actes nutritifs porte sur l'élaboration du sucre. Le trouble nutritif qui aboutit au diabète serait caractérisé primitivement et essentiellement par une insuffisance de l'assimilation et un défaut de la consommation du sucre dans les éléments anatomiques (Bouchard) (1).

(1) *Maladies par ralentissement de la nutrition*. Paris, 1882.

Le diabète peut être *idiopathique*, et le plus souvent, dans ce cas, on rencontre chez l'individu ou dans sa famille une ou plusieurs des manifestations arthritiques qui font partie du même groupe, goutte, rhumatisme, lithiase biliaire, gravelle, obésité. Le diabète peut être *symptomatique* de lésions nerveuses, mais il s'agit plutôt, dans ces circonstances, de glycosurie que de véritable diabète, ou tout au moins d'un diabète très atténué : le *diabète nerveux* pourrait se montrer à la suite d'affections chroniques du système nerveux (diabète de Cl. Bernard), lorsque le quatrième ventricule est touché, ou à la suite de certains traumatismes sur les centres cérébro-spinaux (diabète traumatique). Pour M. Lanceraux, il y aurait un diabète maigre, produit par des altérations du pancréas (*diabète pancréatique*).

Quatre symptômes capitaux dominent l'histoire clinique du diabète : glycosurie, polyurie, polydipsie et polyphagie. Quant aux symptômes secondaires et aux accidents provoqués par la maladie, ils sont des plus nombreux et peuvent affecter des organes et des appareils divers (accidents cutanés, gangrènes, troubles digestifs, pulmonaires, nerveux, génitaux, sensoriels, etc.).

Le plus souvent la marche du diabète est lente et chronique, avec des rémissions quelquefois très longues. Le malade conserve son embonpoint, souvent même il engraisse quand l'obésité vient compliquer le diabète. Lorsque l'émaciation et la cachexie surviennent, alors le malade maigrit.

En dehors du sucre, l'urine des diabétiques contient souvent de l'albumine, de l'urée et des phosphates en excès, ainsi que des sulfates, phénomènes qui indiquent au plus haut point qu'il s'agit là d'un vice profond de la nutrition.

L'hydrothérapie est un agent puissant dans le traitement du diabète, et nous sommes loin de partager l'opinion de P. Delmas qui prétend que « l'hydrothérapie est une hygiène précieuse pour le diabétique, mais rien de plus » ; nous pensons, au contraire, que l'eau froide, jointe à la thérapeutique médicamenteuse, à l'hygiène alimentaire et à l'exercice méthodique, est une ressource des plus précieuses qui améliore toujours les malades et qui a pu en guérir quelques-uns, surtout lorsque ceux-ci viennent en réclamer l'emploi dès le début de l'affection.

La douche froide constitue le meilleur procédé pour tonifier le malade, activer la circulation et les échanges organiques et modifier les actes nutritifs d'une façon favorable. La douche devra être courte et percutante. Il faut se rappeler, en effet, que les applications trop prolongées ou trop intenses de l'eau froide peuvent augmenter la glycosurie (Quinquaud); c'est pourquoi les immersions devront être rejetées. La douche froide sera suivie d'une friction assez énergique, et le gant de crin sera utile en stimulant davantage la circulation périphérique.

Chez les malades très affaiblis et arrivés à un certain degré de cachexie, il est souvent nécessaire d'atténuer l'impressionnabilité causée par le froid, en administrant la douche écossaise avec transition, c'est-à-dire une douche chaude de 39° à 40°, que l'on abaisse peu à peu et par transitions insensibles à une température froide (1).

Les diabétiques entachés de rhumatisme nécessiteront souvent l'emploi de la douche écossaise, et, dans ces cas, si les malades sont vigoureux, ce sera à la douche écossaise sans transition que l'on aura recours.

L'état de la peau chez le diabétique fournit des indications précieuses au point de vue des applications hydriatriques. S'il s'agit d'un malade dont la peau transpire abondamment, l'emploi de l'étuve limitée rendra service en entretenant et en régularisant les fonctions cutanées; on se servira de préférence de l'étuve sèche, moins débilitante peut-être que l'étuve humide. Quand le diabétique présente une diminution de la perspiration cutanée, quand sa peau est sèche, l'étuve sèche est également très utile en activant le fonctionnement du tégument externe, et en soulageant la fonction urinaire par suite de l'élimination supplémentaire du sucre par la peau. Dans ce dernier cas, toutefois, nous devons faire une remarque de la plus haute importance : il est des malades qui ne transpirent qu'avec une extrême difficulté, et chez lesquels on constate très nettement que la sueur qui baigne leur peau ne contient aucune trace de glycose : dans ces conditions, il ne faut user de l'étuve qu'avec la plus grande réserve, et éviter une transpiration trop répétée ou trop accentuée, car on diminuerait de la sorte l'excrétion de l'urine et du sucre urinaire; dans ces circonstances, on pourrait provoquer l'apparition de phénomènes très graves d'acétonémie, souvent mortels, ainsi que le fait a été observé à la suite de transpirations excessives consécutives à des marches forcées.

Les étuves sèches et les étuves humides ne doivent pas être employées d'une façon indifférente. C'est ainsi que chez un diabétique dont la peau ne présente rien d'anormal, si ce n'est une per-

(1) Au même titre que le bain froid, un bain trop chaud ou trop prolongé peut augmenter la glycémie (Quinquaud). Il ne faut pas oublier ce fait dans l'hygiène du diabétique, chez lequel les bains devront être courts, à une température de 33° à 34°, accompagnés de frictions savonneuses et suivis de frictions sèches.

turbation dans son fonctionnement physiologique, surtout si le malade est doublé d'un arthritique avéré, le bain d'air sec sera indiqué de préférence. Au contraire, si on a affaire à un malade dont l'enveloppe cutanée est le siège de furoncles ou d'une éruption quelconque, les bains de vapeur humide doivent être plutôt employés, à cause de l'action sédative de la vapeur d'eau sur le tégument externe, qui pourrait s'enflammer au contact d'un air sec surchauffé. Pour les mêmes raisons, on devra rejeter l'emploi, chez les diabétiques, des maillots humides, qui provoqueraient une trop vive excitation de la peau.

Les étuves ne seront administrées que tous les deux ou trois jours, de façon à ne pas affaiblir le malade. Elles seront toujours suivies d'une application froide, la douche de préférence ou, à défaut, les frictions au drap mouillé.

Dans le diabète, plus encore que dans toute autre affection, les opérations hydrothérapiques devront être suivies d'un exercice musculaire approprié aux forces du sujet, exercice destiné à activer la circulation générale et à augmenter l'énergie des combustions interstitielles.

LITHIASE RÉNALE — GRAVELLE

Lorsque le ralentissement de la nutrition porte sur l'élaboration vicieuse de la matière azotée, il se produit alors une précipitation des sels urinaires, acide urique et urates : c'est ce qu'on appelle la *lithiase rénale*, dont la manifestation concrète est représentée par la *gravelle*. Lorsque les graviers sont plus gros (*calculs*), ils peuvent donner naissance, par leur passage dans l'uretère, à la *colique néphrétique* et à une série d'autres accidents (pyélite, pyélo-néphrite, hydronéphrose, etc.).

Les concrétions peuvent être formées d'acide oxalique (*gravelle oxalique*). Quant à la *gravelle phosphatique*, c'est une affection locale favorisée par le catarrhe de la vessie.

Au même titre que toutes les autres manifestations de la diathèse arthritique, la gravelle urique est héréditaire soit directement, soit qu'elle soit transmise par des ascendants goutteux, migraineux, asthmatiques, eczémateux, etc. Les causes qui la favorisent sont le défaut d'exercice, une alimentation trop riche et trop azotée, le mauvais fonctionnement de la peau.

Pour calmer les douleurs de la *colique néphrétique* et pour combattre le spasme provoqué dans l'uretère par le calcul, les bains chauds prolongés sont les moyens habituellement employés. Lorsque la douleur est très atténuée, de grands lavements froids peuvent être utiles en stimulant les contractions et en facilitant l'expulsion du calcul. D'après Forest (1), les lavements très chauds à 45° seraient très efficaces pour calmer les douleurs de la colique néphrétique.

Dans la *gravelle*, comme pour la goutte, il faut activer avant tout les fonctions de la peau, et, dans ce but, les lotions froides et surtout les douches froides, suivies de frictions sèches avec un linge rêche, une brosse de chiendent fin, de caoutchouc ou un gant de crin, constituent, avec l'exercice musculaire, les points capitaux de l'hygiène physique du graveleux. A l'emploi de l'eau froide à l'extérieur le malade joindra utilement l'usage des bains alcalins, pris deux ou trois par semaine, ainsi que l'ingestion de l'eau froide à hautes doses si l'estomac le permet.

Grâce à l'action de la douche froide régulièrement prise, la nutrition se régularise et l'assimilation des matières azotées s'opère d'une façon plus normale. Pendant la durée du traitement, sous l'influence de la douche et de l'eau à l'intérieur, il n'est pas rare d'assister à l'élimination de grandes quantités de sable et même de petits graviers. Pour faciliter cette expulsion, on peut, dans ces cas, insister quelques secondes avec le jet peu brisé sur la région lombaire; on peut aussi, dans le même but, faire précéder la douche froide généralisée d'une douche chaude à température peu élevée (36° à 37°), localisée pendant trois ou quatre minutes sur la région des reins : il nous est arrivé souvent, par ce dernier moyen, de favoriser l'élimination de graviers parfois assez volumineux.

LITHIASE BILIAIRE

La lithiase biliaire est caractérisée par la précipitation dans la vésicule biliaire de concrétions de cholestérine, mélangée dans des proportions variables à de la chaux et à du pigment biliaire. Le volume de ces concrétions varie depuis le sable et la gravelle biliaire jusqu'aux calculs volumineux.

Comme toutes les affections que nous avons décrites dans ce chapitre, la lithiase biliaire appartient au groupe des maladies arthritiques. La diathèse arthritique sous toutes ses formes, goutte,

(1) *Medical Record*, 1892.

rhumatisme, migraine, gravelle, eczéma, etc., peut lui donner naissance ou se combiner avec elle chez le même sujet, dans plusieurs de ses manifestations. Le ralentissement de la nutrition, dans le cas qui nous occupe, se localise sur la fonction biliaire, en pervertissant les mutations de la cholestérine.

Les calculs biliaires révèlent leur présence par divers accidents, dont le plus fréquent est la *colique hépatique*.

L'obstruction permanente des canaux biliaires peut produire, suivant les cas, l'ictère chronique, l'angiocholite, la cirrhose biliaire. Dans d'autres cas, il survient des ruptures ou la perforation des conduits biliaires ou de la vésicule. Enfin, quelquefois, les accidents se passent dans les voies intestinales, en déterminant de la typhlite, de l'obstruction, etc.

De même que pour la colique néphrétique, le bain chaud (33° à 35°) prolongé constitue, pour la *colique hépatique*, un des meilleurs moyens antispasmodiques dont on dispose : il calme la douleur et fait cesser l'accès, en combattant le spasme du canal cholédoque et en favorisant la progresssion du calcul biliaire. Les applications locales de compresses très chaudes (45° à 50°) apaisent également les phénomènes douloureux et déterminent les effets réflexes excito-moteurs qui facilitent l'expulsion du calcul. Il en est de même des grands lavements froids, qui rendent des services réels dans cet épisode aigu de la lithiase biliaire. Les lavements très chauds (45°) ont été également préconisés (Forest).

La *lithiase biliaire*, au même titre que la lithiase rénale, doit être combattue par un régime alimentaire spécial et par une hygiène physique constante ayant pour effet de stimuler la nutrition, la circulation et l'activité des échanges. Les applications extérieures d'eau froide (lotions, frictions au drap mouillé, douches), suivies de frictions sèches et associées à l'exercice corporel, sont donc à recommander dans cet état morbide.

La douche froide en jet brisé, de courte durée, est le meilleur procédé, car il permet de localiser l'action de la douche, pendant quelques secondes, sur la région de la vésicule, de stimuler ainsi sa contractilité, de diminuer les conditions de stase dans cet organe et de faciliter l'expulsion du sable et de la gravelle biliaire. Mais la douche locale doit être administrée d'une façon absolument judicieuse et par les mains du médecin, car nous avons vu se développer des accidents graves d'angiocholite et de péritonite partielle, chez une malade qui avait reçu une douche intempestive sur la région du foie, dans un établissement de bains et en dehors de l'intervention médicale.

Quand la lithiase biliaire s'accompagne chez le sujet de manifestations douloureuses articulaires ou musculaires, il est bon, dans certains cas, d'associer le calorique à l'eau froide sous forme de douches écossaises.

Lorsqu'il survient, sous l'influence de la lithiase biliaire, une obstruction permanente des canaux biliaires et des phénomènes plus ou moins graves dus à la rétention des produits toxiques de la bile, on peut retirer des bénéfices de l'hydrothérapie employée sous forme de lavements froids, de maillots humides prolongés, de bains tièdes répétés, et même de bains frais lorsque l'ictère chronique s'accompagne de fièvre et de troubles nerveux.

OBÉSITÉ

L'obésité ou polysarcie est une maladie par ralentissement de la nutrition, dans laquelle le vice nutritif porte sur l'élaboration incomplète de la graisse. Il est évident que l'obésité ne commence que là où finit l'embonpoint physiologique, pour constituer alors un véritable état pathologique plus ou moins grave, suivant l'intensité et l'envahissement de la dégénérescence graisseuse dans les principaux organes de l'économie.

L'obésité est héréditaire sous la forme directe ou indirecte; dans ce dernier cas, elle apparaît comme une des manifestations des différentes maladies appartenant au groupe de l'arthritisme, et elle peut même se combiner avec une ou plusieurs d'entre elles chez un même sujet.

A côté de la cause primordiale, pathogénique, qui est le défaut de combustion ou d'oxydation de la graisse, viennent les causes prédisposantes, telles que défaut d'exercice, abus de la bonne chère et des vins.

L'obésité, par suite de l'accumulation sous la peau d'un panicule graisseux abondant, rend les fonctions des divers organes plus ou moins difficiles. Les sujets se fatiguent vite; l'esprit également devient paresseux et apathique. La respiration est courte, haletante; beaucoup d'obèses sont sujets à des palpitations, des vertiges, des bourdonnements d'oreilles. Les sécrétions sudorale et sébacée sont exagérées; la peau prend un aspect huileux et se recouvre d'intertrigo. La dyspepsie est fréquente. Les fonctions génitales sont peu actives; l'aménorrhée n'est pas rare chez les femmes.

L'obésité se limite quelquefois à certaines régions du corps. C'est ainsi que la graisse peut s'accumuler uniquement dans les seins, les fesses, la paroi abdominale.

Quand l'adipose envahit le cœur, le foie, les poumons et les autres organes, alors apparaissent des troubles spéciaux, des congestions passives, des œdèmes, de l'asystolie et une cachexie finale, lorsqu'une syncope mortelle ne vient pas elle-même terminer la scène.

Le but du traitement dirigé contre l'*obésité* doit tendre, d'une part, à activer la combustion et la résorption du tissu adipeux accumulé en excès dans l'économie, et, d'autre part, à combattre le vice organique en vertu duquel la nutrition se fait imparfaitement et aboutit à une élaboration incomplète de la graisse. On réalise ces conditions par un régime alimentaire d'une extrême sobriété, par l'exercice musculaire, le massage et l'hydrothérapie.

Par l'usage combiné des sudations et de l'eau froide à l'extérieur, on arrive à modifier assez rapidement le poids du corps. Il est bon cependant de savoir que, dans beaucoup de cas, on doit agir avec prudence et avec une certaine lenteur, car nous avons vu fréquemment, pour notre part, un amaigrissement forcé et rapide amener des troubles graves de l'économie et l'éclosion de névroses (hystérie, neurasthénie) plus ou moins invétérées. L'emploi des sudations excessives produit également un affaiblissement marqué de l'organisme qui ne saurait être que nuisible dans un état pathologique comme l'obésité, où, sous des apparences extérieures, le malade cache toujours une faiblesse générale plus ou moins accentuée.

Nous repoussons donc, dans le traitement de la polysarcie, l'usage des sueurs forcées. Les sudations doivent être pratiquées d'une façon intermittente, tous les deux ou trois jours par exemple, et être suivies d'une application froide dont on augmentera progressivement la durée, soit une piscine, soit une douche généralisée au jet brisé et au jet plein localisé sur les membres. On pourra combiner l'emploi de ces deux procédés en administrant la douche le matin et la piscine le soir; après les sudations, on conseillera de préférence la piscine, qui détermine une réfrigération plus intense de l'économie.

A l'aide de cette méthode, on favorise la combustion du tissu adipeux, non seulement par l'action spoliatrice que l'on détermine du côté des émonctoires cutanés, mais aussi par l'action essentiellement régulatrice que l'on provoque sur le système nerveux et par l'harmonie et l'équilibre qui en résultent dans toutes les fonctions de nutrition.

Le maillot humide diaphorétique est également un excellent procédé; fort employé en Allemagne, dans les cures d'amaigrissement, nous l'avons nous-même mis en œuvre avec plein succès dans quelques cas. Comme les autres agents de sudation, il devra être combiné avec les applications extérieures de l'eau froide. L'enveloppement humide est très bien supporté, souvent beaucoup mieux que les bains d'air chaud.

Quand l'adipose est localisée soit aux mamelles, soit dans les parois abdominales, on appliquera avec succès les compresses humides échauffantes ou la ceinture humide abdominale, procédés que l'on fera suivre de lotions froides ou de la douche froide. Les bains de siège froids sont très utiles dans l'adipose abdominale.

Les pratiques de massage, fort utiles dans le traitement de l'obésité, pourront être faites avant ou après l'opération froide. Pour nous, nous préférons pratiquer le massage après l'application froide, et faire précéder celle-ci d'une préaction prolongée que l'on peut même pousser jusqu'à la transpiration.

AMAIGRISSEMENT

L'amaigrissement peut être décrit dans ce chapitre, comme corollaire de l'obésité. De même que pour ce dernier état, il y a une limite physiologique, et l'on voit certains individus être doués d'une maigreur permanente, tout en jouissant néanmoins d'une excellente santé.

Mais lorsque l'amaigrissement est extrême ou lorsqu'il est progressif, il indique un trouble plus ou moins profond de la nutrition et constitue alors un véritable état pathologique.

Pour que le poids du corps se maintienne dans des proportions normales, il faut que la nutrition soit égale à la dénutrition, que l'assimilation compense la désassimilation, en un mot, comme on l'a dit souvent, que les recettes soient égales aux dépenses. Par conséquent, parmi les affections qui peuvent engendrer l'amaigrissement, on entrevoit déjà deux groupes : celles dans lesquelles la nutrition est insuffisante, soit qu'il y ait insuffisance d'alimentation, soit que l'assimilation se fasse mal, et celles dans lesquelles la désassimilation s'opère trop rapidement et n'est plus compensée par les apports nutritifs.

Dans le premier groupe se placent les affections qui provoquent du dégoût pour les aliments, de l'anorexie (cachexies, anorexie hystérique), celles qui ne permettent pas la présence ou le séjour des aliments dans l'estomac (dysphagies nerveuses ou organiques, vomissements nerveux, de la grossesse, du cancer, etc.), les altérations diverses de la muqueuse gastrique, de l'intestin, du foie, du pancréas, qui, en modifiant les sucs gastro-intestinaux et pancréatique, entravent la digestion, et par conséquent l'assimilation (dyspepsies diverses, lientérie, etc.). Dans les cachexies et les intoxications (maladie d'Addison, intoxications alcoolique, saturnine, paludéenne, morphinique, etc.), c'est également par insuffisance de l'assimilation que se produit l'amaigrissement.

Dans le second groupe, c'est-à-dire dans les états d'amaigrissement dus à une désassimilation exagérée, il faut placer en première ligne le diabète dans la période consomptive. Dans les états fébriles prolongés (fièvres hectiques, suppurations de longue durée, entérites chroniques, etc.), l'amaigrissement se fait par le même mécanisme, auquel vient se combiner également l'insuffisance des fonctions digestives.

On rencontre quelquefois certains états nerveux caractérisés par une maigreur extrême, squelettique. Ces états, qui ne rentrent ni dans l'hystérie, ni dans la neurasthénie franche, affectent généralement des sujets à hérédité nerveuse très accentuée. L'émaciation à laquelle nous faisons allusion se montre dans l'âge de la puberté, et chez les filles elle s'accompagne d'une aménorrhée persistante. Il s'agit là, vraisemblablement, d'un trouble nerveux primitif qui retentit sur la nutrition tout entière, en pervertissant les mutations nutritives dans l'organisme : l'assimilation, d'une part, est ralentie, tandis que, d'autre part, la dénutrition et les combustions interstitielles sont exagérées, ainsi que le prouve l'augmentation de l'urée et des sels minéraux dans l'urine.

De même que l'hydrothérapie fait maigrir les obèses, de même aussi elle fait engraisser les sujets *amaigris*. Ce fait, en apparence paradoxal, n'étonnera pas si l'on songe que cette méthode thérapeutique a pour but essentiel de produire le calme dans un organisme dont les fonctions sont troublées à des degrés divers et de rétablir l'équilibre dans le jeu de tous les appareils. En agissant directement sur les affections pathogéniques qui déterminent l'amaigrissement, on conçoit que l'hydrothérapie influence favorablement ce symptôme, qui est une des conséquences immédiates de ces affections. En stimulant les combustions organiques et les échanges nutritifs, et en sollicitant par conséquent le besoin de réparation, en rétablissant également l'harmonie dans les fonctions d'assimilation et de désassimilation, il est hors de doute que les applications d'eau froide doivent aboutir à renforcer l'énergie cellulaire et l'accroissement des tissus, en même temps qu'elles activent la vitalité générale de tout l'organisme (1).

Dans l'amaigrissement que nous pourrions appeler *essentiel*, c'est à-dire celui qui, chez certains héréditaires ou dégénérés, constitue, avec les troubles nerveux et circulatoires qui l'accompagnent, une sorte d'entité pathologique, l'hydrothérapie sera une précieuse ressource. Mais on devra, dans ces cas, agir avec beaucoup de douceur et n'employer que des procédés peu perturbateurs (lotions, frictions au drap mouillé, tapotements au drap mouillé non tordu, douche écossaise progressivement descendante, et même douche écossaise sans transition). Quand le sujet est moins affaibli et peut fournir de lui-même une certaine calorification, on pourra employer la douche froide extrêmement courte. On aura soin également, chez ces malades, de restreindre l'exercice musculaire à son minimum possible.

(1) « La cure hydrothérapique sagement conduite, dit Hayem (*Leçons de thérapeutique*, 1894, p. 62), est favorable au rétablissement de l'équilibre des grandes fonctions, et elle se produit par un effet sthénique... Chez les sujets gras, les pratiques hydrothérapiques ont, sans doute, pour effet d'augmenter les déperditions de chaleur en activant d'une manière plus ou moins durable la circulation cutanée languissante. Elles peuvent aussi contribuer à faire maigrir et deviennent ainsi un des moyens de la médication de l'obésité... Chez les malades maigres, au contraire, elles peuvent avoir pour effet définitif de restreindre les déperditions de chaleur en renforçant l'état tonique des vaisseaux cutanés et consécutivement d'amener une modification des combustions intraorganiques. L'hydrothérapie devient alors un agent d'engraissement. »

CHAPITRE XVIII

MALADIES DYSCRASIQUES

CHLOROSE — ANÉMIE

La **chlorose** est une maladie d'évolution se montrant dans l'âge de la puberté, le plus souvent chez les jeunes filles, quelquefois cependant chez les garçons, et constituée comme éléments primordiaux par deux états, l'un dyscrasique, l'autre nerveux.

Le nombre des globules du sang, dans cette affection, est en général diminué, mais dans certains cas il peut être normal et même augmenté.

C'est sur la composition du globule que porte l'altération spéciale à la chlorose. L'*hémoglobine* est diminuée et son pouvoir absorbant pour l'oxygène a baissé (Duncas, Hayem). Cette altération globulaire rend compte d'une partie des troubles observés : ralentissement des combustions organiques, troubles circulatoires et respiratoires.

La malade atteinte de chlorose est pâle, décolorée; sur le visage, quelquefois bouffi, on voit souvent apparaître des rougeurs subites et passagères. Les troubles nerveux sont de règle : tristesse, irritabilité, céphalée, vertige, névralgies diverses. Les hémorragies sont fréquentes, hémoptysie, épistaxis, métrorragie; dans d'autres cas, au contraire, il y a suppression des flux physiologiques, aménorrhée, dysménorrhée. Les fonctions digestives sont altérées; les urines sont pâles, pauvres en urée et en phosphates. La faiblesse générale est plus ou moins accentuée. Enfin, la dyspnée, l'oppression, les palpitations, les souffles cardio-vasculaires sont habituels.

La durée de la chlorose varie entre plusièurs mois et plusieurs années. Mais il est important de savoir que, dans beaucoup de cas, les symptômes nerveux précèdent les symptômes anémiques, ce qui prouve qu'ils ne leur sont pas subordonnés (Dieulafoy). Cette notion est utile à retenir, car en traitant dès le début les manifestations nerveuses, on peut souvent espérer voir la chlorose s'arrêter dans son évolution.

L'anémie ne doit pas être confondue avec la chlorose. L'anémie n'est pas une entité morbide, mais bien un symptôme se rencontrant dans un grand nombre d'affections.

Les hémorragies abondantes, quelle qu'en soit la source, sont une des principales causes de l'anémie. Beaucoup de maladies aiguës ou chroniques, par la débilitation qu'elles imposent à l'économie, provoquent l'anémie; parmi ces causes, nous citerons les fièvres graves, les lésions utérines, le mal de Bright, la cirrhose, les dyspepsies, le cancer, la tuberculose, les fièvres intermittentes, l'intoxication saturnine, le syphilis, etc. Les névroses déterminent un degré plus ou moins accentué d'anémie (*anémie nerveuse*). Il en est de même de certains états physiologiques, tels que la grossesse, la ménopause.

Il est une forme d'anémie décrite sous le nom d'*anémie pernicieuse progressive,* qui n'est probablement qu'une modalité grave de la chlorose (Jaccoud).

La *chlorose* étant à la fois une névrose d'évolution et une dyscrasie, on comprend quels puissants effets doit avoir l'hydrothérapie sur ces deux éléments morbides; aussi cette méthode thérapeutique est-elle une de celles qui ont le plus d'influence sur la guérison complète et plus ou moins rapide de cette affection.

Les fonctions de l'hématopoïèse sont directement influencées par l'action réflexe du froid sur les nerfs périphériques de la peau, mais aussi par l'activité nouvelle imprimée à tous les organes, par le rétablissement des fonctions cutanées, par le réveil de l'appétit et l'amélioration des fonctions d'assimilation, par le jeu plus parfait de l'appareil pulmonaire qui facilite l'élimination de l'acide carbonique et l'absorption de l'oxygène, par l'augmentation des combustions interstitielles et par la meilleure répartition du liquide sanguin dans tous les capillaires de l'économie. Sous ces influences multiples et qui tendent toutes, par des mécanismes différents, à la même synthèse physiologique, on voit augmenter le nombre des globules rouges et surtout se renforcer leur valeur individuelle en hémoglobine. Dans les nombreux cas observés par Thermes (1), la moyenne du nombre des globules rouges, au début de la cure hydrothérapique, variait de 1,506,000 à 3,500,000, et leur valeur individuelle, comparée à celle des globules sains, flottait entre 0.32 : 1 et 0.63 : 1. A la suite du traitement hydrothérapique, dont la durée était de quelques semaines à six mois et plus, la courbe des hématies tendait à se confondre avec la normale, et il en était de même de la valeur individuelle de chacune d'elles en hémoglobine.

Mais, pour arriver à cet heureux résultat, le traitement hydrothérapique doit être suivi régulièrement et prolongé. Le plus souvent deux opérations par jour sont nécessaires. Quelquefois, au début de la cure, les phénomènes morbides (céphalée, vertiges, etc.) sont momentanément réveillés, et la malade ne devra pas se décourager et abandonner une méthode qui constitue pour elle le traitement par excellence; la surexcitation n'est que passagère, tout rentre bientôt dans l'ordre, et les douches sont ensuite parfaitement tolérées.

Le procédé hydrothérapique le meilleur dans le traitement de la chlorose est incontestablement la douche froide en pluie mobile ou au jet brisé. La durée de la douche sera d'autant plus courte que la température de l'eau sera plus froide. Au début, et surtout si l'on a affaire à une malade affaiblie et très susceptible, la douche sera réduite à son minimum, 3 à 4 secondes, pour en augmenter rapidement la durée et la percussion à mesure que le sujet est mieux entraîné.

S'il se produit à la suite de la douche de la céphalée hydrothérapique, du vertige, on combattra ces accidents par les moyens habituels : bandeau froid sur le front ou la nuque, bain de pieds chaud, douche chaude sur les pieds, douche froide au plein jet sur la plante des pieds avant et après la douche généralisée, etc. Les palpitations, l'oppression, la suffocation produites par la douche froide seront également évitées par une ablution ou une compresse froide sur le devant de la poitrine, quelquefois par l'onction d'un corps gras au même niveau; quelquefois on est obligé de ne doucher que la moitié inférieure du corps. Si ces phénomènes persistaient malgré l'emploi de ces moyens, on aurait alors recours à la douche écossaise, et de préférence à la douche écossaise avec transition, celle qui consiste à abaisser progressivement et insensiblement la température de l'eau, en ayant soin de ne pas arriver à l'eau très froide dès les premières séances. Si, malgré ce procédé, les accidents causés par le choc et la température de la douche ne

(1) Thermes, *L'hydrothérapie dans les anémies et la chlorose*. Paris, 1878.

pouvaient être évités, on aurait alors recours aux applications de drap mouillé (frictions au drap tordu ou tapotements au drap ruisselant), aux affusions froides, fraîches ou même tempérées, aux lotions froides, pour revenir bien vite, aussitôt que le système nerveux sera plus tolérant, aux douches froides ou écossaises. Quant à la piscine, nous ne la conseillons pas au début du traitement de la chlorose, mais seulement lorsque le sujet est tout à fait entraîné ou dans la période de convalescence, car ce procédé produit une trop grande réfrigération du corps.

Chez les chlorotiques dont les fonctions de calorification sont très faibles, chez celles qui ont de la peine à s'échauffer pour la préaction et de la difficulté à récupérer pendant la réaction la chaleur qui leur a été soustraite par la douche froide, il sera nécessaire de substituer à la douche froide exclusive la douche écossaise sans transition. Les frictions au drap mouillé constituent également un excellent moyen, au début de la cure, chez les sujets dont la réaction thermique est faible.

Quand les fonctions hématopoïétiques sont lentes à se rétablir sous l'influence des applications froides, on a quelquefois un réel intérêt à faire usage de la douche écossaise sans transition, administrée à une très haute température, de façon à produire une vive révulsion de la peau et une excitation très vive du tégument cutané, par suite du contraste très accentué des températures chaude et froide : sous cette influence, il se produit une violente stimulation des nerfs périphériques, qui retentit par action réflexe sur le fonctionnement de l'hématopoïèse.

Chez les chlorotiques qui présentent des symptômes nerveux insignifiants, celles qui affectent surtout une forme torpide, avec atonie prononcée de tous les organes, on peut combiner avec la douche mobile des procédés plus stimulants, tels que la douche verticale et la douche en cercle.

Dans ces cas également, la piscine froide à eau courante, alternée avec la douche, sera d'un emploi utile, par suite de la vive impression de froid qu'elle provoque et de la rénovation moléculaire très active qu'elle sollicite; mais on devra en surveiller l'application et en cesser aussitôt l'emploi si elle n'était pas suivie d'une franche réaction. Lorsque la piscine est bien supportée, elle produit souvent d'excellents effets, notamment dans les formes de chlorose qui s'accompagnent d'insomnie, par suite de la vive concentration sanguine qu'elle provoque dans la circulation encéphalique.

Les troubles spéciaux, nerveux ou circulatoires, qui font si souvent partie du cortège symptomatique de la chlorose, nécessitent certaines modifications ou adjonctions à l'emploi des procédés que nous venons de décrire.

C'est ainsi que dans la chlorose qui s'accompagne d'aménorrhée, de dysménorrhée, on insistera avec le jet plus ou moins fort promené sur la région lombaire, les membres inférieurs et les pieds. On pourra également faire précéder la douche froide généralisée d'une douche très chaude sur le bassin et la moitié inférieure du corps. On utilisera dans le même but les bains de siège froids par immersion à eau courante, les bains de siège très chauds, procédés qui seront administrés de préférence avant la douche froide.

Si la ménorragie complique la chlorose, on aura soin de ne pas insister sur le segment inférieur du corps et on accentuera de préférence la douche sur le tronc et les bras. Les bains de siège à eau percutante (voy. chap. VI), les douches plantaires et les bains de pieds froids, par suite de l'action réflexe constrictive qu'ils exercent à distance sur les vaisseaux de l'utérus, sont très utiles dans la chlorose ménorragique.

Certaines autres hémorragies, comme l'épistaxis fréquente, seront combattues par des moyens appropriés (douches révulsives sur la moitié inférieure du corps, manuluves froids, applications froides sur la région dorsale, etc.).

Chez les chlorotiques qui présentent des troubles névralgiques divers, l'emploi de la douche froide très courte n'est pas contre-indiqué. Cependant, si les névralgies persistaient ou n'étaient pas amendées par l'emploi exclusif de l'eau froide, on devrait alors avoir recours à la douche écossaise sans transition, dont la température serait assez élevée, de façon à produire des effets révulsifs et anesthésiques très développés. On pourrait également, chez ces malades, faire de temps à autre quelques applications d'étuve sèche à la lampe ou en caisse limitée, sans provoquer tout à fait une transpiration trop excessive, et faire suivre la sudation d'une douche froide courte.

Chez les malades atteintes d'œdème dyscrasique, on évitera autant que possible les procédés de chaleur, et on insistera plus spécialement sur l'action de l'eau froide.

Le traitement hydrothérapique, dans la chlorose, doit être continué pendant longtemps, ainsi que nous l'avons dit, même après la convalescence, afin de se mettre en garde contre une rechute. On peut, de temps en temps, conseiller quelques courtes interruptions, au moment des règles par exemple : l'organisme, à la suite de ces cures fractionnées, récupère une nouvelle énergie très favorable au traitement. Dans la saison chaude, on aura intérêt à envoyer les chloro-anémiques sur les montagnes pour y faire une cure d'altitude pendant deux à quatre semaines : l'influence de l'altitude sur la formation de l'hémoglobine est des plus nettes, ainsi que l'a parfaitement démontré le Dr P. Regnard (1).

Nous ne saurions terminer le chapitre de l'intervention hydrothérapique dans la chlorose sans signaler la pratique de certains médecins allemands (Dycs, Wilhelmi, Scholz), consistant à traiter cette affection par de petites saignées fréquemment répétées auxquelles on joint la sudation dans les bains d'air chaud. Ces auteurs disent avoir obtenu, par ces moyens, le rétablissement de certaines malades qui avaient été traitées sans succès par l'hydrothérapie et les agents habituels (fer, arsenic, etc.).

Il est possible que cette méthode ait réussi dans certains cas de chlorose. On sait, en effet, que depuis longtemps déjà Boërhaave et Hoffmann avaient prétendu que la chlorose n'était autre chose qu'une pléthore; d'autre part, le professeur Hayem a démontré que, dans quelques cas, le nombre des hématies, loin d'être abaissé, était parfois supérieur à celui de l'état de santé. On comprend donc que, dans ces conditions, un traitement déplétoire puisse avoir une certaine efficacité; il est vraisemblable que les succès relatés par les auteurs que nous venons de citer appartenaient à des cas de chlorose s'accompagnant d'augmentation de la masse sanguine ou d'exagération dans le nombre des globules.

Dans le traitement de l'*anémie*, ou plutôt des anémies, l'hydrothérapie ne réussit pas moins que dans celui de la chlorose. L'anémie idiopathique, indépendante de tout état morbide, celle qui est due à une alimentation insuffisante, à un air vicié, à l'absence d'exercice, ou au contraire à des excès de veilles, de fatigues et de plaisirs, est justiciable au plus haut point des applications de l'eau froide. Nous en dirons autant de l'anémie des convalescents, à la suite des fièvres graves, dans laquelle les lotions, les frictions humides ou les douches froides, aidées d'une alimentation substantielle et du séjour à la campagne, donnent des succès rapides et complets.

Il en est de même de toutes les anémies symptomatiques. Dans l'anémie due à des hémorragies répétées, l'hydrothérapie agit en dérivant et en régularisant le cours du sang, en même temps qu'elle produit une action reconstituante sur le liquide nourricier. Dans les anémies liées à des intoxications diverses, ses effets ne sont pas moins utiles. Il n'est pas jusqu'aux états anémiques relevant

(1) *Revue scientifique*, 1892.

de lésions des organes (poumons, cœur, utérus, etc.), dans lesquels l'eau froide, si elle n'a aucune influence sur la lésion pathogénique, combat tout au moins la dyscrasie sanguine et soulage les malades dans des proportions très appréciables.

LYMPHADÉNIE — LEUCÉMIE (DIATHÈSE LYMPHOGENE)

La **lymphadénie** est l'envahissement des organes, spécialement les ganglions lymphatiques, par du tissu adénoïde ; ces productions adénoïdes sont accompagnées d'une altération du sang caractérisée par une exagération permanente dans la production des globules blancs. Dans certains cas, cet état du sang apparaît seul, sans transformation adénoïde des organes : c'est la *leucémie* ou leucocythémie. Dans d'autres circonstances, enfin, les tumeurs adénoïdes se montrent sans leucémie : c'est l'*adénie*. Ces trois variétés morbides ont été réunies sous le nom de *diathèse lymphogène* (Jaccoud). Le sang des malades atteints de leucémie est décoloré ; le nombre des globules blancs y représente quelquefois jusqu'au tiers du nombre des globules, au lieu de la proportion normale de 1 à 350. Le nombre des globules rouges est considérablement diminué, ce qui constitue une anémie surajoutée.

Dans la lymphadénie, la rate est hypertrophiée par suite de l'envahissement de cet organe par le tissu lymphoïde ; il en est de même des ganglions lymphatiques et très souvent aussi du foie. Beaucoup d'autres organes (muqueuse intestinale, amygdales, moelle des os, etc.) sont infiltrés par la dégénérescence lymphoïde.

Bien qu'aucun des traitements employés jusqu'à présent contre la *leucémie* et la *lymphadénie* n'ait donné de résultats satisfaisants, l'hydrothérapie sera néanmoins utile dans ces affections. Associée à l'arsenic et aux toniques, cette médication, sans entraver l'évolution fatale de la maladie, pourra en ralentir la marche en combattant l'anémie et en augmentant l'énergie vitale du sujet.

Les applications de l'eau froide seront choisies avec discernement suivant l'état de faiblesse du malade. Les douches froides seules ou associées à l'eau chaude seront les procédés les plus efficaces, lorsque les patients pourront la supporter ; on pourra même, dans ces cas, insister avec le jet brisé sur les régions splénique et hépatique.

SCORBUT — PURPURA

Le **scorbut** se développe souvent d'une façon épidémique; il peut être également sporadique et affecte, dans ces cas, une forme beaucoup moins grave.

Le sang, dans le scorbut, présente une anémie spéciale; il est noir, très fluide, les sels minéraux sont diminués, et le chiffre des globules rouges est abaissé.

En dehors des douleurs, le scorbut produit des altérations des tissus, ramollissement, gonflement et ulcérations des gencives, des œdèmes, des ecchymoses, des bosses sanguines ulcéreuses, et peut aboutir à une cachexie finale, souvent mortelle. Même lorsque le malade est guéri, il conserve encore longtemps des douleurs, de la faiblesse générale, et la récidive n'est pas rare.

Le **purpura**, en tant qu'affection générale, *purpura simplex* ou *purpura hemorragica*, ne doit pas être confondu avec le scorbut. Le purpura se développe spontanément, en dehors des mauvaises conditions d'hygiène et d'alimentation qui donnent naissance au scorbut.

Dans beaucoup de cas, le *purpura* peut être *symptomatique* d'affections diverses (mal de Bright, rhumatisme, lésions de la moelle épinière, absorption de certains médicaments, etc.).

Nous devons également signaler à cette place l'**hémophilie** (*diathèse hémorragique* des anciens classiques), c'est-à-dire cette prédisposition particulière qu'ont certains individus à des hémorragies toujours sérieuses et parfois mortelles. Cette fâcheuse aptitude, très souvent héréditaire, se manifeste sous la moindre influence : un traumatisme insignifiant (extraction de dent, piqûre de lancette, rupture de membrane hymen, etc.), quelquefois une simple excoriation superficielle, sont l'occasion d'une hémorragie inquiétante.

L'action bienfaisante de l'hydrothérapie dans le *scorbut* a été constatée par un grand nombre de médecins (Schedel, Costetti, Putti, Mazzotti) et s'explique aisément par l'influence tonique et reconstituante si nette de l'eau froide, non seulement sur les globules du sang, mais aussi sur tous les tissus de l'organisme. Les affusions froides, les douches froides, l'enveloppement humide court (maillot humide toni-sédatif) chez les malades trop affaiblis, accélèrent la guérison de l'affection. Sous l'influence de ces applications, on voit disparaître l'abattement moral; la confiance et le courage reviennent, l'appétit s'améliore et les digestions se régularisent. Peu à peu la peau se colore, les forces augmentent, les œdèmes se résorbent et les lésions ulcératives se réparent. Ajoutons que l'hydrothérapie continuée plus ou moins longtemps met à l'abri des récidives, si fréquentes dans cette affection.

Dans le *purpura* idiopathique, les applications d'eau froide, par leur action excitatrice sur le réseau vasculaire de la peau, facilitent la résorption des exsudats sanguins. En tout cas, elles relèvent les forces du malade d'une façon très notable.

L'*hémophilie* (diathèse hémorragique) trouve dans l'hydrothérapie une ressource des plus précieuses, et, sous son influence, la faiblesse histologique des capillaires sanguins tend à disparaître complètement; P. Delmas (1) a cité des cas très nets de guérison d'hémophilie par les pratiques hydrothérapiques. Dans l'emploi de la méthode, on devra éviter de fortes pressions localisées, s'abstenir de piscines, toutes conditions pouvant produire des contusions ou amener des concentrations sanguines, d'où résulteraient des suffusions hémorragiques superficielles ou profondes.

Si l'hémophilie se manifeste par des hémorragies dans divers organes, on combattra celles-ci par les moyens hydriatriques appropriés.

SCROFULE — LYMPHATISME

La scrofule est une maladie constitutionnelle, *diathèse scrofuleuse*, dont les manifestations multiples atteignent les glanglions lymphatiques, la peau, les muqueuses, le tissu cellulaire, les os et les viscères. Le premier degré est représenté par le tempérament lymphatique ou *lymphatisme*.

Nous n'avons pas à décrire ici, sans sortir de notre cadre, les manifestations de la scrofule : celles-ci sont généralement d'ordre inflammatoire (adénites suppurées, inflammations ulcéreuses, ostéite, périostite, carie, etc.); elles peuvent affecter la peau (scrofulides diverses); dans beaucoup de cas, elles aboutissent à des

(1) *Loc. cit.*

lésions tuberculeuses (lupus, gommes tuberculeuses, arthrite fongueuse, scrofule testiculaire, bronchique, pulmonaire, etc.), car la scrofule représente au plus haut point un terrain favorable au développement du bacille de Koch.

Dans le *lymphatisme*, qui se développe généralement vers les premières années de la vie, les manifestations habituelles sont constituées par des éruptions impétigineuses, des engelures, du coryza, de l'otite externe, de l'hypertrophie des amygdales ou des glandes adénoïdes du rhino-pharynx, de l'adénite cervicale, etc.

L'hydrothérapie, aussi bien dans le *lymphatisme* que dans la *diathèse scrofuleuse* avérée, possède une action curative très puissante, qui avait été reconnue il y a longtemps déjà par Tissot, Bordeu, Bégin et bien d'autres, et que Fleury a maintes fois confirmée dans les nombreux cas qu'il a eu à traiter. Cette influence thérapeutique est souvent beaucoup trop méconnue, au bénéfice des bains de mer et des stations salines : non pas que nous voulions diminuer les mérites de la médication chlorurée dans le traitement de la scrofulose, mais nous pensons que ces deux méthodes thérapeutiques peuvent utilement se combiner, et que l'hydrothérapie possède en outre cet avantage incontestable de pouvoir être continuée partout et en tout temps.

Dans le *lymphatisme*, et surtout chez les enfants, on utilisera parmi les applications extérieures de l'eau froide les lotions, les affusions, les frictions au drap mouillé, les immersions et les douches en jet brisé, en pluie verticale et en cercle. Les douches constituent le procédé le plus actif, et sous ce rapport les douches courtes et un peu excitantes (douches en pluie verticale, en cercle) sont les meilleures; nous ajouterons même qu'elles sont généralement très bien supportées.

Dans la *scrofule* confirmée, dans les manifestations scrofuleuses qui se montrent soit chez l'enfant, soit chez l'adulte, les douches froides sous toutes leurs formes sont les procédés à employer de préférence. La réaction du système nerveux est peu à craindre chez les scrofuleux; aussi peut-on employer les douches excitantes, en pluie verticale ou en cercles sans avoir à redouter la moindre excitation nerveuse : ces derniers agents sont très utiles dans cette diathèse, où il s'agit avant tout de réveiller l'énergie du système circulatoire et d'activer les fonctions de nutrition toujours ralenties. Dans ce but, la piscine froide à eau courante sera également très utile pour stimuler la torpidité de l'organisme, dont elle activera la rénovation moléculaire; mais cet agent devra être employé avec ménagement, par suite de la très grande réfrigération qu'il impose à l'économie et qui, si elle n'est pas suivie d'une réaction suffisante, peut provoquer dans les fonctions de calorification une sidération qui serait préjudiciable au malade.

Sous l'influence de l'hydrothérapie, on assiste à une action dépurative, en même temps que tonique et reconstitutive, très manifeste. Les lésions scrofuleuses, telles que les inflammations chroniques des muqueuses, les engorgements ganglionnaires, les dermatoses, etc., rétrocèdent plus ou moins rapidement. Certaines lésions graves, comme des abcès froids, des suppurations osseuses, certaines tumeurs blanches même, sont modifiées avec un plein succès, surtout si l'on joint à l'action de l'hydrothérapie générale celle des douches locales appropriées.

Certains auteurs ont préconisé contre la scrofule des sudations plus ou moins excessives associées à l'usage de l'eau froide à l'intérieur à haute dose. Ces moyens doivent être rejetés dans une affection où il s'agit de renforcer l'énergie vitale souvent trop déprimée.

MALADIE BRONZÉE D'ADDISON

La maladie bronzée d'Addison, caractérisée cliniquement par une asthénie profonde, des névralgies diverses, des vomissements et une coloration bronzée de la peau, reconnaît, au point de vue pathogénique, une lésion des capsules surrénales (tubercules, cancer, kystes, abcès, etc.).

La marche de l'affection est assez rapide. Dans la moitié des cas rapportés par Ball (1), la durée a été d'un an.

Bien que la mort soit la terminaison fatale de la maladie, l'hydrothérapie peut rendre des services en combattant les symptômes pénibles, tels que le vomissement, les douleurs, et en remontant les forces du malade. En agissant sur les plexus sympathiques et les nerfs trophiques de l'abdomen, point de départ de la maladie d'Addison, les pratiques hydrothérapiques peuvent, jusqu'à un certain point, retarder et ralentir la marche de la cachexie.

(1) *Dictionnaire encyclopédique des sciences médicales.*

OSTÉOMALACIE. — RACHITISME

L'**ostéomalacie** est un état dyscrasique dans lequel les os, privés de leurs sels calcaires, se ramollissent : le vice de nutrition porte sur les éléments de la calcification, qui sont désassimilés par l'organisme. La maladie se montre dans l'âge adulte, alors que les os sont déjà arrivés à leur complet développement.

Dans le **rachitisme**, au contraire, maladie de l'enfance, l'os n'arrive pas à son entier développement. La calcification se fait mal, parce que l'organisme n'assimile pas suffisamment de sels calcaires nécessaires à la croissance de l'os. Cette affection peut se rencontrer dans le cours de la syphilis héréditaire, mais elle n'en dépend pas essentiellement, ainsi que le professait Parrot. L'alimentation non lactée longtemps continuée en est la cause principale (Comby).

Les déformations que provoque le rachitisme peuvent disparaître ; mais, dans d'autres cas, les épiphyses s'ossifient trop rapidement et le malade conserve des déformations plus ou moins accentuées. Ajoutons que le rachitisme s'accompagne toujours d'un mauvais état général, pâleur, amaigrissement, sueurs, troubles digestifs.

Dans l'*ostéomolacie*, l'hydrothérapie, sous forme de douches ou d'affusions froides, n'a guère qu'un rôle palliatif, en tonifiant le sujet et en retardant les progrès de l'affection, mais elle ne saurait avoir aucune action spécifique sur la décalcification des os.

L'action de l'hydrothérapie est plus manifeste dans le *rachitisme*. Si l'influence de l'eau froide (frictions au drap mouillé, affusions, douches froides) n'est pas aussi accentuée que celle des bains de mer ou des bains chlorurés sodiques, elle présente néanmoins une efficacité qui n'est pas à négliger et qui, combinée à l'hygiène et au traitement interne, rend de très grands services dans le traitement de cette affection.

CONVALESCENCE DES FIÈVRES GRAVES

Certaines fièvres graves ou maladies infectieuses (fièvre typhoïde, influenza, etc.) laissent après elles un état de faiblesse organique qui peut persister plus ou moins longtemps. Il en est de même de ces états d'asthénie générale que l'on observe après des affections débilitantes prolongées (abcès, suppurations osseuses, dysenterie chronique, etc.).

La convalescence des états infectieux est souvent fort longue et très pénible. La faiblesse et l'amaigrissement persistent, les fonctions digestives sont paresseuses. Les facultés intellectuelles et l'aptitude au travail sont très amoindries; le moindre effort cérébral provoque de la céphalée. On a vu même survenir dans certains cas, dans la convalescence de la fièvre typhoïde par exemple, une véritable folie (*folie de convalescence*), caractérisée tantôt par un délire maniaque, tantôt par de l'obtusion des idées; ces troubles mentaux sont généralement accidentels et passagers et disparaissent à mesure que les forces reviennent. La convalescence des fièvres graves est souvent le point de départ de névroses diverses (neurasthénie, hystérie).

L'hydrothérapie est assurément le meilleur moyen pour combattre les symptômes morbides que déterminent les états de convalescence. Sous son influence, on voit bientôt l'économie réparer les forces qui lui avaient été soustraites par le processus infectieux, en même temps que disparaît l'anémie des organes, effet direct des maladies graves ou prolongées. Nous rappellerons à ce sujet, au point de vue des applications de l'eau froide, les préceptes que nous avons formulés à propos du traitement des anémies. Il faudra procéder avec douceur dans l'entraînement des malades à l'usage de la douche froide. Il sera bon d'adjoindre parfois aux pratiques extérieures de l'eau froide quelques séances de sudation dans l'étuve sèche limitée, afin d'exciter les fonctions de la peau et de débarrasser l'organisme des derniers principes infectieux qui n'auraient pas été totalement éliminés.

PLÉTHORE

Nous ne saurions terminer le chapitre des dyscrasies sans dire quelques mots de la pléthore ou *polyhémie*. Sans constituer un type morbide bien défini, il n'en est pas moins vrai que la pléthore, caractérisée par une augmentation du nombre des globules rouges, et pour quelques-uns de la masse du sang (Grisolle, Becquerel), est un état assez fréquent, surtout chez la femme, et qui, sans être grave, prédispose à des congestions permanentes du côté des différents viscères.

Dans la pléthore, on observe une certaine rougeur du tégument cutané, due à la réplétion du système capillaire. Le pouls est plein, dur; les veines sont gonflées et la circulation y est ralentie.

Les sujets pléthoriques éprouvent souvent de la fatigue physique; le travail intellectuel est difficile chez eux. Le sommeil est lourd, interrompu par des rêves et des cauchemars. Le malade éprouve quelquefois des pesanteurs à la tête, des vertiges, des bourdonnements d'oreilles, des bouffées de chaleur à la face.

En présence de l'action physiologique de l'eau froide sur la constitution du sang, action qui, ainsi que nous le savons, augmente non seulement le nombre des globules rouges, mais encore leur puissance en hémoglobine, on peut se demander si l'hydrothérapie peut être utile dans la *pléthore*, puisque cette méthode semblerait au premier abord aller contre le but que l'on se propose et, en augmentant la plasticité du liquide sauguin, favoriser une des nombreuses congestions auxquelles le sujet est déjà prédisposé.

Cette contradiction n'est qu'apparente. S'il est vrai, ainsi que le pensent quelques auteurs, que la polyhémie est due à l'accroissement de la masse du sang, on comprend que la médication spoliatrice et altérante, réalisée par les procédés de sudation associés à l'eau froide, trouve ici son indication formelle, et les étuves limitées sèches ou humides suivies d'applications froides rendront de grands services dans cette constitution morbide.

Dans la *pléthore vraie*, celle qui s'accompagne d'une augmentation du nombre des globules, l'hydrothérapie est également fort utile. Sous son influence, on voit augmenter l'énergie des échanges de l'oxygène entre le sang et les tissus, par suite d'une accélération dans la réduction de l'oxyhémoglobine (Hénocque), et par conséquent l'harmonie circulatoire tend à se rétablir. En même temps, la plasticité du sang sera diminuée par des applications judicieuses du calorique sous forme d'étuves à la lampe ou en caisse.

Il ne faudra pas, néanmoins, tomber dans l'exagération au point de vue des sudations, et ne pas employer des températures trop élevées, ni prolonger à l'excès la durée du procédé ; car on ne doit pas oublier que les pléthoriques ont des tendances fréquentes à la congestion des organes profonds.

Dans le même but, on ne devra pas employer de douches froides trop percutantes ; souvent même il sera bon de faire usage d'eau moins froide (16° à 18°) : de cette façon on évitera l'excitation trop vive du système circulatoire et la trop forte concentration du sang dans les organes qui pourrait en résulter. Dans ces cas, la douche écossaise avec transition est également un excellent procédé. Il en est de même des demi-bains frais à une température fixe de 20° à 22°, avec ou sans sudation préalable, et avec frictions pendant le bain. Chez les sujets dont l'éréthisme circulatoire est trop prononcé, on s'en tiendra aux frictions au drap mouillé tordu ou aux lotions froides, que l'on associera fréquemment à des séances légères de sudation.

L'emploi de l'eau froide en boisson à assez haute dose sera un précieux adjuvant dans le traitement de la pléthore vraie.

CHAPITRE XIX

MALADIES INFECTIEUSES

INFECTION PALUDÉENNE (MALARIA)

L'infection paludéenne est produite par un hématozoaire spécial d'origine tellurique et se révèle par des manifestations dont les unes sont fébriles, les autres non fébriles.

Les manifestations fébriles comprennent les *fièvres intermittentes*, les fièvres rémittentes, les fièvres pernicieuses. La fièvre intermittente, symptôme le plus habituel de l'impaludisme, se caractérise, lorsque l'accès est régulier, par trois stades, de froid, de chaleur, de sueur. Dans le stade de froid, il y a un frisson, la peau est sèche, le pouls petit et fréquent, les extrémités sont glacées; mais déjà la température centrale accuse une surélévation. Au bout d'un temps qui varie d'une à deux heures, survient le stade de chaleur : la peau est chaude, le pouls fort et accéléré, la soif est vive, le malade éprouve une sensation de malaise indéfinissable; cette phase peut durer une à deux heures et se termine par le stade de sueur, qui dure généralement plus longtemps que les précédents et donne lieu à un sommeil réparateur.

Les accès de fièvre intermittente, suivant la durée de la période apyrétique qui les sépare, donnent naissance à différents types (fièvres quotidienne, tierce, quarte, etc.). Dans l'intervalle des accès, le malade revient complètement à la santé, mais souvent aussi il conserve une certaine fatigue, des troubles digestifs, des douleurs hypocondriaques gauches dues à la tuméfaction de la rate.

Quelquefois la fièvre peut affecter le type rémittent ou continu.

Les fièvres palustres sont dites *pernicieuses* lorsqu'elles produisent, soit par l'exagération d'un symptôme habituel, soit par une complication surajoutée, des phénomènes graves et souvent mortels. Suivant les formes qu'elles affectent, les fièvres pernicieuses sont dites algides, cholériformes, diaphorétiques, comateuses, syncopales, convulsives, délirantes, hémorragiques, pneumoniques, pleurétiques.

Les manifestations non fébriles de la malaria constituent l'*impaludisme chronique*. On constate une anémie précoce due à une diminution considérable du nombre des globules rouges, l'hypertrophie de la rate et du foie, des inflammations chroniques dans divers organes, enfin, dans les cas graves, une véritable cachexie profonde.

A côté de ces différentes manifestations de l'intoxication paludéenne, il faut signaler les *formes larvées*, dans lesquelles l'infection palustre se révèle par des phénomènes nerveux (névralgies, migraine, asthme) ou par des troubles congestifs ou inflammatoires (coryza, amygdalite, œdèmes, diarrhée, urticaire, etc.). Dans tous ces cas, on constate une tuméfaction de la rate, et les malades ont déjà eu antérieurement des accès de fièvre intermittente.

Priessnitz appliquait quelquefois l'hydrothérapie dans le traitement des fièvres intermittentes ; ses procédés, toujours les mêmes, consistaient dans le drap mouillé, l'emmaillotement et les ablutions. Baldou, en France, conseillait déjà, vers 1846, l'emploi de l'eau froide dans les cas rebelles à l'action du sulfate de quinine.

Longtemps avant l'empirique de Grœfenberg, Giannini, en Italie, et Currie, en Angleterre, combattaient les accès fébriles de l'impaludisme, le premier par des immersions froides de quinze à vingt minutes pratiquées pendant le stade de chaleur, le second par des affusions froides administrées soit pendant le stade de chaleur, soit une heure avant l'époque présumée du retour des accès.

Fleury, en 1858, a systématisé le traitement des fièvres intermittentes par l'hydrothérapie (1), et ses observations restent encore absolument vraies aujourd'hui. Dans un grand nombre de cas de fièvres palustres qui résistent à l'action du sulfate de quinine et de l'arsenic, la douche froide, grâce à ses effets éminemment perturbateurs, produit, par une sorte de méthode substitutive, la guérison des *accès périodiques*. Voici, sous forme d'aphorismes, les principes généraux qui présidaient à l'administration de l'eau froide, d'après Fleury, dans les accès typiques de fièvre paludéenne :

« Les douches froides antipériodiques doivent être administrées

(1) Fleury, *Du traitement hydrothérapique des fièvres intermittentes*. Paris, 1858.

un quart d'heure avant le moment présumé de l'invasion de l'accès fébrile qu'il s'agit de prévenir.....

« Les douches froides administrées au début du stade algide ont une action antipériodique moins certaine, moins puissante que celle des douches administrées un quart d'heure avant l'invasion...

« La douche antipériodique doit être générale en pluie et en jet (1), très énergique, et d'une durée de quinze à vingt secondes, c'est-à-dire qu'elle doit être très excitante.....

« Une seule douche perturbatrice, administrée méthodiquement, peut couper définitivement une fièvre paludéenne périodique, quels que soient l'origine, le type, l'âge, la gravité de cette fièvre, et sa résistance aux *agents* de la thérapeutique usuelle..... »

Dans les accès fébriles atypiques, les douches froides doivent être également administrées, mais dans le but unique de couper l'accès, et non à titre d'agents antipériodiques, puisque la périodicité n'existe pas.

Dans les accès à type rémittent, les douches froides sont également utiles en ramenant l'accès à son type normal.

Lorsque l'administration des douches n'est pas pratiquable, on aura recours à la méthode de Currie, qui consiste dans l'application d'une affusion d'eau fraîche, 18° à 20° environ, administrée pendant la période de chaleur si l'on recherche une action antipyrétique immédiate, ou bien quelque temps avant le frisson initial, alors que le malade accuse déjà des symptômes de malaise prémonitoires, si l'on veut obtenir un effet fébrifuge antipériodique. Sans posséder nne action perturbatrice aussi puissante que la douche, l'affusion froide produit néanmoins, dans beaucoup de cas, d'excellents résultats.

Tel est le traitement par l'hydrothérapie de la fièvre paludéenne, en tant que traitement des accès et de la périodicité. Mais, malgré l'opinion de Fleury, qui professait que les médications médicamenteuses usuelles ne devaient être administrées qu'*à défaut* de la médication hydrothérapique, nous pensons que la médication par le sulfate de quinine, spécifique par excellence de la périodicité, doit toujours être tentée au début d'une infection paludéenne à accès fébriles périodiques. Quoi qu'il en soit, nous avons, pour notre part, obtenu de fort beaux succès dans deux cas de fièvre intermittente tierce qui avaient résisté à l'administration du sel quinique, et que nous avons traités exclusivement par la douche

(1) Fleury débutait par la douche en pluie verticale, pour terminer ensuite par le jet mobile, dans la même séance.

froide perturbatrice en pluie verticale et en jet, pratiquée vingt à trente minutes avant le frisson initial.

Dans les fièvres intermittentes *pernicieuses*, dont la gravité est telle qu'elles conduisent quelquefois le malade à la mort en plusieurs heures, on sera autorisé à associer au traitement intensif par le sulfate de quinine l'emploi de l'hydrothérapie appropriée à la forme que l'on aura à traiter. C'est ainsi qu'aux fièvres algide et cholériforme on opposera les maillots secs ou humides, suivis de frictions humides et d'enveloppement dans des couvertures de laine ; les bains très chauds seront également indiqués. Les formes diaphorétique, convulsive, délirante ou comateuse, seront combattues par les affusions fraîches ou les bains frais (18° à 22°); lès fièvres syncopale, hémorragique, par les frictions au drap mouillé. Il est vraisemblable que les accidents pulmonaires et pleurétiques pernicieux seraient justiciables de l'action perturbatrice du bain frais de 22° à 25°.

Jusqu'à présent, nous venons de nous occuper de l'emploi de l'hydrothérapie dans les manifestations fébriles de l'infection palustre. Mais il faut savoir que la médication hydriatrique possède des ressources puissantes pour lutter contre la maladie dans l'intervalle des accès, et surtout pour combattre la *cachexie paludéenne* et les accidents qui l'accompagnent.

Dans l'intervalle des accès, la douche froide, courte et énergique, est le procédé toni-sédatif par excellence pour combattre l'anémie qui est la conséquence constante de la malaria, pour rétablir dans l'organisme le calme qui a été troublé par l'accès fébrile, et pour stimuler les fonctions digestives, toujours ralenties non seulement par l'action directe du poison, mais encore par les doses plus ou moins prolongées de sulfate de quinine que le malade a dû absorber. Enfin, grâce à la douche générale et à la douche localisée, on possède dans l'hydrothérapie un moyen puissant pour modifier la congestion et la tuméfaction de la rate ; la douche splénique sera administrée suivant des principes que nous énoncerons plus tard (voy. chap. XXIII, *Congestion de la rate*).

Dans le traitement de la cachexie paludéenne, l'hydrothérapie possède des ressources précieuses pour lutter contre la déchéance organique qui envahit toute l'économie. Toutes les manifestations qui constituent l'impaludisme chronique, anémie précoce, amaigrissement rapide, hypertrophie de la rate et du foie, inflammations chroniques des muqueuses ou des parenchymes, hémorragies diverses, etc., seront modifiées plus ou moins profondément par l'usage de l'eau froide. Certaines manifestations morbides du côté des organes exigeront une intervention hydrothérapique spéciale, que nous aurons à préciser lorsque le moment viendra. Disons ici que les procédés destinés à tonifier l'état général et à combattre les progrès de la cachexie devront être choisis avec discernement, suivant la faiblesse ou la résistance du sujet. La douche froide générale, très courte en pluie mobile, ou mieux en jet brisé, permettant de localiser l'action sur le foie et la rate, constitue le procédé de choix, si le malade peut la supporter.

Dans le cas contraire, on aura recours aux procédés moins perturbateurs : douches écossaises, draps mouillés, maillot humide de courte durée, bain tempéré, demi-bain refroidi, demi-bain fixe à une température tempérée, fraîche ou froide avec frictions pendant le bain. Chez ceux qui ont la peau sèche, on conseillera le maillot humide diaphorétique, suivi de frictions ou d'une douche froide très courte au drap mouillé.

Les sudations au maillot sec ou à l'étuve sont fort employées par certains médecins dans le traitement de l'impaludisme chronique et de la cachexie palustre. Nous estimons que ces procédés appliqués d'une façon systématique constituent une mauvaise méthode, en déprimant des malades chez lesquels l'énergie vitale est déjà si affaiblie. Mais si on fait usage des sudations dans des limites raisonnables, en les employant seulement de temps à autre, en ne provoquant chez le sujet qu'une transpiration modérée, et en faisant toujours suivre le bain d'air chaud d'une application froide courte (lotions, frictions humides, douche), on en retirera de bons effets, en associant ainsi les bienfaits de la médication éliminatrice à ceux de la médication tonique et reconstituante.

Nous n'avons rien à dire ici des manifestations *larvées* de l'infection paludéenne, qui ont été ou seront traitées en temps et lieu avec la thérapeutique hydriatrique des divers appareils de l'économie.

TUBERCULOSE

Bien avant que Koch ait découvert le bacille spécifique de la tuberculose, Villemin, en France, avait démontré expérimentalement l'inoculabilité et la contagiosité de la tuberculose. Aujourd'hui, l'unité et la spécificité de cette affection sont devenues indiscutables.

Mais, en dehors de la lésion tuberculeuse primordiale, il est un élément capital qui domine l'évolution générale de la tuberculose; nous voulons parler de la prédisposition organique, du terrain individuel, qui favorise la culture du bacille et le développement du germe infectieux. Ces conditions subjectives jouent un rôle primordial dans l'histoire des affections tuberculeuses, et c'est en modifiant le terrain, bien plus qu'en agissant sur le germe pathogène, que la thérapeutique obtient l'arrêt ou la transformation régressive des lésions bacillaires.

A ce point de vue, l'hydrothérapie doit revendiquer le premier rang dans les méthodes reconstituantes et modificatrices de l'économie. Dans la phtisie pulmonaire, ainsi que nous le verrons plus loin, il ne faut pas craindre d'employer l'eau froide, qui, dans certaines formes, donne des résultats vraiment remarquables. Dans les tuberculoses localisées, l'hydrothérapie combat les troubles généraux de l'organisme qui tantôt sont la cause de l'éclosion de l'affection, tantôt se développent sous l'influence de la lésion locale, de telle sorte que, par un enchaînement facile à comprendre, le rétablissement des fonctions générales modifie de la façon la plus favorable la marche de la lésion locale.

Il est évident que, si l'on peut, chez un malade atteint de tuberculose localisée ou de diathèse tuberculeuse, rétablir dans leur intégrité les fonctions d'assimilation et de désassimilation, de respiration et de circulation, on luttera de la sorte contre l'amaigrissement, l'affaiblissement général, la cachexie imminente, on modifiera puissamment le terrain morbide et on mettra l'organisme dans toutes les conditions désirables pour arriver à une guérison possible.

Tel est le but que réalise l'hydrothérapie, et pour l'atteindre on mettra en jeu, suivant le tempérament et la sensibilité des malades, des procédés variables, tels que les frictions au drap mouillé, les douches écossaisses ou les douches froides.

SYPHILIS

Schedel, Baldou, Fleury et d'autres ont signalé la guérison rapide d'accidents syphilitiques par l'hydrothérapie, associée à la médication spécifique. Quelques-uns même, comme Schedel, ont prétendu que l'eau froide pouvait guérir à elle seule les manifestations primitives de la vérole; aussi, ajoute cet auteur, « il sera toujours convenable de débuter par un traitement hydrothérapique, car si les résultats n'étaient pas favorables, il n'y aurait qu'un peu de temps de perdu, et encore les faits semblent prouver que la modification avantageuse que les médicaments produisent sur l'économie est plus sûrement obtenue après un traitement hydriatrique ».

Nous n'acceptons pas, pour notre part, l'opinion de Schedel, car le fait d'avoir constaté la guérison rapide de chancres infectants chez des malades soumis à l'hydrothérapie exclusive ne prouve absolument rien en faveur d'une action curative de la méthode, quand on sait combien est fréquente la guérison spontanée rapide des accidents syphilitiques primitifs. On doit donc, avant tout, dès que le diagnostic de syphilis est indubitable, administrer dès le début les médicaments spécifiques. Mais on doit aussi, concurremment avec l'emploi des mercuriaux ou de l'iodure de potassium, faire usage de l'hydrothérapie, qui rendra, dans le traitement non seulement des accidents syphilitiques, mais aussi de la vérole constitutionnelle, des services précieux et activera incontestablement la guérison de cette infection.

Par son action tonique et reconstituante, l'eau froide relèvera les forces du malade et le mettra à même de lutter contre l'asthénie générale produite par l'agent toxique, et de seconder les efforts de la nature et de la médication vers la guérison. L'anémie, caractérisée par une diminution des globules avec hydrhémie, se montre quelquefois dès le début de l'infection vénérienne et est justiciable au plus haut point des applications froides. « La même indication, dit Béni-Barde, se présente à une phase plus avancée de la maladie, alors que l'anémie est tout à la fois le résultat de l'état morbide et de l'action prolongée des médicaments. Si les lésions de la peau sont étendues, la fonction tégumentaire perd son activité; si la salivation augmente, l'économie s'épuise ; si les douleurs sont violentes, l'insomnie survient. » L'eau froide, sous forme de draps mouillés, de douches froides très courtes seules ou associées à l'eau chaude, suivant la sensibilité des sujets, sera le meilleur moyen de combattre la déglobulisation et de ramener le calme et l'harmonie dans les fonctions de l'organisme. Chez les sujets scrofuleux, à excitabilité nerveuse faible ou nulle, on pourra même employer avec succès des procédés plus stimulants, tels que la douche en pluie verticale ou la douche en cercle. Les malades chez lesquels la syphilis a déterminé un véritable état de cachexie, ou qui sont très affaiblis, se trouveront bien du maillot humide toni-sédatif de courte durée, suivi ou non d'affusions tempérées ou de lotions fraîches; chez ceux qui ne sont pas excitables, on pourra employer le maillot diaphorétique que l'on fera suivre de frictions au drap mouillé tordu.

Mais l'hydrothérapie froide ne se borne pas à produire une action tonique et reconstituante dans le traitement de la syphilis; elle rend l'absorption des médicaments spécifiques beaucoup plus rapide et plus régulière. Les expériences physiologiques pratiquées par Fleury à propos de certains médicaments (voy. chap. III) ne laissent aucun doute à ce sujet, et trouvent ici leur application pratique. Cette influence est même extrêmement marquée chez certains sujets : Fleury a vu des malades chez lesquels 10 centigrammes de protoiodure de mercure pris quotidiennement ne produisaient aucun effet appréciable avant le traitement hydrothérapique, tandis que, pendant l'application de celui-ci, 2 centigrammes et demi donnaient naissance à la salivation mercurielle.

La syphilis tertiaire produit souvent des lésions profondes sur certains organes (gommes sous-cutanées, ostéites gommeuses, gommes des différents organes, syphilis hépatique, syphilis cérébrale, etc.), contre lesquelles l'hydrothérapie devient un puissant adjuvant du traitement médicamenteux; et sous cette influence combinée, à laquelle on peut même joindre l'hydrothérapie localisée dans certains cas (syphilis du foie, des os, des articulations, etc.), on assiste à une évolution régressive beaucoup plus rapide.

Au point de vue prophylactique des manifestations syphilitiques de la période tertiaire, les applications d'eau froide, par l'activité des mutations nutritives qu'elles impriment à tout l'organisme et en particulier à la circulation capillaire, mettent les tissus dans des conditions beaucoup plus favorables pour résister à l'envahissement du virus dans les diverses parties de l'économie. Ces mêmes remarques peuvent également s'appliquer aux manifestations graves de l'infection syphilitique sur la moelle, connues sous le nom de tabes syphilitique : que l'on admette l'influence spécifique directe de la vérole sur la production de l'affection (Fournier), ou que l'on ne considère son action nocive qu'à titre d'agent provocateur banal chez un sujet prédisposé (Charcot), il n'en est pas moins vrai que l'hydrothérapie peut jusqu'à un certain point, en maintenant la régularité de la circulation capillaire dans les centres cérébro-spinaux, diminuer les chances de localisation de la syphilis dans les cordons postérieurs de la moelle.

L'hydrothérapie, en outre de son rôle tonique, reconstituant et résolutif, possède, dans le traitement de la syphilis, une action précieuse qui sera mise à profit par le thérapeute. Nous voulons parler de l'action excitatrice sur la perspiration cutanée, mise en œuvre à l'aide de la méthode sudorifique, et qui permet d'expulser au dehors, grâce à des sudations répétées, une partie du principe virulent.

Les sudations seront pratiquées dans l'étuve sèche, de préférence dans l'étuve humide si le malade présente des accidents cutanés, et elles seront suivies immédiatement d'une application froide courte qui redonnera aux tissus leur tonicité normale et combattra l'affaiblissement que pourrait produire le procédé. Ces transpirations artificielles devront, du reste, être surveillées soigneusement; elles ne seront jamais excessives, et leur répétition plus ou moins fréquente sera subordonnée à l'état de résistance du sujet.

L'hydrothérapie, enfin, est un agent très efficace pour stimuler vers la peau l'action du germe infectieux, dans l'apparition des accidents secondaires. On sait avec quelle facilité un bain de vapeur favorise la poussée de roséole dans les cas de syphilis douteuse, et vient ainsi résoudre un diagnostic quelquefois en suspens. Il en est de même de l'eau froide. « Outre que par son action excitante sur la peau, dit Fleury, l'eau froide seconde l'action des moyens internes pour la guérison des syphilides, elle est, dans le cas de syphilis latente, un moyen puissant de pousser vers la surface cutanée l'action du virus, d'obliger, pour ainsi dire, celui-ci à se trahir, à se montrer, afin que, sa présence au sein de l'économie une fois connue, on puisse le combattre et le vaincre. L'hydrothérapie devient ainsi une sorte de pierre de touche à l'aide de laquelle on peut reconnaître, dans les cas douteux, si l'économie est ou non sous l'influence de l'infection syphilitique. C'est donc une sorte de sentinelle qui tantôt signale la présence et tantôt la retraite de l'ennemi. On peut, sur ses indications, ou prendre des mesures pour le repousser, ou s'abandonner au repos en toute confiance. »

CHAPITRE XX

INTOXICATIONS

ALCOOLISME

L'intoxication alcoolique, résultat de l'absorption de l'alcool sous toutes ses formes, se montre sous la forme aiguë ou chronique. La première constitue l'*ivresse*, dont nous n'avons pas à nous occuper ici.

L'*alcoolisme chronique*, le seul qui nous intéresse, provient d'une absorption lente et continue du poison et se manifeste par des lésions d'ordre irritatif portant spécialement sur le système nerveux et les organes digestifs. C'est ainsi qu'on observe de la gastrite chronique, souvent ulcéreuse, de la stéatose du foie, de la cirrhose atrophique. Le tremblement alcoolique est un phénomène habituel; il s'accompagne d'insomnie, de céphalée, de vertiges, de fourmillements, d'abolition ou de perversion de la sensibilité générale ou spéciale.

Beaucoup d'alcooliques éprouvent des troubles cérébraux graves : hallucinations, convulsions épileptiformes, delirium tremens, manie aiguë; dans d'autres cas surviennent le ramollissement cérébral, la paralysie générale progressive, par suite des troubles circulatoires dus à l'endartérite chronique et à l'athérome des vaisseaux.

Signalons également les paralysies des membres inférieurs par névrite périphérique (*pseudo-tabes*).

Dans le traitement de l'alcoolisme chronique, l'hydrothérapie est d'un précieux secours, car, en tonifiant le malade et en relevant ses forces, elle permet à celui-ci de lutter d'une façon plus efficace contre les troubles et les malaises produits par la suppression progressive de l'alcool. De plus, en dérivant le sang des circulations capillaires profondes au profit de la circulation périphérique, et en activant la rénovation moléculaire générale, l'hydrothérapie s'oppose aux progrès de l'action toxique de l'alcool sur la membrane interne des vaisseaux. Enfin, par son action régulatrice sur le système nerveux et la nutrition tout entière, l'eau froide modifie dans leur ensemble les troubles divers produits par l'alcoolisme, tels que le tremblement, les vertiges, la céphalalgie, la gastrite chronique, etc. La meilleure forme hydriatrique à employer est la douche en jet mobile de courte durée : le jet brisé sera administré sur tout le corps et le jet plein localisé sur les membres inférieurs et les pieds, afin de provoquer des stimulations réflexes énergiques sur tout le système nerveux en même temps qu'une dérivation puissante vers les parties inférieures, le principe toxique de l'alcool ayant, ainsi qu'on le sait, des préférences marquées pour le cerveau.

On pourra également, à l'aide de la douche localisée, déterminer des actions électives sur certains organes, tels que le foie, les reins, qui se congestionnent ou s'irritent si facilement dans toute intoxication alcoolique : par la douche hépatique on combattra l'hyperhémie du foie; par la douche lombaire, administrée avec une pression moyenne et pendant une certaine durée, on luttera contre la fluxion des reins. En outre, dans la congestion des reins, la douche appliquée sur l'extrémité inférieure du sternum peut rendre de grands services. Quelquefois, le premier effet de la douche sternale est d'augmenter l'albumine dans les urines; mais, disent MM. Béni-Barde et Materne, « si le malade est préalablement réchauffé ou si une douche chaude précède la douche froide, l'albumine apparaît en quantité moindre. Il faut tenir compte de ce symptôme, qui n'est pas une contre-indication absolue à l'emploi de la douche, mais qui a néanmoins sa valeur au point de vue du procédé. Si cependant on constatait qu'après la douche il y avait toujours une augmentation notable d'albumine, il vaudrait mieux suspendre le traitement (1). » Nous aurons, du reste, à revenir plus tard sur la question de l'hydrothérapie dans l'inflammation des reins, lorsque nous aborderons le traitement des maladies de l'appareil génito-urinaire.

Lorsque le malade est plus ou moins affaibli, par suite des progrès de la cachexie, la douche froide est quelquefois mal supportée, tout au moins au début. Il faut alors avoir recours aux draps mouillés, à l'enveloppement humide de courte durée, aux douches

(1) Béni-Barde et Materne, *loc. cit.*, p. 182.

écossaises avec ou sans transition. Dans quelques cas, les demi-bains fixes froids ou frais sont mieux supportés que les douches. Lorsque la cachexie est trop prononcée, s'accompagne d'infiltrations séreuses, d'œdème pulmonaire, de bronchite grave, il vaut mieux s'abstenir, ou tout au moins n'employer l'hydrothérapie qu'avec beaucoup de circonspection.

L'usage de l'eau très froide à l'intérieur secondera merveilleusement les effets généraux de l'hydrothérapie, en tonifiant les tissus et en facilitant le jeu de tous les émonctoires.

Parmi les troubles nombreux que provoque l'intoxication alcoolique, nous citerons certains troubles spéciaux du côté du système nerveux, qui peuvent fournir, au point de vue hydrothérapique, des indications particulières. Le principe toxique, avons-nous dit, affectionne particulièrement le cerveau, et à ce point de vue devra-t-on, autant que possible, éviter les applications de calorique telles que les maillots secs, les étuves, afin de ne pas augmenter la tension circulatoire de l'encéphale, dans un état caractérisé, comme l'alcoolisme, par l'altération et la friabilité des vaisseaux.

Dans l'intoxication alcoolique, l'insomnie est fréquente, le sommeil est troublé par des hallucinations terrifiantes et souvent par une sensation de dyspnée passagère. Contre ces symptômes, il est souvent nécessaire de combiner avec l'action de la douche froide celle de procédés sédatifs immédiats, antispasmodiques, que l'on peut administrer le soir, alors que l'on réserve pour le matin l'emploi des procédés toniques et stimulants de l'eau froide. Parmi les agents de sédation immédiate, on aura le choix entre le maillot humide de quinze à vingt minutes, le demi-maillot appliqué pendant la nuit, le bain chaud (33° à 35°) prolongé, avec compresses céphaliques, le bain tempéré d'une durée moins longue, les affusions tempérées, et surtout la douche chaude (35° à 36°) de cinq à dix minutes.

Les lésions graves ou organiques du système nerveux, delirium tremens, paralysie générale, névrites périphériques, ont déjà été étudiées dans différents chapitres, au point de vue du traitement hydriatrique.

SATURNISME

La dyscrasie spéciale provoquée par l'intoxication saturnine détermine des troubles divers qui sont le tremblement, des altérations de la sensibilité générale (anesthésie, hyperesthésie), certaines paralysies de la motricité (paralysie des extenseurs), l'albuminurie, des lésions articulaires (goutte saturnine), des nécroses et enfin une véritable anémie globulaire pouvant aboutir à la cachexie.

Parmi les épisodes aigus du saturnisme, citons la colique de plomb, qui en est une des manifestations les plus fréquentes, et l'encéphalopathie saturnine, constituée par des accidents cérébraux des plus graves (délire, convulsions, coma).

Toutes les formules hydrothérapiques que nous avons conseillées dans le traitement des anémies ou des dyscrasies par infection ou intoxication sont applicables dans l'espèce, lorsqu'il s'agit de combattre les troubles et la cachexie plus ou moins accentuée de l'intoxication plombique : le point capital, comme toujours, sera d'adapter les divers procédés à l'état individuel et à la réceptivité organique du sujet.

L'emploi des sudations est très utile dans le traitement du saturnisme, surtout chez les malades dont la peau est sèche et fonctionne mal, car l'hypersécrétion des glandes sudorales et l'augmentation de la perspiration cutanée favorisent au plus haut point l'élimination du poison minéral resté dans l'organisme. Mais ces sudations devront être subordonnées, dans leur nombre, leur durée et leur intensité, aux forces du sujet et à l'énergie de son état général; elles devront toujours être suivies d'une douche froide courte. Chez les malades cachectiques et très affaiblis, les sudations provoquées par l'enveloppement humide prolongé sont souvent bien supportées, alors que les bains d'air chaud ou les étuves humides ne peuvent être pratiqués.

Quant aux symptômes spéciaux de l'intoxication saturnine, il en est quelques-unes qui nécessitent quelques modifications dans l'emploi du traitement. C'est ainsi que la colique de plomb sera très favorablement influencée par une sudation à l'étuve, par une douche très chaude ou une douche de vapeur localisées sur l'abdomen, procédés qui seront suivis d'une lotion ou d'une douche froide très courte. Les lavements très chauds (45° à 50°) constituent également un moyen analgésique très efficace. La ceinture humide abdominale sera très utile, non seulement pour calmer les douleurs de la colique saturnine, mais aussi pour combattre la constipation tenace qui accompagne cet état; dans le même but, le bain de siège circulaire à eau percutante et la douche ascendante seront d'excellents procédés à employer.

Parmi les autres épisodes aigus, il faut citer l'encéphalopathie, manifestation extrêmement grave, dans laquelle on serait autorisé à employer l'immersion dans un bain froid de 20° à 25°.

Les altérations de la sensibilité, les paralysies motrices, l'albuminurie, etc., ont été ou seront traitées dans des chapitres spéciaux.

EMPOISONNEMENTS PAR LE MERCURE, LE PHOSPHORE, L'ARSENIC, L'IODE

L'empoisonnement par le mercure est généralement une intoxication professionnelle, qui s'observe chez les mineurs, les doreurs, les miroitiers, les chapeliers. Il se caractérise par un tremblement rémittent, à oscillations lentes. On note quelquefois de la parésie des membres. A côté de ces symptômes, on observe des palpitations, de l'oppression, de l'insomnie, des troubles digestifs, du ptyalisme, de la stomatite chronique et une anémie plus ou moins prononcée. Ces phénomènes, ainsi que le tremblement, peuvent souvent persister très longtemps, bien que les causes d'intoxication n'existent plus.

Dans l'**empoisonnement par le phosphore,** on note de l'inflammation gastro-intestinale, caractérisée par des vomissements et des déjections plus ou moins abondants, de la stéatose des organes (foie, cœur, muscles), des ecchymoses, des hémorragies, des épanchements, de la nécrose de certains os (nécrose du maxillaire).

L'intoxication par l'arsenic produit des troubles nerveux et circulatoires plus ou moins graves : céphalalgie, paralysies, quelquefois convulsions, tremblement, lipothymies, dyspnée, palpitations, salivation continuelle, troubles digestifs. Bien souvent, après la disparition de la cause provocatrice, les sujets conservent pendant des mois, et même des années, des raideurs, des paralysies, du tremblement.

Dans l'**empoisonnement par l'iode** (iodisme chronique), les malades maigrissent rapidement, et quelquefois d'une façon considérable, tombent dans une cachexie profonde; ils ont de l'essoufflement, des palpitations, de l'irritabilité nerveuse, du tremblement. L'élimination de l'iode par la muqueuse des voies respiratoires produit du coryza, de la pharyngite, de la trachéo-bronchite. On constate des troubles dyspeptiques accompagnés souvent de boulimie. Il n'est pas rare de voir l'iodisme déterminer l'atrophie de certains organes glandulaires (testicules, mamelles), et fréquemment la peau est le siège de furoncles, d'herpès, de pustules d'impétigo. L'iodisme peut se prolonger parfois pendant plusieurs mois et se termine généralement d'une façon favorable.

Dans toutes les intoxications par des poisons minéraux que nous venons de passer en revue, les indications du traitement hydriatrique sont de provoquer l'élimination du principe toxique, en stimulant et en surexcitant les fonctions de la peau et des émonctoires naturels; de ramener l'ordre et le calme dans toutes les fonctions troublées de l'organisme; de réparer les forces du malade par une action tonique et reconstituante; enfin de combattre spécialement, en dehors de l'action générale du traitement, certains symptômes particuliers.

A tous ces points de vue, l'hydrothérapie est indiquée. A l'aide des sudations à l'étuve sèche ou humide, ou dans le maillot diaphorétique si la faiblesse et la cachexie sont trop prononcées, on remplit le premier but et l'on met en jeu les fonctions d'élimination du tégument cutané.

Par l'emploi méthodique et raisonné des applications froides, dont le choix judicieux sera subordonné à l'état général du sujet, on régularise la circulation, on rétablit l'harmonie dans le système nerveux, on ranime le processus nutritif et on lutte contre l'asthénie générale et la cachexie menaçante.

Enfin, par certains procédés spécialement dirigés contre des indications symptomatiques plus précises, on aura raison de quelques troubles particuliers, tels qu'insomnie, palpitations, congestions des organes, paralysies motrices, etc., et pour lesquels nous renvoyons le lecteur aux différents chapitres dont ils relèvent.

Alors que les causes d'intoxication n'existent plus, alors même que le poison semble devoir être éliminé totalement de l'économie, certains phénomènes morbides, tels que l'anémie, le tremblement, les raideurs musculaires, etc., persistent quelquefois pendant des mois et même des années. C'est dire qu'il faut continuer longtemps encore l'emploi de l'hydrothérapie, et lorsque le sujet est complètement entraîné à l'action de l'eau froide, il y a intérêt dans ces cas, pour activer la convalescence, à faire usage de procédés très stimulants tels que la douche en cercle ou la douche en pluie verticale qui, par la puissance des actions réflexes qu'elles déterminent, réveilleront l'énergie vitale d'un organisme aussi profondément lésé.

Dans ces cas spéciaux, la piscine froide à eau courante très courte donne également de bons résultats, notamment chez les malades qui présentent un tremblement tenace, alors que toute cause d'intoxication a disparu depuis longtemps.

MORPHINOMANIE

La morphinomanie est caractérisée non seulement par les effets toxiques que produit l'introduction habituelle et journalière, sous forme d'injections hypodermiques, de la morphine dans l'organisme, mais aussi et surtout par ce besoin impérieux, par cette impulsion irrésistible à rechercher les piqûres, et qui constitue chez le malade une véritable obsession.

Les injections de morphine, pratiquées tout d'abord comme moyen de traitement pour combattre des névralgies ou des troubles nerveux persistants, deviennent peu à peu, si l'administration du médicament est trop prolongée, un véritable besoin, par suite de l'accoutumance et des conditions organiques nouvelles créées dans l'économie par le poison. Mais, il faut bien le dire, un des facteurs principaux de la morphinomanie est représenté, dans beaucoup de cas, par la prédisposition nerveuse individuelle, héréditaire ou acquise : un très grand nombre de morphinomanes ne sont eux-mêmes que des névropathes, appartenant par des attaches diverses à la grande famille neuropathique ; et c'est ce qui explique pourquoi, dans le développement du morphinisme, en dehors de l'action dynamique de la morphine qui crée par l'habitude, dans l'organisme, des excitations fonctionnelles dont celui-ci ne peut plus se passer, il faut compter avec l'élément psychique, capital dans l'espèce, qui exagère chez le malade les sensations perçues et le besoin morbide, et qui fait de celui-ci un véritable vésanique souvent impossible à guérir.

Sous ce rapport, la passion de la morphine présente beaucoup de points de contact avec la passion de la boisson, et on peut dire que dans la plupart des cas il s'agit d'une véritable ivrognerie (Cullerre). Les facultés morales sont plus ou moins atteintes : on note souvent chez les malades une diminution ou une absence du sens moral, et ceux-ci sont plus ou moins moroses et irritables : la ruse, le mensonge leur sont familiers pour se procurer leur poison favori.

Au début de l'intoxication morphinique, on ne constate aucun trouble apparent, mais peu à peu le malade maigrit, pâlit, transpire d'une façon exagérée ; tous les organes s'affaiblissent et des troubles digestifs apparaissent. A ces symptômes viennent se joindre l'insomnie, des névralgies, des lipothymies, du tremblement, des hallucinations et des troubles des facultés intellectuelles. Tous ces phénomènes s'atténuent momentanément sous l'influence de la piqûre, pour réapparaître bientôt plus intenses encore.

Une déchéance finale s'empare de l'individu, qui est emporté par la moindre affection intercurrente ou par la cachexie toxique.

S'il est vrai que le morphinomane, dans la grande majorité des cas, n'est autre qu'un névropathe dont l'état psychique a favorisé, pour ne pas dire créé, le développement de l'intoxication morphinique, on comprend que l'hydrothérapie, par son influence directe sur le système nerveux, puisse venir puissamment en aide à la cure de cette affection.

Que l'on pratique la suppression brusque ou la diminution progressive, l'eau froide, par son action stimulante, créera une excitation artificielle qui pourra remplacer dans une certaine mesure l'excitation habituelle déterminée par la morphine, en même temps que, par son action reconstituante, elle combattra les effets de la déchéance vitale provoqués par le poison sur l'organisme.

La douche froide au jet brisé très courte est le procédé le plus efficace à employer. Mais beaucoup de morphinomanes ont une réaction faible, les fonctions de calorification sont très affaiblies chez eux, et ces malades sont très sensibles au froid; aussi, dans bien des cas, devra-t-on associer le calorique à l'eau froide sous forme de douches écossaises.

Lorsque les douches sont mal supportées, on prescrira les bains tempérés (25° à 28°) de quelques minutes, les demi-bains refroidis, les demi-bains fixes frais ou froids avec frictions, les affusions fraîches ou froides, et enfin la piscine froide de quelques secondes de durée si le malade peut la tolérer.

Si la cachexie était très accentuée et la faiblesse très grande, il faudrait avoir recours à des procédés plus doux encore, tels que frictions au drap mouillé pratiquées sur tout le corps, ou sur la moitié inférieure seulement, avec de l'eau fraîche ou froide, le maillot humide de courte durée, les demi-bains fixes tempérés, les affusions tempérées, les lotions ou même les simples frictions avec une serviette humide.

Parmi les troubles nerveux qui sont les plus pénibles pour le morphinomane, il faut citer l'insomnie rebelle. Contre cet état, s'il ne cède pas à l'action de l'eau froide, on combinera l'emploi des procédés toni-sédatifs avec les agents antispasmodiques, parmi lesquels nous citerons les bains chauds prolongés, et surtout la douche chaude de longue durée, que l'on pourra faire suivre, dans certains cas, de quelques aspersions froides sur les mollets et les pieds, afin de stimuler légèrement l'organisme par cette impression brusque du froid sur les extrémités.

COCAINOMANIE — CHLORALOMANIE — ÉTHÉROMANIE

L'empoisonnement par la cocaïne se produit par l'absorption de ce médicament soit par la voie stomacale, soit par la voie hypodermique. Ce dernier mode est le plus fréquent, et très souvent, dans ce cas, l'empoisonnement par la cocaïne se combine ou succède à la morphinomanie. Parmi les symptômes les plus saillants de la cocaïnomanie, nous citerons les troubles cérébraux, étourdissements, vertiges, quelquefois hallucinations et délire furieux.

L'empoisonnement par le chloral, sans être aussi fréquent que la morphinomanie, se rencontre néanmoins dans un certain nombre de cas. De même que pour la morphine et pour la cocaïne, les malades recherchent dans ce médicament la sédation de leurs douleurs ou de l'insomnie. Puis l'abus et l'habitude surviennent, et le besoin est créé.

En dehors des troubles spéciaux analogues à ceux du morphinomane, par suite desquels le chloralomane est en proie à une agitation incessante, à un malaise indéfinissable, qui ne cèdent momentanément qu'à l'ingestion du médicament, on note chez le malade des troubles gastriques et des phénomènes de congestion spinale (douleurs térébrantes) dus à l'action irritante du chloral sur la muqueuse de l'estomac et sur les enveloppes de la moelle.

L'éthéromanie, si fréquente en Amérique, se rencontre souvent chez les hystériques, dont beaucoup recherchent avec avidité les inhalations répétées d'éther. Les principaux troubles provoqués par l'éthéromanie sont le tremblement, les cauchemars, les névralgies diverses, une grande excitabilité réflexe, des hallucinations, puis de l'asthénie générale plus ou moins prononcée. Ces symptômes se rapprochent de ceux de l'alcoolisme; les troubles mentaux (excitation maniaque, délire furieux) surviennent même beaucoup plus vite que dans l'intoxication par l'alcool.

Tout ce que nous avons dit au sujet du traitement de la morphinomanie peut s'appliquer à la *cocaïnomanie,* d'autant plus que dans presque tous les cas cette dernière intoxication est associée à l'empoisonnement morphinique; c'est, du moins, ce que nous avons toujours observé dans les cas que nous avons eu à traiter. La cocaïnomanie est encore plus difficile à combattre que la morphinomanie, et les seules chances de succès résident dans la suppression brusque, qui ne peut être pratiquée, on le comprend, que dans un établissement spécial, sous la surveillance constante et immédiate du médecin.

Les empoisonnements par le *chloral* et l'*éther* comportent les mêmes remarques, au point de vue hydrothérapique, que toutes les intoxications ou les cachexies. L'action irritante de ces médicaments se localise fréquemment sur la moelle, dont elle congestionne les enveloppes et dont elle augmente l'excitabilité réflexe, en même temps qu'elle provoque des douleurs plus ou moins violentes. La douche froide courte et énergique constitue le meilleur procédé à employer, quand le sujet pourra la supporter; si les symptômes médullaires sont très accentués, on fera précéder l'eau froide d'une application très chaude prolongée sur la colonne vertébrale.

ERGOTISME — PELLAGRE — ACRODYNIE — EMPOISONNEMENT PAR LE TABAC

L'empoisonnement par l'**ergot de seigle** peut se manifester sous deux formes, convulsive ou gangreneuse. L'*ergotisme convulsif* produit des convulsions soit cloniques, soit toniques, accompagnées de céphalalgie et de troubles nerveux divers. Dans l'*ergotisme gangreneux,* les malades éprouvent d'abord certains prodromes, malaise, agitation, douleurs, crampes dans les bras et les jambes. Bientôt les pieds et les mains sont le siège de douleurs vives, de refroidissement; puis les parties deviennent rouges, œdématiées; il se produit des phlyctènes, et on assiste aux différents degrés de la gangrène humide.

La marche de l'ergotisme est rapide. La forme convulsive peut durer de quinze jours à trois mois avec plus ou moins d'intermissions. La durée de l'ergotisme gangreneux est de trois à quatre semaines.

La **pellagre**, produite vraisemblablement par une altération parasitaire du maïs (Balardini), est une maladie caractérisée par une éruption pustuleuse et par des troubles nerveux et dyspeptiques graves. L'affection se termine le plus souvent par la mort, après une durée de deux à plusieurs années.

Dans l'**acrodynie**, qui serait due, d'après certains auteurs, à une altération spéciale des céréales, on note des troubles divers du côté de la sensibilité et de la motilité. Le *béribéri* ne serait lui-même qu'une forme d'acrodynie observée dans les pays chauds.

L'empoisonnement par le tabac détermine des troubles nerveux variés : tremblement, faiblesse cérébrale, diminution de la mémoire, vertiges, céphalalgie, affaiblissement de la vue (*amblyopie nicotinique*). Du côté de la circulation on note des palpitations, des intermittences, des douleurs précordiales, quelquefois de véritables symptômes d'angine de poitrine. A tous ces phénomènes vient se joindre une dyspepsie plus ou moins intense.

Dans les deux formes de l'*ergotisme*, l'hydrothérapie peut rendre des services. Elle combattra les troubles nerveux divers qui caractérisent l'ergotisme convulsif, et, suivant les symptômes prédominants, on aura recours aux applications toni-sédatives, antispasmodiques ou révulsives de la méthode. Dans l'ergotisme gangreneux, l'hydrothérapie aura pour but de combattre les troubles circulatoires, et ses applications se rapprocheront de celles que nous décrirons plus loin, quand nous traiterons la gangrène symétrique des extrémités (voy. chap. XXII).

Dans la *pellagre* et l'*acrodynie*, l'intervention de l'eau froide pourra retarder l'évolution de ces affections vers le terme fatal, et son emploi est absolument légitimé non seulement par son action tonique et reconstituante, mais encore par ses effets perturbateurs sur le système nerveux, si profondément touché dans ces intoxications.

Enfin, il suffit de se rappeler les symptômes dominants de l'*empoisonnement par le tabac* pour entrevoir les bons effets que l'on retirera des applications froides dans le traitement de cette intoxication. Par son action si nette sur le système nerveux et sur la circulation, la douche froide constitue le meilleur agent curatif du nicotinisme.

CHAPITRE XXI

MALADIES DE L'APPAREIL LOCOMOTEUR

ASTHÉNIE MUSCULAIRE — PARALYSIES MOTRICES

L'asthénie ou faiblesse musculaire peut être généralisée ou localisée. L'asthénie générale se confond avec tous les états morbides, dyscrasiques, organiques ou nerveux, qui l'engendrent; elle constitue donc un symptôme de ces affections, et nous n'avons pas à nous en occuper ici. Quant à la faiblesse musculaire localisée, elle peut être congénitale ou acquise, et tous les états de faiblesse organique la favorisent (lymphatisme, chlorose, etc.).

Paralysies motrices. — Les paralysies du mouvement affectent la moitié du corps (hémiplégie), les membres inférieurs (paraplégie), un membre isolé (monoplégie), ou même un groupe de muscles. Elles peuvent être dues à un état organique du système nerveux périphérique ou central (hémorragie cérébrale, myélites, névrites, etc.) ou à un état dynamique *sine materiâ* (hystérie, chorée, goitre exophtalmique). Elles peuvent être également produites par des troubles d'ordre congestif (action du froid) ou par états dyscrasiques divers (chlorose, anémies, infections, intoxications, etc.).

L'utilité de l'hydrothérapie dans ces manifestations pathologiques du système musculaire est incontestable. Voici comment s'exprime Tartivel au sujet des paralysies : « Les troubles de l'action locomotrice, dit-il, qui dépendent d'une diathèse rhumatismale, goutteuse; ceux qui reconnaissent pour cause certaines névroses ou des névralgies anciennes ou rebelles, les paralysies idiopathiques, hystériques, saturnines, syphilitiques, celles même qui ont leur origine dans une simple congestion chronique des centres nerveux ou de leurs enveloppes, sans complication d'une lésion de tissu : inflammation, apoplexie grave, ramollissement, etc. ; toutes ces affections si différentes de nature et d'origine, et qui n'ont souvent de commun qu'une altération de l'action locomotrice, toutes ces maladies sont justiciables de l'hydrothérapie rationnelle; M. Fleury ne compte plus celles qu'il a guéries, tant elles sont multipliées, et, pour notre part, nous avons été témoin d'un bon nombre de cures semblables depuis que nous sommes à Bellevue.

« Il n'en est pas de même lorsqu'il s'agit de lésions matérielles graves du cerveau ou de la moelle : ramollissement, inflammation, apoplexie, etc. Les troubles que ces lésions déterminent résistent le plus souvent, avec une opiniâtreté désespérée, à l'action de l'hydrothérapie, comme à celle de toutes les autres méthodes thérapeutiques. On voit ordinairement, dans ce cas, la santé générale s'améliorer d'une manière remarquable sous l'influence de l'eau froide, mais les désordres ne subissent trop souvent qu'une modification éphémère et peu prononcée (1). »

Sans doute, l'hydrothérapie ne saurait, pas plus qu'aucune autre médication, réparer les lésions indélébiles provoquées par certaines affections organiques de la moelle et du cerveau, mais elle peut néanmoins, ainsi que nous l'avons vu en traitant les chapitres concernant ces affections, rendre de grands services : maniée avec prudence, elle peut diminuer l'élément congestif qui accompagne ces lésions ou en ralentir l'évolution et, par suite, influencer d'une façon indirecte la paralysie motrice qui en est la conséquence.

Nous avons vu combien l'hydrothérapie était favorable dans le traitement des paralysies hystériques, et nous nous sommes suffisamment étendu à ce sujet pour ne pas avoir à y revenir ici.

Les paralysies radiculaires ou celles qui sont dues à des névrites périphériques, comme les paralysies par intoxication ou par infection (saturnisme, alcoolisme, impaludisme, etc.), les paralysies par dyscrasie (chloro-anémie) trouvent dans l'hydrothérapie une médication par excellence. En même temps, en effet, que les applications de l'eau froide combattent l'élément morbide général, elles agissent sur les extrémités nerveuses terminales par l'excitation spéciale qu'elles déterminent sur la peau, et qui produit à son tour, par voie réflexe, des stimulations centrifuges sur les muscles paralysés. Toutes les formes de l'hydrothérapie froide peuvent être utilisées, mais le procédé le plus efficace est assurément la douche froide au jet mobile, car il permet, en outre des effets généraux, de localiser l'action sur le muscle ou le groupe de muscles frappés

(1) Tartivel, Journal *le Progrès*, 1859.

de paralysie, et d'exciter vigoureusement la contractilité de la fibre striée à l'aide d'un jet énergique et de courte durée, dont le retentissement se fait sentir sur l'excitabilité réflexe de la moelle.

La douche écossaise très chaude localisée, la douche de vapeur suivie d'eau froide, la douche alternative déterminent également des stimulations réflexes très efficaces, par suite des transitions brusques de température et des effets révulsifs qu'elles provoquent. La douche filiforme à forte pression pourra aussi rendre de grands services.

Le massage des régions paralysées, pratiqué pendant une séance de sudation dans l'étuve sèche générale chez les sujets qui ne présentent pas de contre-indications à l'emploi de ce dernier procédé, opération que l'on fera suivre d'une douche froide au jet brisé, est très utile dans certains cas de paralysies *à frigore* et de paralysies par dyscrasies, par infection.

Un moyen que nous recommandons volontiers dans quelques cas de paralysies par infection ou intoxication, est le demi-bain alternatif (voy. chap. V), consistant à masser et à frictionner énergiquement le malade, et spécialement les régions paralysées, dans un demi-bain très chaud (40° à 42°) pendant une minute, après quoi on le fait passer dans une baignoire remplie d'eau froide, où il ne fait que plonger pour retourner aussitôt dans la baignoire à eau chaude ; la même opération est recommencée plusieurs fois de suite dans une même séance, que l'on terminera toujours par l'eau froide. Ce procédé développe des actions réflexes très puissantes, et sera souvent très utile dans les cas qui nous occupent.

Signalons, pour terminer, certaines formes de paralysies motrices d'*origine réflexe,* comme celles qui se produisent quelquefois à la suite du froid, d'irritations périphériques, d'une douleur vive, de certaines affections chroniques comme celles de la vessie, de la matrice. Dans ces circonstances, la douche froide générale et localisée rendra de grands services. Chez les malades trop susceptibles, on pourra faire précéder l'eau froide d'une douche chaude plus ou moins prolongée.

ATROPHIE MUSCULAIRE

L'atrophie musculaire est tantôt idiopathique, c'est-à-dire que la lésion frappe primitivement le muscle, tantôt symptomatique d'un affection nerveuse centrale ou périphérique.

L'atrophie musculaire idiopathique (amyotrophie primitive, protopathique) peut revêtir plusieurs formes dont les caractères généraux sont d'être une affection familiale débutant dans le jeune âge et ayant une allure progressive, lente mais fatale. On ne constate pas de contractions fibrillaires, comme dans l'amyotrophie spinale; les réflexes tendineux sont diminués ou abolis, il en est de même des réactions électriques. La paralysie est plus ou moins complète ; quant à la sensibilité générale ou spéciale, elle reste intacte.

Les diverses variétés de l'amyotrophie protopathique sont : la *paralysie pseudo-hypertrophique,* commençant par les membres inférieurs, et dans laquelle l'atrophie est masquée par une hypertrophie du tissu cellulo-adipeux; l'*amyotrophie type Erb*, débutant par les muscles scapulo-huméraux; la *myopathie type Landouzy-Déjerine*, qui se montre tout d'abord dans les muscles de la face; enfin, la *forme Leyden-Mœbius* (atrophie des muscles lombaires et cruraux).

L'atrophie musculaire symptomatique d'une affection nerveuse peut reconnaître des causes nombreuses.

Amyotrophies d'origine cérébrale. — Une lésion cérébrale ayant provoqué de l'hémiplégie détermine, dans quelques cas, de l'atrophie du côté des membres paralysés.

L'hystérie est également une cause d'atrophie dans les régions frappées de paralysie.

Amyotrophies d'origine spinale. — Celles-ci sont nombreuses, et nous citerons, parmi les maladies qui les produisent, les myélites systématiques ou diffuses, les poliomyélites antérieures, la syringomyélie, la sclérose en plaques, etc. Dans ce groupe, il faut également noter l'amyotrophie d'origine articulaire, qui succède quelquefois aux contusions des articulations, à l'arthrite traumatique, à l'hydarthrose, à la tumeur blanche, atrophie souvent tenace et due vraisemblablement à une lésion réflexe des cornes antérieures de la moelle (Vulpian, Charcot).

Amyotrophies d'origine névritique. — Elles comprennent les atrophies traumatiques, celles qui sont dues aux névrites périphériques, aux paralysies radiculaires, à la paralysie saturnine, alcoolique, arsenicale, au béribéri, etc.

Citons enfin les atrophies musculaires qui se produisent dans les dyscraries diverses, par suite de l'insuffisance de la nutrition dans tous les tissus, et celles qui sont consécutives à une immobilisation prolongée.

Dans les *atrophies musculaires protopathiques,* c'est par l'excitation directe des parties malades que l'on peut agir sur la fibre musculaire pour diminuer le trouble de nutrition qui entraîne l'atrophie de la substance contractile, et pour faciliter la résorption des produits de dégénérescence graisseuse. C'est dans ce but que sont appliquées avec utilité les pratiques électrothérapiques. C'est pour atteindre le même résultat que l'on emploiera l'hydrothérapie.

Dans les atrophies d'origine myopathiques, on recherchera, au point de vue hydrothérapique, des applications excitantes, parmi lesquelles nous signalerons en premier lieu la douche froide mobile générale, dont on localisera ensuite le jet sur les régions affectées. La piscine froide à eau courante très courte, les affusions froides, par suite du refroidissement très accentué qu'elles provoquent, sont aussi de très bons moyens. Nous en dirons autant du bain alternatif, qui, au même titre que pour la paralysie motrice, aura une action excitatrice très vive sur la fibre atrophiée. Mais, il importe de le dire, tous ces traitements, électrothérapiques ou hydrothérapiques, doivent être suivis avec persistance pendant des années dans la cure de l'amyotrophie protopathique.

Les atrophies musculaires d'*origine névritique* sont justiciables du même ordre de traitement que celui qui a été décrit à propos des paralysies périphériques, et le maniement des procédés sera subordonné à l'état général du sujet, car il ne faut pas oublier que la plupart des névrites périphériques sont dues à des intoxications ou des infections diverses. Si les malades sont trop affaiblis, on se bornera chez eux, pour débuter, à des frictions au drap mouillé suivies de frictions sèches au gant de crin.

Les atrophies relevant d'une *insuffisance de nutrition* ou d'exercice, comme celles que l'on rencontre dans les diverses dyscrasies, sont favorablement modifiées par l'hydrothérapie, qui agit dans tous ces états, quelle que soit sa forme d'application, en relevant l'organisme et en modifiant le plasma du sang.

Dans les *lésions organiques du cerveau et de la moelle*, les atrophies qui en résultent ne sont guère influencées par le traitement hydrothérapique. Celui-ci, toutefois, n'est point inutile, car les applications d'eau froide stimulent toujours, dans une certaine mesure, les fibres atrophiées et renforcent l'action des fibres saines.

Cependant, dans le groupe des amyotrophies d'origine spinale, il faut noter celles qui sont d'*origine articulaire* et qui succèdent quelquefois aux traumatismes portant sur les articulations, à l'hydarthrose, à la tumeur blanche, etc. Bien que le mécanisme de ce genre d'atrophies ne soit pas encore bien élucidé, il est vraisemblable d'admettre, si l'on s'en rapporte aux expériences faites par

Vulpian sur les animaux, qu'il s'agit là d'une lésion réflexe sur les cornes antérieures de la moelle. L'hydrothérapie pratiquée pendant longtemps et dès le début, alors que la lésion n'est qu'à la période congestive ou que l'atrophie des cellules de la substance grise est peu accentuée, peut enrayer ou diminuer l'évolution de l'affection. La douche froide générale, à laquelle on joint le jet localisé sur les muscles lésés, est le procédé à employer. On peut, au début, associer aux applications froides la douche écossaise très chaude sur la région de la colonne vertébrale correspondant aux centres d'émergence des nerfs moteurs qui commandent les muscles affectés, afin de produire une vive révulsion à ce niveau.

CONTRACTURES

On donne le nom de contracture à la contraction musculaire involontaire et permanente d'un muscle. La *crampe* n'est qu'une contraction douloureuse de très courte durée.

Dans la contracture, le muscle est rigide, raccourci, plus ou moins globuleux ; les réflexes tendineux sont exagérés. Lorsque la contracture persiste indéfiniment, elle peut donner naissance à une rétraction fibro-tendineuse indélébile.

Les contractures s'observent dans un grand nombre d'affections du système nerveux : lésions de l'encéphale (traumatismes, hémorragies, ramollissement); lésions de la moelle (compression, sclérose en plaques, sclérose latérale amyotrophique, tabes spasmodique, myélite transverse, syringomyélie) ; névroses (hystérie). Certaines infections ou intoxications, comme la rage, le tétanos, le choléra, la fièvre typhoïde, l'empoisonnemeut par la strychnine, déterminent des contractures.

Il existe également tout un ordre de contractures qui peuvent être provoquées par action réflexe, comme celles, par exemple, qui se montrent à la suite de lésions locales articulaires (arthrites traumatiques ou rhumatismales), d'irritations partant de certains muscles affectés de rhumatisme (torticolis, lombago), dans l'hypnotisme (contractures provoquées), dans la tétanie produite par la dentition, la diarrhée, les vers intestinaux, la grossesse, l'allaitement.

Dans toutes ces formes, la contracture est essentiellement spasmodique, et sa cause pathogénique relève toujours d'une irritation des cornes antérieures de la moelle, soit directement, comme dans les intoxications, soit par une altération de voisinage (sclérose des faisceaux antéro-latéraux de la moelle), soit d'une façon purement dynamique (névroses, actions réflexes diverses).

A côté des contractures spasmodiques que nous venons de passer en revue, il faut signaler la *pseudo-contracture* d'origine périphérique, myogène, avec lésions anatomiques diverses du muscle (P. Blocq). Les causes qui lui donnent naissance sont les contusions, le traumatisme, les tumeurs des muscles. La myosite et toutes les formes de la myopathie primitive progressive peuvent aussi la produire. On la rencontre dans la « claudication intermittente », syndrome dû à l'ischémie longtemps prolongée des branches de l'artère fémorale.

Il est enfin un dernier groupe dans lequel la contracture est constituée par un spasme des muscles antagonistes, comme dans les cas de faiblesse musculaire ou de paralysie localisée. Dans d'autres circonstances, la contracture des muscles peut se produire par le fait d'une attitude vicieuse qui, lorsqu'elle est longtemps prolongée, donne lieu à un spasme permanent des muscles qui sont restés raccourcis par le fait de la position : c'est ce que l'on observe si fréquemment chez les enfants à la suite d'attitudes vicieuses, qui peuvent ainsi amener différentes déformations permanentes (déviations de l'épaule, de la colonne vertébrale, etc.).

L'hydrothérapie triomphe très souvent des contractures, non pas tant en agissant sur les muscles contracturés qu'en modifiant la cause qui leur donne naissance (névroses, contractures réflexes de la tétanie, de la grossesse, etc.).

Dans les contractures liées à une affection organique indélébile d l'encéphale ou de la moelle, l'hydrothérapie ne peut avoir qu'une action très limitée, en diminuant la congestion périphérique qui, dans certains cas, exagère le spasme permanent par excitation des cornes antérieures ou des faisceaux descendants de la moelle.

Certaines formes de contractures peuvent être néanmoins influencées favorablement non seulement par l'hydrothérapie générale, mais aussi par des applications locales. On comprend, en effet, qu'une excitation plus ou moins vive, agissant sur les régions contracturées, puisse retentir par voie réflexe sur la zone correspondante des centres médullaires, et dénouer, par une sorte de perturbation, le lien morbide qui enchaîne et entrave l'action motrice. C'est ce qui explique pourquoi, en outre des applications générales de l'eau froide dans l'hystérie, les excitations localisées que l'on pourra provoquer avec le jet au niveau d'un muscle contracturé faciliteront la résolution de la contracture, de même qu'elles auraient eu une action curative identique sur un membre atteint de paralysie dans la même affection : c'est que dans ces deux manifestations morbides, en apparence dissemblables, la condition pathogénique reste la même, ainsi que le prouve la succession, si fréquente dans l'hystérie, d'une contracture à une paralysie, ou inversement. Dans ces conditions, le procédé ne devra pas différer, et l'on fera usage de la douche en jet, énergique mais courte, promenée quelques secondes sur les muscles atteints de contracture.

Dans les cas de contractures réflexes produites par une arthrite aiguë ou subaiguë, par un rhumatisme musculaire (torticolis, lombago, etc.), la douche écossaise très chaude ou la douche de vapeur suivie d'application froide, localisées au niveau des parties malades, seront très efficaces pour combattre la douleur et résoudre le spasme qui en est souvent la conséquence.

Les pseudo-contractures d'origine périphérique sont justiciables de l'hydrothérapie. Dans celles qui reconnaissent pour cause le traumatisme, une contusion, dans lesquelles il existe un élément irritatif ou inflammatoire, comme dans la myosite, la douche froide localisée rendra de grands services : ici, il faudra avoir recours à une application locale de longue durée et d'une pression moyenne, afin de produire un spasme permanent des petits vaisseaux sanguins et de lutter contre la contractilité exagérée de la fibre striée. La douche écossaise révulsive trouvera son indication dans ces mêmes cas, lorsque la contracture s'accompagne de douleurs vives.

Dans les pseudo-contractures qui sont dues à des troubles ischémiques, on devra, au contraire, agir à l'aide d'une percussion intense et de courte durée; on pourra également faire usage, dans ces mêmes cas, de la douche alternative.

Lorsque le spasme musculaire est provoqué par une faiblesse ou une paralysie des muscles antagonistes, c'est sur ces derniers qu'il faudra localiser l'action de la douche froide courte et énergique, en même temps que l'on cherchera à atténuer le spasme des muscles sains par des applications diverses, telles que compresses réfrigérantes, douche froide sans pression et prolongée, douche écossaise très chaude.

Dans les spasmes permanents résultant d'attitudes vicieuses, on agira sur les muscles contracturés à l'aide de douches froides peu énergiques, mais très prolongées. Ce procédé, joint à l'électricité méthodique et au massage, donne dans ces cas d'excellents résultats.

MYALGIE

Lorsque la douleur se localise spécialement dans les muscles, elle prend le nom de myalgie. Ce symptôme peut se rencontrer comme état morbide isolé, *à frigore*, ou constituer une des nombreuses manifestations du rhumatisme vague, à laquelle on donne le nom de *douleurs rhumatoïdes*.

La myalgie se montre dans les névroses, comme dans l'hystérie, la neurasthénie. Dans cette dernière affection, il s'agit d'une véritable hyperesthésie du tissu musculaire qui exagère les sensations de fatigue et leur donne le caractère d'un brisement musculaire, d'une courbature douloureuse.

Dans les contusions des muscles, dans les déchirures musculaires à la suite d'un effort violent (coup de fouet, tour de reins), dans le lombago, le torticolis, la pleurodynie, d'origine rhumatismale ou *à frigore*, la myalgie est le symptôme dominant.

On rencontre fréquemment la myalgie dans les intoxications (saturnisme, etc.).

La névralgie musculaire constituant un symptôme commun à un grand nombre d'états morbides, on devra bien se pénétrer de la notion étiologique, si l'on veut appliquer l'hydrothérapie d'une façon rationnelle.

A la myalgie *à frigore*, à celle qui relève du rhumatisme vague, on opposera la douche écossaise, bien que quelquefois la douche froide courte et énergique réussisse mieux.

Dans les myalgies symptomatiques du rhumatisme musculaire, les douches écossaises très chaudes ou les douches froides précédées de sudation à l'étuve sont indiquées dans les formes aiguës; de même dans les contusions et les déchirures des muscles. Dans les formes chroniques, au contraire, la douche froide percutante donne de meilleurs résultats.

La myalgie qui se montre dans la neurasthénie, l'hystérie, est combattue par les applications froides de courte durée, que nous avons toujours vues mieux réussir, dans ces circonstances, que les combinaisons de calorique et de froid.

Les sudations à l'étuve, les maillots humides diaphorétiques, les maillots secs, suivis de douche froide courte, produiront de bons effets dans les myalgies dues aux intoxications ou aux infections.

Les compresses humides échauffantes sont, dans certains cas, un moyen auxiliaire utile.

Les procédés sans percussion, tels que la piscine froide, les affusions, sont contre-indiqués dans tous les cas où se rencontre la névralgie musculaire, par suite de la grande réfrigération que ces procédés imposent à l'économie et du ralentissement considérable de la réaction consécutive.

ENTORSE

L'entorse, résultat de mouvements forcés sur une articulation, se caractérise par une vive douleur, un gonflement parfois considérable, une rougeur de la peau, et très souvent une ecchymose plus ou moins étendue.

Dans un grand nombre de cas, malgré la guérison, l'articulation reste longtemps douloureuse ou est le siège d'une raideur particulière; il peut également subsister une grande faiblesse des ligaments articulaires, qui prédispose le sujet à de nouvelles entorses à la suite du moindre mouvement anormal. Dans certains cas, l'entorse est le point de départ d'une manifestation diathésique (accès de goutte). Enfin, elle peut se terminer par une arthrite traumatique, et même parfois par une véritable tumeur blanche chez les sujets prédisposés.

Il n'est pas de meilleur remède que l'eau froide pour lutter contre la douleur et le gonflement qui accompagnent l'entorse et pour combattre l'inflammation consécutive. L'eau froide peut être appliquée sous forme d'immersion prolongée, à 12° environ, de façon à produire un spasme des vaisseaux et à empêcher toute réaction secondaire. Dans le même but, les compresses réfrigérantes trempées dans de l'eau glacée et renouvelées toutes les 4 ou 5 minutes, l'irrigation continue peuvent être également employées. Ces moyens, joints au massage méthodique, à la compression élastique, sont les plus efficaces dans le traitement des accidents immédiats de l'entorse.

Certains médecins (Reclus, Héricourt) tendent à substituer l'eau chaude à l'eau froide dans le traitement de l'entorse, et administrent chaque jour deux pédiluves très chauds, de 20 à 30 minutes de durée, que l'on fait suivre ensuite de massage et de compression méthodique. Le bain de pieds, à une température de 38°, est élevé progressivement jusqu'à 45° et même 50°, selon la sensibilité du malade. L'eau chaude agirait vraisemblablement en augmentant l'irrigation sanguine et en facilitant la résorption rapide des exsudats et des épanchements.

En dehors des effets antiphlogistiques et sédatifs produits par l'eau froide, celle-ci n'est pas moins utile pour combattre ou prévenir les accidents consécutifs qui se montrent dans toute entorse, empâtement, douleur persistante, faiblesse de l'articulation, des ligaments et des muscles, gêne dans les mouvements, etc. C'est alors aux procédés résolutifs de l'hydrothérapie qu'il faut avoir recours, et parmi ceux-ci les plus efficaces sont la douche en pluie mobile ou en jet brisé localisée sur la jointure et sur les muscles afférents. La pression de la douche sera graduée suivant la sensibilité de la partie malade. On pourra faire usage également de la douche alternative, et, lorsque la douleur est vive et persistante, ou lorsque le malade est entaché du vice rhumatismal, la douche écossaise très chaude sans transition interviendra très utilement. On peut ainsi, par tous ces moyens, diminuer de beaucoup la durée et l'intensité des accidents consécutifs et prévenir le développement ultérieur, chez les sujets prédisposés, de lésions plus ou moins graves, telles qu'arthrite chronique, tumeur blanche, attaque de goutte, etc.

HYDARTHROSE

L'hydarthrose est l'accumulation de sérosité dans la cavité d'une articulation. L'hydarthrose peut être aiguë, comme celle qui se manifeste dans l'arthrite aiguë, ou affecter une marche chronique (hydarthrose proprement dite).

L'hydarthrose est caractérisée par une augmentation de volume et un changement de forme de l'articulation malade. Il n'y a aucune modification dans la couleur de la peau. Les mouvements de la jointure sont plus ou moins gênés, mais il n'y a pas de douleur véritable. On note une fluctuation très nette, produite par l'accumulation du liquide dans la cavité articulaire.

Le membre peut prendre certaines attitudes fixes, la flexion de la jambe sur la cuisse, par exemple, pour l'hydarthrose du genou. Il n'est pas rare de constater une induration du tissu cellulo-graisseux et des lésions chroniques plus ou moins accentuées de périarthrite.

La marche de l'hydarthrose est lente, avec des poussées successives. Celle qui se développe rapidement se termine quelquefois par résolution. Après la disparition de l'épanchement, il persiste souvent de la gêne dans les mouvements articulaires et de l'atrophie musculaire. Chez les sujets prédisposés, l'hydarthrose peut être le point de départ d'une tumeur blanche.

Toutes les contusions des articulations, le traumatisme, les mouvements violents et anormaux, l'entorse, etc., peuvent déterminer l'hydarthrose, qui n'est en somme qu'une arthrite chronique. La goutte, le rhumatisme, le lymphatisme comptent cette affection parmi une de leurs manifestations.

Dans l'*hydarthrose aiguë*, qui s'observe à la suite de l'arthrite aiguë, les applications antiphlogistiques de l'hydrothérapie, immersions froides, compresses réfrigérantes, sont indiquées. On pourrait aussi employer utilement, dans le but d'exciter vigoureusement la peau, les compresses échauffantes, que l'on ferait suivre de lotions froides : ce dernier procédé sera surtout utilisé lorsque l'arthrite sera arrivée à la période subaiguë. Dans le même but, Bonnet (de Lyon) se servait fréquemment, dans les arthrites subaiguës, des sudations suivies d'immersion froide.

Dans l'*hydarthrose chronique*, dont l'histoire se confond avec celle de l'arthrite chronique, la douche en jet mobile localisée produit des effets résolutifs très puissants. La force et la division du jet seront graduées suivant la sensibilité de la jointure, et l'on peut arriver progressivement depuis le jet en éventail jusqu'au jet plein très percutant. La durée de la douche variera de quelques secondes à une minute.

La douche en colonne verticale, encore appelée douche en jet vertical, douche monstre de Priessnitz, rendra souvent des services dans l'hydarthrose chronique, surtout dans les cas anciens et invétérés, où elle produit un véritable massage humide par suite de l'énorme masse d'eau qu'elle déploie.

Dans certains cas, il est nécessaire, pour arriver à un résultat curatif, de provoquer dans l'articulation malade une sorte d'inflammation substitutive et de déterminer une hydarthrose subaiguë, ce que l'on obtient par l'administration de douches très percutantes.

Chez les rhumatisants, les goutteux, l'adjonction de la chaleur sous forme de douche très chaude ou de douche de vapeur avant la douche froide est souvent fort utile.

Enfin, nous ferons, à propos de l'hydarthrose chronique, les mêmes remarques que pour l'entorse. Après la disparition de l'épanchement, il est nécessaire de continuer pendant longtemps l'emploi de l'hydrothérapie, afin d'éviter les récidives et de comattre la gêne des mouvements et les raideurs articulaires qui ersistent souvent après l'affection. L'hydrothérapie locale et énérale sera également très utile pour prévenir les atrophies nusculaires si tenaces que l'on rencontre quelquefois à la suite des ésions articulaires.

TUMEUR BLANCHE

La tumeur blanche, manifestation d'un état général grave scrofule, tuberculose), est une inflammation articulaire caractérisée ar la formation d'un tissu fongoïde, la tendance à la suppuration t l'altération profonde des divers éléments constitutifs de l'articulation. Dans les cas heureux, le tissu fongueux s'organise, evient fibreux et même osseux, et il se produit une ankylose éfinitive. Dans d'autres cas, au contraire, les éléments de l'articulation deviennent caséeux, suppurent, donnant lieu à des abcès roids et à la destruction des surfaces et des ligaments articulaires.

« Les douches, disent Jamain et Terrier, peuvent être utilisées oncurremment avec le massage; elles n'ont aussi qu'une action ccessoire et ne nous paraissent indiquées que dans les cas où 'arthropathie est en pleine voie de guérison (1). »

Tel n'est pas l'avis de Fleury. « Il est hors de doute pour moi, it-il, que l'hydrothérapie n'a point d'équivalent pour combattre ine maladie qui, dans la presque universalité des cas, résiste à outes les ressources de la thérapeutique : mais, pour obtenir les ésultats que cette médication peut donner, il faudra que les nalades et les chirurgiens se décident enfin à la faire intervenir *lès le début*, et à ne point attendre que des désordres aient profonlément altéré les parties molles, ou même les os, les cartilages et es synoviales. Je ne crains pas de proclamer ici l'immense supéiorité de l'eau froide sur les émissions de sang locales, les vésiatoires, les cautères, la pommade au nitrate d'argent, l'iode et es iodures, et tous les autres moyens que la chirurgie met impioyablement en usage pour se conformer aux prescriptions de 'art classique, sans en retirer, dans le plus grand nombre des as, aucun avantage bien constaté. » Et Fleury cite, à l'appui de es affirmations (2), plusieurs observations de tumeurs blanches

(1) Jamain et Terrier, *Manuel de pathologie et de clinique chirurgicales*. Paris, 1878, J. Baillière, éditeur.

(2) Fleury, *Traité d'hydrothérapie*, p. 1104 et suiv.

graves guéries sans ankylose ou avec ankylose incomplète.

Toutes les tumeurs blanches étant constamment liées à un état général grave (scrofule, tuberculose, syphilis, etc.), on comprend que l'hydrothérapie puisse avoir un effet puissant sur l'état morbide général, en tonifiant le malade et en modifiant le terrain. Mais son action locale n'est pas moins nette.

Sans adopter les idées de Bonnet (de Lyon), qui préconisait l'emploi des douches en colonne verticale, afin de provoquer une réaction inflammatoire franche dans les tumeurs blanches à marche chronique, nous dirons néanmoins que l'hydrothérapie possède un certain nombre de procédés qui, habilement maniés, peuvent opérer une action locale résolutive très nette, en modifiant la circulation capillaire et en facilitant la résorption des produits inflammatoires. Sous cette double influence générale et locale, les suppurations se tarissent, les tissus s'organisent, et la terminaison favorable est obtenue avec ou sans ankylose.

Au début de l'affection, quand le processus inflammatoire est encore à la période aiguë ou subaiguë, on prescrira l'irrigation continue, les compresses réfrigérantes sans cesse renouvelées, combinées avec le repos absolu du membre.

Puis, à mesure que les douleurs disparaissent, que l'inflammation s'atténue, que l'état général du malade devient meilleur, on a recours à l'emploi perturbateur des douches, de façon à modifier la vitalité des tissus. La perturbation provoquée dans l'articulation devra être suffisamment énergique, mais sans atteindre les limites d'une action contusive. On emploiera, dans ce but, les douches froides en pluie mobile, les douches en jet brisé, les douches alternatives. Lorsque, sous l'influence de ces agents, la jointure présentera une légère poussée inflammatoire, on fera précéder l'eau froide d'une douche très chaude sans pression ; on pourra même renoncer momentanément à l'emploi des procédés percutants, et faire usage soit de la douche de vapeur localisée, suivie de lotions froides, soit de compresses réfrigérantes, et dans certains cas de compresses échauffantes, lorsque les phénomènes fluxionnaires ne sont pas très accentués.

Plus tard, lorsque la douleur a totalement disparu, lorsque l'articulation n'est plus sujette à aucune réaction inflammatoire sous l'influence des douches froides, le membre pourra être soumis à des mouvements gradués, qui pourront diminuer ou empêcher la production de l'ankylose. Si celle-ci était inévitable ou devait être considérée comme une transmission favorable de la tumeur blanche, l'hydrothérapie localisée continuerait à être le meilleur moyen capable de déterminer l'organisation des tissus de nouvelle formation; mais il faudrait, plus que jamais, éviter l'emploi de douches contusives et s'en tenir, dans l'application de ce procédé, à des pressions modérées.

ANKYLOSE ET PSEUDO-ANKYLOSE

L'ankylose est la perte absolue ou la diminution des mouvements d'une articulation, suivant que cet état est complet ou incomplet. L'ankylose est la terminaison fréquente d'un certain nombre de lésions articulaires.

Lorsque l'ankylose est complète, les ressources de l'hydrothérapie sont absolument inutiles pour modifier cet état pathologique; il y a même des ankyloses qu'il faut savoir respecter, comme celles qui terminent certaines tumeurs blanches.

Dans les cas de fausse ankylose, c'est-à-dire lorsque la jointure est saine et que l'immobilisation provient d'une altération des tissus périphériques, qui s'ossifient complètement sous forme de jetées osseuses, l'intervention hydrothérapique serait également complètement nulle.

Mais où l'on peut intervenir utilement par des applications hydriatriques, soit pour enrayer le processus morbide, soit pour en retarder l'évolution, c'est dans les cas d'ankylose incomplète résulsultant de l'inflammation goutteuse, rhumatismale, traumatique ou spontanée de l'articulation.

Le traitement de l'ankylose incomplète par l'hydrothérapie sera constituée par les douches, dont le genre d'application et la durée varieront suivant les indications que l'on aura à remplir. A l'aide des douches froides en jet plus ou moins brisé, courtes mais énergiques, on produira une action excitatrice sur la circulation capillaire, sur la sécrétion de la synoviale, sur la résorption des exsudats, sur l'élasticité des ligaments et sur la contractilité des muscles périarticulaires. On arrivera progressivement à administrer le jet plein : celui-ci, de même que la douche en colonne verticale, dont on pourra faire usage dans les mêmes circonstances, aura une action très efficace sur les os, mais on ne devra employer ces douches à forte percussion que lorsque les parties molles ne sont pas enflammées ni douloureuses.

La douche alternative est également un bon moyen pour activer la circulation dans les articulations et dans les tissus périarticulaires.

Il sera bon d'alterner les agents excitateurs avec les procédés révulsifs, destinés à produire une dérivation extérieure et à décongestionner la jointure. On arrivera à ce résultat par l'emploi de la douche écossaise très chaude localisée, terminée par une douche froide générale légère et de courte durée. Si les parties malades supportaient mal la percussion, on remplacerait la douche chaude par une douche de vapeur prolongée et suivie d'eau froide. Sous l'influence de l'action révulsive et par suite analgésique de ces procédés, on diminue notablement la douleur qui accompagne les mouvements spontanés et provoqués, et on rend beaucoup plus aisées les manœuvres de redressement et de mobilisation du membre.

Toutefois, si, dans le cours du traitement, une poussée inflammatoire et des douleurs trop vives survenaient, il faudrait cesser momentanément l'usage des procédés excitants et résolutifs, et même celui des agents révulsifs et analgésiques, pour utiliser uniquement pendant cette période subaiguë les moyens antiphlogistiques et sédatifs de la circulation, tels que les douches en pluie mobile sans pression, prolongées pendant un temps suffisamment long pour déterminer un spasme permanent des vaisseaux, et empêcher toute réaction consécutive. Dans le même but, on emploierait les compresses réfrigérantes fréquemment renouvelées.

ARTHRALGIE

L'arthralgie ou névralgie articulaire se rencontre dans un grand nombre d'états morbides. Disons d'abord qu'elle peut constituer un état isolé, *à frigore*, ou sous la dépendance du rhumatisme; les « douleurs articulaires rhumatoïdes » ne sont souvent autre chose que l'arthralgie, manifestation du rhumatisme vague.

L'hyperesthésie articulaire se rencontre chez les neurasthéniques, et donne naissance chez eux à une forme d'arthralgie.

Chez les syphilitiques, les saturnins, les paludéens, etc., l'arthralgie est un symptôme fréquent.

L'arthralgie peut être consécutive à des déformations articulaires, comme dans certains pieds plats (tarsalgie des adolescents).

Tout ce que nous avons dit de l'emploi de l'hydrothérapie dans le traitement de la myalgie est applicable également à celui de l'arthralgie. Dans beaucoup de cas, ce symptôme douloureux est justiciable des applications combinées du calorique et du froid, notamment dans les arthralgies *à frigore* et dans celles qui relèvent du rhumatisme.

Dans l'hyperesthésie articulaire des neurasthéniques et des hystériques, la douche froide très courte réussit souvent mieux que les douches écossaises. Il en est de même des névralgies articulaires provoquées par les intoxications ou les infections diverses, et dans lesquelles on obtient d'excellents résultats avec la douche froide de courte durée, que l'on peut faire précéder de temps à autre par des sudations à l'étuve ou par l'enveloppement dans le maillot humide prolongé; les compresses humides échauffantes seront, dans ces cas, un utile adjuvant.

La piscine et les affusions froides ne seront jamais employées dans les cas d'arthralgie, ainsi du reste que dans toutes les névralgies.

OSTÉITE — CARIE — NÉCROSE

Dans certaines formes d'*ostéo-périostite*, dans la *carie* des os, l'hydrothérapie peut devenir un moyen auxiliaire très puissant, en relevant les forces du malade affaiblies par une suppuration osseuse plus ou moins prolongée, et en activant la circulation capillaire locale et générale. Sous cette double influence, on comprend que cette méthode puisse favoriser la réparation des tissus enflammés et ramollis.

Il en est de même de la *nécrose*, dans laquelle l'action de l'eau froide facilite l'élimination des séquestres et le bourgeonnement des surfaces sous-jacentes, par suite de l'activité plus grande imprimée au système circulatoire et à la nutrition tout entière.

Dans tous ces cas, la douche froide générale et localisée constitue le meilleur procédé, en tenant compte, dans son administration, de la sensibilité locale et du tempérament du sujet.

CHAPITRE XXII

TROUBLES NERVEUX ET MALADIES DE LA PEAU

HYPERESTHÉSIE

L'hyperesthésie est une exagération des divers modes de la sensibilité (chatouillement, tact, températures) : au moindre contact, le sujet ressent une douleur plus ou moins vive.

L'hyperesthésie comprend également la perversion de la sensibilité; le malade éprouve spontanément des sensations de froid, de chaleur, de fourmillements, de démangeaison.

C'est à tort que quelques médecins reconnaissent une hyperesthésie essentielle, constituant un type morbide isolé et particulier. L'hyperesthésie est toujours symptomatique d'un état pathologique organique ou fonctionnel, qui peut être soit d'ordre nerveux (périphérique ou central), soit d'ordre irritatif, ou qui peut tenir à des altérations diverses du sang.

Les maladies nerveuses, névralgies, névrites, tabes dorsalis, myélite chronique, compression de la moelle, méningite spinale, comptent l'hyperesthésie localisée parmi leurs symptômes. Presque toutes les névroses, telles que la neurasthénie et surtout l'hystérie, peuvent engendrer l'hyperesthésie.

Ce symptôme se rencontre, quoique d'une façon accidentelle, dans les pyrexies, les phlegmasies et les intoxications. Mais il est assez fréquent dans les états dyscrasiques, notamment dans la chlorose et l'anémie, et s'explique, dans ces cas, par la nutrition vicieuse apportée à la circulation capillaire et au système nerveux périphérique.

Enfin, l'hyperesthésie s'observe fréquemment dans les maladies de la peau, et prend alors le nom de prurit. Le prurit est une sensation spéciale de démangeaison douloureuse qui se manifeste tantôt par une cuisson vive, tantôt par des picotements et des fourmillements qui portent le malade à se gratter incessamment. La chaleur, et en particulier celle du lit, exagère le prurit et provoque de l'agitation, de l'insomnie et quelquefois de l'excitation cérébrale.

L'hyperesthésie relevant des maladies nerveuses et des névroses ne présente pas, au point de vue hydrothérapique, d'indications spéciales. C'est en traitant l'affection primordiale qu'on se rend maître de tous les symptômes qui en sont la manifestation.

Mais l'hyperesthésie produite par la chlorose et les anémies peut être combattue par les ressources de l'hydrothérapie, en ce sens qu'elle fournira parfois une indication particulière dans la direction du traitement hydriatrique. Le plus souvent l'hyperesthésie déterminée par un sang appauvri est le résultat immédiat d'une paralysie des vaso-moteurs, et elle s'accompagne, dans beaucoup de circonstances, de rougeur de la peau, quelquefois d'éruptions diverses; en même temps, la sensibilité aux diverses températures est exagérée. Dans ces cas, il importe de choisir, parmi les procédés hydrothérapiques, ceux qui ne provoquent pas une trop grande excitation de la peau, et à la suite desquels la réaction circulatoire n'est pas trop vive : douches froides à faible pression, affusions, lotions, drap mouillé ruisselant sans frictions.

Dans d'autres cas, on a prétendu que l'hyperesthésie pouvait être due à un spasme des vaso-moteurs qui, en déterminant la stagnation du sang veineux, produisait ce symptôme pathologique. Si l'on soupçonnait ce mode pathogénique, et dans ces cas l'hyperesthésie de contact s'accompagnerait d'une exaltation du sens thermique, on serait en droit de recourir aux applications hydrothérapiques dans lesquelles le calorique est combiné au froid (douches écossaises très chaudes sans transition), de façon à déterminer une vive excitation du réseau cutané.

L'hyperesthésie prurigineuse réclame une intervention hydrothérapique spéciale. Nous en reparlerons tout à l'heure, quand nous nous occuperons des éruptions cutanées qui s'accompagnent de prurit.

DERMALGIE

La dermalgie, caractérisée par une douleur plus ou moins vive au niveau de la peau, douleur spontanée et exagérée par la pression, ne doit pas être confondue avec l'hyperesthésie. Souvent ces deux manifestations morbides vont de pair, mais elles ne sont pas essentiellement liées l'une à l'autre.

La dermalgie se rencontre dans certaines affections cutanées (érythème noueux, sclérodermie, érysipèle, etc.), dans les affections des nerfs (névralgies, névrites, troubles trophiques, cicatrices), dans les maladies des centres nerveux (affections inflammatoires et névroses), dans certaines manifestations du rhumatisme vague; enfin on l'a observée à titre de phénomène réflexe, sympathique (dermalgie du thorax sans affections pulmonaires, de l'épigastre dans les maladies de l'estomac et du foie, de la peau du nez dans les vers intestinaux [Beau], etc.).

Dans beaucoup de cas, l'hydrothérapie peut combattre utilement ce symptôme douloureux. Nous citerons les applications locales très chaudes (compresses, sacs à eau chaude, lotions), les douches très chaudes *loco dolenti* suivies d'une douche froide excessivement courte, de façon à ne produire qu'un effet révulsif et une réfrigération nulle ou insignifiante.

ANESTHÉSIE

L'anesthésie est l'abolition de la sensibilité tactile. Elle peut s'accompagner de perte du sens de la douleur, ou analgésie. Elle peut être totale ou localisée.

L'anesthésie cutanée relève d'un grand nombre d'affections; on ne l'a jamais rencontrée comme un état morbide isolé, indépendant d'une affection générale ou locale. Tantôt elle est due à une lésion centrale, cérébrale ou médullaire; tantôt à un trouble dynamique des centres nerveux, dont l'hystérie représente le type; tantôt à une intoxication (saturnisme) ou à un état dyscrasique (chlorose, anémie).

D'une façon générale, l'anesthésie ne présente pas d'indication spéciale : la modification de ce symptôme se produit sous l'influence du traitement hydrothérapique destiné à combattre l'affection dont elle relève. Il faut bien savoir que l'anesthésie hystérique est souvent la manifestation nerveuse la plus lente à disparaître : alors que tous les autres signes de la névrose ont rétrocédé ou disparu, celle-ci persiste quelquefois longtemps encore, indiquant nettement que l'affection sommeille toujours, et que le traitement hydrothérapique doit être continué d'une façon constante et sans défaillance.

Dans l'hémianesthésie hystérique, on peut, dans quelques cas, provoquer le transfert par des applications de douches écossaises très chaudes, limitées à la moitié du corps opposée ; lorsque l'hémianesthésie se déplace ainsi, sous l'influence d'une excitation vive de la peau, on peut considérer ce phénomène comme d'un bon augure, il indique souvent la rétrocession rapide de l'affection.

Nous avons quelquefois constaté, dans certaines circonstances, la persistance de l'anesthésie, malgré la disparition de la cause qui lui avait donné naissance. C'est ainsi que, dans un cas de saturnisme dont toutes les autres manifestations avaient disparu, nous avons noté un certain degré d'anesthésie persistante, ou plutôt, pour être plus exact, un retard dans la perception des sensations. On est alors autorisé, ainsi que nous l'avons fait utilement, à mettre en jeu les excitations de la peau, telles qu'étuve sèche, douche écossaise sans transition, frictions énergiques avec les serviettes mouillées.

Dans l'anesthésie plantaire, les bains de pieds très chauds suivis d'immersion courte dans l'eau froide pourront rendre quelques services.

EXAGÉRATION OU DIMINUTION DE LA SÉCRÉTION SUDORALE

La sécrétion de la sueur peut être augmentée ou diminuée.

L'augmentation de la sueur (hyperhidrose) peut être généralisée ou localisée, et, dans ce dernier cas, elle se limite soit au creux de l'aisselle, soit à la paume des mains ou à la plante des pieds, soit à d'autres régions. Certains sujets, les arthritiques et les obèses en particulier, transpirent facilement; il en est de même des malades affaiblis et de certains névropathes. L'hypersécrétion de la sueur détermine quelquefois de petites vésicules transparentes, connues sous le nom de *sudamina*, et qui sont dues à l'infiltration du liquide sous l'épiderme autour des orifices glandulaires.

La diminution ou la suppression de la sueur (anhidrose) se rencontre dans certaines affections nerveuses, dans quelques affections chroniques de l'estomac et de l'intestin, dans plusieurs maladies de la peau (psoriasis, ichthyose). Les vieillards ont également de la sécheresse habituelle de l'enveloppe cutanée.

C'est en s'adressant à l'affection génératrice que l'hydrothérapie combattra les phénomènes que l'on observe du côté de la sécrétion de la sueur. L'*hyperhidrose* des arthritiques ou des obèses sera modifiée par les douches froides ou écossaises; on pourra y joindre de temps en temps des pratiques de sudation à l'étuve, de façon à amener une irritation substitutive de la peau : on emploiera de préférence l'étuve humide, et de courte durée. Chez les nerveux, quand il n'y aura pas de contre-indications à l'emploi de ce procédé, la piscine froide combinée aux douches sera utile. Nous avons eu l'occasion, dans un cas d'hyperhidrose très accentuée chez un neurasthénique, d'administrer avec avantage la douche froide généralisée précédée d'une application très chaude localisée sur la colonne vertébrale : c'est vraisemblablement en déterminant une excitation réflexe très vive au niveau des ganglions du sympathique, que ce procédé nous a donné de très bons résultats dans le cas auquel nous faisons allusion.

La sueur exagérée qui se localise au niveau des pieds, et qui s'accompagne de fétidité, en même temps qu'elle est une cause de refroidissement constant du côté des extrémités, sera combattue par des moyens destinés à modifier vigoureusement la circulation périphérique locale. Les agents employés pour arriver à ce but seront les douches écossaises très chaudes sur les pieds, les bains de pieds froids ou écossais, le maillot humide des pieds. Nous rappellerons en quelques mots comment on pratique ce dernier procédé : le malade enveloppe, le soir en se couchant, chaque pied d'une serviette trempée dans l'eau froide et exprimée, et recouvre le linge mouillé avec de la flanelle; le lendemain matin, il lave et frictionne ses pieds à l'eau froide.

L'*anhidrose* ou suppression de la sueur sera combattue par les procédés révulsifs de la peau : frictions au drap mouillé tordu, maillot diaphorétique, maillot sec, douches écossaises révulsives et toni-sédatives, étuves sèches suivies d'application froide courte.

HYPERSÉCRÉTIONS SÉBACÉE ET ÉPIDERMIQUE

L'exagération de la sécrétion de la matière sébacée est fréquente chez beaucoup de sujets. Lorsque les orifices des glandes s'engorgent ou s'obstruent, cette sécrétion exagérée détermine l'acné punctata; lorsqu'une humeur visqueuse et des croutelles recouvrent les parties malades, on a affaire à l'acné sébacée.

L'hypersécrétion de l'épiderme donne naissance à des squames qui sont l'élément pathogénique de plusieurs affections (pityriasis, psoriasis).

La sécrétion exagérée de la matière sébacée exigera des soins d'hygiène constants, afin de désobstruer et d'assouplir les pores de la peau et d'éviter l'apparition des diverses éruptions acnéiques. On fera un usage fréquent des bains chauds, auxquels on adjoindra des frictions savonneuses suivies de frictions sèches. Les bains de vapeur en caisse constitueront un utile procédé. Il en sera de même, chez les sujets bien portants, de toutes les pratiques de sudation, de massage, de frictions et d'eau froide que l'on met en œuvre dans les divers hammams. Quant à l'emploi quotidien de l'eau froide sous forme de lotions, d'affusions, de douches, suivies de frictions sèches au gant de crin, on ne saurait trop le recommander contre cet état fonctionnel de la peau.

Au contraire, les sujets qui ont de la tendance à sécréter d'une façon exagérée des produits épidermiques devront éviter les moyens trop perturbateurs, qui pourraient provoquer une irritation trop vive du tégument cutané. Les lotions froides, les affusions, les immersions courtes, les douches à percussion moyenne, suivies de frictions modérées, suffiront pour tonifier la peau et modérer le développement anormal de l'élément squameux.

PERVERSIONS DES SÉCRÉTIONS CUTANÉES

Bromhidrose. — On donne ce nom à l'odeur fétide qui s'exhale de la peau, soit de toute sa surface, soit d'une région limitée (plante des pieds, organes génitaux, etc.). Cette fétidité est due à une altération des sécrétions sudorale et sébacée : on l'observe dans les fièvres exanthématiques, ainsi qu'à la suite de l'absorption de matières odorantes (musc, valériane).

Chromhidrose. — La sueur est quelquefois colorée d'une teinte ardoisée ou noirâtre, spécialement au niveau des paupières, des joues ou de l'aisselle. On a signalé des sueurs jaunes, rosées ou bleues (Macario). Quelques auteurs ont cité des cas de sueur rouge, verte, phosphorescente. Ces sécrétions colorées sont dues vraisemblablement à des microbes spéciaux.

Hémathidrose. — On désigne ainsi les sueurs de sang. L'hémorragie par les glandes sudoripares peut s'observer dans certaines lésions de ces glandes et dans certains cas d'affections générales avec altération du sang. On l'a rencontrée dans l'hystérie; et, dans cet ordre d'idées, on peut signaler également l'**autographisme**, cette propriété singulière que présente la peau de certains sujets de réagir immédiatement au moindre frottement, en produisant des rougeurs plus ou moins vives au niveau des endroits frottés.

Les sueurs fétides et colorées seront combattues par les agents de l'hydrothérapie qui ont pour but d'exciter énergiquement le tégument cutané et d'amener une modification physiologique dans tous les éléments qui le composent : ces agents sont constitués par la chaleur et le froid combinés sous différentes formes (eau chaude, étuves, etc., suivies d'eau froide).

Quant aux sueurs de sang et à l'autographisme, on comprend que l'indication thérapeutique repose tout entière sur le traitement des affections dont elles ne représentent qu'un des symptômes.

TROUBLES TROPHIQUES ET VASO-MOTEURS

Troubles trophiques de la peau. — A la suite de maladies de centres nerveux ou des nerfs, la peau peut être le siège de nombreux troubles trophiques. Ceux qui nous intéressent le plus dans l'espèce sont ceux qui surviennent consécutivement à des affections des nerfs (névralgie, névrite, traumatisme) ou à certaines névroses ; ils peuvent affecter des formes différentes dont nous ne citerons que les principales : l'érythème tropho-névrotique, s'accompagnant souvent de dermite et aboutissant quelquefois à l'atrophie de la peau ; certaines éruptions eczémateuses ou bulleuses ; certains états ichthyosiques, le zona, le vitiligo, la sclérodermie, les œdèmes localisés, le pseudo-lipome, etc.

Le *zona* est une éruption aiguë caractérisée par des vésicules apparaissant sur un fond erythémateux, suivant la direction des rameaux nerveux sensitifs. Cette éruption peut siéger sur différents nerfs : les principaux sont les zonas ophtalmique, cervico-brachial, intercostal, lombo-abdominal, des membres. Le zona intercostal ou thoracique représente le type de cette affection. A l'éruption se joint un élément de douleur très important à connaître ; la douleur névralgique précède l'éruption et persiste souvent après que celle-ci a disparu. Le zona laisse fréquemment après lui des plaques d'hyperesthésie ou d'anesthésie, des cicatrices indélébiles, des douleurs persistantes extrêmement rebelles.

La *sclérodermie* est une affection de la peau consistant en une inflammation lente du chorion. Elle se montre sous forme de plaques blanches ou foncées, suivant qu'elles sont privées ou non de pigment ; ces plaques apparaissent à toutes les régions du corps : la peau, à ce niveau, est lisse et indurée comme un tissu de cicatrice. Les plaques de sclérodermie sont souvent précédées et accompagnées de douleurs névralgiques survenant par accès. L'atrophie évolue très lentement et ne se limite pas à la peau ; peu à peu les tissus sous-jacents se prennent (tissu cellulaire, muscles, tissu osseux).

Œdèmes d'ordre trophique. — Le tissu cellulaire sous-cutané peut être le siège de troubles trophiques, tels qu'œdèmes localisés, myxœdème, pseudo-lipome.

Les *œdèmes localisés* se montrent à la face dans la névralgie du trijumeau ; aux malléoles dans la paralysie alcoolique ; dans les paralysies d'origine cérébro-spinale, dans le goitre exophtalmique, dans l'hystérie. Dans cette dernière affection, les œdèmes peuvent se manifester soit sous une forme unilatérale, soit se localiser aux différents membres ; souvent l'enflure affecte l'extrémité d'un membre paralysé ou contracturé, offre une consistance dure et présente une coloration violacée (œdème bleu hystérique).

Le *myxœdème*, ou cachexie pachydermique, est constitué par la tuméfaction du tissu cellulaire affectant tout le corps et spécialement le visage. La face est bouffie ; la peau des paupières et des joues paraît épaissie ; le nez est gros, épaté ; toute la physionomie a une expression d'hébétude particulière.

Le *pseudo-lipome* est une sorte d'œdème ne conservant pas l'empreinte du doigt, et affectant principalement les régions sus-claviculaires. On peut aussi l'observer aux membres inférieurs dans les cas de sciatique double.

Dans la plupart des troubles trophiques que nous venons de passer en revue, l'action de l'hydrothérapie est indéniable. Les stimulations réflexes produites par l'eau froide sur le système nerveux modèrent l'action antitrophique de celui-ci, et retardent l'autophagisme des éléments cellulaires. Cette influence modératrice se fait également sentir sur les rameaux vaso-moteurs. Mais, en somme, toutes ces actions thérapeutiques se confondent avec les effets curatifs que l'on recherche dans l'application de l'hydrothérapie aux diverses affections nerveuses que l'on a en vue ; nous n'avons donc pas à y insister. Nous devons seulement dire quelques mots des particularités que peut rencontrer l'emploi de l'hydrothérapie dans quelques-uns des états morbides que nous avons passés en revue.

Dans le *zona*, les douleurs intercostales du début seront calmées par des douches écossaises révulsives très chaudes. Pendant la période d'éruption, les douches chaudes (35° à 36°) prolongées pendant cinq à dix minutes, avec une pression modérée, administrées une ou deux fois par jour, nous ont rendu de réels services.

Lorsque l'évolution du zona est terminée, les douches froides très courtes, précédées d'une douche très chaude prolongée et localisée au niveau des plaques douloureuses, calment la douleur et facilitent la réparation des lésions nerveuses et dermiques. C'est également le meilleur moyen pour apaiser dans une certaine mesure ces douleurs si rebelles, qui persistent souvent si longtemps au niveau des plaques cicatricielles. Chez les malades qui, par suite d'hyperesthésie, ne peuvent supporter le choc de la douche chaude, on emploiera la douche de vapeur.

Dans la *sclérodermie*, l'hydrothérapie froide pourra retarder l'évolution de la maladie. Elle combattra en tout cas les douleurs névralgiques qui surviennent souvent par accès dans cette affection ; dans ce but on fera usage des douches écossaises révulsives, pour revenir à l'eau froide exclusive lorsque ces épisodes aigus seront terminés.

Dans le *myxœdème*, les douches froides ont été employées quelquefois et ont amélioré l'état général en stimulant la nutrition languissante. On a également utilisé, mais d'une façon modérée, afin de ne pas affaiblir le malade, les sudations, qui ont eu pour but d'exciter la circulation et le fonctionnement de la peau.

Asphyxie locale des extrémités. — Cette maladie, d'ordre essentiellement trophique et sous la dépendance probable d'une altération du nerf grand sympathique (M. Raynaud), évolue en trois périodes. Dans la première, insidieuse, qui peut durer plusieurs mois, le malade éprouve tous les phénomènes du « doigt mort » ; dans d'autres cas, au contraire, l'extrémité des doigts est violacée, s'il y a stase veineuse très accentuée. En même temps, les parties affectées sont le siège de fourmillements, d'un abaissement de la température et d'analgésie. Les lésions sont symétriques.

Dans une seconde période surviennent des douleurs, des phlyctènes et tous les signes du sphacèle. Enfin, à la troisième période, se montre la chute des escharres, suivie de réparation et de cicatrisation plus ou moins rapides.

A la première période, celle d'asphyxie locale proprement dite, on peut, par l'hydrothérapie, calmer l'excitabilité morbide du système nerveux ganglionnaire. On administrera, dans ce but, des douches froides très courtes, en insistant quelques secondes sur la colonne vertébrale avec le jet modérément brisé. On peut ainsi enrayer ou retarder l'évolution de l'affection.

Lorsque celle-ci est arrivée à la période de gangrène, l'hydrothérapie est impuissante. Mais on peut encore rendre des services aux malades par des applications locales d'eau chaude ou de vapeur, qui calment les douleurs, facilitent la chute des escharres et la réparation consécutive.

L'hydrothérapie peut être utile dans un grand nombre d'autres troubles trophiques, tels que l'*érythromélalgie*, l'*acromégalie*, l'*ostéite déformante de Paget*, etc., dans lesquels, si elle ne guérit pas la maladie, elle vient tout au moins en aide au système nerveux pour tempérer le vice nutritif qui préside à l'évolution de ces lésions.

MALADIES PRURIGINEUSES DE LA PEAU

Parmi les maladies de la peau, il est important, au point de vue hydrothérapique, de faire une distinction entre les affections qui s'accompagnent de prurit et celles dans lesquelles les démangeaisons n'existent pas ou sont insignifiantes. Dans le premier groupe, en effet, il se joint à l'éruption cutanée un élément nerveux, une irritabilité particulière de l'innervation, qui fournissent à la méthode hydriatrique des indications toutes spéciales relevant surtout de la médication antispasmodique, sédative directe. Dans le second groupe, au contraire, l'influence perturbatrice de l'hydrothérapie peut être mise en jeu utilement, dans un certain nombre de cas.

Prurit idiopathique. — Bien que ce ne soit qu'un trouble fonctionnel de la peau, le prurit idiopathique, par suite des lésions de grattage dont il s'accompagne, mérite d'être signalé ici.

Le prurit, ou sensation de démangeaison accompagnée ou non de cuisson, peut être symptomatique de parasites ou d'une dermatose, ou se manifester comme état morbide isolé, indépendamment de toute affection cutanée.

Cette dernière forme peut être généralisée ou localisée (prurit anal, vulvaire, nasal, etc.). Le prurit s'observe souvent dans les affections nerveuses, chez les arthritiques, dans l'âge sénile; dans bien des circonstances son étiologie est obscure. Il peut apparaître spontanément sous l'influence de diverses causes, telles que l'ingestion de certains aliments ou médicaments, les émotions, etc.; souvent il se montre sous forme d'accès.

Maladies de la peau s'accompagnant de prurit. — Nous citerons d'abord, parmi les maladies aiguës, l'*urticaire* aiguë, l'*urticaire prurigoïde* des enfants, l'*eczéma* et le *lichen* aigus, le *prurigo*. Dans ces affections, la douche chaude à 35°-36°, de quelques minutes de durée, nous a souvent paru déterminer des effets sédatifs plus rapides que le bain. Cette douche doit être indifférente : le sujet doit éprouver pendant son administration une sensation agréable, mais neutre au point de vue de l'impression thermique, c'est-à-dire une sensation ni de chaleur, ni de fraîcheur. C'est vers 35° à 36° que l'on produit cette impression indifférente : il faut se rappeler, en effet, que la douche, par suite du courant d'air que détermine la trombe d'eau et de l'évaporation immédiate qui se produit au niveau de la peau, perd deux degrés environ de thermalité au moment où elle impressionne le tégument cutané. La pression sera modérée, et les aspersions d'eau chaude seront administrées très lentement et à l'aide de la pluie mobile, par séries alternatives en arrière et en avant. Après la douche, on se contentera d'essuyer le malade sans pratiquer de frictions.

Chez certains sujets qui, par suite d'une illusion du sens thermique, ont froid sous cette douche administrée à la température que nous venons d'indiquer, on pourra élever légèrement la thermalité de l'eau sans le moindre inconvénient.

La douche chaude, indifférente, convient également aux cas de *prurit idiopathique*, c'est-à-dire à celui qui n'est pas produit directement par une éruption cutanée. Toutefois, comme cet état fonctionnel relève le plus souvent d'un état névropathique variable (neurasthénie, hystérie, etc.), nous pensons que, dans ces cas, c'est encore la douche froide qui lui convient le mieux, en s'attaquant directement au terrain spécial sur lequel il se montre : pour notre part, nous avons toujours constaté l'heureuse influence de l'eau froide dans ces circonstances. Ces réflexions peuvent s'appliquer à ces formes nerveuses de prurit qui se montrent si souvent après la gale : les malades sont guéris depuis longtemps de l'affection parasitaire et sont atteints néanmoins de démangeaisons persistantes; dans ces conditions, c'est encore à l'eau froide qu'il faut recourir pour les débarrasser de ce symptôme pénible. La douche froide ou écossaise convient également aux cas de prurit que l'on observe quelquefois, surtout pendant l'hiver, chez les arthritiques.

Dans les prurits localisés (prurit vulvaire, anal, scrotal, etc.), d'origine nerveuse, c'est aux applications locales froides qu'il faudra s'adresser, douches vaginale, anale, périnéale, bains de siège par immersion. Le prurit localisé, qui serait symptomatique d'une éruption locale, serait, au contraire, combattu par des applications locales chaudes ou tièdes.

Les maladies chroniques de la peau s'accompagnant de prurit, qui sont favorablement influencées par l'hydrothérapie, sont en première ligne certaines formes de lichen chronique, particulièrement le *lichen planus*, ou lichen de Wilson. Dans ces dernières années, plusieurs dermatologistes (Jacquet, Brocq, Page) ont publié des observations de lichen plan dans lesquelles la douche chaude, indifférente, telle que nous l'avons décrite plus haut, a produit non seulement une sédation des symptômes prurigineux, mais encore la rétrocession rapide de l'affection, qui avait été rebelle jusqu'alors à tous les moyens habituels. Depuis longtemps, déjà, M. Vidal avait vanté les douches tièdes à percussion légère, auxquelles il donnait le nom de douches baveuses, dans certaines affections de la peau, s'accompagnant d'excitabilité réflexe de la moelle épinière.

MM. Besnier, Barthélemy ont également noté l'heureuse influence de la douche chaude dans le lichen planus, quoique entre leurs mains ce procédé ait échoué dans certains cas, ou bien, tout en atténuant la démangeaison, n'ait eu aucune action sur la durée de l'éruption. Il est évident que si, dans beaucoup de circonstances, le lichen de Wilson a très probablement une origine nerveuse (dermatonévrose), il est d'autres cas également où on ne peut lui imposer une origine univoque. Quoi qu'il en soit, les douches chaudes méthodiquement données amèneront dans nombre de cas la résolution des papules, et feront presque toujours disparaître les démangeaisons.

Dans les formes chroniques de l'*eczéma* et du *psoriasis*, dans beaucoup de *névro-dermites* diffuses, qui s'accompagnent de démangeaisons constantes ou qui présentent des poussées aiguës prurigineuses, les douches chaudes sont parfaitement indiquées et donnent de très bons résultats. Dans les *éruptions eczémateuses lichénifiées*, prurigineuses, circonscrites, des arthritiques nerveux, les douches tièdes de 35° à 38°, plus ou moins prolongées suivant le degré de résistance des sujets, donnent parfois des résultats inespérés (Brocq). Nous en dirons autant de la *dermatite herpétiforme* prurigineuse chronique à poussées successives, de l'*urticaire chronique*, et de bien d'autres affections prurigineuses.

MALADIES NON PRURIGINEUSES DE LA PEAU

Il est une série d'autres affections cutanées dans lesquelles on peut mettre en jeu utilement l'action perturbatrice et toni-sédative de l'eau froide.

Certaines *scrofulides* légères et discrètes ne contre-indiquent pas l'emploi de l'eau froide. Celle-ci, au contraire, en modifiant directement le terrain sur lequel évolue l'éruption, concourt à la guérison plus rapide de l'affection. Les douches froides au jet brisé, en pluie verticale, en cercle, sont autant de moyens à employer dans ces cas.

Les éruptions *eczémateuses*, *psoriasiformes*, *lichenoïdes*, lorsqu'elles sont très discrètes et très limitées, n'empêchent pas l'usage de la douche froide, lorsque celle-ci est indiquée pour combattre un état morbide dominant chez le sujet. On devra seulement éviter les excitations vives, telles que pression trop forte, frictions intenses, etc. Si les plaques cutanées avaient de la tendance à s'irriter, on pourrait augmenter un peu le degré de la température et se servir d'eau fraîche (18° à 20°), faire des onctions sur les parties malades avec un corps gras avant l'opération hydrothérapique, afin d'atténuer l'effet irritant de l'eau. On évitera également d'employer la chaleur vive (eau très chaude, vapeur, étuve), qui congestionnerait le réseau cutané; cette recommandation doit être présente à l'esprit lorsqu'on se trouve en présence d'*eczémas variqueux* des membres inférieurs.

Il est certaines circonstances où les ressources de l'hydrothérapie peuvent être utilement mises en œuvre, lorsqu'il s'agit, par exemple, de réveiller certaines éruptions de nature arthritique, afin de déterminer une irritation cutanée destinée à produire une vive dérivation sur la peau (1). Nous voulons parler de ces cas dans lesquels se déclare une manifestation inflammatoire interne plus ou moins grave (gastro-entérite, bronchite, etc.) à la suite d'une suppression brusque d'une maladie de peau généralisée et ancienne (eczéma, psoriasis). C'est à la médication excitatrice de la peau que l'on devra s'adresser, pour provoquer une poussée congestive du côté du tégument cutané : maillots humides diaphorétiques, étuves, douches écossaises révulsives, douches alternatives, douches de vapeur, frictions humides et au gant de crin, etc.

(1) Certaines formes d'eczéma torpide se trouvent bien de l'emploi du bain turc (Jennings).

Il est tout un ordre de maladies de la peau qui affectionnent le système pilo-sébacé. Dans ce groupe, deux états morbides, la *furonculose* et l'*acné vulgaire*, revendiquent leurs droits aux bienfaits de l'eau froide. Les douches froides ou écossaises modifient singulièrement la vitalité de la peau, rendent celle-ci moins irritable, et font souvent disparaître très rapidement les éruptions d'acné simplex ou d'acné pustuleuse, si fréquentes chez les jeunes gens. Il n'est pas de meilleur moyen, dans la furonculose, que les douches froides, associées de temps en temps aux bains de vapeur, pour modifier le terrain de l'individu et faire disparaître la prédisposition à l'invasion des micro-organismes.

CHAPITRE XXIII

MALADIES DE L'APPAREIL DIGESTIF ET DE SES ANNEXES

Certaines maladies de la *bouche*, du *pharynx* et de l'*œsophage* peuvent trouver des ressources utiles dans l'emploi de l'hydrothérapie. Quelques affections de la cavité buccale (gingivite, stomatites diverses) ou du pharynx (angines chroniques, amygdalites) ne sont souvent que la manifestation d'un état général ou diathésique, sur lequel les pratiques hydriatriques ont l'influence la plus favorable. Certains troubles d'origine nerveuse (ptyalisme hystérique, œsophagisme, etc.) sont modifiés de la façon la plus nette par l'action de l'eau froide, au même titre que tous les autres accidents de la névrose.

MALADIES DE L'ESTOMAC : GASTRITE CHRONIQUE — DYSPEPSIE — DILATATION DE L'ESTOMAC

Gastrite chronique. — La gastrite chronique peut s'établir d'emblée, mais elle succède le plus souvent à des poussées de gastrite catarrhale aiguë. Sa cause la plus habituelle est l'abus des boissons alcooliques et des substances irritantes.

Au point de vue clinique, la gastrite catarrhale chronique se confond avec les troubles dyspeptiques que nous allons étudier tout à l'heure. Ce sont surtout des phénomènes de sécrétion exagérée qui dominent (pituite, mucosités glaireuses), les vomissements alimentaires, quelquefois sanglants lorsque la gastrite s'accompagne d'ulcérations de la muqueuse stomacale.

Dyspepsie. — La dyspepsie ou plutôt les dyspepsies constituent de véritables entités morbides dont les formes et les symptômes varient suivant les espèces pathologiques. Certains auteurs ont voulu grouper les dyspepsies suivant deux classes principales, les dyspepsies chimiques et les dyspepsies nerveuses; mais, à notre avis, cette division est absolument arbitraire, car, dans la plupart des cas, — pour ne pas dire dans tous, — ces deux types morbides s'associent; il faut également savoir que les différentes variétés qui constituent les dyspepsies peuvent se mélanger ou se succéder. « En réduisant, dit le professeur Dieulafoy, la digestion stomacale à sa plus simple expression physiologique, on voit en somme que cette digestion, comme tout acte digestif, se réduit à deux facteurs qui sont : 1° des mouvements; 2° des sécrétions. Que les mouvements de l'estomac perdent leur régularité ou leur énergie, qu'ils deviennent trop lents ou trop précipités, qu'il n'y ait plus harmonie entre l'acte mécanique (mouvements) et l'acte chimique (sécrétions), et il en résulte une digestion difficile, irrégulière, incomplète, c'est-à-dire de la dyspepsie. Que les sécrétions de l'estomac soient altérées dans leur quantité ou dans leur qualité, que l'acide et que la pepsine du suc gastrique ne soient plus en proportion voulue, et l'acte chimique de la digestion est imparfait, incomplet; c'est encore de la dyspepsie. Et quand on pense que les deux agents de la digestion (mouvements et sécrétions) ne peuvent se produire sans le concours de muscles, de glandes, de vaisseaux, de nerfs moteurs et sensitifs, et qu'il suffit qu'un seul de ces éléments soit altéré dans son fonctionnement pour que l'acte digestif stomacal tout entier en éprouve le contre-coup, il est aisé d'entrevoir la multiplicité des causes qui peuvent entraîner la dyspepsie (1). »

Les causes de la dyspepsie peuvent relever de trois ordres différents. Les unes sont locales et tiennent à une mauvaise hygiène alimentaire ou à tout ce qui peut rendre imparfait le fonctionnement de l'estomac (alimentation vicieuse ou mal réglée, surmenage, défaut d'exercice, chagrin, etc.). Dans un second ordre, il faut noter les dyspepsies sympathiques d'une lésion éloignée : maladies du foie, de l'utérus, du cœur, des reins, etc. Enfin, en dernier lieu, nous citerons les dyspepsies liées à une diathèse (goutte, rhumatisme), à une névrose (neurasthénie, hystérie), à une dyscrasie (chlorose, anémie, mal de Bright).

Considérées dans la pratique, les dyspepsies présentent un certain nombre de types cliniques qui intéressent le médecin, surtout au point de vue des applications hydrothérapiques.

(1) DIEULAFOY, *Manuel de pathologie interne*. Paris, 1882, Masson, éditeur.

D'une façon générale, l'appétit est diminué chez le dyspeptique; beaucoup de malades cependant conservent la sensation de la faim, quelques-uns même l'ont exagérée (boulimie). La digestion est plus ou moins ralentie, pénible, accompagnée de pesanteur, de sensation pénible au creux épigastrique et souvent d'oppression et de dyspnée d'ordre réflexe. La langue est sèche, saburrale; la constipation est habituelle. Il y a souvent de la lourdeur de tête, de la tendance au sommeil après les repas, de l'inaptitude au travail, quelquefois du vertige. L'anémie, l'amaigrissement et un état hypocondriaque se développent bientôt après tout état de dyspepsie prolongée.

Certains symptômes peuvent donner des allures spéciales à la dyspepsie. Généralement les dyspepsies avec anorexie, symptômes douloureux peu marqués, lenteur de la digestion, flatulence, langue blanche, répondent à la forme *hypopepsique*, dans laquelle la quantité du suc gastrique est plus ou moins diminuée; cette forme s'accompagne d'une atonie plus ou moins marquée de l'estomac, qui peut aller jusqu'à la dilatation. La dyspepsie est appelée *flatulente* lorsqu'il s'y joint une formation abondante de gaz : ces gaz se produisent non seulement par suite d'une décomposition des matières féculentes, mais aussi par une véritable sécrétion gazeuse, en même temps que l'atonie de l'organe favorise leur distension au plus haut point. Dans certains cas, la diminution du suc gastrique facilite la putréfaction des substances albuminoïdes, et l'on constate une odeur infecte de l'haleine qui a fait donner à cette variété le nom de dyspepsie *putride :* à la putréfaction directe des matières albuminoïdes qui ne peuvent être tranformées en peptones, il faut joindre celle qui se produit par suite de la stagnation des résidus de la digestion incomplète dans le cul-de-sac de l'estomac dilaté, stase qui détermine des auto-intoxications, ainsi que l'a si bien démontré M. Bouchard.

Une autre forme de dyspepsie est caractérisée par l'exagération du suc gastrique : *dyspepsie hyperpepsique* ou hyperchlorhydrique. Dans cette forme l'appétit est conservé, mais la digestion, en outre de la lenteur avec laquelle elle s'opère et de la tension épigastrique qui l'accompagne, provoque, pendant les deux ou trois heures qui suivent le repas, des douleurs plus ou moins vives, qui peuvent aboutir à de véritables crises gastralgiques, et souvent des vomissements pituiteux ou alimentaires. Dans la dyspepsie hyperpepsique, on note la soif, des bouffées de chaleur, des sueurs, du vertige, se produisant pendant la phase de la digestion; la langue est habituellement rouge, la constipation alterne avec la diarrhée; il y a un certain degré de flatulence, et souvent on constate de la dilatation d'estomac; l'amaigrissement est assez rapide. Après le repas, le malade éprouve une chaleur épigastrique et des régurgitations acides, une sensation de brûlure (pyrosis) remontant le long de l'œsophage (*dyspepsie acide*). Lorsque les régurgitations sont très abondantes et constituent un véritable flux muqueux, on a affaire à la dyspepsie *pituiteuse*, qui est un des caractères de la gastrite chronique alcoolique.

L'acidité du suc gastrique n'est pas due exclusivement à la présence en excès de l'acide chlorhydrique. Souvent, un estomac sain peut supporter de grandes doses d'acide chlorhydrique libre sans éprouver de sensations pénibles; ce sont les acides de fermentations et particulièrement l'acide acétique qui déterminent le pyrosis (Frémont). A ce point de vue, la dyspepsie avec hyperchlorhydrie peut exister seule, ou s'accompagner de fermentations microbiennes dues à la formation des acides organiques (acides acétique, lactique, butyrique, etc.). Et sous ce rapport l'examen du chimisme stomacal rend de grands services, en fournissant au médecin des indications rationnelles pour instituer la thérapeutique et surtout le régime du malade : pour ne citer qu'un exemple, on sait que le repos est utile aux hyperchlorhydriques, l'exercice aux hypochlorhydriques et surtout aux dyspeptiques avec fermentations microbiennes.

L'hyperchlorhydrie avec régurgitations acides et pituites peut se rencontrer, à titre de phénomène purement nerveux, chez les tabétiques, et elle se manifeste en même temps que les crises gastriques.

Il est une forme de dyspepsie à laquelle on donne le nom de *dyspepsie nervo-motrice*. Elle est fréquente chez les nerveux (hystérie, neurasthénie) : l'appétit est conservé, la langue normale, le repas est suivi d'un bien-être remarquable, mais qui ne dure pas. Au bout de vingt minutes à une heure surviennent la pesanteur au creux épigastrique et les malaises habituels. Souvent il y a du ballonnement et des renvois inodores; l'atonie porte autant sur l'intestin que sur l'estomac. La dilatation gastrique est fréquente; la constipation alterne avec des selles diarrhéiques. La digestion se fait dans des conditions normales, sans hyperacidité et sans fermentations anormales (Mathieu). Cependant, il n'est pas rare de voir des variabilités temporaires dans le taux normal de l'acide chlorhydrique, et l'hyperpepsie alterner avec l'hypopepsie.

Dilatation de l'estomac. — La dilatation de l'estomac est un état morbide qui survient à la suite d'affections gastriques ou de certains états asthéniques. Cependant, d'après le professeur Bouchard, l'ectasie stomacale serait primitive dans un grand nombre de cas, et la dyspepsie serait secondaire; par suite des auto-intoxications qu'elle produirait sur le système nerveux, la dilatation de l'estomac serait, toujours d'après M. Bouchard, le cause pathogénique des états neurasthéniques. Nous pensons, tout en rendant le plus grand hommage aux remarquables travaux de cet auteur sur la dilatation de l'estômac et ses conséquences au point de vue de la nutrition, que la théorie de la dilatation primitive ne saurait s'imposer à l'esprit, car on conçoit difficilement pourquoi les causes physiques et morales qui provoquent la neurasthénie se localiseraient tout d'abord sur la musculature de l'estomac, sans influencer avant tout et primitivement le système nerveux.

La dilatation de l'estomac est donc un état secondaire symptomatique soit de la dyspepsie sous ses diverses formes, soit de la gastrite chronique, soit de la faiblesse ou de l'atonie de l'estomac, si fréquente dans les états nerveux et dans la neurasthénie en particulier. Dans ce dernier cas, avant d'aboutir à une dilatation permanente, l'atonie se manifeste par des ectasies passagères, dont la durée plus ou moins longue est subordonnée aux oscillations et à l'évolution de la névrose.

Une fois constituée, la dilatation gastrique, en dehors des signes de dyspepsie que nous avons décrits plus haut, s'accompagne de signes fonctionnels et physiques spéciaux à l'ectasie. Le ballonnement est des plus intenses; les vomissements, lorsqu'ils existent, sont extrêmement abondants et renferment quelquefois des débris d'aliments ingérés depuis quelques jours. La palpation de la région épigastrique fait constater le clapotage à jeun, plus ou moins bas suivant le degré de la dilatation. Souvent il se produit des fermentations dues à la stagnation des aliments : acides lactique, acétique, butyrique, etc., fermentations qui développent des ptomaïnes et des auto-intoxications diverses.

Dans le traitement des *dyspepsies*, une des premières indications est fournie par l'état général du sujet et par le tempérament morbide sur lequel évolue le trouble fonctionnel de l'estomac.

D'une façon générale, les applications froides courtes et stimulantes sont celles qui réussissent le mieux, et parmi celles-ci nous citerons la douche froide en pluie mobile ou en jet brisé et la douche écossaise avec ou sans transition. Chez ceux qui ne peuvent supporter les procédés percutants, on prescrira la piscine froide très courte. Chez les malades, enfin, dont l'irritabilité nerveuse est trop grande, on aura recours, tout au moins au début, aux affusions, aux draps mouillés, au maillot humide de courte durée suivi d'une affusion fraîche, aux demi-bains progressivement refroidis, aux demi-bains fixes frais ou froids; quelquefois même on rencontre des sujets faibles, émaciés et tellement excitables, que l'on est obligé de recourir chez eux, au commencement de la cure, à de simples frictions pratiquées avec des serviettes humides, pour augmenter ensuite et progressivement l'intensité des procédés.

L'excitation de l'eau froide sur les nerfs périphériques agit à distance par voie réflexe et par l'intermédiaire du pneumogastrique pour stimuler les terminaisons des nerfs splanchniques et faire contracter les vaisseaux qui sont sous la dépendance de ces nerfs. Cette suractivité circulatoire entraîne une exagération plus active du sang, qui traverse plus souvent les capillaires : l'hématose se fait mieux, les échanges nutritifs sont stimulés et par suite les besoins de l'organisme sont accrus. Mais là ne s'arrête pas l'action de l'eau froide : « son effet stimulant sur les circulations profondes retentit sur les sécrétions gastrique, intestinale, biliaire, pancréatique, qui deviennent plus abondantes d'abord et qui reprennent leur composition normale à mesure que le sang lui-même se régénère. C'est là tout le secret de l'action favorable de l'eau froide dans les dyspesies proprement dites, dans les dyspepsies sécrétoires liées à une altération du sang (1). »

Comme moyen complémentaire des applications froides générales, on conseillera, dans l'intervalle des douches, la ceinture humide épigastrique, voire même le demi-maillot pendant la nuit, procédés que l'on fera suivre de frictions humides et qui, en stimulant les sécrétions de l'estomac et en facilitant la circulation locale, régularisent les fonctions digestives.

Lorsque la peau est sèche, fonctionne mal, on emploiera utilement les frictions au drap mouillé ou bien le maillot humide diaphorétique suivi d'une douche froide. Dans les mêmes cas, on pourra soumettre de temps à autre le malade, avant l'eau froide, à l'étuve limitée sèche ou humide. La douche écossaise très révulsive et tonique sera également indiquée.

Les dyspeptiques dont l'irritabilité nerveuse est nulle ou peu prononcée, mais qui présentent en revanche une asthénie très marquée, une sorte de torpidité de tout l'organisme, se trouveront bien de l'emploi des douches excitantes soit en pluie verticale, soit

(1) G. Sée, *Des dyspepsies gastro-intestinales*. Paris, 1881.

en cercle. La piscine, chez eux, sera administrée avec précaution, afin de ne pas exagérer les dépenses organiques, par suite du travail que l'économie est obligée de fournir en vue de réparer la chaleur soustraite.

Chez les arthritiques et les goutteux, on fera usage des douches écossaises sans transition, à moins que la douche froide exclusive courte et percutante ne soit bien supportée et ne réveille pas de douleurs. Chez ces malades, l'association des étuves est également très avantageuse; il en est de même du maillot humide diaphorétique.

Certaines formes de dyspepsie ou certains symptômes prédominants peuvent fournir des indications spéciales dans l'administration des agents hydriatriques.

Chez les dyspeptiques dont les digestions sont suivies de céphalée, de lourdeur de tête, de poussée céphalique congestive très accentuée, on pourra insister sur les membres inférieurs et les pieds avec des applications révulsives telles que douches écossaises très chaudes localisées aux parties inférieures, bains de pieds froids, chauds ou écossais, bains de siège froids par immersion à eau courante de courte durée.

D'autres symptômes persistants ou dominants, comme la constipation, les vomissements, la gastralgie, la diarrhée, etc., fourniront des indications qui seront énoncées en temps et lieu.

Les malades chez lesquels la dyspepsie s'accompagne de crises gastralgiques pendant le cours de la digestion, chez ceux dont la langue est rouge, qui ont du pyrosis, des vomissements acides, et chez lesquels l'examen du liquide stomacal fait constater une hypersécrétion du suc gastrique (*dyspepsie hyperchlorhydrique*), voient souvent leurs symptômes exagérés par l'emploi de l'eau froide. Les douches écossaises elles-mêmes sont également mal supportées dans quelques-uns de ces cas. La douche chaude exclusive donne seule de bons résultats : celle-ci doit être administrée à une température assez élevée, 45° environ, pendant une durée de deux à quatre minutes. Les lotions et les compresses très chaudes appliquées sur le creux de l'estomac au moment de la digestion produisent aussi de bons effets. C'est dans ces formes de dyspepsie qu'il faut associer aux pratiques très chaudes exclusives le repos après le repas, et d'une façon générale un exercice corporel très restreint.

Au contraire, dans les états dyspeptiques où prédomine l'atonie non seulement dans les fonctions sécrétoires, mais aussi dans la musculature de l'estomac et de l'intestin, dans les cas qui s'accompagnent de flatulence, de météorisme, ceux dans lesquels l'ectasie gastrique est plus ou moins prononcée, les douches chaudes exclusives donneraient de mauvais résultats et exagéreraient le ballonnement et les autres troubles morbides. Ce sont les applications froides (douches froides ou écossaises) qui réussissent le mieux dans ces cas-là. Il est bon même d'insister avec le jet en éventail sur la région épigastrique, et même avec le plein jet promené sur la région dorso-lombaire, afin d'influencer les centres viscéraux de l'estomac et de l'intestin.

Nous ferons les mêmes remarques pour ces formes de dyspepsie nerveuse à symptômes stomacaux variables chez le même malade, qui peut présenter tantôt de l'hypopepsie, tantôt de l'hyperpepsie, dans les formes également où le pyrosis et les acidités sont dus, non pas à l'exagération de l'acide chlorhydrique, mais à la formation excessive des acides organiques (acides lactique, acétique, etc.) et qui s'accompagnent de fermentations microbiennes. Dans ces variétés morbides, c'est encore l'eau froide qui réussit généralement le mieux.

Dans la *dilatation* confirmée *de l'estomac* on emploiera des moyens excitateurs, tels que douches froides générales précédées ou suivies d'une douche locale épigastrique en éventail, douche dorsale au jet plein, douche écossaise très chaude sans transition, douche alternative, de façon à stimuler vigoureusement la tunique musculeuse de l'estomac. Nous pensons — sans toutefois l'avoir encore essayée jusqu'à présent dans ce cas particulier — que l'aquapuncture (douche filiforme) pourrait donner de bons résultats dans la dilatation invétérée de l'estomac, par suite de l'intensité des actions réflexes que ce procédé détermine.

L'eau froide à l'intérieur rend souvent des services dans le traitement de la dyspepsie. Dans les formes hypopepsiques et atoniques, chez les malades dont l'estomac est rebelle à l'administration de tout médicament, l'ingestion d'eau très froide sera très utile pour exciter les sécrétions et les contractions de l'estomac. On conseillera l'eau froide, dans beaucoup de cas, non seulement entre les repas, mais encore comme boisson destinée à remplacer les liquides habituels (vin, bière). La quantité totale absorbée dans les vingt-quatre heures variera de six à dix verres, suivant l'état de l'estomac : il faudra, en effet, être très réservé chez les sujets affectés de dilatation prononcée de l'estomac. Dans l'intervalle des repas on ne devra prendre qu'un demi-verre d'eau à la fois, et l'ingestion sera aussitôt suivie d'exercice.

L'ingestion de l'eau très froide est contre-indiquée quand la dyspepsie s'accompagne de gastralgie. Cependant, dans certaines gastralgies spasmodiques avec vomissements, l'eau très froide ou la glace à l'intérieur réussissent bien (Rabuteau).

Dans quelques formes de dyspepsie, notamment dans la variété hyperchlorhydrique, l'eau très chaude en boisson donne souvent d'excellents résultats : elle calme les douleurs et active le travail de la digestion.

GASTRALGIE

La gastralgie ou névralgie de l'estomac peut se montrer comme un état morbide isolé. Le plus souvent elle est symptomatique de certaines formes de dyspepsie, de gastrites ulcéreuses, de maladies diathésiques, dyscrasiques ou d'intoxications (goutte, chlorose, phtisie, impaludisme), de maladies éloignées, comme les affections de la matrice (gastralgie sympathique), de l'ataxie locomotrice (crises gastriques du tabes), de névroses, comme dans l'hystérie. Dans cette dernière affection, le point de départ des crises douloureuses est souvent provoqué par la présence de zones d'hyperesthésie sur la muqueuse gastrique.

Dans un grand nombre de cas, la *gastralgie* symptomatique d'un état fonctionnel ou organique de l'estomac ou d'un état morbide général suit le cours de l'affection dont elle relève, et se trouve modifiée d'elle-même par les procédés que l'on met en jeu pour combattre la maladie génératrice. C'est ainsi que, dans beaucoup de circonstances, la douche froide, en rétablissant le calme et l'harmonie dans le fonctionnement troublé de l'estomac, agit aussi sur l'élément nerveux et apaise les phénomènes douloureux.

Mais, dans d'autres cas, l'estomac affecté de névralgie supporte mal les applications exclusives d'eau froide; c'est généralement ce qui se produit dans la gastralgie idiopathique, dans laquelle l'eau froide exclusive exagère souvent la douleur. Dans ces conditions, on fera précéder l'opération froide d'une application de calorique.

Le meilleur procédé, dans ces cas, est la douche très chaude localisée sur le creux épigastrique et suivie sans transition d'une douche froide très courte généralisée; quelquefois même on devra administrer la douche écossaise sur la totalité du corps. L'eau chaude sera élevée à une très haute température (48° à 50°) pendant une durée de trois à cinq minutes, et, les premières fois, si le malade est très sensible à l'action du froid, l'application froide consécutive sera extrêmement courte, de façon à ne pas provoquer de réfrigération de la région épigastrique et à ne déterminer que des effets purement révulsifs et analgésiques; autrement, si la sensibilité du malade le permet, la douche froide consécutive à l'eau chaude sera un peu plus prolongée, — mais toujours dans des limites très courtes, — de manière à produire une action non seulement révulsive, mais également tonique.

On rencontre quelquefois certains dyspeptiques à forme hyperchlorhydrique, atteints de gastralgie, qui ne peuvent supporter la douche écossaise : seule, la douche très chaude exclusive sera bien tolérée et donnera de très bons résultats. Il existe également certaines variétés de gastralgie rhumatismale, manifestation du rhumatisme viscéral, qui se trouvent mieux de l'emploi exclusif de la douche très chaude. Après la douche très chaude exclusive, le malade sera rapidement essuyé et enveloppé pendant quelque temps dans des couvertures de laine.

Si la sensibilité du creux épigastrique est très vive, il faudra modérer autant que possible la pression de la douche. Quelquefois même ce procédé est encore trop pénible, et on remplace alors la douche chaude par une douche de vapeur localisée, plus ou moins prolongée, que l'on fait suivre de lotions froides ou d'une douche froide en pluie mobile sans pression.

Certains malades se trouvent mieux de l'emploi de l'étuve sèche limitée suivie d'une application froide très courte, douche en pluie mobile. Dans aucun cas, chez des sujets affectés de gastralgie, on ne devra faire usage de la piscine, ni même des affusions froides, qui provoquent une trop grande réfrigération et un ralentissement trop manifeste de la réaction thermique.

Comme moyens locaux, la ceinture humide épigastrique sera employée, soit dans la journée, soit pendant la nuit. Les compresses très chaudes, les sacs à eau chaude constituent également des procédés souvent utilisés.

Winternitz a préconisé une méthode d'application de l'hydrothérapie qui lui a réussi dans plusieurs cas de dyspepsie nerveuse grave accompagnée de gastralgie et de vomissements incoercibles. Cette méthode, dans laquelle sont combinés le froid et le chaud, consiste à envelopper le corps et les parties supérieures des cuisses dans un drap mouillé dans de l'eau froide et bien exprimé; ensuite, avant d'envelopper le malade dans un drap sec, on applique à la région gastrique un treillis rond composé d'un tube en caoutchouc, dans lequel circule de l'eau chaude à 40°. Après quelques minutes, la sensation du froid commence à disparaître, et est remplacée par un sentiment de chaleur agréable : les malades purent ainsi prendre et garder des aliments qui auparavant provoquaient des vomissements et des douleurs gastralgiques (1).

Dans quelques cas de gastralgie ancienne et tenace, on a obtenu des succès avec la douche filiforme (aquapuncture).

ANOREXIE — ALTÉRATION DE LA SENSATION DE LA FAIM — VOMISSEMENT — GASTRORRAGIE

L'**anorexie** est l'abolition de la sensation de la faim. Ce symptôme peut être lié à des affections de l'estomac (dyspepsie, gastrite, ulcère rond), à un état dyscrasique (chloro-anémie, intoxications, cachexies diverses), ou tenir à une cause psychique, comme dans l'hystérie et certains états mentaux.

Lorsque l'*altération de la sensation de la faim* porte sur l'exagération de la faim, il y a *boulimie;* on donne le nom de *pica, malacia,* à la perversion du goût. Ces phénomènes sont fréquents chez les hystériques, et tiennent souvent à des zones d'anasthésie ou de paresthésie affectant la muqueuse de l'estomac.

Le **vomissement** est un symptôme fréquent que l'on rencontre dans le cours d'une affection organique ou fonctionnelle de l'estomac. Souvent il n'est qu'une manifestation sympathique ou réflexe d'un état morbide éloigné. Il peut être d'ordre essentiellement nerveux, comme dans l'hystérie, par exemple, où il est lié à une hyperesthésie spéciale de l'estomac.

La **gastrorragie** est l'hémorragie qui se produit dans l'estomac. L'*hématémèse* constitue le vomissement de sang, symptôme d'une lésion organique ulcérative (cancer, ulcère rond, gastrite ulcéreuse, rupture de varices œsophagiennes). Dans quelques cas, le vomissement de sang peut être sous la dépendance de l'hystérie, au même titre que d'autres hémorragies viscérales.

Les symptômes divers que nous venons d'énumérer sont intimement liés, relativement au traitement hydrothérapique, aux névroses ou aux causes diverses qui les provoquent, et auxquelles on oppose les pratiques hydriatriques appropriées. Nous insisterons surtout, dans le traitement de l'*anorexie* hystérique, sur la nécessité de l'iso-

(1) WINTERNITZ, *Blaetter für Klin. Hydroth.* 1891.

lement dans un établissement hydrothérapique spécial, méthode psychique que nous avons déjà eu l'occasion de signaler au chapitre de l'hystérie.

Dans l'*hématémèse*, les agents de la méthode révulsive sont indiqués pour dériver le cours du sang, en produisant une violente fluxion périphérique. Les douches écossaises révulsives remplissent ce but. Dans l'hématémèse d'origine hystérique, la douche froide très courte et énergique reste encore le meilleur procédé.

Le *vomissement* fournit des indications spéciales au point de vue hydrothérapique, lorsqu'avec les autres applications hydriques, destinées à combattre l'affection génératrice, on n'a pu se rendre maître de ce symptôme pénible. On emploiera la douche froide en pluie mobile ou en éventail localisée sur le creux de l'estomac pendant une durée assez longue (30 secondes à une minute). La douche écossaise très chaude localisée soit à la région épigastrique, soit sur la région dorsale, ou même à ces deux endroits, sera également utile : ce moyen ayant pour but de provoquer une vive perturbation dans la sphère d'innervation de l'estomac, en même temps qu'une action analgésique des plus marquées.

La douche froide percutante de courte durée sur la région dorsale sera administrée avec succès contre le vomissement, par suite de son influence essentiellement perturbatrice.

Nous conseillerons encore, comme applications locales, les compresses réfrigérantes (1), ou mieux un sac à glace sur l'estomac ou sur la région dorsale de la moelle. Quelquefois même, un sac en caoutchouc rempli d'eau très chaude réussit mieux.

Nous rappellerons également le procédé de Winternitz décrit dans le paragraphe précédent.

Dans quelques cas, il faut s'adresser à l'état particulier d'éréthisme du système nerveux général, et par l'emploi de douches chaudes administrées à la température de la zone neutre (35° environ) pendant une durée de 5 à 10 minutes, et répétées deux fois par jour, on pourra avoir raison du vomissement.

L'eau froide ou la glace à l'intérieur seront utiles, à la condition que le vomissement ne s'accompagne pas de gastralgie. Dans un cas de vomissement hystérique, nous avons eu un plein succès par l'ingestion d'eau très chaude, et nous attribuons ce résultat thérapeutique à l'action sédative de la chaleur sur les zones hyperesthésiques intrastomacales.

(1) Fleury obtenait d'excellents résultats avec les compresses réfrigérantes, dans les vomissements incoercibles des femmes grosses.

MALADIES DE L'INTESTIN
ENTÉRITE CHRONIQUE — DYSPEPSIE INTESTINALE — DYSENTERIE CHRONIQUE

Entérite chronique. — Bien que chez quelques sujets la constipation alterne avec la diarrhée, ce dernier phénomène n'en est pas moins le symptôme dominant dans l'entérite chronique; il s'accompagne de coliques sourdes, de borborygmes, de météorisme. Le nombre des selles est variable, et souvent celles-ci contiennent des fragments membraneux formés de mucus et de cellules épithéliales.

Dans l'entérite chronique, l'affaiblissement et l'amaigrissement sont plus ou moins marqués, suivant le défaut plus ou moins prononcé d'assimilation, et quelquefois le malade tombe dans un véritable état de cachexie.

L'hydrothérapie est un des meilleurs moyens externes à employer pour combattre l'entérite chronique. On devra faire usage de la douche froide courte chaque fois que le malade pourra la supporter, en insistant quelques secondes sur la région abdominale avec le jet en éventail.

Si le sujet est trop affaibli, on fera des frictions avec le drap mouillé tordu.

Le maillot humide diaphorétique, quelques sudations à l'étuve, ainsi que la douche écossaise sans transition, seront utiles aux malades chez lesquels la diarrhée s'associe à un état général diathésique (goutte, rhumatisme) ou à une intoxication (alcoolisme, impaludisme, urémie chronique, etc.), en activant les fonctions de la peau et en facilitant l'élimination des principes morbides.

Dans certaines diarrhées chroniques, rebelles aux moyens que nous avons indiqués, on se trouvera bien de stimuler la vitalité de l'intestin par des agents perturbateurs tels que des bains de siège très chauds ou, au contraire, très froids par immersion à eau courante et de courte durée.

Dyspepsie intestinale. — La dyspepsie intestinale, au même titre que la dyspepsie gastrique, peut être due à un trouble des fonctions sécrétoires de l'intestin et des glandes annexes ou à une contractilité mal réglée des tuniques musculeuses du tube intestinal; cette dernière forme est la plus fréquente et se présente sous leux modalités qui sont constituées tantôt par une contraction spasmodique exagérée et désordonnée, tantôt par une atonie ou un léfaut dans les contractions de l'intestin et même des muscles abdominaux.

La dyspepsie intestinale est le symptôme caractéristique de l'entérite chronique; mais elle peut aussi subsister seule, comme une sorte d'entité morbide, et constituer un trouble primitif de l'intestin. Dans ce dernier cas, on la voit très souvent associée à la dyspepsie gastrique, surtout dans sa forme atonique.

La dyspepsie liée à un trouble de l'innervation motrice, et caractérisée par une contractilité excessive des tuniques musculaires de l'intestin, entrave le travail de la digestion intestinale et les aliments sont expulsés presque intacts (*lientérie*); il faut ajouter que, dans ces cas, l'augmentation des mouvements péristaltiques de l'intestin s'accompagne presque toujours des contractions exagérées des parois de l'estomac.

Dans cette forme lientérique de la dyspepsie intestinale, on prescrira des applications froides locales sous forme de compresses réfrigérantes fréquemment répétées sur la région abdominale, ou de sacs à glace laissés en permanence pendant le repas et les deux ou trois premières heures qui le suivent. Dans le but de diminuer l'excitabilité réflexe de la moelle, on administra des douches chaudes, neutres (35°-36°), sur la colonne vertébrale pendant une durée de 5 à 10 minutes. Du reste, dans beaucoup de ces cas, il ne sera pas nécessaire de recourir à ces moyens spéciaux, et l'eau froide sous forme de douches générales suffit souvent pour régulariser les contractions de l'intestin; sous ce rapport, les affusions et les piscines froides réussissent bien, par suite de la réfrigération profonde et du ralentissement de la réaction consécutive que ces procédés déterminent.

Dans la dyspepsie intestinale liée à une *atonie* des muscles de l'intestin et des parois abdominales, on aura recours aux applications excitantes de l'eau froide, que nous passerons en revue dans un instant lorsque nous parlerons du traitement hydrothérapique de la constipation.

La dyspepsie due a une *sécrétion vicieuse* de la muqueuse intestinale et des glandes annexes sera modifiée par la douche froide dont l'action puissante rétablira la circulation défectueuse de l'intestin, les sécrétions insuffisantes des divers appareils glandulaires, et combattra la production exagérée du mucus.

Dysenterie chronique. — L'hydrothérapie n'est pas moins efficace dans la dysenterie chronique que dans les entérites ou les diarrhées chroniques.

Suivant le degré de faiblesse ou de cachexie du malade, il faudra recourir aux applications de draps mouillés, aux douches écossaises progressivement descendantes ou aux douches froides très courtes. Malgré la fréquence et l'abondance des selles, il y a dans la dysenterie un élément d'atonie musculaire prédominant, ainsi que le témoigne la présence de matières fécales absolument moulées. C'est donc aux applications excitantes que l'on doit s'adresser; aussi les applications locales de compresses échauffantes sont-elles très utiles. Lorsque les matières glaireuses sont extrêmement abondantes, on peut essayer de modifier la fluxion glandulaire par des compresses réfrigérantes, antiphlogistiques, ou par les bains de siège froids à eau percutante.

Lorsque le ténesme est très pénible, on prescrira des bains de siège chauds ou tempérés prolongés. Quand les douleurs s'étendent à toute la région abdominale, la douche écossaise alnalgésique localisée sur le ventre sera indiquée.

Les bains d'air chaud dans l'étuve sèche, les maillots diaphorétiques, suivis d'une application froide très courte, rendront de grands services à titre de médication éliminatrice, lorsque les forces du malade permettront d'appliquer ces procédés. A ce titre, du reste, les bains chauds plus ou moins répétés sont fort utiles également dans la dysenterie chronique, en favorisant le bon fonctionnement de la peau et des reins.

TYPHLITE ET PÉRITYPHLITE — CONSTIPATION — DIARRHÉE — ENTÉRALGIE

Typhlite et pérityphlite. — Nous voulons parler de la forme chronique de la typhlite, dans laquelle il y a des alternatives de diarrhée et de constipation, ou de ces cas, succédant à des typhlites aiguës, et dans lesquels il persiste une sensibilité plus ou moins vive de la région cœcale et péricœcale et une tendance fréquente aux récidives sous l'influence du moindre écart de régime.

Nous avons toujours obtenu d'excellents résultats, dans ces états morbides du gros intestin, par l'emploi de la douche froide courte, seule ou précédée d'une douche très chaude sur la région de la fosse iliaque droite. La douche doit être administrée avec douceur et légèreté, et il faut éviter toute percussion forte sur les parties sensibles.

S'il survenait, dans le cours du traitement, des poussées congestives ou inflammatoires, on suspendrait l'application des douches et on ferait usage de compresses refrigérantes ou de vessies de glace, si l'inflammation était trop vive, alternant avec des bains de siège tièdes, des compresses échauffantes, si les symptômes douloureux prédominaient.

Constipation. — La constipation se rencontre dans la plupart des états fonctionnels ou organiques de l'estomac, ainsi que dans un grand nombre d'états généraux ou constitutionnels. Souvent la constipation se montre à l'état isolé, sans cause appréciable ou tout au moins apparente.

La constipation peut être due à plusieurs causes. Tantôt on a affaire à l'atonie ou à la paralysie des muscles de l'intestin ou de l'abdomen, tantôt à l'obstruction de l'intestin par des lésions des parois ou par des tumeurs extérieures; dans d'autres cas, les matières fécales ne sont pas suffisamment humectées, par suite d'un défaut de sécrétion de la bile ou du mucus, ou par suite de l'absorption rapide par l'intestin des liquides des matières alimentaires. Ces différentes causes pathogéniques peuvent fournir des indications dans la direction du traitement hydriatrique.

D'une façon générale, les applications froides généralisées retentissent sur l'intestin, dont elles stimulent les contractions, au même titre qu'elles agissent sur la musculature de tout l'organisme; elles régularisent en même temps et elles excitent le fonctionnement de tous les éléments glandulaires de l'intestin et des appareils annexes. Il existe toutefois, en dehors des applications générales de l'eau froide, certains procédés qui agissent plus directement sur l'appareil intestinal.

Dans les cas d'atonie du tube intestinal et de flaccidité des parois abdominales, la douche froide en éventail localisée sur l'abdomen, la douche en plein jet promenée sur la région dorso-lombaire sont à recommander. Il en est de même du bain de siège froid circulaire périnéal et anal, à eau percutante, ou du bain de siège par immersion à eau courante, dont les effets réflexes sur les mouvements péristaltiques sont très puissants. La douche plantaire, ou même la douche en jet mobile localisée pendant un temps assez long sur la plante des pieds, agit également dans le même sens.

La douche ascendante et les lavements froids sont une ressource précieuse dans le traitement de la constipation : « Cette pratique, dit G. Sée, lorsqu'elle ne se heurte pas contre des préjugés enracinés ou des répugnances invincibles, donne en général d'excellents résultats. Non seulement, en effet, le clystère froid agit directement sur l'intestin, dont il stimule la contractilité affaiblie, mais il combat du même coup la constipation, qui favorise elle-même le météorisme et par conséquent l'atonie des tuniques musculaires distendues outre mesure. Or les dyspeptiques flatulents tournent dans un véritable cercle vicieux : la flatulence reconnaît pour cause première l'atonie des fibres lisses du tube digestif et des muscles striés de la paroi abdominale. Cette flatulence, favorisée par la constipation, maintient le tube digestif dans un état permanent de distension exagérée qui compromet la contractilité des éléments musculaires ainsi tiraillés. Le lavement froid, en évacuant à la fois le contenu solide et les gaz de l'intestin, supprime ces deux influences adjuvantes de l'atonie des plans musculaires. » Nous ajouterons que le lavement froid a une action cholagogue très marquée.

Nous signalerons également, comme moyen adjuvant, l'emploi de la ceinture humide abdominale, qu'on laisse en place plusieurs heures, et que l'on fait suivre d'une application froide locale, frictions humides ou lotions. L'emploi de la ceinture humide, toutefois, n'est pas toujours bien supporté chez les malades atteints d'atonie gastro-intestinale, chez lesquels elle exagère souvent le ballonnement par suite du bain de vapeur local prolongé qu'elle détermine; il en est de même des bains chauds, qui sont également mal tolérés chez beaucoup de ces sujets.

L'usage de l'eau froide à l'intérieur sera prescrit à dose plus ou moins élevée, suivant la tolérance et l'état de l'estomac. Ce moyen est très utile en stimulant les fibres intestinales et en augmentant en même temps la masse liquide des matières fécales. Quelques médecins ont également recommandé l'eau très chaude prise à large dose une demi-heure avant de se coucher.

Diarrhée. — Dans la diarrhée aiguë, celle qui se montre à la suite d'un refroidissement, d'une indigestion intestinale, de certaines gastro-entérites aiguës, on devra s'abstenir de pratiques hydrothérapiques froides.

Dans les diarrhées chroniques, au contraire, symptomatiques de troubles fonctionnels de l'intestin, d'entérite catarrhale, de dysenterie, dans la diarrhée d'origine nerveuse, etc., l'hydrothérapie est indiquée au plus haut point, et nous n'avons rien à ajouter aux considérations que nous avons déjà formulées à propos des affections dont la diarrhée n'est qu'un symptôme.

Entéralgie. — L'entéralgie, encore appelée colique nerveuse, est la névralgie de l'intestin caractérisée par une douleur intermittente dans la région abdominale. Cette douleur est liée le plus souvent à un trouble fonctionnel du système nerveux; quelquefois elle est d'origine diathésique.

Tous les malades affectés d'une maladie du système nerveux sont sujets à l'entéralgie, sous l'influence du moindre refroidissement, souvent même sans cause appréciable : nous citerons les neurasthéniques, les hystériques, les tabétiques, les mélancoliques. Parmi les diathèses, notons la goutte, l'arthritisme sous toutes ses formes. Les dyscrasies et les intoxications sont une cause fréquente d'entéralgie, ainsi qu'on l'observe dans l'anémie, la syphilis, le saturnisme, l'impaludisme. Les affections du foie, de la vessie, de l'utérus déterminent souvent une névralgie sympathique de l'intestin. Comme causes mécaniques, nous citerons le rein flottant, et, d'après Glénard, le prolapsus de l'intestin ou *entéroptose.*

Les indications spéciales qui ressortissent au traitement hydrothérapique de l'entéralgie ne diffèrent pas de celles que nous avons énoncées dans le traitement de la gastralgie.

Dans un grand nombre de cas, ce symptôme ne fournit pas d'indications particulières, et son évolution est liée à la thérapeutique générale de l'affection dominante. Cependant, il faut savoir que certains procédés sont contre-indiqués dans les manifestations névralgiques de l'intestin : parmi ces procédés, nous signalerons les piscines froides, les affusions, les bains de siège froids.

Les crises d'entéralgie, en particulier celles qui caractérisent la colique de plomb, sont souvent calmées par des lavements très chauds (50°).

HÉMORROIDES

Les hémorroïdes ne réclament l'intervention de l'hydrothérapie que lorsqu'elles constituent un symptôme pénible, soit par les douleurs ou la gêne qu'elles provoquent, soit par les hémorragies plus ou moins persistantes dont elles sont le siège.

Lorsque les hémorroïdes sont peu volumineuses, il suffit le plus souvent de pratiquer des lotions froides fréquentes et prolongées, d'administrer en outre un quart de lavement froid que le malade devra garder; ce lavement sera pris le matin et sera précédé d'un lavement évacuant. De plus, on conseillera des bains de siège par immersion à une température de 15° à 16° et prolongés pendant quinze à vingt minutes. Sous l'influence de l'eau froide, on voit s'amender non seulement les symptômes locaux, comme la gêne et le prurit anal, mais aussi la constipation qui accompagne et favorise la production des hémorroïdes.

Si les hémorroïdes sont très congestionnées et fluentes, on emploiera le bain de siège à eau percutante, dont on utilisera spécialement la douche anale et périnéale; la pression devra être faible et la durée prolongée. Si le flux sanguin résistait aux lavements et aux bains de siège froids, on introduirait des morceaux de glace dans le rectum, et on conseillerait l'usage des boissons glacées.

Quand les tumeurs variqueuses sont le siège d'une tension douloureuse extrême, lorsqu'elles sont tuméfiées et étranglées, on aura recours aux bains de siège chauds (34°-35°) prolongés pendant trente minutes, une heure et même davantage. Les bains de siège très chauds (42° à 45°) ont été également recommandés (Landowsky) pour calmer la douleur des hémorroïdes étranglées et faciliter le cours du sang dans les bourrelets vasculaires. Dans ces mêmes circonstances, nous nous sommes souvent bien trouvé de l'emploi du bain de siège par immersion à eau courante, très froid et de courte durée; ce même procédé est également à recommander dans les hémorroïdes anciennes et invétérées qui s'accompagnent d'une véritable coque scléreuse plus ou moins épaisse, et dans lesquelles le bain de siège très froid et très court active l'énergie vitale du tissu cellulaire enflammé et stimule la circulation capillaire et veineuse.

Lorsqu'on constate des phénomènes de paralysie du côté du rectum ou du sphincter de l'anus, on insistera sur les douches ascendantes et sur les bains de siège à eau percutante à douche lombaire et ano-périnéale.

Certains médecins emploient exclusivement l'eau très chaude dans le traitement des hémorroïdes. Dans les cas très légers, les bains de siège à une température très élevée amènent la sédation des douleurs ; pour les cas plus graves, on a recours aux lavements d'eau à 45° et aux compresses et aux lotions très chaudes sur les régions périnéale et anale (Reclus). Le Dr Alvin (de Saint-Étienne) ne se sert que d'eau très chaude pour combattre les symptômes pénibles (douleurs, démangeaisons, ténesme, contracture du sphincter anal) provoqués par la turgescence des hémorroïdes : trois à quatre fois par jour, et surtout après chaque selle ou simple tentative de défécation, le malade applique sur la région anale une éponge munie d'un manche et imbibée d'eau très chaude (53° à 60°); cette application doit être répétée cinq à six fois de suite à chaque séance, jusqu'à ce que le malade éprouve une cuisson assez vive; l'asséchement se fait avec un linge fin, en évitant toute friction. A la suite de ce traitement, on voit bientôt les bourrelets devenir souples et se réduire de plus en plus, les douleurs disparaître complètement et la contracture anale diminuer sensiblement.

Lorsque le flux sanguin hémorroïdaire a développé un état d'anémie plus ou moins prononcé, il faudra recourir aux applications générales de l'hydrothérapie, qui ne présentent ici rien de particulier, et qui seront adaptées à l'état de faiblesse plus ou moins accentuée du sujet.

Sans adopter l'opinion exagérée des anciens médecins qui considéraient l'affection hémorroïdale comme un bienfait de la nature et comme une fonction accessoire qu'il faut toujours respecter, il est certain que, dans certains cas, lorsque les hémorroïdes sont très anciennes, lorsque l'économie est habituée à un flux sanguin, surtout s'il se produit à peu près périodiquement, chez des malades pléthoriques, sujets à des congestions cérébrales, la disparition ou la suppression brusque de cet écoulement sanguin peut quelquefois produire des troubles congestifs du côté du cerveau. On devra donc éviter, chez ces malades, de supprimer trop rapidement le flux hémorroïdaire et, dans les cas où l'on voudrait le rappeler, on insistera sur les pratiques destinées à congestionner le petit bassin, telles que bains de siège très chauds (40°-45°), fumigations locales et douches de vapeur sur la région anale ou même introduites dans le rectum à l'aide d'un tube. On administrera en même temps des douches écossaises très chaudes sur la moitié inférieure du corps et sur les pieds, suivies de bains de pieds chauds.

Le **prurit anal d'origine nerveuse**, le **spasme du sphincter** produit par une fissure à l'anus seront combattus avec succès par les douches froides générales et localisées, les bains de siège froids, procédés qui modifieront puissamment l'excitabilité réflexe du sujet.

Il en sera de même du **prolapsus du rectum**, dans lequel l'action de l'eau froide en applications générales et locales sera toute-puissante.

MALADIES DU FOIE : CONGESTION DU FOIE, HYPERTROPHIE — CIRRHOSES HÉPATIQUES

Congestion du foie. — La congestion du foie, au même titre que toutes les congestions splanchniques, peut être active ou passive; cette dernière forme sera étudiée avec les cirrhoses.

La *congestion active* ou fluxion est provoquée par toutes les causes qui augmentent la tension dans les radicules de la veine porte. Le travail de la digestion, lorsqu'il est exagéré ou difficile, comme chez les gros mangeurs ou dans les états dyspeptiques, congestionne le foie outre mesure; les troubles de l'intestin (entérite, dysenterie) agissent également dans le même sens.

Les intoxications, telles que l'impaludisme, l'acoolisme, etc., déterminent l'hyperhémie du foie par action irritative directe du principe toxique sur la circulation hépatique. La cirrhose, au début de son évolution, est précédée d'une période congestive plus ou moins longue; la lithiase biliaire entretient souvent la fluxion du foie. La suppression brusque du flux hémorroïdal ou des menstrues détermine quelquefois l'hyperhémie hépatique.

Dans les pays chauds, la congestion du foie est très fréquente, et n'est souvent que le premier stade d'une hépatite grave.

Souvent la congestion hépatique se borne pendant plus ou moins longtemps à des phénomènes d'hypertension vasculaire, mais à la longue il se forme une hyperplasie du tissu conjonctif, la stase vient se joindre à la fluxion primitive, et il se produit des engorgements chroniques et une augmentation permanente de l'organe hépatique, une véritable *hypertrophie*.

La congestion du foie se caractérise par une sensation de pesanteur dans l'hypocondre droit, une sensibilité à la pression, et souvent une légère teinte subictérique due à un excès de sécrétion biliaire. Le foie est augmenté de volume, et, tant qu'il n'y a que de la congestion simple, cette hypermégalie est sujette d'un jour à l'autre à des variabilités très notables. L'organe déborde les fausses côtes, et par la percussion on constate une augmentation dans le diamètre vertical variant de un à plusieurs centimètres. Les troubles digestifs, l'amaigrissement accompagnent généralement la congestion hépatique.

L'hydrothérapie est un des moyens les plus puissants pour soigner les congestions du foie. « De toutes les médications, disait

Monneret, la plus active et la plus sûre est l'hydrothérapie ; si elle était à la portée de tout le monde, nous n'hésiterions pas à la recommander de préférence à tout autre traitement. On épargne ainsi au malade bien du temps et des drogues. En peu de jours, quelquefois après une ou deux semaines, une congestion déjà très ancienne ne donne plus lieu qu'à des symptômes légers; l'appétit, les forces reviennent; la céphalalgie, la fièvre se dissipent, et le foie reprend son volume normal (1). »

Déjà, quelque temps auparavant, Schedel avait prévu l'action de l'eau froide sur les congestions splanchniques. « La médecine, disait-il, trouvera dans la nouvelle méthode (l'hydrothérapie) contre les congestions chroniques habituelles, des ressources qui agiront en détournant ces fluxions morbides tout en fortifiant l'ensemble de l'économie. De longues années s'écouleront sans doute avant que cette manière de voir soit généralement admise, mais je ne doute pas que, lorsque les exagérations de l'hydrothérapie auront fait place à des idées plus modérées et lorsque, par conséquent, la défiance naturelle qu'elle inspire aux hommes scientifiques sera dissipée, les bons esprits ne comprennent tout le parti qu'on peut tirer de cette méthode convenablement appliquée, dans toutes les congestions chroniques (2). »

C'est Fleury qui, le premier, à fait connaître toute la valeur thérapeutique de la douche froide, et particulièrement de la *douche localisée,* dans le traitement de la congestion hépatique. Voici comment on l'administre : le malade fait face à l'opérateur en obliquant un peu le corps vers la gauche, et en portant le bras droit sur la tête; supérieurement, la douche ne doit pas remonter au-dessus du mamelon droit, et inférieurement elle aura pour limites celles du foie lui-même déterminées préalablement par la percussion et indiquées avec un crayon dermographique. La douche hépatique sera administrée avec le jet brisé en éventail, et, suivant la sensibilité de la région et l'état de faiblesse du malade, sa durée variera depuis 10 à 15 secondes jusqu'à une demi-minute et davantage. Nous terminons toujours la douche localisée par une douche générale en pluie mobile ou en jet brisé.

La pression de la douche localisée devra être moyenne. Trop faible, en effet, elle ne produirait aucune action excito-motrice; trop forte, elle serait contusive et provoquerait une réaction vasculaire immédiate, qu'il faut éviter. La douche doit être animée d'une percussion modérée et prolongée pendant un temps suffisamment

(1) Monneret, *Compend. de médecine pratique.*
(2) Schedel, *loc. cit.*

long, pour déterminer une contraction spasmodique réflexe des petits vaisseaux sanguins et biliaires, en même temps qu'une sorte de massage humide du foie à travers la peau.

Certains hydrothérapeutes nient l'action antiphlogistique et résolutive de la douche localisée. « Quelque incroyables, dit Armand Rey, que soient les faits rapportés par Fleury, c'est animé de la plus entière confiance dans ses affirmations que j'ai entrepris de les vérifier... S'il est un fait bien démontré pour moi aujourd'hui, c'est qu'en hydrothérapie, c'est l'action générale qui doit être la règle et l'action locale l'exception. Aussi, abandonnant la douche localisée dans le traitement des congestions et des engorgements viscéraux, m'en suis-je tenu, dans la suite de mes expériences, à une excitation générale, superficielle et énergique. Et, alors, les résultats que je n'avais pu obtenir de la douche directe, cette médication généralisée me les a donnés, non pas tout de suite, mais au bout de douze ou quinze jours; j'ai pu constater, à partir de ce moment, une diminution persistante et graduelle du volume des organes congestionnés (1). »

D'après les observations que nous a fournies notre pratique personnelle, nous ne saurions souscrire aux affirmations de M. A. Rey. Sans vouloir nier les excellents effets de la douche froide généralisée, qui, en appelant à la périphérie une quantité plus grande de sang, produit sur le foie une action décongestionnante des plus évidentes, il n'en est pas moins vrai que l'action directe de la douche froide sur la région hépatique se fait sentir au plus haut point sur la glande même, dont elle combat la congestion, non seulement en exprimant pour ainsi dire le sang des vaisseaux turgescents, mais aussi en augmentant leur tonicité et en régularisant la circulation de l'organe.

Comme moyen auxiliaire précieux, le bain de siège circulaire à eau percutante, d'une durée de 5 à 10 minutes, stimule également par voie réflexe les vaisseaux hyperhémiés du foie.

Lorsque la congestion du foie est très accentuée, lorsqu'elle s'accompagne de poussées paroxystiques et de douleurs vives, on peut joindre aux moyens précédents la douche écossaise très chaude localisée, que l'on alternera avec la douche froide hépatique.

Dans certaines formes de congestion chronique du foie ancienne et invétérée, dans lesquelles la stase veineuse l'emporte sur l'hyperhémie active, par suite d'une prolifération du tissu cellulaire qui

(1) A. Rey, cité par Berlioz, *loc. cit.*

a déterminé une sorte d'étranglement des vaisseaux, dans ces formes d'hyperplasie hépatique dans lesquelles on n'observe aucune réaction spontanée de l'organe, on luttera contre la torpidité de la glande malade par l'emploi des douches froides percutantes avec le jet fort et de très courte durée, qui donnera, dans ces cas, de meilleurs résultats que la douche hépatique administrée suivant la formule de Fleury. Du reste, dans ces circonstances, on peut également alterner avec avantage ces deux formes de douches, dans le but d'obtenir le dégorgement du foie par l'emploi combiné d'un procédé vaso-contricteur et d'un procédé excitateur de la circulation.

La douche alternative à une température élevée trouvera également son indication dans ces mêmes cas d'engorgements torpides, par suite de son action excitatrice de la peau et des organes sous-jacents. Elle sera administrée soit avec la pluie mobile, soit avec le jet plus ou moins brisé, suivant la sensibilité des sujets.

Cirrhoses hépatiques. — Les cirrhoses du foie sont extrêmement nombreuses, car elles comprennent d'une façon générale toutes les scléroses ou les hépatites chroniques soit partielles ou totales, soit primitives ou secondaires, soit isolées ou associées à d'autres maladies. De toutes les cirrhoses nous ne citerons que quelques-unes, celles qui peuvent être modifiées directement par l'hydrothérapie.

La *cirrhose atrophique* de Laënnec débute très souvent par des poussées congestives qui augmentent pendant un temps souvent assez long le volume du foie. Il est hors de doute que, pendant cette période, la douche hépatique administrée suivant la formule de Fleury pourra retarder l'évolution de la maladie et quelquefois même l'enrayer. Arrivée à la période d'atrophie, l'affection ne saurait plus être influencée par l'eau froide, ou du moins cette intervention n'a pas été tentée, que nous sachions. Ces mêmes réflexions peuvent s'appliquer à certaines *cirrhoses mixtes*, extralobulaires et d'origine veineuse.

Dans la *cirrhose hypertrophique*, d'origine biliaire, maladie fatalement mortelle, il est indiqué de faire usage de la douche hépatique, tout au moins dans la première période de l'affection, alors que celle-ci se borne à des accès congestifs répétés à intervalles plus ou moins éloignés.

La *cirrhose cardiaque* (foie cardiaque), avant d'être permanente et constituée par les modifications anatomiques qui la caractérisent, est précédée par des congestions passagères, souvent considérables pendant les attaques d'asystolie. La douche hépatique froide, à percussion moyenne, diminuera, dans ces cas, la congestion passive et abaissera la pression sanguine dans les veines sus-hépatiques ; elle devra être administrée avec beaucoup de prudence et dans l'intervalle des périodes asystoliques. Nous lui préférons la douche écossaise sans transition localisée sur l'hypocondre droit, qui ne présente pes les mêmes inconvénients et qui produit des effets révulsifs fort utiles.

La *cirrhose paludéenne,* caractérisée par une hypertrophie du foie dont le tissu est induré et pigmenté, est justiciable de la douche hépatique. Mais ici il y a lieu d'employer ce procédé, non pas sous forme d'une douche en éventail, à pression modérée et pendant une durée prolongée — ainsi qu'on était autorisé à le faire lorsqu'il s'agissait de combattre l'affection à sa première phase ou période congestive, — mais bien sous forme d'une douche percutante, énergique mais courte, destiné à amener une perturbation plus ou moins vive de l'organe. La douche alternative sera également administrée dans le même but.

Dans l'*hépatite chronique* qui succède à l'hépatite aiguë des pays chauds, l'hydrothérapie, sous forme de douche générale précédée d'une douche locale en jet brisé de 15 à 20 secondes de durée, est fort utile, en diminuant chez le malade les chances de formation d'abcès nouveaux et en combattant la cachexie qui accompagne toujours cet état pathologique.

MALADIES DE LA RATE : CONGESTION DE LA RATE, HYPERTROPHIE

La congestion de la rate et l'hypertrophie qui en est la conséquence sont produites par des états infectieux dont le plus fréquent est l'impaludisme. Sous l'influence de l'infection paludéenne, la rate devient plus ou moins volumineuse; souvent elle forme une énorme tumeur qui envahit tout l'hypocondre gauche.

La rate hypertrophiée détermine des sensations locales de gêne, de pesanteur; quelquefois elle est plus ou moins mobile. La percussion dénote l'augmentation de volume de l'organe. Dans certains cas, l'hypertrophie de la rate ne donne lieu à aucun symptôme subjectif; aussi l'attention devra-t-elle toujours être portée du côté de cet organe, chez les sujets que l'on soupçonne être entachés d'impaludisme. Il faut bien savoir, de plus, que l'on peut souvent rencontrer des rates très volumineuses chez des malades qui n'ont jamais eu d'accès fébriles, ou qui n'ont eu que de légers accès périodiques ou irréguliers (Fleury).

L'application de la douche froide dans la congestion de la rate comporte les mêmes principes généraux que ceux qui ont été énoncés pour la douche hépatique. Dans la douche splénique, le malade présente le flanc gauche à l'opérateur, en portant la main gauche sur la tête, et les limites de la douche sont celles de l'organe lui-même.

La douche froide localisée, qui sera administrée avec le jet brisé en éventail, d'une durée de quinze à trente secondes et plus, sera suivie d'une douche froide généralisée.

Dans les cas anciens, sans réaction locale, on emploiera la douche percutante et courte soit exclusivement, soit alternée avec la douche à pression moyenne et prolongée. La douche alternaive sera également indiquée.

PLÉTHORE ABDOMINALE — ASCITE

La circulation de la veine porte peut présenter certains troubles dont quelques-uns aboutissent à un syndrome décrit par plusieurs médecins sous le nom de **pléthore abdominale.** « La constitution sanguine, le tempérament bilieux, l'existence sédentaire, les passions tristes, concourent à l'étiologie présumée de la pléthore abdominale. Dyspepsie sans acidité gastrique ni douleurs manifestes, constipation, empâtement du ventre, sans ballonnement, mais donnant au palper la sensation d'épaississement, des épiploons et du mésentère, signe de vénosité hémorroïdaire et, avec ces symptômes, communs à bien des affections abdominales, du malaise, une certaine tendance à l'abattement et même la congestion de l'encéphale : tel est le tableau à peu près uniforme sur lequel se modèle la notion de pléthore abdominale, en remarquant que cette maladie n'est pas encore suffisamment précisée pour ceux mêmes qui l'acceptent autrement qu'en puissance (Béni-Barde). »

Quant à l'**ascite**, bien qu'elle soit le plus souvent symptomatique d'une gêne dans la circulation de la veine porte, ainsi que cela s'observe dans l'hypertrophie ou l'atrophie du foie, dans l'hypertrophie de la rate, on a cependant constaté quelquefois ce phénomène chez des sujets jeunes et robustes, à la suite d'une impression vive de froid ou de la suppression brusque de la transpiration ; l'ascite idiopathique a paru aussi succéder parfois à la suppression brusque d'une hémorragie constitutionnelle.

Dans ces affections, l'hydrothérapie est indiquée, comme pouvant activer la circulation capillaire et faciliter la résolution des engorgements abdominaux. La douche froide généralisée; les bains de siège froids à eau percutante assez prolongés alternant avec les bains de siège par immersion froids et courts, afin de faciliter la déplétion veineuse et de stimuler en même temps l'élément contractile des capillaires; la ceinture humide échauffante : tels sont les principaux moyens que nous recommandons dans la *pléthore abdominale.*

L'*ascite* symptomatique ne présente pas d'indications particulières, et son évolution est liée à celle des affections qui la provoquent. Quant à l'ascite idiopathique, on la traitera par les douches froides, les douches écossaises révulsives et toniques, auxquelles on adjoindra quelques séances de sudation à l'étuve sèche.

CHAPITRE XXIV

MALADIES DU CŒUR ET DE L'APPAREIL CIRCULATOIRE

TROUBLES NERVEUX DU CŒUR : TACHYCARDIE — BRADYCARDIE — ARYTHMIE — INTERMITTENCES DU CŒUR — ASTHÉNIE CARDIAQUE

La **tachycardie** ou accélération des battements du cœur est habituellement permanente, mais elle présente des exagérations temporaires pendant lesquelles on a vu les pulsations atteindre jusqu'au nombre de 200 par minute.

Dans beaucoup de cas, ce phénomène est dû à une action inhibitoire du pneumogastrique, ce qui explique son apparition dans les maladies bulbo-médullaires (hémorragies du bulbe, paralysie glosso-labio-laryngée, envahissement dans le tabes, la sclérose en plaques, etc.), dans lesquelles les noyaux du nerf modérateur du cœur sont plus ou moins détruits.

La tachycardie est fréquente dans la neurasthénie, l'hystérie, l'épilepsie, et dans la maladie de Basedow elle constitue un des symptômes capitaux ; on la rencontre également, comme symptôme réflexe, dans la dyspepsie, les maladies du foie, de l'utérus, de la vessie. Dans tous ces cas, il s'agit soit d'une influence inhibitoire sur le pneumogastrique, soit d'une action dynamogénique sur les filets du grand sympathique accélérateurs du cœur.

On a décrit récemment, sous le nom de *tachycardie essentielle paroxystique*, une affection revêtant les caractères d'une véritable névrose, et dont les crises, dans certains cas, ne seraient autre chose que des accès larvés du mal comitial (Talamon).

L'accélération morbide du cœur sera combattue avec efficacité par les moyens hydrothérapiques qui, en agissant sur l'affection dont elle constitue un des symptômes, modifieront par cela même la tachycardie. Toutefois, lorsque ce phénomène est très prononcé, il faut éviter les procédés de chaleur sous toutes leurs formes, car ils augmenteraient les battements du cœur. Si, pour une raison ou pour une autre, on est obligé d'avoir recours à la douche écossaise, celle-ci devra être très courte et administrée à une température peu élevée. Les procédés qui produisent une forte exagération de la tension artérielle, comme la piscine froide, les affusions froides, devront être proscrits dans la tachycardie.

La tachycardie essentielle paroxystique est très favorablement influencée par les douches froides très courtes. Dans deux cas que nous avons eu l'occasion de soigner, nous nous sommes très bien trouvé de joindre à la douche générale l'emploi de la douche localisée, pendant quelques secondes, sur la région précordiale, afin de déterminer une stimulation réflexe du nerf pneumogastrique et des phénomènes inhibitoires consécutifs du côté de la circulation centrale.

La **bradycardie** ou ralentissement du pouls peut être temporaire et intermittente, ou au contraire permanente.

La bradycardie temporaire s'observe dans la méningite, l'hémorragie cérébrale, les crises gastriques du tabes, dans certaines névralgies, dans les contusions de la région épigastrique et du plexus solaire. Certaines dyscrasies et intoxications peuvent également produire la bradycardie. Ce symptôme se rencontre même chez certains sujets jouissant d'un état de santé parfait.

La bradycardie permanente, encore appelée *pouls lent permanent*, constitue le plus souvent un syndrome qui s'accompagne d'attaques apoplectiformes ou syncopales suivies de crises épileptiformes. Le pouls peut atteindre quarante, trente, quelquefois vingt-quatre pulsations à la minute.

Le pouls lent permanent a été observé dans certains traumatismes de la région bulbaire, dans la mélancolie, dans l'artériosclérose où il s'accompagne en même temps de vertiges; on l'a rencontré également dans la sclérose en plaques, ce qui indique dans ce cas que les lésions ont envahi le bulbe.

La bradycardie nécessite certaines précautions dans l'emploi de l'hydrothérapie, afin de ne pas risquer de produire, par une intervention trop violente, une excitation trop vive des pneumogastriques et un arrêt du cœur. L'eau froide d'emblée ne sera administrée qu'après avoir préparé antérieurement le malade par des applications mitigées ou progressivement décroissantes (affusions tempérées, douches écossaises avec transition, douches tempérées ou fraîches) de très courte durée. Plus tard, on pourra recourir à la douche froide exclusive très courte, et l'on pourra même localiser pendant quelques secondes son action sur la partie moyenne de la colonne dorsale, afin d'exciter légèrement le centre cardiaque du grand sympathique et de contre-balancer de la sorte l'action modératrice du pneumogastrique.

L'arythmie cardiaque existe rarement seule. Le plus souvent elle accompagne la tachycardie ou la bradycardie. Elle ne fournit pas par elle-même d'indication spéciale au point de vue hydrothérapique.

Les **intermittences du cœur**, en dehors de celles qui sont symptomatiques des affections organiques du cœur, et dont nous n'avons pas à nous occuper ici, se rencontrent dans les intoxications et chez un grand nombre de neurasthéniques. L'hydrothérapie, en agissant sur l'état morbide qui le provoque, modifie ce symptôme d'une façon très nette, et souvent l'organe cardiaque est un des premiers et des plus rapidement influencés par l'eau froide.

L'asthénie cardiaque, celle qui relève d'un trouble fonctionnel du pneumogastrique, comme cela s'observe dans les dyscrasies, les infections et les intoxications, est promptement modifiée par les applications hydrothérapiques. Le but de l'intervention thérapeutique est d'augmenter le tonus du cœur, et l'on y arrive par des procédés d'eau froide, tels que les affusions froides, les draps mouillés, les douches froides courtes et énergiques, les immersions de courte durée. La douche dorsale localisée, rapide et énergique, est également indiquée.

PALPITATIONS

Les palpitations sont caractérisées par l'exagération dans le nombre et la force des battements du cœur, qui sont en même temps irréguliers et qui s'accompagnent de phénomènes précordiaux pénibles et douloureux. Ces derniers symptômes subjectifs, perçus par le malade, distinguent les palpitations de la simple tachycardie, dans laquelle le sujet n'a pas conscience de l'accélération des battements de son cœur.

Dans les palpitations, les battements cardiaques sont tumultueux, désordonnés, plus ou moins pénibles et douloureux, depuis la simple gêne jusqu'à la douleur angoissante et syncopale. Le pouls bat à 100, 120; souvent il n'est pas en rapport avec la violence des contractions du cœur.

Les palpitations se montrent par accès paroxystiques, se prolongeant pendant un temps variable de quelques minutes à un quart d'heure, et se renouvelant spontanément ou sous l'influence d'une cause insignifiante.

Les palpitations peuvent être symptomatiques de maladies organiques du cœur. Nous n'avons pas à nous en occuper ici, leur traitement se confondant avec celui des lésions cardiaques, que nous aurons à étudier plus loin.

L'abaissement de pression dans le système vasculaire produit par la circulation d'un sang peu plastique, comme dans la chlorose, l'anémie, les cachexies, ou par la diminution de la masse sanguine, comme dans les hémorragies, peut déterminer les palpitations. Il faut ajouter également que l'altération qualitative et quantitative du liquide sanguin joue également un grand rôle dans les états que nous venons de signaler, par la nutrition vicieuse qu'elle fournit aux rameaux du plexus cardiaque.

Les palpitations nerveuses sont les plus fréquentes et se rencontrent dans le goitre exophtalmique, l'hystérie, la neurasthénie, la chorée, l'épilepsie, à la suite de l'abus du café, du thé, de l'alcool, du tabac. Elles peuvent être dues à une cause réflexe, et sympathiques d'un état morbide éloigné, comme cela s'observe dans les affections de l'estomac, de l'utérus, dans les vers intestinaux, etc.

La cause pathogénique des palpitations nerveuses relève essentiellement d'une excitation anormale du nerf grand sympathique, dont les rameaux constituent une partie des plexus cardiaques. Cependant, la pathogénie de ces spasmes du cœur n'est pas encore bien élucidée, car on se demande pourquoi une cause d'excitation agissant sur les rameaux du sympathique ne se ferait pas également sentir sur ceux du pneumogastrique, dont l'action modératrice devrait alors refréner celle des nerfs antagonistes; de plus, une excitation simple ne devrait produire que de la tachycardie, tandis que dans les palpitations il y a un désordre et pour ainsi dire une véritable ataxie des contractions du cœur.

Quoi qu'il en soit, l'hydrothérapie est une médication très puissante dans le traitement des palpitations. Celles qui sont dues à une altération du sang, comme dans la chlorose, les dyscrasies, les hémorragies, sont directement influencées par les applications 'eau froide qui, en reconstituant le liquide nourricier, détruisent :s causes d'irritation dans la sphère d'innervation du cœur, en ıême temps qu'elles relèvent la tension vasculaire toujours affailie dans ces affections.

Nous en dirons autant des palpitations d'origine réflexe, qui se ·ouvent modifiées par l'action générale de l'eau froide sur l'affecon génératrice.

Quant aux palpitations symptomatiqnes d'une névrose, elles ɔmportent certaines indications qu'il faudra avoir présentes à esprit dans l'application du traitement hydrothérapique.

C'est ainsi que les procédés dans lesquels rentre un calorique trop .evé (étuves, maillot sec, eau très chaude) seront proscrits; il en ·ra de même de certains procédés exagérant la tension artérielle, ; produisant des phénomènes de concentration très vive, tels que :s affusions et les immersions froides.

La meilleure application de l'eau froide à employer dans ce cas st la douche en pluie mobile ou en jet brisé, à laquelle on entraîera le malade soit par des applications préalables de draps ıouillés, soit par des douches écossaises avec ou sans transition ıivant la susceptibilité des sujets, et dans lesquelles la température e l'eau chaude ne sera jamais très élevée. A l'aide de la douche ·oide, on pourra, lorsque les malades seront déjà très entraînés, ıcaliser pendant quelques secondes le jet très brisé sur la région récordiale, dans le but de stimuler l'action du pneumogastrique ; de combattre dans une certaine mesure, par une influence antaoniste, l'excitation des filets du sympathique.

M. Béni-Barde même ne craint pas de joindre aux applications énérales l'usage d'une douche légère assez longue et modérément ·oide dirigée sur la région cervicale, le but de l'auteur étant, on : devine, de sidérer à l'aide de ce procédé l'action dynamogénique es rameaux cardiaques du grand sympathique. Nous n'oserions, ous l'avouons, imiter cette pratique, car l'action directe de la ouche froide au voisinage de la région bulbaire n'est pas exempte e dangers et peut provoquer des accès de suffocation, d'oppres.on, la syncope respiratoire, ou une dépression cardiaque plus ou ıoins prononcée et quelquefois l'arrêt du cœur chez les sujets préisposés. S'il nous était démontré que l'influence d'une douche ıodérément froide, peu percutante et prolongée, pût se faire sentir irectement sur les centres cardiaques du grand sympathique, nous référerions agir sur la région moyenne de la moelle dorsale, au iveau du centre inférieur : on sait en effet, ainsi que Claude ernard l'a démontré, que les nerfs cardiaques émergent de la moelle à ce niveau avec les racines du ganglion cervical inférieur; la douche dorsale n'aurait donc pas les mêmes inconvénients que la douche cervicale. Du reste, nous ne sommes même pas absolument persuadé de l'efficacité d'une douche froide prolongée au niveau du ganglion cervical inférieur, dans le but d'exercer une influence modératrice sur l'innervation du sympathique; nous pensons plutôt qu'on risque, par ce procédé, d'exalter l'excitabilité du nerf de la vie végétative et d'augmenter, dans l'espèce, le spasme cardiaque que l'on voudrait combattre.

Il ne faut pas craindre d'administrer la douche froide très courte pendant l'accès même de palpitations essentiellement nerveuses. Ainsi que nous avons déjà eu l'occasion de le dire en parlant du goitre exophtalmique, ce procédé calme le tumulte du cœur dans la grande majorité des cas; en tout cas, il ne l'exagère en aucune façon. Nous ne saurions le conseiller, au contraire, lorsque les palpitations sont produites par un abaissement de la tension vasculaire, comme cela se produit par exemple après une marche rapide ou un exercice violent : dans ces cas, il est préférable d'attendre, avant d'administrer la douche froide, que le calme soit revenu dans l'organe cardiaque.

Les palpitations sont favorablement influencées par certaines applications locales réfrigérantes, parmi lesquelles nous citerons les compresses froides fréquemment renouvelées sur la région précordiale, par un sac à glace laissé en place plus ou moins longtemps; en général, la durée de ces applications locales ne devra pas être trop prolongée, quitte à les répéter plus souvent, afin de ne pas éteindre l'excitabilité réflexe du pneumogastrique, ce qui produirait un résultat opposé à celui que l'on veut obtenir.

ANGINE DE POITRINE

L'angine de poitrine est une névralgie du cœur se manifestant sous forme d'accès subit, de quelques secondes à quelques minutes de durée, pendant lequel le malade éprouve une douleur extrêmement violente à la région précordiale, le long du bord gauche du sternum, douleur qui irradie à l'épigastre, au cou, dans le bras gauche, et qui s'accompagne d'une sensation de constriction, de dyspnée plus ou moins vive, allant souvent jusqu'à la suffocation et la syncope.

L'angine de poitrine peut être symptomatique ou idiopathique.

L'angine de poitrine symptomatique est associée aux lésions organiques du cœur les plus diverses : ossification ou rétrécissement des artères coronaires (Jenner, Potain, Huchard), aortite, anévrisme de l'aorte, adénopathie trachéo-bronchique, péricardite, névrite du plexus cardiaque (Lancereaux), etc.

Dans sa forme idiopathique, l'angine de poitrine se rencontre dans l'épilepsie, dont elle constitue quelquefois un accès larvé, dans l'intoxication par le tabac, dans la goutte, le rhumatisme, à la suite de l'abus du thé, du café. Elle constitue ce que beaucoup d'auteurs appellent la *fausse angine de poitrine*, celle des hystériques et des neurasthéniques (Huchard), et dans laquelle l'angoisse est moins vive, les irradations sont moins régulières et siègent quelquefois des deux côtés, les accès sont plus fréquents et périodiques, surviennent brusquement sans le moindre effort et s'accompagnent souvent de points douloureux à la pression sur le trajet du nerf phrénique : toutes particularités qui permettent de la différencier de l'angine vraie.

L'angine de poitrine vraie, symptomatique d'une affection organique du cœur ou des gros vaisseaux, présente une gravité exceptionnelle et se termine fréquemment par la mort subite. Elle ne saurait être justiciable de l'hydrothérapie, et les quelques tentatives, même très prudentes, qui ont été faites dans ce sens (1) ne sont guère encourageantes.

Il n'en est pas de même de la fausse angine, ou angine de poitrine nerveuse, dans laquelle les applications de l'hydrothérapie déterminent des effets très favorables. En effet, quel que soit le point de départ que l'on admette dans la production des accidents de l'*angor*, qu'on le place dans le nerf pneumogastrique ou dans le nerf grand sympathique, il s'agit toujours dans ces cas d'une névralgie du plexus cardiaque, dont l'irradiation se fait sentir jusque dans les zones nerveuses environnantes, et l'on comprend que l'hydrothérapie puisse constituer un moyen très efficace dans la cure de cette affection.

Le rôle de l'hydrothérapie, en effet, dans le traitement de l'*angor pectoris* idiopathique, a un autre but : modifier d'abord l'état pathologique qui est la cause de la névralgie cardiaque, tel que les diathèses goutteuse, rhumatismale, les intoxications par le tabac, le café, les névroses hystérique, neurasthénique, etc. ; en second lieu, apaiser l'excitabilité morbide des plexus cardiaques et détruire ainsi la prédisposition locale à l'envahissement de l'élément névralgique.

(1) P. Delmas, *loc. cit.*, p. 463.

Le traitement hydriatrique général sera donc basé sur la connaissance exacte de l'affection pathogénique, que l'on cherchera à combattre par les agents appropriés. Mais il ne faudra pas perdre de vue, dans l'application de ces moyens, la susceptibilité particulière de l'innervation cardiaque, et l'on devra toujours procéder avec une sage prudence. Plus tard, lorsque le sujet est bien entraîné, rien ne s'oppose à des applications plus perturbatrices, et l'on pourra même renforcer l'action de l'hydrothérapie générale, à l'aide de la douche localisée pendant quelques secondes avec le jet en éventail sur la région du cœur, afin d'activer la circulation coronaire et de modifier favorablement l'innervation locale.

Les affusions et les piscines froides seront sévèrement proscrites chez les malades atteints d'angine de poitrine nerveuse.

CARDICALGIE

En dehors des douleurs spéciales symptomatiques de l'angine de poitrine vraie ou fausse, on peut observer certaines névralgies cardiaques, encore appelées cardicalgies. On les rencontre assez fréquemment dans la neurasthénie, l'hystérie, la chlorose, chez les femmes au moment de la ménopause, et chez les adolescents à la période de croissance; dans ce dernier cas, elles s'accompagnent souvent d'hypertrophie du cœur et de céphalée.

La névralgie cardiaque se manifeste sous forme d'élancements douloureux siégeant principalement à la pointe du cœur; la pression à ce niveau n'exagère pas la douleur. Les malades sont quelquefois très inquiets de ce symptôme, qu'ils attribuent à une maladie organique du cœur, et au sujet duquel on ne saurait trop les rassurer. Du reste, la cardicalgie présente le plus souvent un caractère d'intermittence très marqué, surtout chez les neurasthéniques, et disparaît subitement pour faire place ou non à un symptôme nerveux d'un autre ordre.

Souvent la cardicalgie, sans affecter le caractère d'une douleur véritable, se manifeste par une sensation de serrement, de pression à la région précordiale, sensation que l'on peut comparer au serrement temporal ou à la plaque sacro-lombaire des neurasthéniques. Du reste, le trouble cardiaque auquel nous faisons allusion est également l'apanage de la neurasthénie.

La cardicalgie ne présente pas d'indication spéciale au point de vue du traitement hydrothérapique. Si elle est très accentuée, on pourra associer aux procédés généraux l'emploi de la douche précordiale administrée pendant quelques secondes avec le jet brisé.

Dans la plaque précordiale neurasthénique, nous avons vu souvent la piscine froide très courte réussir, et faire disparaître d'une façon temporaire ou permanente cette sensation de serrement et de constriction quelquefois très pénible pour les malades.

MALADIES ORGANIQUES DU CŒUR

Les maladies organiques du cœur sont encore considérées par un assez grand nombre de médecins distingués comme une contre-indication absolue à l'hydrothérapie. Nous ne saurions trop lutter contre ces opinions timorées, et nous affirmons que les applications d'eau froide, pratiquées d'une façon judicieuse par un médecin compétent, constituent une médication des plus puissantes contre les lésions cardiaques et les accidents que celles-ci déterminent.

Déjà, Fleury, luttant contre les préjugés de son temps, n'hésitait pas à administrer l'eau froide dans les maladies du cœur ; et bien que cet auteur donne à la plupart de ces affections le nom de *congestion du cœur* (1), il est aisé de se convaincre, à la lecture des observations, qu'il s'agit là de lésions organiques très nettes.

Becquerel, Bouillaud, marchant sur la voie du médecin de Bellevue, n'hésitèrent pas à soigner, et avec succès, leurs malades cardiaques par l'hydrothérapie.

Aujourd'hui, Winternitz, Béni-Barde, Duval et presque tous les médecins hydrothérapeutes sont unanimes à reconnaître les bienfaits de cette méthode dans les affections du cœur.

Peter, dont les travaux sur la matière font autorité, s'exprime en ces termes : « L'hydrothérapie, dit-il, est surtout efficace dans les trois premières phases des maladies valvulaires : dans la première phase ou phase physique, alors que, par suite d'un commencement de perte d'élasticité vasculaire, il y a tendance aux congestions; dans la seconde phase, où, par suite d'un commencement de perte de la contractilité vasculaire, il y a des troubles de l'hématose et de la tendance aux hydropisies; comme dans la troisième phase, où il y a des troubles de l'hématopoïèse par lésions viscérales multiples. Mais même dans la phase déjà cachectique, où il y a des hydropisies, on verra, sous l'influence de l'hydrothérapie, l'ana-

(1) *Loc. cit.*, p. 914.

sarque diminuer et dans certains cas disparaître. Mais autant l'eau froide, utilisée comme je l'ai dit, peut avoir de bons résultats, autant l'eau chaude peut en avoir de mauvais (1). »

Il suffit, du reste, de se rappeler l'action physiologique de l'eau froide sur la circulation générale, pour comprendre tous les bienfaits que l'on peut en retirer dans son emploi thérapeutique dirigé contre les maladies du cœur.

Ainsi que Nauman l'a constaté, une application très courte d'eau froide détermine sur le cœur une action hypersthénisante, tandis qu'une application prolongée provoque une action hyposthénisante. Par suite d'une influence réflexe sur le pneumogastrique, si l'excitation est faible, les mouvements cardiaques s'accélèrent, si elle est forte, ils se ralentissent ou s'arrêtent (Moleschott).

L'action de l'eau froide, et en particulier de la douche froide sur la peau, détermine une augmentation de la tension artérielle, non seulement dès le début de l'application froide, mais encore dans les instants qui suivent cette application. Ce fait d'hypertension artérielle est d'autant plus remarquable que, dans la période secondaire, il se produit une réaction circulatoire des vaisseaux de la peau, qui augmente la pression vasculaire périphérique sans modifier, néanmoins, la persistance de l'augmentation de la tension sanguine artérielle. Les tracés sphygmographiques sont absolument démonstratifs à cet égard, et ils indiquent tous d'une façon très nette l'action hypersthénisante de la douche froide, et une augmentation manifeste et persistante de la pression artérielle.

Les résultats fournis par la physiologie sont donc d'accord avec ceux de la clinique. « C'est en effet, dit le Dr Lejeune, par des excitations extrêmement modérées qu'on pourra agir avec profit chez les cardiaques, et c'est seulement en oubliant ces règles de prudence qu'on s'exposera à des accidents parfois redoutables. Nous rappellerons du reste à cet égard que la pratique populaire précédant, comme cela arrive assez souvent, les explications scientifiques et les expériences physiologiques, a fait depuis longtemps, et avec succès, usage de l'eau froide pour réveiller la contractilité du cœur. Dans les cas de syncope et de défaillance, c'est surtout en flagellant la face avec une serviette mouillée, ou en jetant au visage un grand verre d'eau froide, qu'on fait revenir les malades. Et cependant, c'est surtout la crainte de provoquer une syncope mortelle qui rend si réservés un certain nombre de médecins dans

(1) Peter, *Traité clinique et pratique des maladies du cœur et de la crosse de l'aorte*. Paris, 1883.

l'application de l'hydrothérapie chez les malades atteints d'affections organiques du cœur...

« Il est bien évident que l'hydrothérapie, agissant sur les circulations générale et partielle, augmentant la richesse globulaire du sang, modifiant la respiration et la calorification, déterminant des effets d'excitation manifeste sur les fonctions des cellules cérébrales et spinales, doit activer et modifier, dans les conditions les plus favorables, la nutrition générale plus ou moins troublée des cardiaques (1). »

L'hydrothérapie augmente la contractilité du cœur et relève la tension artérielle, en même temps qu'elle ralentit les battements cardiaques; ses effets sont donc semblables à ceux que provoque l'administration de la digitale. Sous cette influence, on produit une action tonique directe du cœur qui retentit en même temps sur tous les départements circulatoires, et dont l'effet puissant se fait sentir sur les nombreuses complications secondaires, parmi lesquelles nous citerons les congestions passives des viscères, les œdèmes, etc. La révulsion cutanée produite par la douche froide concourt également, par suite de la réplétion des vaisseaux de la périphérie, à favoriser la déplétion sanguine générale, ce qui n'est pas une des moindres indications à remplir dans la thérapeutique des affections cardiaques. Enfin, par une action localisée, on peut renforcer l'action de la douche froide générale, et il nous suffira de citer les effets remarquables que l'on observe dans la congestion du foie d'origine cardiaque à la suite de l'administration de la douche hépatique.

En somme, ainsi que le dit Peter, « l'hydrothérapie a une action physique et vitale : physique en excluant du calorique, vitale en agissant sur le système nerveux; une action consécutive sur les vaisseaux de la canalisation vasculaire générale; une action consécutive sur le cœur et la canalisation intracardiaque... Elle produit une tonification générale qui résulte de la plus grande activité fonctionnelle de la digestion, de la respiration, de l'absorption; d'où plus de sanguinification et moins d'anémie. Ainsi la circulation se fait mieux et c'est un sang meilleur qui circule. »

Mais, dans l'application de l'hydrothérapie chez les cardiaques, il faut agir avec le plus grand discernement et observer une série de principes qu'il est important de préciser.

Il faut d'abord faire remarquer que l'on peut être appelé à donner ses soins dans deux conditions différentes : ou il s'agit

(1) LEJEUNE, *De l'action de l'hydrothérapie dans les affections du cœur* (*Annales de médecine thermale*, 1891).

d'administrer l'hydrothérapie dans le but exclusif de traiter une affection organique du cœur, ou bien on ne fait usage de la méthode que pour soigner des maladies diverses chez des sujets porteurs d'une lésion cardiaque ancienne et bien compensée. Dans un cas comme dans l'autre, on devra toujours s'entourer des précautions élémentaires, indispensables dans le traitement hydriatrique des maladies du cœur.

Cependant, alors qu'il serait préférable de s'abstenir de toute intervention dans les cas de lésion aortique (rétrécissement ou insuffisance), si l'on n'avait en vue que de combattre exclusivement cette affection, celle-ci au contraire ne deviendra pas une contre-indication, si le but est de soigner une affection quelconque (dyspepsie, névrose, etc.) chez un malade atteint d'une lésion de l'orifice aortique, surtout si cette lésion est ancienne et ne donne pas lieu à des troubles ischémiques bien accentués.

A partir d'un certain âge, l'intégrité du myocarde et du système artériel devra être recherchée avec soin chez les cardiaques, afin que l'on puisse avoir un guide dans la mesure des interventions.

Dans l'application de l'hydrothérapie chez les cardiaques, il faut avant tout atténuer le premier choc du froid sur la circulation générale et le cœur, et entraîner peu à peu les sujets. On agira d'autant plus vite dans cet entraînement du malade à l'eau absolument froide, que celui-ci ne présentera pas de signes d'hypertension artérielle, ainsi que cela s'observe dans les cas d'artériosclérose très prononcée.

On débutera par des applications hydriatriques à une température indifférente, et les procédés employés seront, suivant les susceptibilités individuelles, les frictions au drap mouillé ou la douche écossaise avec transition. Les frictions au drap mouillé tordu seront pratiquées avec un drap trempé dans de l'eau tempérée (26° à 28°), dont on abaissera peu à peu chaque jour la température; lorsqu'on sera arrivé à l'eau froide, on pourra alors recourir aux douches froides, ou seulement fraîches pour commencer.

Quand la susceptibilité des malades le permettra, on s'adressera de préférence, comme procédé de début, à la douche écossaise avec transition. Celle-ci sera donnée à une température peu élevée (37°-38°), que l'on abaissera presque immédiatement et progressivement, dans la même séance, jusqu'à un degré intermédiaire entre les températures tempérée et fraîche, c'est-à-dire aux environs de 25° à 26°. La douche suivante, partant toujours d'une même température initiale, sera abaissée à un degré plus bas que la précédente. On procédera de la même façon pour les douches ultérieures, en agissant plus ou moins rapidement suivant la sensibilité et la tolérance des malades, jusqu'à ce qu'on soit arrivé à une temrature absolument froide. La durée de chaque douche écossaise, toujours très restreinte, sera d'autant plus courte que le degré minimum de l'eau auquel on arrive dans chaque séance sera plus bas. Les aspersions seront pratiquées sur tout le corps tant qu'on sera dans les limites d'une température chaude ou tempérée; lorsque l'eau deviendra fraîche ou froide, on ménagera la région précordiale, et même le dos les premières fois, et l'on s'en tiendra à des aspersions froides localisées sur les membres inférieurs, en remontant peu à peu jusqu'au tronc, que l'on arrivera à doucher entièrement plus tard sans la moindre crainte, à mesure que l'accoutumance se produit.

A partir de ce moment, on supprimera l'intervention de l'eau chaude et on administrera la douche froide exclusive. On fera usage de la douche au jet brisé, promenée d'abord sur les parties postérieures du corps, puis sur les parties antérieures, y compris la région précordiale. On aura soin de ne pratiquer qu'une légère percussion au niveau de la zone du cœur, sans insister sur cette région, malgré l'opinion, à cet égard, de Fleury, qui prétendait que ses malades étaient très soulagés lorsqu'on insistait avec le jet sur la région précordiale : si ce procédé localisé peut être utile dans certains troubles cardiaques purement nerveux, nous ne saurions l'approuver lorsqu'il s'agit d'une lésion organique.

La douche froide générale sera toujours très courte. Quand on voudra combattre des phénomènes de congestion du côté du foie, on la fera précéder d'une douche hépatique de dix à quinze secondes au plus. Dans les cas d'œdème des membres inférieurs, on pourra terminer la douche froide générale en insistant pendant quelques secondes, à l'aide du jet très brisé, sur les parties infiltrées.

Tels sont les procédés que nous recommandons dans le traitement des affections organiques du cœur. Les autres agents de l'hydrothérapie, et en particulier les immersions et les affusions, sont contre-indiqués, car on sait que ces agents élèvent outre mesure la tension artérielle et déterminent un spasme respiratoire très violent. Nous rappellerons également que, dans l'hygiène des cardiaques, on devra proscrire les bains trop chauds et l'emploi des étuves; les bains ne devront être qu'à une température indifférente (33° à 34°), et de courte durée.

Dans certains cas d'*hypertrophie du cœur* sans lésions valvulaires, que l'on rencontre chez les adolescents et qui est liée à la croissance (G. Sée), l'hydrothérapie est la meilleure médication à employer; aidée d'exercices corporels méthodiques et d'une bonne hygiène alimentaire, cette méthode rétablit bientôt l'harmonie non seulement dans le système circulatoire, mais aussi dans toutes les fonctions de nutrition, et fait cesser en même temps les troubles divers, tels que la céphalée, les douleurs précordiales, la dyspepsie, qui accompagnent souvent cet état. Dans ces circonstances, on peut sans crainte administrer d'emblée la douche froide, ou tout au moins la douche écossaise sans transition ou les frictions au drap mouillé froid, si le sujet est trop susceptible au début. La douche froide peut être d'une durée moyenne et les procédés sans percussion tels que la piscine froide, les affusions froides, loin d'être contre-indiqués dans ces cas, pourront rendre des services; car ici l'hypertension domine, et l'on peut sans crainte agir à l'aide de moyens plus particulièrement sédatifs, destinés à apaiser l'éréthisme cardiaque. La douche précordiale localisée trouvera également son indication.

Dans l'*endocardite* et la *péricardite aiguës*, le froid appliqué sur la région du cœur peut être utile, car il abaisse la température dans la cavité du péricarde et dans le cœur (Winternitz). Il abaisse également la température du sang, et sera efficace dans la fièvre en qualité d'adjuvant des autres moyens antithermiques. Jointe au médicament antithermique, la vessie de glace est encore utile parce que tous les antithermiques sont nuisibles au cœur, qu'ils abaissent le tonus des vaisseaux et provoquent ainsi le collapsus auquel l'application de glace s'oppose directement.

La faiblesse cardiaque, l'abaissement de la pression sanguine (fièvres adynamiques, troubles graves de la circulation), le ralentissement de la petite circulation (congestion active des poumons, catarrhe bronchique par stase sanguine) sont favorablement iufluencés par les applications locales du froid. Parmi ces applications, Winternitz donne la préférence au tube en caoutchouc enroulé, par lequel passe un courant d'eau que l'on refroidit graduellement en ajoutant de la glace; on pose une compresse froide sur la région du cœur et sur la compresse le tube en caoutchouc, recouvert lui-même, ainsi que toute la poitrine, d'une toile sèche (1).

Les applications locales du froid sur la région précordiale seront courtes lorsqu'on voudra réveiller seulement l'énergie de l'organe cardiaque; elles seront plus prolongées lorsqu'on voudra obtenir un ralentissement permanent des contractions du cœur.

(1) Winternitz recommande également ce procédé, prolongé de une à deux heures, deux fois en vingt-quatre heures, dans les affections non compensées du cœur et dans les troubles fonctionnels. (*Blatt. für Klin. hydr.*, 1891.)

La dégénérescence graisseuse peu avancée du muscle cardiaque n'est pas une contre-indication à la réfrigération : nous savons que dans les fièvres adynamiques l'état du cœur n'empêche pas l'emploi des bains froids. Mais lorsque l'altération du myocarde est trop accentuée, il faut s'abstenir non seulement au point de vue local, mais aussi au point de vue des applications générales.

MALADIES DES VAISSEAUX : ARTÉRIOSCLÉROSE — PHLÉBITE — VARICES

L'artériosclérose peut être due à un vice dystrophique (goutte, rhumatisme), à des intoxications diverses (alcool, plomb, etc.), à l'infection syphilitique. Elle est souvent le résultat d'un trouble trophique. Enfin, la dégénérescence des artères est l'apanage fréquent de la vieillesse, par suite du défaut de nutrition qui accompagne l'âge extrême de la vie.

Les lésions inflammatoires de l'artériosclérose débutent par l'endartère, pour atteindre ensuite la tunique moyenne et même la tunique externe. Les parois du vaisseau sont sclérosées, déformées, sans élasticité ni résistance. Plus tard, il se forme des plaques gélatiniformes sur la membrane interne, plaques athéromateuses, formées de corpuscules graisseux et calcaires, qui détruisent les parois du foyer et peuvent devenir une cause de rupture vasculaire sous l'influence d'une pression sanguine exagérée.

Dans l'athérome artériel, la pression artérielle se trouve exagérée par suite de la résistance opposée au cours du sang par la diminution du calibre des vaisseaux, conditions physiologiques qu'il ne faudra pas perdre de vue dans l'administration de l'hydrothérapie.

L'athérome artériel n'est pas une contre-indication à l'emploi de l'hydrothérapie. Mais il faudra toujours avoir en vue l'état des vaisseaux pour diriger et graduer l'intervention de l'eau froide.

On devra, d'une part, ne pas faire usage, dès le début, d'applications trop froides d'emblée, afin de ne pas déterminer un spasme trop violent des vaisseaux et une hypertension artérielle trop forte qui en résulterait. D'autre part, il ne faudra pas employer de procédés trop percutants qui pourraient provoquer des ruptures vasculaires, par suite de la friabilité très grande des vaisseaux. En somme, les douches, dont on peut à volonté graduer la pression et modifier les températures, sont les meilleurs procédés à utiliser dans cette affection.

Administrée avec ces précautions, la médication hydriatrique devient un agent très efficace dans l'artériosclérose, en diminuant la réplétion du système artériel et en facilitant secondairement le jeu du cœur, dont elle renforce en même temps la tonicité et l'énergie vitale.

La **phlébite** ne contre-indique pas l'usage de l'hydrothérapie. Nous ne parlons pas, bien entendu, de la phlébite à la période aiguë, mais de ces formes qni se terminent par oblitération, et dans lesquelles la dureté du vaisseau persiste par suite de sa transformation en un véritable cordon fibreux. C'est la phlébite adhésive des anciens auteurs. Dans ces formes de terminaison de l'endophlébite, l'hydrothérapie peut rendre des services, en facilitant la dilatation et la circulation des veines collatérales et en provoquant même, dans bien des cas, une action résolutive sur la veine directement lésée.

La douche froide sera le meilleur procédé à employer, en ayant soin de graduer la pression de la douche d'après la sensibilité des parties malades.

L'hydrothérapie ne constitue pas un traitement des **varices**, mais elle représente un moyen palliatif dont l'utilité n'est pas contestable.

Sous l'influence de la congestion des capillaires provoquée par l'eau froide, la *vis à tergo* est facilitée et les stases veineuses sont diminuées. Mais l'hydrothérapie agit surtout en modifiant le vice de nutrition, souvent héréditaire, qui se porte sur les parois veineuses. En activant, en même temps, la circulation de la peau, l'eau froide combat les inflammations cutanées et les éruptions si fréquentes dans les varices; elle prévient également les complications plus graves, telles que phlegmons, thrombose, hémorragies.

La douche froide, qui constituera dans ces cas le meilleur moyen hydrothérapique, sera administrée sur tout le corps avec le jet brisé ou la pluie mobile, et on pourra insister sur le membre variqueux avec une pression extrêmement modérée. Quelquefois, malgré les précautions que l'on peut prendre, il se produit au niveau des paquets variqueux de petites suffusions sanguines, auxquelles il ne faut attacher aucune importance, mais qui doivent rendre plus circonspect encore dans l'application du procédé.

CHAPITRE XXV

MALADIES DE L'APPAREIL RESPIRATOIRE

TROUBLES NERVEUX DIVERS : APHONIE — HOQUET — PSEUDO-ASTHME — TOUX NERVEUSE

L'aphonie peut reconnaître plusieurs causes. Parmi celles-ci, il en est certaines, comme l'aphonie par compression des récurrents à la suite d'une tumeur, qui ne rentrent pas dans notre sujet : il en est de même des aphonies dues au tabes, aux lésions cérébrales en foyer : dans ces cas, l'hydrothérapie n'a aucune prise directe sur ce symptôme.

Mais, lorsque l'aphonie relève d'une dyscrasie, d'une intoxication, d'une infection, états morbides qui influencent l'organe vocal par la nutrition vicieuse qu'ils apportent dans la circulation des nerfs vagues ; lorsqu'elle est produite par un trouble de l'innervation de ces mêmes nerfs, comme cela s'observe dans certaines névroses (neurasthénie, hystérie, chorée), on comprend que les pratiques hydriatriques puissent avoir raison de l'aphonie, en reconstituant le sang d'une part, et en rétablissant d'autre part l'équilibre et l'harmonie dans le système nerveux tout entier.

Les applications de l'hydrothérapie se confondent, dans le traitement de l'aphonie, avec les moyens généraux qui s'adressent aux affections dont elles dépendent. On pourrait, cependant, comme procédés locaux, essayer de modifier directement l'innervation laryngée par des applications spéciales, telles que compresses échauffantes sur la région antérieure du cou, sacs à glace laissés en place au même niveau pendant une durée très courte et à intervalles suffisamment éloignés pour que la réaction circulatoire ait le temps de se produire, douche froide en pluie mobile localisée pendant quelques secondes au niveau du creux sus-sternal.

Si on pensait, soit par induction, soit à la suite de l'examen laryngoscopique, qu'il s'agît non pas d'une paralysie des cricothyroïdiens, mais d'une contracture de ces mêmes muscles, ainsi qu'on le voit fréquemment dans l'hystérie (Gouguenheim), on aurait recours à des applications froides prolongées sur la région cervicale antérieure, sac à glace, compresses réfrigérantes, ou au contraire à des applications très chaudes, compresses ou éponges très chaudes, sac à eau chaude, inhalation ou pulvérisation intralaryngée de vapeur d'eau très chaude. Il ne faut pas, néanmoins, attacher à ces procédés plus de valeur qu'ils ne le comportent, car la contracture et la paralysie étant, dans l'hystérie, des manifestations en apparence opposées d'une même expression morbide, on voit les phénomènes spasmodiques se résoudre aussi souvent sous l'influence perturbatrice des mêmes moyens qui viennent à bout des phénomènes paralytiques.

Le **hoquet** nerveux, fréquent dans l'hystérie, fait partie du groupe de ces nombreux phénomènes nerveux du même ordre parmi lesquels il faut ranger l'*éternuement*, le *baillement*, le *rire*, etc., et qui ont pour caractère propre de se produire sans anxiété et sans suffocation.

A l'hydrothérapie générale on pourra joindre, dans ces cas, dans le but de lutter plus spécialement, par une action perturbatrice, contre le spasme du diaphragme, des applications localisées diverses : sacs à glace sur le creux épigastrique, ou au niveau de la région cervicale de la moelle afin d'influencer les nerfs phréniques à leur émergence, ceinture humide épigastrique, douche froide localisée sur le creux de l'estomac, douche écossaise très chaude appliquée au même niveau. Le sac à glace pourra être maintenu en permanence sur le creux épigastrique; car, en outre de ses effets réflexes, perturbateurs, sur les nerfs respiratoires, il déterminera sur le diaphragme une action asthénique directe, si son application est suffisamment prolongée; l'administration, à l'intérieur, fréquemment répétée, de la glace pilée a été conseillée dans le hoquet nerveux.

Le **pseudo-asthme** nerveux ou dyspnée nerveuse s'observe souvent dans l'hystérie et peut être dû soit à un spasme de la glotte ou des bronches, soit à une paralysie du diaphragme. Cette dyspnée, caractérisée par une augmentation dans la fréquence des respirations, se produit sans efforts apparents et sans exagération du pouls et disparait pendant le sommeil.

Le pseudo-asthme nerveux s'observe également à titre de phénomène réflexe, dans certaines dyspepsies par exemple, et s'accompagne alors de sensations plus ou moins pénibles.

La dyspnée nerveuse présente, au point de vue hydrothérapique, les mêmes indications que celles qui ont été formulées tout à l'heure à propos du hoquet. Toutefois, si elle était due à une paralysie hystérique du diaphragme, il y aurait lieu de chercher à stimuler la contraction de ce muscle en insistant sur tous les moyens excitants dont on dispose, et parmi lesquels nous citerons la douche en cercles, la douche en pluie verticale, les affusions froides, la douche épigastrique, la douche au jet localisé sur la partie inférieure de la moelle cervicale et de très courte durée.

La **toux nerveuse**, phénomène hystérique au premier chef, est une toux permanente ou paroxystique, sèche ou éclatante, ne s'accompagnant ni d'angoisse respiratoire, ni de suffocation, ni d'expectoration. Elle cesse pendant la nuit, comme tous les autres symptômes spasmodiques d'ordre laryngé ou diaphragmatique de même nature.

La toux nerveuse peut être d'origine réflexe : on l'a signalée dans la dentition chez les enfants en bas âge, dans l'helminthiase, dans la congestion du foie (Glénard), dans les affections de la matrice.

La toux hystérique est justiciable du même ordre de procédés généraux et locaux employés contre les troubles spasmodiques des muscles expirateurs. A la douche froide générale très courte on joindra spécialement la douche en éventail localisée sur la partie antérieure du thorax et le creux épigastrique, la douche au plein jet promenée sur toute la hauteur de la colonne dorsale. Dans la toux à forme paroxystique, on se trouvera bien d'associer à ces moyens les sacs à glace en permanence sur la région de l'estomac et la partie inférieure du sternum, afin de diminuer, par une action directe et prolongée, l'excitabilité du diaphragme.

La toux hystérique est souvent provoquée par une hyperesthésie, sorte de zone hystérogène, siégeant sur la muqueuse pulmonaire. Les procédés qui provoquent une dérivation du sang vers les parties basses au détriment de la circulation pulmonaire diminuent cette sensibilité exagérée de la muqueuse, et modifient très favorablement la toux qui en est la conséquence ; dans ce but, on s'adressera aux agents révulsifs, tels que la douche percutante au jet plein, la douche écossaise très chaude, localisées sur les membres inférieurs et les pieds, précédées et suivies de bains de pieds très chauds ou de pédiluves écossais.

Dans certaines toux réflexes, comme la toux hépatique, la douche froide en éventail localisée sur la région du foie est fort utile contre ce symptôme souvent très rebelle aux autres médications. La toux utérine sera souvent calmée par la douche hypogastrique froide ou écossaise.

ASTHME

Nous n'avons pas en vue, dans cet article, l'asthme symptomatique, qui n'est autre chose qu'une dyspnée permanente se rencontrant dans l'emphysème pulmonaire, les maladies organiques du cœur, et qui, s'il n'est pas guéri par l'hydrothérapie, trouve néanmoins dans cette médication une amélioration constante.

Nous voulons parler ici de l'*asthme essentiel,* idiopathique, nerveux, qu'il soit lié ou non à un élément catarrhal secondaire plus ou moins intense, et que l'hydrothérapie améliore toujours et guérit souvent.

L'asthme se montre sous forme d'accès survenant subitement, quelquefois précédés de prodromes. La dyspnée est très vive et l'impression devient progressive : le nombre des respirations est diminué, l'inspiration est pénible et sifflante, et l'expiration est encore plus pénible et plus prolongée que l'inspiration. Pendant l'accès, l'auscultation fait constater une absence du murmure vésiculaire, par suite de l'immobilisation du thorax, ou des râles humides si l'élément catarrhal se joint à l'élément nerveux (asthme humide).

Souvent, à la longue, l'asthme se complique de bronchite chronique, d'emphysème et même de dilatation du cœur droit.

Au point de vue pathogénique, l'asthme n'est autre chose qu'une névrose paroxystique du pneumogastrique déterminant le spasme des muscles extrinsèques et intrinsèques de la respiration. Quant à l'étiologie, cette névrose constitue l'une des expressions les plus évidentes de la diathèse arthritique : c'est dire que l'asthme, ainsi que l'a si bien montré Trousseau, peut remplacer ou être remplacé par le rhumatisme, la goutte, la gravelle, la migraine, les hémorroïdes, etc., que l'hérédité similaire ou dissemblable joue dans sa manifestation un rôle très important. Relativement aux causes occasionnelles, l'asthme est capricieux comme toutes les névroses, et, en dehors des causes irritantes locales, on sait toute l'importance que jouent certains climats ou certaines altitudes dans la production des accès.

Le traitement hydrothérapique de l'asthme sera pratiqué non eulement dans l'intervalle des attaques, mais encore pendant les .ccès même.

Pendant les accès, on soumettra le malade à la douche froide au ɜt brisé, en insistant avec le jet percutant sur les membres supéieurs et inférieurs, et souvent, à l'aide de ce moyen perturbateur, n est assez heureux pour arrêter l'accès, tout au moins pour en bréger la durée. Le Dr Thermes a arrêté quelquefois des accès 'asthme par une douche prolongée sur les mains (1); nous-même, ous avons obtenu le même résultat par une douche percutante au iveau de la région dorsale.

Dans l'intervalle des attaques, on s'adressera aux procédés les lus perturbateurs de l'hydrothérapie, dans le but de modifier l'inervation et l'excitabilité du pneumogastrique. Si les malades sont ien entraînés à l'eau froide, il ne faut pas hésiter à les soumettre à a douche en pluie verticale ou à la douche circulaire, que l'on ourra faire alterner avec la piscine froide à eau courante de courte urée. Si ces procédés déterminent des phénomènes d'excitation, n s'en tiendra à la douche froide mobile générale, en percutant iolemment les membres inférieurs et les pieds. Si l'eau froide ne eut être employée seule, par suite de manifestations arthritiques rop prononcées, on associera le calorique au froid sous forme de ouches écossaises et on prescrira les immersions.

Les pratiques hydrothérapiques longtemps continuées, que l'on eut du reste joindre aux médications par les bromures et la bellaone, rendront de réels services dans le traitement de l'asthme. On oit, sous son influence, les accès s'éloigner dans leur apparition, iminuer d'intensité et de durée, et souvent même disparaître comlètement. L'action de l'eau froide ne se fait pas moins sentir sur 'élément catarrhal qui accompagne si fréquemment l'asthme, et, n renforçant l'énergie du cœur et de la musculature intrinsèque u poumon, en combattant la congestion des glandes et de la nuqueuse, elle s'oppose au développement de la bronchite chroique, de l'emphysème et de l'insuffisance tricuspidienne qui, dans ertains cas, constitue le danger consécutif de cette névrose.

L'action de l'hydrothérapie sera d'autant plus efficace que l'on 'attaquera à l'affection à une époque d'autant plus rapprochée du lébut. Sous ce rapport, il ne faut pas hésiter à soumettre à l'eau roide les malades qui sont atteints d'accès d'éternuement incoerible apparaissant la nuit ou le matin pendant plusieurs jours de

(1) *Congrès d'hydrologie de Paris*, 1889.

suite, et s'accompagnant d'une sécrétion nasale extrêmement abondante, ces accès, ainsi que l'a parfaitement démontré Trousseau, n'étant autre chose que des accès larvés qui précèdent de quelques mois ou de quelques années les attaques véritables d'asthme.

ÉPISTAXIS

L'épistaxis ou hémorragie de la muqueuse nasale peut nécessiter, lorsqu'elle est trop abondante ou qu'elle se répète fréquemment, une intervention active dans laquelle l'hydrothérapie trouve une place très justifiée.

Comme applications locales destinées à combattre l'hémorragie elle-même, nous citerons les compresses d'eau très froide sur le visage, les injections d'eau glacée dans les fosses nasales, ou au contraire d'eau très chaude, 65° à 70° (Alvin), dans les cas rebelles.

L'action réflexe à distance du froid sur les vaisseaux de la pituitaire sera utilisée sous formes de bains de pieds froids, de douches plantaires, de manuluves froids, d'applications froides sur la région dorsale : ces applications diverses devront être assez prolongées, de façon à amener un spasme permanent des vaisseaux de la muqueuse nasale.

Les épistaxis, qu'elles soient actives ou passives, seront toujours favorablement influencées par les douches froides générales, qui régulariseront la circulation, produiront une dérivation utile et répareront les altérations du sang, qui sont souvent la cause de l'hémorragie (chlorose, anémie, dyscrasies), et qui peuvent aussi en être la conséquence quand l'écoulement est trop abondant. Dans certains cas, en particulier dans les épistaxis de la puberté, il sera bon d'insister sur les membres inférieurs et les pieds, et même de faire précéder l'eau froide d'une douche très chaude sur les parties inférieures, afin d'augmenter les effets révulsifs à ce niveau.

N'oublions pas que certaines formes d'hémorragie nasale doivent être respectées, si elles ne sont pas trop abondantes, notamment celles qui sont supplémentaires chez les femmes au moment de la ménopause.

CORYZA CHRONIQUE — LARYNGITE CHRONIQUE — RHINO-BRONCHITE SPASMODIQUE

Le **coryza chronique** et la **laryngite chronique** sont deux affections qui, au même titre que l'angine glauduleuse, sont l'apanage fréquent des diathésiques (arthritiques, goutteux, scrofuleux). A ce titre, l'hydrothérapie, en modifiant le terrain constitutionnel du sujet, devient un auxiliaire puissant du traitement local. Par son action si évidente sur la circulation capillaire, elle lutte contre l'élément congestif et diminue beaucoup ou prévient les poussées subaiguës ou les récidives.

L'action reconstituante de l'hydrothérapie n'est pas moins indiquée dans le *coryza chronique ulcéreux* (ozène).

La **rhino-bronchite spasmodique** est justiciable au plus haut point de l'hydrothérapie. Cette affection qui se compose, ainsi qu'on le sait, d'un élément catarrhal et d'un élément nerveux, se montre généralement chez les arthritiques et les goutteux, et apparaît de préférence au printemps, d'où le nom de *fièvre de foin* (hay fever) qui lui a été donné : un catarrhe nasal abondant, accompagné de céphalalgie, d'insomnie, d'éternuements incessants, se combine à des phénomènes dyspnéiques ayant beaucoup de ressemblance avec l'asthme.

Dans tous les cas de rhino-bronchite spasmodique, les douches froides ou écossaises, suivant la susceptibilité des sujets, nous ont toujours donné des résultats parfaits, et nous pourrions citer une malade qui, lorsqu'elle renonçait à se soumettre à l'hydrothérapie dès le mois de mars, était affectée de la fièvre de foin vers le commencement de juin. Ce fait, du reste, n'est pas isolé, et tous les hydrothérapeutes en ont observé de semblables.

BRONCHITE CHRONIQUE — EMPHYSÈME — DILATATION DES BRONCHES

Nous rappellerons que pour la **bronchite aiguë** il n'est pas de meilleur traitement, si l'on peut l'appliquer dès le début, que des sudations à l'étuve limitée suivies d'une douche froide très courte, ou, à défaut, de frictions au drap mouillé. Quelques applications de ce genre font souvent avorter l'inflammation; en tout cas, elles en abrègent toujours la durée.

La **bronchite chronique** trouve dans l'hydrothérapie une ressource précieuse. Sous l'influence des douches froides ou écossaises, suivant les circonstances, on voit tous les symptômes s'amender : l'expectoration diminue (1) et devient plus facile, la congestion due à l'asthénie des bronches cesse, la respiration devient plus aisée. On ne saurait trop soumettre aux bienfaits de l'eau froide tous les sujets atteints de catarrhe chronique des bronches, tels que les vieillards, les débilités, les cachectiques; c'est, pour eux, toujours l'amélioration et souvent la guérison. Il en est de même chez les individus qui présentent une susceptibilité très grande des voies respiratoires, et qui s'enrhument à l'occasion du moindre courant d'air; il n'est pas de meilleur moyen prophylactique pour combattre cette prédisposition aux phlegmasies non seulement des bronches, mais aussi de la trachée, du larynx et de la muqueuse pituitaire.

La bronchite chronique liée à l'**emphysème pulmonaire**, à la **dilatation des bronches**, à une lésion organique du cœur, est constamment améliorée par les douches, et si les malades ne sont pas guéris, ils sont notablement soulagés par cette intervention.

CONGESTION PULMONAIRE

Comme toutes les congestions, celle du poumon peut être active ou passive.

L'hyperhémie *active* se rencontre dans la tuberculose, avec ou sans fièvre. Souvent elle précède l'invasion des tubercules, et il n'est pas rare d'assister, chez certains sujets prédisposés, à des poussées de congestion prétuberculeuse localisée au niveau des sommets des poumons, par suite des conditions d'infériorité physiologique dans lesquelles se trouve cette portion de l'appareil respiratoire.

La congestion pulmonaire active se montre fréquemment dans le cours des fièvres infectieuses ou éruptives, dans le rhumatisme, la goutte, la malaria; elle est quelquefois provoquée par la suppression d'une hémorragie normale ou constitutionnelle (règles, hémor-

(1) La diminution de l'expectoration est souvent précédée d'une légère augmentation passagère.

roïdes). Enfin, on connaît l'hyperhémie pulmonaire d'origine nerveuse ou réflexe.

Sous l'influence du froid, on voit souvent se développer une congestion pulmonaire, qui s'accompagne souvent, dans ces cas, de phénomènes congestifs ou inflammatoires plus ou moins marqués du côté des muscles intercostaux (pleurodynie) et de la plèvre (pleurésie sèche) : c'est à l'ensemble de ces symptômes que Peter donne le nom très juste de *fluxion de poitrine.*

A la classe des congestions pulmonaires *passives* se rattachent les stases sanguines symptomatiques d'affections du cœur (lésions valvulaires, dégénérescence du cœur, etc.). Nous ne dirons rien, au point de vue hydrothérapique, de cette forme de congestion, son traitement se confondant avec celui des maladies du cœur.

Parmi les congestions pulmonaires actives, nous relèverons les hyperhémies dues aux lésions tuberculeuses, et dont nous nous occuperons tout à l'heure quand nous parlerons du traitement de la phtisie pulmonaire par l'hydrothérapie. Quant aux congestions prétuberculeuses, il ne saurait y avoir, pour les combattre, de moyen plus approprié et plus héroïque que les applications d'eau froide. Chez tous les sujets à constitution faible, à poitrine étroite, à hérédité douteuse, chez lesquels on constate un jeu imparfait dans les phénomènes respiratoires du côté des sommets du poumon, il faut recourir à la douche froide au jet brisé, en insistant spécialement sur les parties inférieures ; en prévenant ou en combattant de la sorte la congestion, on modifie le terrain local, et on diminue ou on supprime les chances d'éclosion de la tuberculose chez ces individus.

Les congestions pulmonaires aiguës et fébriles ont été souvent réprimées par des applications faites dès le début, soit avec des compresses réfrigérantes ou des sacs à glace, soit avec des compresses humides échauffantes. Dans la forme fluxionnaire *à frigore,* un des meilleurs procédés consiste à soumettre le malade à des sudations à l'étuve sèche limitée, que l'on fera suivre d'une douche froide extrêmement courte ou de frictions au drap mouillé.

Les congestions pulmonaires supplémentaires d'une hémorragie supprimée seront combattues avantageusement par tous les procédés hydrothérapiques qui pourront rappeler le flux normal, menstruel ou hémorroïdaire.

Quant aux congestions actives d'origine nerveuse (hystérie, hémorragie cérébrale), leur traitement ne présente pas d'indication particulière, si ce n'est d'insister plus spécialement à l'aide de la douche froide sur les régions inférieures, afin de provoquer une vive dérivation dans le cours du sang.

PNEUMONIE CHRONIQUE — SCLÉROSE DU POUMON — PLEURÉSIE CHRONIQUE — ADHÉRENCES ANCIENNES

La **pneumonie chronique** parenchymateuse succède quelquefois, surtout chez le vieillard, à la pneumonie lobaire aiguë. Elle peut être provoquée par l'absorption de poussières de charbon, d'acier, de silice, etc. (*pneumonies professionnelles*), et dans ce cas la lésion, caractérisée par une induration des parties malades jointe à une inflammation catarrhale des bronches, aboutit souvent à un ramollissement et à des ulcérations et des cavernes plus ou moins étendues.

La **sclérose** du poumon peut accompagner des lésions pulmonaires diverses, dilatation des bronches, pleurésie chronique, tubercules, tumeurs, ulcérations du poumon, etc.; mais elle peut aussi être primitive, comme cela s'observe chez le vieillard ou dans certaines infections (impaludisme) : le noyau induré ne présente souvent aucun symptôme subjectif appréciable et le malade en souffre peu, mais à la moindre cause occasionnelle il peut devenir le point de départ d'une poussée congestive périphérique plus ou moins intense.

Pleurésie chronique. Adhérences anciennes. — Les pleurésies chroniques peuvent affecter plusieurs types morbides, pleurésies séro-fibrineuse, hémorragique, purulente. Nous ne voulons parler ici que de la pleurésie chronique qui fait suite à un épanchement pleural qui s'est résorbé; les fausses membranes s'organisent et se transforment en tissu fibreux, qui crée entre les deux surfaces de la plèvre des adhérences plus ou moins étendues et s'oppose ainsi au glissement parfait des deux feuillets de la séreuse et au bon fonctionnement du poumon.

Dans tous ces états de *sclérose*, aussi bien du tissu pulmonaire que de la plèvre, l'hydrothérapie rend les plus grands services, en décongestionnant le poumon au profit de la périphérie et en combattant ou en prévenant les poussées congestives produites par cette « épine inflammatoire » toujours présente au sein ou à la surface du parenchyme pulmonaire. Sous l'influence de la douche froide, qui, dans ces circonstances, constitue le meilleur procédé à utiliser, on voit la fonction respiratoire s'opérer d'une façon plus régulière et plus complète, et l'on assiste quelquefois à des effets de résolution partielle très évidente.

On sait combien est fréquente l'apparition des tubercules chez des sujets ayant été atteints de pleurésie séreuse et présentant des lésions adhésives consécutives de la plèvre. On ne saurait donc trop, à cet égard, soumettre dès qu'on le peut ces malades aux bienfaits de l'hydrothérapie (1).

Nous avons eu récemment l'occasion d'observer et de publier un fait remarquable de guérison de *kyste hydatique primitif du poumon* droit, et nous sommes convaincu que l'hydrothérapie a joué un rôle important dans la cure de cette affection (2). Il s'agissait d'une jeune fille de seize ans, chez laquelle le kyste, qui existait déjà depuis plusieurs années, s'était rompu brusquement à la suite d'un effort, donnant lieu à une vomique abondante, puis à une expectoration purulente consécutive, qui persista pendant plus d'un an, indice de la persistance de la membrane stérile et du travail inflammatoire chronique sous-jacent. A ce moment-là, nous eûmes l'idée de soumettre la malade à l'usage des douches froides biquotidiennes au jet brisé et de courte durée : à partir de cette époque, on put assister à une élimination progressive de la membrane anhyste, d'abord sous forme de petits fragments, puis sous forme de membranes de plus en plus volumineuses, qui finit par aboutir à l'évacuation complète de la poche et à la guérison rapide et définitive. Nul doute que l'hydrothérapie n'ait sollicité et facilité cette terminaison spontanée, en agissant directement sur le processus inflammatoire sous-jacent, et en favorisant le décollement des membranes par l'activité si grande qu'elle imprimait à la circulation générale et *locale*. La suractivité circulatoire déterminée par l'eau froide sur le parenchyme pulmonaire nous était démontrée, dans cette observation, par le fait suivant : nous avons voulu, à plusieurs reprises, faire alterner la douche avec la piscine froide à eau courante ; à chacune de ces tentatives, la malade fut prise d'une hémoptysie assez abondante, indiquant bien que la concentration du sang (trop forte, dans la circonstance, par suite du procédé par immersion), se faisait d'une façon très nette, sous l'in-

(1) C'est pourquoi Winternitz, se basant sur ce que les malades souffrant d'affections catarrhales ou inflammatoires des bronches ou des poumons sont le plus menacés de devenir phtisiques quand le processus a de la tendance à la nécrobiose, conseille, par des procédés d'hydrothérapie et de gymnastique respiratoire, de fortifier le cœur et de faciliter la circulation pulmonaire. Ses moyens hydrothérapiques préférés sont les lotions, les frictions froides et les compresses échauffantes autour du thorax.

(2) F. Bottey, *Kyste hydatique primitif du poumon : Vomique et évacuation de la membrane germinative. — Suppuration et élimination lente de la membrane stérile. — Guérison* (*Archives du praticien*, 1892).

fluence de l'eau froide, au niveau de la zone scléreuse périphérique qui entourait le kyste.

TUBERCULOSE PULMONAIRE

Pendant longtemps la phtisie pulmonaire a été considérée comme une contre-indication à l'emploi de l'hydrothérapie ; Valleix traitait de « barbares » les médecins qui, à l'exemple de Fleury, ne craignaient pas de soumettre leurs malades aux pratiques hydriatriques froides.

Déjà Priessnitz avait fait quelques tentatives dans ce sens. Mais, comme il n'était nullement familiarisé avec la pratique de l'auscultation, et qu'il confondait souvent la tuberculose pulmonaire avec la simple bronchite, il avait éprouvé plus d'un déboire et provoqué plus d'un accident mortel chez des malades phtisiques ; aussi avait-il renoncé impitoyablement à l'emploi de l'hydrothérapie chez tout sujet atteint de toux.

Cependant Schedel, l'historien et le commentateur de Priessnitz, ne craint pas d'émettre, au sujet de l'affection tuberculeuse traitée par l'hydrothérapie, les espérances suivantes : « Ce remède, dit-il, me paraît être celui qui offre le plus de chance de succès pour le malade qui aurait le courage de l'entreprendre, la patience d'y persister, et le bonheur de rencontrer un médecin à la fois énergique et consciencieux qui pût en diriger l'application... Si le dépôt, même local, du produit tuberculeux est l'expression d'un état général, ce n'est pas en agissant localement que l'on parviendra à détourner le mal; ne vaudrait-il pas mieux recourir à quelque moyen qui agirait à la fois sur tous les organes, et qui modifierait profondément, en même temps qu'il ramènerait à l'état de santé les tissus morbidement prédisposés? L'effet avantageux que l'hydrothérapie, appliquée sans exagération, peut produire dans l'ensemble de l'économie, n'est plus douteux, et la possibilité de modifier favorablement par ce moyen la muqueuse pulmonaire jusque dans ses dernières ramifications ne paraît nullement chimérique, d'après ce que nous voyons se produire dans les affections chroniques de cette membrane et dans celles des autres membranes muqueuses de l'économie. D'ailleurs, quelque faible que soit l'espoir de produire cette modification, nous devons nous y attacher avec d'autant plus d'ardeur que, malheureusement, il n'en existe pas d'autres...

« Dans la phtisie confirmée, ce qu'on sait de sa curabilité jusqu'à présent accidentelle, il est vrai, me fait penser qu'en s'adressant à l'hydrothérapie ce traitement pourrait offrir autant de chances de guérison qu'aucun autre, et j'en donne pour preuve un cas, dans lequel les hémoptysies, causées évidemment par la présence de tubercules, avaient cédé aux ablutions journalières faites sur tout le corps, et sur la poitrine en particulier, avec de l'eau à 20° R., puis graduellement réduite à la température de l'eau fraîche. Le docteur Louis, qui constata, vingt ans après, la présence d'une caverne au sommet d'un des poumons, et de qui je tiens le fait, ne met pas en doute que ces hémoptysies n'aient été occasionnées par l'affection tuberculeuse. Or, dans ces cas, l'hydrothérapie, au lieu d'augmenter le mal, l'a plutôt diminué. Des faits de ce genre se multipliant, l'on pourrait dire que l'hydriatrie présente un remède avantageux non seulement dans l'hémoptysie essentielle, mais encore dans celle qui est causée par des tubercules pulmonaires. »

Fleury, marchant résolument dans la voie tracée par Schedel, n'hésita pas à soumettre les phtisiques à l'action de la douche froide, et voici les conclusions qu'il formulait à ce sujet dès 1852. « L'hydrothérapie, par son action révulsive, tonique, reconstitutive, peut non seulement prévenir le développement des tubercules, mais encore être fort utile dans les cas de phtisie confirmée, en combattant la congestion pulmonaire, en modifiant le sang, en maintenant l'intégrité des fonctions digestives, en prévenant les sueurs, la diarrhée, la fièvre; en localisant la maladie, en un mot, et en donnant à l'économie la puissance nécessaire pour résister à la lésion du poumon et pour attendre la cicatrisation des cavernes, si celle-ci doit s'opérer. En imprimant à la maladie la forme chronique, l'hydrothérapie n'augmente-elle point d'ailleurs les chances de cette terminaison heureuse?... Depuis douze ans j'ai étudié cette importante question avec un soin tout particulier; les nombreux faits qu'il m'a été donné de recueillir ont justifié de plus en plus mes premières assertions, et ils me permettent aujourd'hui de confirmer celles-ci avec toute l'autorité que donnent l'observation et l'expérimentation aux mains d'un homme loyal et compétent.

« Les douches froides, d'une durée de dix secondes à une minute, exercent sur les phtisiques une action locale et une action générale qui se traduisent par les phénomènes suivants :

« *Action locale.* — Elle prévient, ralentit ou interrompt le travail de ramollissement des tubercules pulmonaires; elle diminue, ou tarit même complètement, la sécrétion des cavernes; elle diminue, par conséquent, la toux et l'expectoration, ou les supprime même entièrement; elle rend les hémoptysies, lorsqu'il en existe, moins fréquentes et moins abondantes, ou les fait cesser complètement.

« *Action générale.* — Elle prévient, diminue ou supprime la diarrhée, les sueurs, la fièvre symptomatique ou hectique ; elle maintient, améliore ou rétablit l'exercice des fonctions de digestion et d'assimilation. »

Et, fidèle à ses convictions, Fleury administrait les douches froides non seulement à tous les degrés de la phtisie chronique, même chez les malades arrivés à la période ultime, mais encore dans la phtisie aiguë fébrile, qu'il transformait souvent, disait-il, en phtisie chronique et apyrétique.

Becquerel imita l'exemple de Fleury, et, en 1857, il publia un travail (1) dans lequel il dit que, chez plusieurs malades atteints de tubercules pulmonaires en voie de ramollissement, avec fièvre, diarrhée, toux fréquente, expectoration abondante, souvent hémoptysie, sueurs nocturnes, les résultats qu'il a obtenus sont les suivants : « amélioration notable chez tous, grande chez quelques-uns; la toux diminue considérablement ; l'expectoration devient moindre et change de caractère. L'appétit revient, la diarrhée s'arrête quand elle existe; les forces reviennent. Enfin, les malades accusent au bout de peu de temps une amélioration notable et une sensation de bien-être qu'ils ne connaissent pas depuis longtemps. »

Aujourd'hui, le nombre s'est élargi des médecins qui ne redoutent plus l'action de l'hydrothérapie dans la cure de la phtisie. Mais si, parmi ceux-là, il en est qui ne craignent pas d'employer résolument cette méthode dans ses procédés les plus actifs et les plus puissants, beaucoup encore ne la conseillent que dans sa forme très atténuée (2), ou en y adjoignant de grandes réserves.

Certains praticiens (Walsha, Graves, Guéneau de Mussy, Stewart, etc.) préfèrent les lotions à la douche. Bennet (de Menton) pratique la lotion froide à tous les malades tuberculeux, quel que soit leur état; la lotion est faite avec de l'eau à 16° à 20°, même chez les tuberculeux exposés aux hémoptysies.

Le Dr Aberg n'hésite pas à se servir d'eau glacée chez les phtisiques. Il pratique des lotions froides avec de l'eau à 0°, et, d'après lui, ces lotions calment la toux et donnent au malade un sommeil tranquille. Si les lotions ne suffisent pas, il utilise les affusions sur

(1) Becquerel, Journal *le Progrès*.

(2) Lasègue, dans le but de combattre chez les phtisiques les sueurs, la fièvre et l'insomnie, prescrivait des bains d'une demi-heure, pris à trois degrés au-dessous de la température du malade.

tout le corps, avec une quantité de huit litres d'eau à 0°. Lorsque ces affusions elles-mêmes n'ont plus un effet assez marqué, l'auteur plonge ses tuberculeux dans des bains entiers à 7°; ces bains peuvent être ou instantanés, ou durer jusqu'à trois minutes. « Dans les cas les plus désespérés, affirme M. Aberg, on peut les employer sans crainte, comme un des meilleurs palliatifs, en quelque état que soit le malade, même à ses derniers moments, avec la certitude de produire toujours quelque soulagement (1). »

Le professeur Peter est un partisan convaincu de l'hydrothérapie dans la tuberculose pulmonaire. « Un admirable moyen hygiénique et thérapeutique à la fois, dit-il, c'est l'hydrothérapie; mais que de préjugés à vaincre, comme aussi que de précautions à prendre! Les gens du Nord l'acceptent et la pratiquent plus volontiers que nous : Bennet la conseille et on l'écoute. N'espérez pas un tel bonheur. Néanmoins on peut y arriver (2). » On pratiquera d'abord, dit Peter, des frictions sèches, matin et soir, sur tout le corps pendant cinq minutes. Puis on arrivera facilement à la friction additionnée d'un stimulant alcoolique; et ensuite à la friction au linge mouillé d'eau froide avec lequel on frotte rapidement la peau de tout le corps pendant une minute environ, friction humide qui sera elle-même suivie d'une friction sèche d'une à cinq minutes de durée. « Cette diplomatie thérapeutique nous conduit ainsi graduellement à la lotion froide qu'il faut faire d'abord à l'éponge simplement imbibée, et qu'on ne devra conseiller que plus tard, et à bon escient, à l'éponge ruisselante. Enfin, cette diplomatie est plus que nécessaire, alors que vous croirez pouvoir prescrire l'hydrothérapie... Et quand on emploie la douche, d'abord douche en jet, enfin douche en pluie; la douche en jet a une action de percussion et de réfrigération; la douche en pluie, une action générale de réfrigération saisissante. Il est indispensable que la durée soit courte, surtout au début (Peter). »

Les médecins de Davos, appelés à soigner un grand nombre de phtisiques, emploient journellement les frictions humides faites avec une serviette mouillée et suivies d'une légère friction sèche; cette double opération est pratiquée successivement sur chaque partie du corps, l'une après l'autre, chaque membre d'abord, le tronc ensuite. Plus tard, lorsque le malade est très entraîné, et s'il ne présente pas de phénomènes d'éréthisme, de fièvre ni d'hémoptysies, on lui administre le drap mouillé tordu.

Dans l'application de l'hydrothérapie chez les phtisiques, Béni-

(1) Aberg, *Balneol. Centralb.*, 1892.
(2) Peter, *Leçons de clinique médicale*, t. II.

Barde émet quelques réserves. « Dans beaucoup de cas, dit-il, nous avons été arrêtés par l'apparition répétée et habituelle de la fièvre. Cette fièvre correspond à des poussées successives de congestion pulmonaire, et met l'organisme dans un état d'infériorité tel que le défaut de résistance peut également exister envers la douche ; celle-ci alors, au lieu de produire une action tonique, pourrait devenir, au contraire, une cause d'épuisement. L'on devra également s'abstenir en présence d'hémoptysies fréquentes et abondantes. Mais quand les crachats de sang seront peu prononcés, on pourra essayer les douches froides courtes, dirigées sur les parties inférieures du corps. Nous avons pu constater dans quelques circonstances le soulagement produit par ce mode de procéder. »

Voici comment, personnellement, nous comprenons et nous appliquons l'hydrothérapie dans le traitement de la phtisie.

Lorsque nous avons affaire à la tuberculose au premier degré, caractérisée par des phénomènes de congestion broncho-pulmonaire, et objectivement par des altérations dans les caractères du murmure vésiculaire ou par des craquements secs ou humides, nous n'hésitons pas à administrer la douche froide en jet brisé, extrêmement courte sur le thorax, prolongée davantage sur tout le segment inférieur du corps, et animée même d'une forte percussion sur les membres inférieurs et les pieds, afin de provoquer une action dérivative vers les parties basses. Nous n'avons pas besoin de dire que, si le sujet réagit difficilement, on peut faciliter les fonctions de calorification par une application d'eau chaude préalable.

Les hémoptysies légères et peu fréquentes ne sont pas une contre-indication à la douche froide. Si les crachements de sang persistaient, on pourrait faire précéder l'application froide d'une douche très chaude (45° à 50°) localisée sur la moitié inférieure du corps seulement, de façon à obtenir des effets révulsifs et dérivatifs très puissants.

Lorsque l'éréthisme circulatoire est très prononcé, lorsque le malade est sujet à de fréquentes poussées fébriles, ou lorsque les hémoptysies persistent malgré les moyens précédents, on renoncera momentanément à l'emploi de la douche et on fera usage des frictions humides, des lotions, des draps mouillés fortement tordus. Dans l'appréciation et le choix de ces différents procédés, on se basera sur la réaction individuelle des malades et leur résistance au froid ; les diverses températures employées, depuis les limites de l'eau tempérée jusqu'à l'eau froide, seront également soumises à ces mêmes considérations. Tous ces moyens seront suivis d'une friction sèche avec un linge grossier, dans le but de provoquer une réaction circulatoire franche du côté de la peau; toutefois, la friction ne devra pas être excessive, car les excitations intenses de la peau, en augmentant le mouvement nutritif, pourraient exagérer la fièvre, affaiblir le malade et être même une cause de dépression cardio-pulmonaire.

Chez un malade arrivé au second degré de la tuberculose, c'est-à-dire à la période de ramollissement, on retirera de grands profits de la douche froide très courte, chaque fois qu'on pourra l'administrer. Mais il reste bien entendu qu'on n'arrivera à ce procédé qu'après avoir entraîné peu à peu le malade et l'avoir pour ainsi dire acclimaté à l'eau froide par des lotions à température décroissante. La douche froide elle-même ne sera administrée qu'après une série de douches écossaises avec transition, dont on abaissera progressivement la température minima dans chaque séance hydrothérapique.

De même que chez les tuberculeux au premier degré, on peut rencontrer, à cette période, des formes excitables, à réaction fébrile fréquente, à hémoptysies plus ou moins répétées et abondantes. On agira dans ces cas comme précédemment, c'est-à-dire qu'à l'usage de la douche on substituera celui de procédés moins perturbateurs, produisant une concentration vasculaire beaucoup moins accentuée et une excitation circulatoire générale bien moins vive : les moyens employés dans ces circonstances seront, suivant la sensibilité et l'entraînement des sujets, les frictions humides, les lotions, les frictions au drap mouillé, pratiquées avec de l'eau variant depuis 25° jusqu'à une température froide.

A la troisième phase de la phtisie, alors que les poumons sont le siège d'excavations plus ou moins nombreuses ou étendues, l'eau froide sera encore de la plus grande utilité pour relever la nutrition et les forces du malade, pour calmer les sueurs et tous les phénomèdes dus à la fièvre hectique, pour stimuler l'action des lobules pulmonaires restés sains et faciliter l'oxygénation du sang dans ces parties. Dans ces circonstances, les moyens employés seront choisis parmi les procédés les plus doux de l'hydrothérapie, et c'est aux lotions fraiches, puis froides, pratiquées matin et soir et suivies de frictions sèches, que l'on devra s'adresser.

Toutefois, il existe un certain nombre de tuberculeux arrivés au troisième degré de la maladie, et porteurs de cavernes plus ou moins étendues, qui supportent très bien la douche froide. Chez ces malades, il n'est pas rare de voir l'affection présenter des périodes stationnaires souvent fort longues, sous l'influence du traitement hydrothérapique.

En résumé, aujourd'hui que, grâce aux progrès de l'hygiène, il est reconnu que la tuberculose pulmonaire peut être souvent retardée et même arrêtée dans son évolution progressive, l'hydrothérapie doit revendiquer une haute part dans les agents de curation, et il est regrettable qu'un grand nombre de médecins, encore imbus des anathèmes lancés contre elle à ce sujet, n'osent pas employer plus souvent cette médication.

Comme moyen préventif prophylactique, son éloge n'est plus à faire. En reconstituant l'économie et en décongestionnant les poumons, elle fournit à l'organisme la résistance suffisante pour lutter contre l'envahissement et le développement du bacille de Koch.

Comme moyen palliatif et même curatif dans le cours de l'évolution tuberculeuse, son action n'est pas moins efficace : en stimulant et en régularisant toutes les grandes fonctions, en particulier les fonctions gastro-intestinales, en combattant la diarrhée, les sueurs nocturnes, en diminuant la fluxion sanguine dans le parenchyme pulmonaire, en modifiant l'expectoration et en atténuant la toux, l'hydrothérapie reconstitue l'état général et devient un puissant auxiliaire de la nature pour produire l'arrêt ou la guérison de la lésion locale.

CHAPITRE XXVI

MALADIES DE L'APPAREIL GÉNITO-URINAIRE

NÉPHRITES CHRONIQUES — URÉMIE CHRONIQUE

Nous avons signalé, au chapitre des maladies aiguës, les bons résultats obtenus par Becquerel, Fleury et d'autres dans le mal de Bright aigu, au moyen de l'hydrothérapie. L'action de cette méthode n'est pas moins utile lorsqu'elle s'adresse aux *néphrites chroniques*.

L'inflammation chronique du rein peut atteindre exclusivement l'élément glandulaire de l'organe et constituer la *néphrite parenchymateuse*, caractérisée objectivement par le gros rein blanc lisse. Elle peut se cantonner dans la substance vasculaire et conjonctive, donnant naissance à la *néphrite interstitielle*, dont les caractères anatomo-pathologiques sont représentés par un rein scléreux, petit et rétracté. Enfin, dans une forme beaucoup plus fréquente que les précédentes, on note l'inflammation combinée des tissus glandulaire et interstitiel, et on assiste à l'évolution d'une *néphrite diffuse*.

La néphrite chronique peut succéder à une ou plusieurs poussées de néphrite albumineuse aiguë, mais le plus souvent elle est chronique d'emblée et son début est plus ou moins insidieux. « Maux de tête, envies fréquentes d'uriner, légères épistaxis, palpitations, crampes douloureuses, essoufflement, accès d'oppression, douleurs lombaires, bourdonnements d'oreilles et affaiblissement de l'ouïe, troubles visuels, sécheresse de la peau, démangeaisons, fourmillements des doigts, sensation de doigt mort, troubles digestifs, tous ces symptômes, fugaces ou tenaces, isolés ou associés, peuvent apparaître et disparaître pendant bien des mois sans que les œdèmes aient encore fait leur apparition (Dieulafoy). »

On comprend toute l'importance qu'il y a à connaître le mode de début de l'inflammation rénale, si l'on veut intervenir dès l'origine, avec beaucoup plus de chances de succès, au moyen de l'hydrothérapie.

En effet, lorsque la lésion est au début, constituée surtout par des phénomènes de *congestion rénale*, on peut espérer une guérison fréquente ; mais lorsque la dégénerescence est un fait accompli, la guérison absolue ne se montre qu'à titre d'exception, et l'on ne peut demander à l'hydrothérapie qu'un rôle palliatif qu'aucune autre méthode, disons-le, ne saurait mieux remplir qu'elle. « Dans la forme chronique du mal de Bright, dit Becquerel, j'ai obtenu une diminution ou la disparition de l'hydropisie, un rétablissement plus ou moins complet des forces, j'ai pu prolonger la vie et obtenir une très grande amélioration, mais je n'ai jamais vu de guérison complète. » Fleury est plus affirmatif encore : pour lui, il est toujours indiqué de soumettre les albuminuriques à un traitement hydrothérapique bien dirigé. « A quels signes d'ailleurs, ajoute Fleury, peut-on reconnaître, pendant la vie, si les reins ne sont encore qu'hyperhémiés, ou si déjà ils ont subi la dégénérescence granuleuse? L'hydrothérapie devient ici, comme dans beaucoup d'autres circonstances, une pierre de touche qui donne au diagnostic anatomique établi sur le malade une certitude que, dans les errements de la thérapeutique usuelle, ce diagnostic n'acquiert que sur le cadavre. Nous avons eu le bonheur de guérir radicalement plusieurs albuminuriques considérés comme incurables par les princes de la science. « C'est que chez eux la dégénérescence « granuleuse supposée n'existait pas », dira-t-on. Probablement, mais il n'en est pas moins certain que sans le secours de l'hydrothérapie ces malades, abandonnés à eux-mêmes ou livrés à des médications impuissantes, auraient fini par succomber. »

On comprend, en principe, tous les bienfaits que l'on a à retirer des applications hydriatriques dans la néphrite chronique. Par son action excitatrice des circulations générale et locale, l'eau froide favorise la fonction sécrétoire et excrétoire de la glande et produit des effets résolutifs sur les portions de l'organe qui ne sont encore qu'à la période congestive ; par son action tonique et reconstituante, elle combat l'appauvrissement du sang et l'anémie globulaire qui accompagnent toujours cet état pathologique, elle rend les tissus de l'économie plus denses et moins perméables, et retarde ainsi ou empêche l'apparition de certains phénomènes, tels qu'œdèmes, hémorragies, phlegmasies diverses, etc., qui hâtent si souvent la terminaison fatale. Enfin, par son action très nette sur les fonctions de la peau, l'hydrothérapie favorise les sécrétions de cet appareil, facilite l'élimination des principes toxiques agglomérés dans l'organisme, et diminue les chances de l'empoisonnement urémique.

Dans la *néphrite suppurée*, l'hydrothérapie serait très efficace, si l'on s'en rapporte aux affirmations de Fleury, qui dit avoir obtenu la guérison complète chez plusieurs malades présentant depuis plus ou moins longtemps des douleurs rénales vives et incessantes, des urines troubles, purulentes, fétides, ammoniacales dès leur émission, et un état général fort compromis.

Dans le traitement de la néphrite chronique par l'hydrothérapie, un seul procédé doit être mis en œuvre : c'est la douche froide, seule ou associée au calorique. Il faut éviter, en effet, avant tout la concentration du sang vers les parties profondes et rechercher une réaction franche et puissante au niveau de la périphérie.

Dans ce but, on emploiera la douche au jet mobile légèrement brisé, de courte durée, suivie d'un bain de pieds chaud. La douche en cercles trouvera également son indication.

Si le malade a de la difficulté à s'échauffer avant la douche ou à se réchauffer spontanément dans la période de réaction, on fera précéder la douche froide d'une douche chaude plus ou moins prolongée. L'application chaude préalable pourra même être localisée à une température très élevée au niveau de la région lombaire, de façon à produire à cet endroit des effets dérivatifs très puissants : la douche écossaise lombaire très chaude rend surtout de grands services dans les néphrites à la période congestive.

Chez les sujets dont la réaction se fait très franchement, on pourra administrer avec utilité, dans l'intervalle des douches, un bain de siège froid à eau percutante, de quelques minutes seulement de durée, et suivi de frictions énergiques. Par ce moyen on produira une vive révulsion du côté de la peau, en même temps que des effets réflexes de vaso-constriction sur la circulation rénale.

Deux ou trois fois par semaine, on mettra à contribution l'emploi des sudations à l'étuve sèche ou humide limitée suivies de la douche froide, afin de stimuler vigoureusement les fonctions excrétoires du tégument cutané.

On insistera davantage sur l'emploi des bains de vapeur quand le malade présentera les phénomènes de l'*urémie chronique*. On cherchera à augmenter la diurèse par de grands bains chauds prolongés. On pourra, dans le même but, faire usage de la douche localisée sur la région sternale, procédé qui, d'après M. Béni-Barde, augmenterait la sécrétion de l'urine. Les grands lavements froids journaliers seront très utiles, non seulement en provoquant les garde-robes, mais encore en stimulant les sécrétions de l'intestin.

L'ingestion à haute dose de l'eau froide à l'intérieur sera très efficace chez les brightiques, en facilitant les sécrétions cutanées et intestinales, en favorisant la diurèse, en produisant un véritable lavage de l'organisme et en facilitant l'élimination des déchets toxiques.

REINS MOBILES

L'ectopie des reins est une affection à marche chronique dans laquelle l'hydrothérapie peut rendre certains services. Le relâchement de la paroi abdominale, quelle que soit la cause qui l'ait produit, est une cause prédisposante très efficace dans l'origine du rein mobile. Les applications d'eau froide, générales et localisées, en luttant contre cette atonie des tissus, ne sauraient donc trouver un meilleur emploi.

Les tissus intra-abdominaux eux-mêmes qui immobilisent le rein dans sa position, tels que la couche cellulo-graisseuse qui l'entoure, le péritoine qui passe au devant de lui, et même les vaisseaux rénaux, sont favorablement iufluencés par l'action de la douche froide générale et localisée sur la région lombaire et sur les flancs, qui augmente la tonicité de ces tissus et diminue les troubles fonctionnels si fréquents dans cette affection.

Les reins mobiles s'accompagnent souvent de douleurs névralgiques soit continues, soit paroxystiques. Dans ces circonstances, l'hydrothérapie, sous forme de douches écossaises révulsives localisées, trouvera son indication légitime.

Signalons l'emploi utile de la ceinture humide échauffante.

TROUBLES DE LA SÉCRÉTION URINAIRE : POLYURIE — OLIGURIE — ALBUMINURIE — GLYCOSURIE — AZOTURIE — PHOSPHATURIE — HÉMATURIE — HEMOGLOBINURIE

Polyurie. — En dehors de la polyurie du diabète sucré et du mal de Bright, ce symptôme s'observe fréquemment dans les névroses (hystérie, neurasthénie, goitre exophtalmique) ou à la suite de lésions cérébrales et bulbaires.

Il existe une polyurie essentielle, encore appelée *diabète insipide*, maladie qui ne s'accompagne d'aucun autre trouble sérieux et qui peut durer pendant des années sans altérer la santé des individus. On a incriminé, dans sa production, des causes nerveuses diverses, émotions vives, chagrins, etc.

Oligurie. — Lorsque la sécrétion de l'urine est diminuée, ce trouble prend le nom d'oligurie. Nous savons que l'on peut stimuler la fonction urinaire par des applications localisées, telles que la douche sternale (Béni-Barde), la douche lombaire, procédés qui rendront des services dans certains cas d'oligurie et même d'*anurie* de nature hystérique.

Ces moyens sont également utiles dans certaines congestions chroniques des reins, fréquentes dans l'alcoolisme, l'impaludisme, le diabète, la gravelle, etc., et dans lesquelles la congestion prédomine au niveau de la circulation interstitielle et parenchymateuse, comprime les vaisseaux du glomérule et détermine une diminution dans la sécrétion de l'urine. Grâce à la douche sternale ou à la douche lombaire à pression modérée et suffisamment prolongée, on peut exagérer la fonction du filtre rénal; d'après nous, le mode d'action de ces procédés serait de produire un spasme plus ou moins permanent des vaisseaux de la substance corticale, ce qui augmenterait la pression dans les capillaires du glomérule et activerait ainsi la diurèse; nous ne pensons pas qu'il s'agisse ici, ainsi que le croit M. Béni-Barde, d'une action réflexe ayant pour effet d'amener un épuisement des nerfs vaso-moteurs rénaux, à la suite duquel le sang affluerait en plus grande abondance.

Le bain de pieds froid et la douche plantaire augmentent également la sécrétion de l'urine.

Albuminurie. — L'albuminurie n'est pas un symptôme exclusif aux néphrites. On peut la rencontrer dans un certain nombre d'états morbides indépendants d'une altération de la membrane périvasculaire du glomérule. C'est ainsi qu'une augmentation de pression ou plutôt un ralentissement dans le cours du sang des capillaires peut produire ce phénomène; il en est de même chaque fois que les mouvements nutritifs sont déviés de leur type normal (Jaccoud). On s'explique ainsi les albuminuries qui se montrent à la suite d'une excitation bulbaire (goitre exophtalmique, scléroses diverses du bulbe), ou bien dans les maladies du cœur, du foie (Murchison), de l'estomac, dans la goutte, le diabète, l'obésité (Bouchard), la neurasthénie, les dyscrasies, les intoxications, la grossesse (albuminurie gravidique, avec ou sans lésion du rein).

L'albuminurie se rencontre quelquefois comme phénomène réflexe à la suite de l'excitation des nerfs de la peau (Bouchard); elle n'est pas rare chez les enfants à l'époque de la croissance et s'accompagne alors de troubles divers, céphalée, dyspepsie, palpitations. Dans tous ces cas, elle affecte un caractère d'intermittence variant avec les fluctuations de la maladie qui lui donne naissance.

Glycosurie. — La glycosurie peut exister à l'état de symptôme isolé, indépendant du diabète, et ne s'accompagnant pas des autres symptômes cardinaux qui caractérisent cette dernière affection. La glycosurie simple se montre dans beaucoup d'états où la nutrition générale est troublée, comme dans la goutte, l'arthritisme, l'obésité, comme phénomène des dernières périodes, dans l'impaludisme (Verneuil), les intoxications, ou lorsque les fonctions de la glande hépatique sont viciées à des titres divers, comme dans les affections cardiaques qui ralentissent le mouvement nutritif du foie.

Les affections du système nerveux peuvent produire la glycosurie, en troublant la nutrition générale ou en modifiant la circulation parenchymateuse du foie; à ce dernier titre se rattachent les glycosuries transitoires que l'on observe à la suite de commotions physiques, de surmenage intellectuel, de chagrins, d'émotions vives. C'est ainsi qu'agissent les lésions ou les traumatismes du cerveau, localisés ou non sur le plancher du quatrième ventricule.

Azoturie. Phosphaturie. — La présence en excès dans l'urine de l'urée, des phosphates, ainsi que des urates, des oxalates, constitue des phénomènes fréquents dans tous les états où il y a un désordre plus ou moins profond de la nutrition générale.

Les troubles sécrétoires, tels que *polyurie, albuminurie, glycosurie, azoturie,* etc., ne fournissent pas, au point de vue hydrothérapique, d'indications particulières; manifestations d'états pathologiques divers, ces symptômes sont soumis à l'évolution des maladies qui les engendrent, et sont par cela même modifiés par les procédés hydriatriques destinés à combattre les affections génératrices. Dans l'albuminurie gravidique, les grands bains chauds sont à recommander.

On a décrit sous le nom de *diabète azoturique* (Bouchardat, Bouchard, Demange) une affection caractérisée par une émission considérable de matières azotées (urée, acide urique, créatine, etc.)

accompagnée de polyurie, de polyphagie, de polydipsie, et pouvant conduire à la consomption, comme le diabète glycosurique.

Il existe également un *diabète phosphaturique* (Tissier), qui peut s'associer au diabète azoturique ou se développer isolément.

Ces deux types morbides sont dus à un vice profond de la nutrition générale, se manifestant à la suite de causes nerveuses (traumatismes cérébraux, émotions, etc.). Il est aisé de comprendre que l'hydrothérapie, en rétablissant l'équilibre général dans tout l'organisme et en arrêtant les progrès de la désassimilation exagérée, constitue le traitement le plus rationnel de ces affections. Ce sont les applications froides stimulantes et de très courte durée, en particulier la douche en pluie mobile, qui conviennent le mieux dans ces cas spéciaux; il sera bon quelquefois de faire précéder ce moyen d'une douche chaude à température peu élevée. En effet, il ne faut solliciter, dans ces formes de diabète, qu'une action perturbatrice de moyenne intensité, surtout au point de vue de la réfrigération, afin de ne pas exagérer les phénomènes de dénutrition générale : diminuer la désintégration générale dans les tissus et favoriser dans l'organisme l'assimilation des matières azotées et des phosphates, tel est le double but que l'on cherche à remplir par les douches froides courtes et à percussion modérée.

Hématurie. — Nous n'avons pas à nous occuper dans cet article de l'hématurie due à la congestion *à frigore* du rein, au sujet de laquelle nous ne saurions que répéter ce que nous avons déjà dit lorsque nous avons parlé de la *congestion rénale*.

Nous avons en vue l'hématurie essentielle, fréquente dans les pays chauds et se produisant à des intervalles variables. Sous l'influence de l'hydrothérapie générale, les douleurs provoquées par cette affection et l'anémie qui en résulte sont favorablement influencées, en même temps que se modifient plus ou moins rapidement les urines sanguinolentes.

Le pissement de sang peut reconnaitre quelquefois pour cause une congestion de la vessie chez les gens nerveux ou épuisés, et contre cette affection on obtient de bons résultats avec les bains de pieds à eau courante dirigés sur la plante des pieds (Béni-Barde). Ces douches plantaires, qui peuvent durer de vingt à cinquante secondes, sont le point de départ d'une sensation qui se réfléchit sur la vessie et se transforme en une contraction des fibres motrices de cet organe. Les bains de siège à eau percutante sont également utiles. A ces procédés on joindra la douche froide générale de très courte durée.

L'hydrothérapie n'est pas moins indiquée dans l'*hémoglobinurie*, qui diffère de l'hématurie en ce sens que la coloration de l'urine tient à la présence de l'hémoglobine et non des globules rouges du sang. L'hémoglobinurie est un symptôme fréquent dans les intoxications, et à ce titre on comprend que les applications d'eau froide puissent avoir un effet très efficace par suite de leur action tonique et reconstituante.

Dans l'hémoglobinurie essentielle paroxystique, on se trouvera bien également de la médication hydriatrique. Comme ce type morbide reconnaît pour cause habituelle l'impression du froid, on devra associer fréquemment le calorique aux applications chaudes; de plus, on ne fera usage de l'hydrothérapie que dans l'intervalle des paroxysmes fébriles, et l'on pourra de la sorte prévenir l'apparition nouvelle des accès d'hémoglobinurie.

CYSTITE CHRONIQUE

La cystite chronique ou catarrhe de la vessie reconnaît le plus souvent une cause locale déterminante, mais elle est entretenue par des causes générales individuelles, telles que la goutte, le rhumatisme, la gravelle, certaines affections nerveuses, etc. Le froid humide, l'abus de boissons alcooliques, une alimentation trop azotée, des habitudes sédentaires ont également une influence incontestable sur le développement de cette maladie. Souvent, enfin, elle succède à la cystite aiguë chez les sujets prédisposés.

Toutes les causes qui produisent un arrêt dans le cours de l'urine ou une stagnation de ce liquide déterminent, par suite de son altération consécutive, l'irritation chronique de la vessie; parmi ces causes, nous citerons le rétrécissement et les tumeurs de l'urètre, la valvule et les varices du col de la vessie, l'hypertrophie prostatique, l'atonie ou la paralysie de la vessie. Dans les causes irritantes directes, nous signalerons les graviers d'acide urique, les calculs phosphatiques, etc.

Par son action reconstituante, l'eau froide est très utile dans la cystite chronique, pour tonifier le malade et réparer les forces toujours affaiblies par une suppuration continuelle. De plus, cette affection étant souvent entretenue ou aggravée par un état général constitutionnel, on comprend de quelle utilité pourra être l'hydrothérapie pour combattre cet état morbide et pour venir en aide aux autres médications appropriées. L'application de l'eau froide sera donc subordonnée, dans le choix et l'adaptation des procédés, aux maladies générales (diathèses, névroses, etc.) sur lesquelles se greffe la cystite chronique.

Toutefois, nous devons faire une remarque importante. La vessie étant un organe extrêmement sensible à l'action des températures extrêmes, on devra veiller avec soin à ce que les agents employés soient parfaitement tolérés, au point de vue des réactions circulatoire et thermique. Il faudra également, d'une façon générale, être très réservé sur l'emploi des procédés localisés, dont l'action réfrigérante se manifesterait d'une façon beaucoup trop directe.

Cependant, il est des cas où l'on est en droit d'agir localement et de chercher à modifier d'une façon immédiate les tissus mêmes de la vessie malade. Lorsqu'on a affaire, par exemple, à une cystite chronique déjà ancienne, ne présentant pas d'épisodes aigus ou subaigüs, dans laquelle l'inflammation est plus ou moins torpide et s'accompagne d'un état parétique des plans musculaires sous-jacents, les applications hydriatriques locales pourront être très utiles. Citons la douche froide lombaire, la douche hypogastrique, les bains de siège froids par immersion à eau courante de courte durée. On cherchera également à stimuler la circulation vésicale et à réveiller la tonicité de la couche musculeuse par des irrigations intra-vésicales fraîches d'abord, froides ensuite; l'eau très chaude pourra être aussi employée dans le même but. Les lavements froids, les lavements très chauds trouveront les mêmes indications.

INCONTINENCE D'URINE — RÉTENTION D'URINE

Incontinence d'urine. — L'incontinence d'urine peut être le résultat d'un surdistension de la vessie par l'urine, à la suite de la paralysie du corps de cet organe : le trop-plein du liquide s'écoule alors goutte à goutte en franchissant l'orifice vésical, et cette fausse incontinence, ou incontinence par regorgement, n'est en somme qu'une manifestation de la rétention d'urine.

L'incontinence vraie, au contraire, est caractérisée par l'émission de l'urine au fur et à mesure qu'elle s'accumule dans la vessie. Cet état est produit par la paralysie du col vésical, dont le sphincter ne peut plus s'opposer à l'issue du liquide hors de la cavité.

La contraction spasmodique du corps de la vessie peut déterminer la sortie involontaire de l'urine, par un mécanisme facile à comprendre.

Enfin, il est une forme d'incontinence fréquente chez les enfants et les adolescents, connue sous le nom d'*incontinence nocturne*, qui, dans beaucoup de cas, ne constitue pas une maladie sérieuse, mais qui souvent aussi est la manifestation prodromique d'une névrose générale.

Dans l'application du traitement hydrothérapique, il est nécessaire de bien se pénétrer de la notion pathogénique origine de l'incontinence d'urine. Parmi les causes nombreuses qui peuvent provoquer cet état morbide, il en est que l'hydrothérapie ne saurait atteindre; d'autres, au contraire, seront modifiées très favorablement par cette médication.

Le traitement de l'incontinence fausse, par regorgement, se confond avec celui de la rétention d'urine par parésie ou paralysie du corps de la vessie; nous y reviendrons tout à l'heure.

L'incontinence vraie, avons-nous dit, peut reconnaître pour cause une paralysie du col de la vessie ou, au contraire, une contractilité exagérée, spasmodique, du corps de cet organe : dans le premier cas, le jet de l'urine se fait sans force, goutte à goutte, d'une façon continue, tandis que dans le second il est vigoureux et plus ou moins intermittent.

La parésie ou la paralysie de la vessie sera combattue non seulement par les applications stimulantes générales, telles que la douche froide mobile au jet brisé, de courte durée, la douche en cercle limitée à la moitié inférieure du corps, mais encore par des applications localisées, comme la douche lombaire courte et énergique, la douche hypogastrique à pression modérée et d'une durée plus ou moins prolongée, par les bains de siège à eau percutante, les bains de siège par immersion à eau courante, la douche plantaire ou, à défaut, les bains de pieds froids par immersion.

L'incontinence qui relève d'un état spasmodique du corps de la vessie sera justiciable de tous les procédés destinés à calmer l'excitabilité nerveuse, dont elle n'est qu'une des expressions symptomatiques. Comme on a affaire, dans l'espèce, à des sujets atteints d'une hyperexcitabilité excessive, souvent la douche froide ou écossaise, même de très courte durée, n'est pas bien supportée, tout au moins au début, et on devra mettre en œuvre les procédés les moins stimulants de la méthode hydrothérapique, tels que les tapotements au drap mouillé ruisselant, les affusions tempérées ou fraîches, les maillots humides de courte durée, les demi-bains à température mitigée, les demi-bains refroidis. Si tous ces moyens toni-sédatifs ne produisent pas une sédation appréciable, on aura recours aux agents antispasmodiques immédiats : bains chauds, neutres, de 33° à 34°, douches chaudes, indifférentes, de 35° à 36°, bains de siège chauds, procédés que l'on abandonnera aussitôt que leur emploi ne sera plus indispensable, pour revenir aux applications fraîches ou froides.

L'incontinence nocturne du jeune âge sera traitée avec avantage par la douche froide de très courte durée, ou par des procédés moins stimulants si le sujet est trop excitable. S'il est vrai, ainsi que le professait Trousseau (1), que l'incontinence nocturne est due à la surcontractilité du corps de la vessie, il faudra éviter l'emploi d'applications trop excitantes et surtout d'applications froides localisées.

Rétention d'urine. — L'impossibilité d'émettre spontanément le contenu de la vessie peut être complète ou incomplète. Elle peut être due à un obstacle siégeant dans l'urètre ou au niveau du col de la vessie (rétrécissement, calcul, caillot, hypertrophie prostatique), ou à un spasme plus ou moins prolongé de l'urètre ou du col de la vessie.

L'atonie ou la paralysie du corps de la vessie, en mettant l'organe dans l'impossibilité de se contracter pour évacuer en partie ou en totalité le liquide urinaire, est également une cause de rétention d'urine, et souvent, dans ces cas, il se produit une incontinence d'urine par regorgement.

La rétention d'urine due à un spasme du col de la vessie ou de l'urètre sera combattue par les applications générales de l'hydrothérapie, et les règles à suivre seront les mêmes que celles que nous avons tracées pour le traitement de l'incontinence par spasme du corps. Comme on s'adresse également ici à des malades très sensibles, on cherchera parmi les procédés de l'hydrothérapie ceux qui sont le mieux tolérés et qui n'exagèrent pas l'irritabilité nerveuse. On sera souvent obligé de faire intervenir, d'une façon temporaire, les applications calmantes de la médication hydriatrique, tels que les bains chauds, les douches chaudes (35° à 36°), les bains de siège chauds prolongés.

Certains cas de spasme du col vésical, en particulier ceux qui tiennent à l'engorgement de la prostate ou à un rétrécissement fibreux infranchissable, sont calmés par l'introduction dans le rectum d'un morceau de glace, renouvelée toutes les heures (Casenave). Les bains de siège froids à eau percutante prolongés sont également indiqués dans ces cas particuliers, car il s'agit là de

(1) *Clinique médicale*, t. II.

combattre l'élément congestif qui est la cause directe du spasme.

Dans la rétention d'urine par atonie ou paralysie du corps de la vessie, on devra recourir aux procédés stimulants de l'eau froide, comme dans le traitement de l'incontinence par paralysie du col : dans un cas comme dans l'autre, en effet, l'élément pathogénique est le même, mais ici la paralysie se cantonne au corps de l'organe, tandis que dans le cas précédent elle avait envahi le col. Aux procédés généraux on joindra les douches localisées, lombaire, hypogastrique, les bains de siège froids, etc. Dans certains cas, on sera autorisé à pratiquer des irrigations intra-vésicales froides, afin de réveiller la contractilité de la vessie ; souvent, les irrigations très chaudes (45°) réussissent mieux.

L'emploi de la chaleur excessive donne quelquefois des résultats plus rapides dans le traitement de la rétention d'urine par parésie du corps de la vessie, par suite de l'action stimulante du calorique sur l'élément contractile de cet organe. Nous venons déjà de citer les irrigations très chaudes ; signalons aussi, comme procédés moins pénibles à appliquer, les douches très chaudes exclusives (50° à 55°) sur l'hypogastre, les bains de siège très chauds.

La douche écossaise hypogastrique très chaude donne également de très bons résultats, car à l'influence excito-motrice directe produite par la chaleur elle joint l'action excito-réflexe déterminée par le froid.

NÉVRALGIE DU COL DE LA VESSIE ET DE L'URÈTRE

La névralgie du col vésical est souvent consécutive à l'inflammation de la portion prostatique de l'urètre ou du col de la vessie ; elle est entretenue par des états constitutionnels divers (goutte, rhumatisme, gravelle). Dans bien des cas, elle survient sans cause irritante locale et n'est que la manifestation symptomatique d'un état nerveux général. C'est ainsi qu'on rencontre la névralgie du col chez des malades atteints de névrose, de neurasthénie, de lypémanie hypocondriaque, etc., catégorie de sujets à laquelle on donne le nom de faux urinaires (Guyon), et chez lesquels la cystalgie constitue un symptôme des plus tenaces et affectant au plus haut point le moral des malades.

La névralgie du col de la vessie se montre en général au moment des mictions et persiste plus ou moins longtemps après l'émission de l'urine; les douleurs, plus ou moins vives, s'accompagnent souvent de ténesme et de contracture spasmodique des sphincters de la vessie. Chez les névropathes, le point de départ de ces phénomènes réside vraisemblablement dans une zone d'hyperesthésie siégeant au niveau de la muqueuse du col et de la portion prostatique de l'urètre.

La névralgie ou plutôt l'hyperesthésie de l'urètre, chez les faux urinaires, peut occuper non seulement la portion prostatique, mais encore toute l'étendue du canal. Quelquefois, elle irradie dans les nerfs du testicule, constituant de véritables accès de névralgie testiculaire, auxquels on a donné le nom d'*irritabilis testis*.

La névralgie urétro-vésicale tenant à une inflammation aiguë de l'urètre ou du col de la vessie sera traitée par les moyens habituels employés contre ces états, c'est-à-dire les grands bains chauds, les bains de siège chauds prolongés, des lavements très chauds (50°). Lorsque l'irritation revêt la forme chronique, on a recours aux douches froides générales très courtes, exclusives ou précédées d'eau chaude, aux douches écossaises révulsives très chaudes localisées sur les régions lombaire et hypogastrique.

La névralgie du col de la vessie ou de l'urètre symptomatique d'une affection nerveuse se trouvera modifiée par les procédés généraux qui ont pour but d'influencer le système nerveux central, et que nous avons longuement décrits au chapitre des névroses. En outre de ces moyens généraux, on cherchera à exercer une action perturbatrice sur les centres spéciaux de la moelle et sur le plexus hypogastrique par la douche dorsale, le sac à glace appliqué à la région moyenne de la moelle dorsale, la douche hypogastrique, les bains de siège froids, de préférence le bain de siège par immersion à eau courante de courte durée.

Lorsque les douleurs vésicales sont trop vives, on pourra avoir recours à la douche hypogastrique écossaise très révulsive, et même à la douche chaude exclusive, sédative, à la température neutre de 35° à 36°, prolongée pendant plusieurs minutes sur toute la hauteur de la colonne vertébrale. Les bains de siège très chauds, que l'on élève progressivement à une température de 44°-45°, pendant une durée de cinq à dix minutes, et que l'on fait suivre immédiatement d'une immersion rapide de quelques secondes dans un bain de siège froid, nous ont donné de bons résultats.

URÉTRITE CHRONIQUE — PROSTATITE CHRONIQUE — HYPERTROPHIE DE LA PROSTATE — VARICOCÈLE

L'**urétrite chronique** est fréquemment entretenue par un état diathésique contre lequel l'hydrothérapie peut lutter d'une façon très efficace. De plus, lorsqu'elle est ancienne, l'inflammation de l'urètre peut devenir le point de départ, chez les gens prédisposés et névropathes, de phénomènes locaux douloureux (hyperesthésie, névralgie urétrale, spasmes du col) qui accentuent notablement l'état hypocondriaque des malades.

La **prostatite chronique** succède le plus souvent à l'inflammation chronique de l'urètre postérieur, mais les causes principales qui la favorisent sont celles qui produisent une irritation ou une congestion de l'appareil génital ou des organes du petit bassin, et en première ligne la cystite chronique, les hémorroïdes, les excès de coït. La goutte, la gravelle ont également une influence sur sa production.

Dans l'urétrite et la prostatite chroniques, on fera usage, comme procédés généraux, de la douche froide exclusive ou des douches écossaises, et, comme moyens localisés, des bains de siège froids à eau percutante prolongés.

Lorsque, dans le cours de la prostatite chronique, il survient des poussées congestives douloureuses, on administera des bains de siège chauds, de 34° à 35°, prolongés pendant une heure et plus. Les bains de siège très chauds (43°-45°) de quatre à cinq minutes, suivis d'une lotion froide ou d'une immersion de quelques secondes dans un bain de siège froid, seront également très utiles par les effets révulsifs et analgésiques qu'ils produiront. On emploiera également, dans ces épisodes aigus, la glace sous forme de petits fragments introduits fréquemment dans le rectum, les demi-lavements froids, ou, ainsi que le conseille M. Reclus, les lavements très chauds, qui devront être administrés à une température de 50° à 55°.

Contre l'**hypertrophie de la prostate**, l'hydrothérapie ne saurait avoir qu'un rôle palliatif, en facilitant la circulation dans les organes pelviens et en diminuant les congestions de la glande prostatique. Dans ce but, les applications froides générales sont d'une grande utilité, et on leur adjoindra les bains de siège froids à eau percutante circulaires et périnéaux de longue durée.

Lorsqu'il se produit des poussées congestives, on complétera ces moyens par l'emploi de petits lavements froids, et mieux de lavements très chauds répétés matin et soir.

Dans le **varicocèle**, les applications locales du froid sont un utile adjuvant de l'hydrothérapie générale. Le bain de siège froid périnéal et scrotal à eau percutante, prolongé suffisamment longtemps pour déterminer un spasme durable des vaisseaux, les lotions froides de longue durée diminuent le volume des varices spermatiques et calment les douleurs locales qui en sont souvent la conséquence.

PROSTATORRHÉE — SPERMATORRHÉE

Prostatorrhée. — En s'en tenant à la définition propre de ce symptôme, la prostatorrhée serait un écoulement provenant de la prostate. Dans le cours de la prostatite chronique, on peut voir, en effet, un liquide blanc jaunâtre, à alcalinité très forte, contenant des leucocytes, des granulations graisseuses et des cellules épithéliales, être excrété par l'orifice de l'urètre. Mais dans la plupart des écoulements auxquels on donne le nom de prostatorrhée, comme ceux que l'on observe dans la neurasthénie ou les états atoniques de l'organisme, il s'agit d'un liquide hyalin, filant, visqueux, souvent blanc laiteux si le liquide prostatique prédomine, composé en grande partie non seulement par les produits de sécrétion de la prostate, mais surtout par le liquide provenant des glandes de Méry et des glandes de Cooper, et qui s'accumule dans la partie postérieure du canal de l'urètre et dans l'utricule prostatique, dont l'orifice est en état de distension constante par suite de l'atonie générale de l'organisme.

Dans ces cas, l'excrétion n'est pas spontanée, à moins que l'hypersécrétion ne soit trop grande. Habituellement, c'est pendant les efforts de la défécation que le liquide apparaît à l'orifice du gland, alors que le bol fécal, appuyant sur la partie postérieure de la prostate, vide le contenu de cette glande ainsi que celui de l'urètre postérieur.

Beaucoup de névropathes sont très affectés par la présence de cet écoulement urétro-prostatique, qu'ils confondent la plupart du temps avec l'émission spontanée du sperme, que nous étudierons tout à l'heure.

La prostatorrhée d'origine neurasthénique n'offre au thérapeute d'autre indication que celle d'adjoindre, si elle est trop accentuée, aux procédés de l'hydrothérapie générale mis en œuvre contre la neurasthénie, certains procédés locaux tels que les bains de siège froids, qui tonifieront l'appareil génital, combattront l'atonie de l'utricule prostatique, en même temps qu'ils refréneront l'excitation vaso-motrice locale et l'hypersécrétion glandulaire qui en est la conséquence.

Spermatorrhée. — La spermatorrhée, caractérisée par l'émission involontaire du sperme, peut se présenter à titre accidentel chez des individus robustes et en bonne santé ; dans ces conditions, elle se produit la nuit, en général à l'occasion d'un rêve érotique, et ne constitue qu'un phénomène sans importance si elle ne se montre pas d'une façon trop fréquente.

Dans beaucoup de cas, les pertes séminales représentent un accident symptomatique de causes différentes. Fleury a voulu les grouper en deux catégories : les pertes sthéniques, par réplétion, excitation, irritation, inflammation des organes, et les pertes asthéniques, par faiblesse, atonie, paralysie de ces organes. Cette division peut être utile, car le traitement différera suivant qu'il s'agit de spermatorrhées dépendant d'un excès de contractilité des vésicules séminales, ou de spermatorrhées dues à une atonie des conduits éjaculateurs; cependant, ajoutons que cette division n'est pas toujours si facile à établir et que, du reste, son importance est très relative dans beaucoup de cas, car on voit souvent les deux éléments pathogéniques s'associer et se combiner.

Les excitations sexuelles exagérées, l'abus du coït, la masturbation sont une cause fréquente de spermatorrhée, par l'excitation anormale qu'elles impriment à l'appareil génital, excitation bientôt suivie d'atonie et d'impuissance. Toutes les causes déterminant de l'asthénie des organes provoquent cet accident : neurasthénie, surmenage intellectuel, âge sénile, anémie, cachexies, etc. Dans bien des cas, les pertes séminales sont plutôt dues à une excitation morbide, comme dans certaines formes excitables de la neurasthénie, dans l'épilepsie, les psychopathies diverses. Le tabes dorsalis est une cause fréquente de spermatorrhée.

Citons enfin les causes d'irritation locale, comme la balanite, la blennorragie, la cystite, la constipation, etc.

La spermatorrhée se montre généralement la nuit, soit spontanément, soit à l'occasion d'un rêve voluptueux. Dans un degré plus avancé, les pollutions sont à la fois nocturnes et diurnes. Lorsque les pertes se font pendant le jour, elles se produisent sans éréthisme nerveux; quelquefois, cependant, elles s'accompagnent d'une vague sensation génésique; dans d'autres cas, elles sont provoquées par des efforts, en particulier par des efforts de défécation, absolument comme pour la prostatorrhée. Du reste, dans beaucoup de circonstances, c'est à l'aide du microscope que l'on pourra faire le diagnostic précis de spermatorrhée, car nous savons qu'un écoulement blanc laiteux peut être d'origine exclusivement prostatique, sans adjonction de spermatozoaires.

Les pertes séminales fréquemment répétées sont une cause puissante d'affaiblissement non seulement par les pertes organiques réitérées qu'elles imposent à l'économie, mais aussi par la dépression nerveuse qu'elles laissent après elles et par toute la série des symptômes névropathiques qu'elles créent ou qu'elles accompagnent, et qui sont entretenus par l'écoulement spermatorrhéique.

La spermatorrhée due à une contractilité exagérée des vésicules séminales sera combattue par des applications chaudes, telles que douches chaudes, indifférentes, généralisées et en insistant spécialement sur la moelle dorsale, bains de siège chauds prolongés. Si l'on pense devoir recourir aux applications générales de l'eau froide, on emploiera de préférence la douche froide très courte, précédée ou non d'une douche très chaude sur la région moyenne de la colonne dorsale. C'est, en particulier, la conduite que l'on tiendra dans ces cas de spermatorrhées qui se combinent avec l'incontinence d'urine chez les adolescents, association assez fréquente, ainsi que l'a montré Trousseau.

Dans la spermatorrhée qui se montre chez des sujets peu excitables, comme chez certains neurasthéniques, chez les anémiques, les dyspeptiques, les intoxiqués, on pourra employer d'emblée, ou tout au moins très vite, des procédés stimulants, comme la douche froide, les bains de siège froids à eau percutante périnéaux, la douche dorsale, la douche hypogastrique (1). Chez ceux mêmes qui ne présentent qu'une réaction nerveuse insignifiante, on se servira de moyens plus excitants destinés à combattre l'atonie générale et locale de l'organisme, tels que la douche verticale, la douche en cercle, les bains de siège très froids par immersion à eau courante, le sac en caoutchouc rempli d'eau très chaude ou les

(1) Quelquefois, l'hydrothérapie exagère au début les pertes séminales, mais ce phénomène n'est que passager.

lotions très chaudes appliquées vers le milieu de la région dorsale.

Chez les sujets très excitables, il faut procéder avec beaucoup de ménagements; car, dans ces cas, il s'agit non seulement de phénomènes asthéniques à combattre (atonie des conduits éjaculateurs), mais encore de phénomènes sthéniques, d'irritabilité excessive (contractilité exagérée des vésicules séminales), ces deux éléments, quoique disparates en apparence, relevant d'une même cause et se trouvant combinés chez le même sujet. Souvent, au début, on est obligé de n'avoir recours qu'à des procédés sédatifs d'emblée et de chercher à calmer avant de tonifier; dans ce but, on administre la douche chaude générale (35° à 36°), en insistant particulièrement sur la colonne vertébrale, les bains chauds prolongés, les sacs à glace sur la région dorsale, procédés qui ont pour but de calmer l'excitabilité réflexe de la moelle. Lorsque, au bout de quelques jours, on peut commencer le traitement hydrothérapique proprement dit, on s'adressera d'abord à des procédés peu perturbateurs, destinés à ménager l'irritabilité des centres nerveux tout en tonifiant le malade : citons, parmi ces moyens, les affusions tempérées, puis fraîches; les maillots humides toni-sédatifs de quinze à vingt minutes de durée, suivis d'affusions fraîches; les draps mouillés; les demi-bains refroidis; les demi-bains fixes frais, puis froids; la douche en col de cygne. On arrivera de la sorte, par l'emploi de ces divers procédés, à entraîner le malade à l'action des douches froides plus ou moins percutantes, auxquelles on pourra associer, dans certains cas, l'usage de la piscine froide de très courte durée.

Il en sera de même de l'emploi des bains de siège chez les sujets présentant une hyperexcitabilité extrême : on n'arrivera aux bains de siège froids à eau courante qu'après avoir préparé les malades par l'administration progressive de bains de siège tempérés et frais.

Les bains de pieds froids par immersion, ainsi que la douche plantaire, sont un utile adjuvant dans le traitement des pertes séminales.

Winternitz a préconisé, dans la spermatorrhée, l'usage du *psycrofore* (voy. chap. VI), sorte de cathéter à double courant permettant de soumettre la région prostatique de l'urètre à l'action locale du froid. On se sert d'eau à 18° environ, que l'on abaisse ensuite à 10°-12°; la durée de l'opération varie de huit à douze minutes.

TROUBLES DES FONCTIONS GÉNITALES — IMPUISSANCE — PRIAPISME — SATYRIASIS — ONANISME

L'impuissance dans toutes ses variétés, depuis la frigidité absolue jusqu'à la rapidité extrême de l'éjaculation et l'impossibilité de renouveler l'acte du coït dans un temps relativement court, peut être un phénomène purement psychique tenant à une émotivité excessive ou à des influences morales diverses, à la suite desquelles il se produit une véritable autosuggestion inhibitoire.

L'impuissance peut être due à un affaiblissement de l'innervation de l'appareil génital, à la suite de causes nombreuses parmi lesquelles nous citerons les excès de coït, la masturbation, la spermatorrhée, la neurasthénie, le surmenage intellectuel, les dyscrasies, les états dystrophiques, les cachexies diverses. Les affections organiques de la moelle et du cerveau produisent l'impuissance. Celle-ci est également un phénomène fréquent de la dégénérescence mentale, chez les héréditaires.

L'impuissance fonctionnelle, qui ne relève d'aucune lésion organique des centres nerveux, sera puissamment modifiée par l'hydrothérapie, par suite de l'action régulatrice exercée par cette méthode sur l'innervation générale.

Dans l'application de l'hydrothérapie chez les malades atteints d'une diminution ou d'une abolition du sens génésique, on devra procéder avec discernement en s'inspirant de l'état général et de la sensibilité plus ou moins grande des sujets. Chez ceux qui sont devenus impuissants à la suite d'excès répétés et d'un épuisement consécutif, il faudra agir avec douceur et les entraîner peu à peu à l'usage de la douche froide par l'emploi progressif de procédés moins perturbateurs. Dans certains cas, en particulier chez des neurasthéniques très sensibles, l'impuissance s'accompagne fréquemment de spermatorrhée, et l'on procédera, dans ces circonstances, en suivant les mêmes préceptes que ceux que nous avons indiqués tout à l'heure en parlant des pertes séminales.

On ne sera pas moins prudent dans l'emploi des procédés localisés, lorsqu'on aura affaire à des sujets très susceptibles. Grâce à l'administration des bains de siège par immersion à eau dormante tempérés, puis frais, et enfin froids, on arrivera bientôt à l'usage des bains de siège à eau percutante froids, ou par immersion à eau courante, auxquels on joindra la douche percutante localisée au niveau du centre génito-spinal de la moelle.

L'emploi du *psycrofore* peut être utile dans certains cas d'impuissance (Winternitz).

Le **priapisme**, état caractérisé par des érections anormales et exagérées, est souvent provoqué par des causes irritantes locales (blennorragie, cystite, calcul), mais il est fréquemment l'indice d'un éréthisme local ou général du système nerveux.

L'hydrothérapie froide générale, employée sous une forme toni-sédative légère, apaisera le système nerveux central. On fera usage également d'applications locales appropriées, telles que bains de siège froids à eau percutante prolongés, bains de siège par immersion frais ou tempérés de longue durée.

Le **satyriasis**, l'**onanisme** peuvent tenir à une idiosyncrasie particulière, mais ces états sont souvent symptomatiques de dégénérescences nerveuses ou mentales, parmi lesquelles l'idiotie, la manie et la démence ne sont pas rares.

On recherchera dans les applications de l'hydrothérapie celles qui s'adaptent le mieux à l'état d'excitation du sujet. Bien souvent on sera obligé de combiner les agents toni-sédatifs de l'eau froide avec des procédés immédiatement sédatifs, antispamodiques d'emblée, tels que les douches chaudes (35°-36°) localisées spécialement sur la colonne vertébrale, les bains de siège chauds prolongés, etc.

CHAPITRE XXVII

MALADIES DE L'APPAREIL UTÉRO-OVARIEN

TROUBLES DE LA MENSTRUATION — AMÉNORRHÉE — DYSMÉNORRHÉE — MÉNORRAGIE — MÉTRORRAGIE

Aménorrhée. — Les conditions d'une menstruation régulière, dit Pozzi, peuvent être ainsi résumées : *a*) intégrité de l'appareil génital; *b*) composition normale du sang; *c*) état normal du système nerveux. Une influence perturbatrice quelconque ayant l'une ou l'autre de ces origines peut, ou empêcher la maturation de l'ovule, ou troubler l'ovulation, ou entraver, par action inhibitrice sur le grand sympathique et les vaso-moteurs, la congestion intense qui est la condition immédiate de l'écoulement menstruel (1).

Les causes de l'aménorrhée sont donc nombreuses, et parmi celles-ci nous relèverons l'altération des deux ovaires par atrophie, kystes ou castration; l'atrophie de l'utérus par grossesses répétées, lactation prolongée, utérus pubescent; une hygiène vicieuse (surmenage, nourriture défectueuse); des causes morales (émotions, autosuggestions); le refroidissement, la grossesse, la lactation; des maladies diverses, comme la chlorose, les anémies, l'hystérie, le goitre exophtalmique, les différentes névroses, les états psychopathiques, le diabète, l'obésité, la pléthore, l'alcoolisme, le morphinisme, la tuberculose, la syphilis, etc.

Il est aisé de voir, à l'énumération de ces causes, qu'il en est un certain nombre que l'hydrothérapie peut influencer directement; aussi l'aménorrhée trouve-t-elle dans la médication hydriatrique un agent thérapeutique des plus efficaces.

(1) S. Pozzi, *Traité de gynécologie clinique et opératoire*. Paris, 1890, Masson, éditeur.

Nous n'insisterons pas sur les procédés de l'hydrothérapie générale à appliquer dans les différentes affections dont le symptôme aménorrhée dérive; ils ont été étudiés en temps et lieu, et nous ne nous occuperons ici que des moyens destinés à agir directement sur l'absence de l'écoulement cataménial régulier.

Dans certains cas, lorsque ce procédé ne présentera pas de contre-indication, on administrera quelques sudations à l'étuve sèche ou humide, qui ont la propriété de congestionner la matrice. Il ne sera même pas nécessaire, dans ces conditions, d'élever beaucoup la température de l'étuve, ni de rechercher une transpiration abondante; on se contentera d'une chaleur modérée, que l'on prolongera pendant une durée assez longue. Après l'étuve, nous conseillons de ne pas administrer une douche générale, afin de ne pas produire une révulsion sur la totalité du corps, mais seulement une douche à forte pression uniquement sur les parties inférieures, de façon à attirer le sang vers les régions sous-diaphragmatiques au détriment des parties hautes, et à augmenter l'irrigation et par suite la congestion de la matrice.

La douche froide constitue un des meilleurs procédés à employer dans le traitement de l'aménorrhée. Lorsqu'on l'administrera d'emblée, sans la faire précéder d'une séance à l'étuve, on promènera d'abord légèrement le jet brisé sur les parties postérieure et antérieure du corps; on exercera ensuite une vigoureuse percussion, avec le jet plein, sur les régions fessières, la région lombaire, les membres inférieurs et les pieds.

La piscine froide à eau courante est souvent utile par la concentration sanguine très accentuée qu'elle provoque vers les parties profondes.

On sollicitera également une forte poussée congestive vers la moitié inférieure du corps — y compris l'utérus — en faisant précéder la douche froide d'une douche très chaude prolongée sur tout le segment inférieur de l'individu.

Comme procédés locaux très utiles dans l'aménorrhée, signalons les bains de siège très froids par immersion à eau courante, de courte durée, la douche vaginale très froide animée d'une certaine pression et très courte : tous ces procédés ayant pour but d'activer et de régulariser la circulation de la matrice. Nous ne ferons que citer en passant les bains de pieds très chauds, avant ou après la douche, dont l'usage est si fréquent.

Chapmann recommande l'emploi d'un sac à glace appliqué sur la région lombaire pendant une à plusieurs heures, et dont le résultat serait de provoquer une action paralysante sur les nerfs vaso-moteurs et une fluxion utérine consécutive. Pour nous, nous pensons que cette congestion est plutôt due à une anémie de tous les plans de la région lombaire déterminée par l'application permanente de glace, et à un reflux du sang par compensation dans les vaisseaux de la matrice.

Lorsque l'aménorrhée reconnaît une origine congestive, comme chez les pléthoriques et chez certaines anémiques, on joindra à la douche froide générale l'emploi localisé de la douche hypogastrique et de la douche lombaire, sous forme de jet en éventail, à pression moyenne, et de longue durée. Dans quelques circonstances une douche très chaude exclusive (50°), localisée sur la région lombaire pendant 5 à 10 minutes, nous a donné de très bons résultats, en combattant d'une façon réflexe la congestion des vaisseaux utérins. Dans ces mêmes cas, on remplacera les bains de siège par immersion à eau courante par des bains de siège froids à eau percutante prolongés, dont l'action spasmogène sur l'organe utérin est des plus nettes. La douche vaginale elle-même sera modifiée, et devra être administrée sans pression, à une température moins froide et pendant une durée prolongée.

Quand l'aménorrhée semble être due à des troubles d'ordre spasmodique, on associera à l'emploi des douches celui des piscines froides. Dans certains cas, on devra faire usage de procédés sédatifs d'emblée, tels que les bains chauds prolongés généraux ou locaux, les douches chaudes exclusives (35°-36°) en insistant sur la colonne vertébrale.

Il peut survenir, dans le cours de l'aménorrhée, des sécrétions supplémentaires (écoulement leucorrhéique périodique, diarrhée abondante, écoulement de lait par les mamelons), ou des menstruations supplémentaires (règles déviées), telles que des hémorragies broncho-pulmonaires, nasales, rectales, auriculaires, etc. Il faut bien connaître ces phénomènes, afin de savoir les respecter lorsqu'ils se présentent.

Dysménorrhée. — On dit qu'il y a dysménorrhée lorsque la menstruation est pénible et difficile à s'accomplir.

Toutes les affections de l'utérus et de ses annexes (déviations, métrites, corps fibreux, ovarite, salpingite, etc.) peuvent produire la dysménorrhée; il en est de même du développement irrégulier des organes génitaux, de l'utérus pubescent. Dans les maladies nerveuses, la dysménorrhée est fréquente par suite de la sympathie très grande qui unit l'utérus aux autres troubles de l'innervation. On a décrit sous le nom de dysménorrhée membraneuse une forme spéciale de métrite s'accompagnant de desquamation complète de la muqueuse et de douleurs extrêmement vives.

Parmi les causes qui provoquent la dysménorrhée, les unes aboutissent, comme élément morbide pathogénique, à un état nerveux local, spasmodique, d'autres, au contraire, à un état congestif, de tension vasculaire. L'hydrothérapie, en dehors de son action générale sur les affections qui donnent naissance à la dysménorrhée, produira donc des effets très nets sur cette manifestation douloureuse de la menstruation, en influençant directement les éléments morbides qui la produisent.

Le procédé indiqué dans la plupart des formes de dysménorrhée est la douche froide générale de courte durée, en insistant avec le jet percutant sur les cuisses, les jambes et les pieds. On y joindra la douche lombaire, administrée avec le jet fort et de courte durée, si l'on veut exciter vivement la circulation utérine, comme dans les formes où le spasme semble dominer, avec le jet brisé en nappe, au contraire, et d'une durée prolongée, si l'on s'adresse plutôt à un état congestif de la matrice.

L'emploi des bains de siège froids, également fort utile dans la dysménorrhée, sera aussi subordonné, dans le choix du procédé, à la nature supposée du phénomène : on préférera les bains de siège froids à eau percutante prolongés dans la dysménorrhée congestive, les bains de siège très froids par immersion à eau courante, de courte durée, dans celle qui relève d'un état spasmodique.

Au surplus, nous n'avons pas à nous étendre sur tous ces détails, qui peuvent être utilement confondus, au point de vue pratique, avec ceux que nous avons fournis en parlant de l'aménorrhée.

C'est ainsi que la douche écossaise très révulsive, localisée sur la moitié inférieure du corps, calmera les douleurs souvent très vives de la dysménorrhée et sollicitera l'écoulement, en dérivant vers l'abdomen le cours du sang des parties hautes. Toutefois, ce procédé ne devra être appliqué que dans les périodes intermenstruelles.

Les bains de siège froids, ainsi que les autres procédés localisés de l'eau froide, seront suspendus au moment de l'écoulement cataménial, si celui-ci semble s'établir franchement. Autrement, on pourrait encore utiliser la douche lombaire courte et énergique, le seul moyen localisé que nous conseillions dans ces circonstances.

En pleine période menstruelle, si celle-ci est très douloureuse et s'établit difficilement, on se servira avec bénéfice de la douche chaude générale (35°-36°) prolongée pendant 4 à 5 minutes; ce procédé apporte un grand soulagement aux malades et rend l'écoulement plus régulier.

Parmi les procédés locaux, nous n'avons eu qu'à nous louer de l'emploi des lavements très chauds, pour calmer les douleurs de la dysménorrhée et faciliter l'écoulement du liquide sanguin. La température du lavement doit être de 41° à 42° au plus, afin de ne pas produire un spasme trop violent des fibres musculaires et des vaisseaux de l'utérus. L'irrigation sera pratiquée, la malade étant dans la position horizontale, les jambes fléchies et le siège relevé par un coussin; la quantité injectée sera d'un demi-litre à un litre, et sera poussée lentement dans le tube intestinal. On répétera cette opération trois ou quatre fois dans la journée.

Ménorragie. — Métrorragie. — L'hémorragie utérine prend le nom de *ménorragie* lorsqu'elle n'est que l'exagération morbide de la période menstruelle, et celui de *métrorragie* lorsqu'elle apparaît en dehors des époques cataméniales. Ces divisions sont sans importance, et « la distinction scolastique que l'on a cherché à établir entre la métrorragie et la ménorragie paraît trop subtile pour pouvoir trouver son application pratique » (Gallard).

Les hémorragies utérines sont généralement dues à une lésion de l'utérus, cancer, fibromes, polypes, endométrite, ou des annexes, salpyngites, kystes ovariques.

Les congestions actives ou passives de la matrice sont une cause fréquente de métrorragie, et, parmi les états hémorragipares, nous citerons les dyscrasies (chlorose, anémie), les intoxications et les infections diverses, la puberté, l'allaitement, la ménopause, les maladies du cœur, du foie et des reins, etc.

Dans certains cas, on a vu l'hémorragie se montrer à titre de phénomène réflexe, sympathique, chez des femmes atteintes de névralgies lombo-abdominale ou sciatique (Marotte, Trousseau).

De l'avis de tous les spécialistes en matière d'hydrothérapie, — et les nombreux cas que nous a fournis notre pratique personnelle nous autorisent à partager cette opinion, — on a tout intérêt à appliquer l'eau froide pendant la période hémorragique. On ne saurait transiger avec ces principes que si la malade est trop pusillanime et trop impressionnable, ou si l'écoulement sanguin s'accompagne de phénomènes inflammatoires aigus ou subaigus qui contre-indiquent momentanément l'emploi des douches générales.

Le seul et unique procédé de l'hydrothérapie générale à employer dans les hémorragies utérines est la douche froide.

M. Béni-Barde est d'avis que l'on peut le plus souvent essayer tout d'abord la douche froide en pluie verticale. « Par la réaction violente, dit-il, qu'elle provoque dans les parties supérieures du corps, elle produit dans cette région une révulsion qui contre-balance et peut annihiler la fluxion hémorragique dont la matrice est le siège; l'application doit être courte et énergique. »

Mais la douche en pluie verticale ne produit pas toujours des effets dérivatifs assez puissants; souvent aussi elle est trop excitante au point de vue du système nerveux général. Nous lui préférons la douche mobile, dont on localise le jet plein, très percutant, sur les parties postérieure et antérieure du tronc et sur les membres supérieurs, de façon à produire une dérivation du sang vers les parties hautes et à diminuer l'irrigation sanguine dans toute la moitié inférieure du corps.

Si l'on était convaincu, dans quelques cas assez rares, que l'hémorragie reconnaît pour cause une dilatation vaso-motrice réflexe due à une névralgie abdominale, il serait indiqué d'administrer une douche écossaise révulsive très chaude, dont la durée de l'eau froide ne dépasserait pas trois à quatre secondes, de façon à exercer une action analgésique très vive : cette douche serait localisée au niveau de la région lombaire et abdominale. Mais, nous le répétons, on n'administrera ce procédé qu'à bon escient, car on risquerait, s'il s'agissait d'une lésion utérine méconnue, d'exagérer l'écoulement sanguin.

Certaines métrorragies, en particulier les hémorragies qui persistent longtemps après l'accouchement, spécialement chez les nourrices, sont favorablement modifiées par les grands bains très chauds, de 40° à 42°, température à laquelle on arrive progressivement dans l'espace d'une demi-heure à trois quarts d'heure.

Il est un certain nombre de procédés locaux qui rendent les plus grands services dans le traitement des métrorragies. Le sac en caoutchouc rempli de glace, appliqué sur la face interne des cuisses ou sur les seins, fait contracter les vaisseaux utérins par une action réflexe à distance. Le sac à glace appliqué directement sur le ventre produit les mêmes résultats, mais par une influence immédiate de contact; il en est de même de l'introduction permanente de glace dans le vagin, ou mieux d'un petit sac en caoutchouc d'une forme allongée et rempli de glace.

Les injections vaginales très chaudes (45° à 50°) sont d'un emploi trop courant dans les hémorragies utérines, pour que nous ayons à y insister. Chapmann a préconisé l'emploi d'un sac en caoutchouc composé de deux boudins latéraux remplis d'eau bouillante, et que l'on applique au niveau des apophyses épineuses de la région dorsale, de façon à influencer les ganglions sympathiques qui sont situés sur toute la hauteur de cette portion de la colonne vertébrale; le sac est laissé en place pendant quinze à vingt minutes. Gallard, qui a expérimenté cette méthode, dit n'en avoir retiré aucun bon résultat (1). Pour nous, nous avons obtenu d'excellents effets par la simple application d'un sac à eau chaude, ou d'un sac de sable chaud (ce qui revient au même), sur la région lombaire, dans deux cas de métrorragie, dont l'un était causé par l'allaitement sans la moindre lésion utérine.

M. Béni-Barde est très partisan, dans le traitement des hémorragies utérines, d'un procédé qu'il a inauguré, et qui est basé sur l'action réflexe vaso-spasmodique à distance. C'est le bain de pieds froid à eau courante, administré à l'aide d'un appareil spécial qui permet d'envoyer un certain nombre de jets d'eau froide sur la plante des pieds (douche plantaire). « Au début du traitement, la durée de ces pédiluves ne doit pas dépasser quelques secondes; dans ces limites, son action thérapeutique est assez puissante pour produire, dans les parties inférieures du corps, des contractions très appréciables, surtout dans les mollets et la partie antérieure des cuisses; ces contractions se manifestent aussi dans la matrice, et elles sont parfois assez énergiques pour faciliter l'expulsion de caillots contenus dans les parties génitales. Ce spasme, développé par l'impression de l'eau froide, est parfois très douloureux; et, après avoir parcouru cet arc excito-moteur qui va de la plante des pieds à la matrice, en passant par les cellules médullaires, il se manifeste dans les nerfs vaso-moteurs de l'utérus et détermine un resserrement vasculaire qui arrête l'hémorragie. Ordinairement après quelques applications, l'accident est conjuré. En continuant l'usage de ces pédiluves que l'on fait suivre d'une douche froide générale, le système névro-vasculaire, qui joue un rôle si important dans ces hémorragies, finit généralement par acquérir une tonicité réelle qui lui faisait défaut et concordant, du reste, avec la restauration des forces de l'organisme (2). »

Nous avons eu l'occasion de confirmer l'exactitude des observations de M. Béni-Barde et la réalité de son interprétation physiologique, par l'emploi des bains de pieds froids, non pas à eau percutante comme ceux que préconise cet auteur, mais par immersion soit à eau courante, soit à eau dormante, qui n'exigent aucun appareil spécial et que l'on peut appliquer partout : dans quelques cas, l'immersion des pieds dans l'eau très froide, pendant une durée très courte, a diminué ou arrêté des métrorragies assez abondantes, et nul doute qu'il ne se soit agi dans ces circonstances, comme

(1) Gallard, *Leçons cliniques sur la menstruation*. Paris, 1885.
(2) Béni-Barde et Materne, *loc. cit.*, p. 440.

pour le pédiluve à eau courante de M. Béni-Barde, d'une action réflexe vaso-constrictive à distance sur les vaisseaux utérins produite par l'excitation vive et subite d'un froid intense au niveau des extrémités inférieures.

Dans l'intervalle des périodes hémorragiques, on appliquera l'eau froide sous forme de douche froide au jet brisé générale, très courte et à percussion assez vive, en insistant ou non sur les parties supérieures du corps. Lorsque l'emploi de la douche écossaise sera indispensable, par suite de la sensibilité nerveuse ou de l'état constitutionnel du sujet, on fera usage de la douche écossaise sans transition, en ayant soin de ne se servir que de températures chaudes peu élevées et pendant une courte durée.

CONGESTION UTÉRINE — MÉTRITES CHRONIQUES

Congestion utérine. — La congestion chronique de l'utérus n'est souvent que le premier degré de la métrite. Dans beaucoup de cas, elle est symptomatique d'une lésion de la matrice ou des annexes (corps fibreux, polypes, inflammation de l'ovaire, des trompes, des culs-de-sac péritonéaux) : les déplacements de l'utérus, les brides péritonéales dues à des péritonites partielles adhésives sont des causes de congestion, par suite de la gêne que ces états morbides apportent à la circulation locale.

La congestion utérine peut être la manifestation, au même titre que la congestion des autres viscères, d'un état constitutionnel ou diathésique (goutte, rhumatisme, dyscrasies, intoxications, infections).

Métrites chroniques. — La métrite chronique peut revêtir plusieurs formes : métrite catarrhale, hémorragique, parenchymateuse, métrite du col, toutes ces formes pouvant, du reste, s'associer ou se combiner dans des proportions diverses. Sous le nom d'*engorgement de l'utérus*, on désigne généralement un état congestif chronique tenant le milieu entre la congestion simple et la phlogose des tissus, dans lequel la stase sanguine prédomine, s'accompagne d'une infiltration séreuse dans les mailles du tissu utérin, et produit une hypertrophie plus ou moins accentuée de l'organe.

Nous n'avons pas à décrire la symptomatologie des métrites. Disons seulement qu'en dehors des troubles locaux, tels que leucorrhée, troubles de la menstruation, hémorragies, douleurs, il se produit plus ou moins rapidement des désordres dans les fonctions digestives, un état d'anémie prononcé, des troubles nerveux, ensemble de symptômes qui imprime au sujet une allure particulière (facies utérin) et se termine à la longue par une déchéance vital plus ou moins intense.

Depuis longtemps Baldou, Aran, Fleury et bien d'autres ont enregistré les bienfaits de l'hydrothérapie dans le traitement de la congestion utérine et des métrites chroniques. « On se demande, dit Aran, si l'on peut indistinctement faire choix de l'hydrothérapie, des eaux minérales ou des bains de mer. Je n'hésite pas à donner la préférence à l'hydrothérapie, qui répond évidemment au plus grand nombre d'indications possible, et qui ne nécessite, autre grand avantage, ni l'éloignement de la malade, ni le renoncement absolu aux exigences de sa situation, pas plus qu'elle ne s'oppose à l'emploi des autres moyens locaux ou généraux que l'on veut mettre en usage (1). »

Fleury, du reste, dans son ouvrage magistral sur l'hydrothérapie, a résumé l'action de cette méthode dans les maladies de l'utérus, et nous en détacherons les propositions suivantes :

« Les douches froides permettent d'obtenir la résolution complète d'engorgements soit hypertrophiques, soit indurés, de l'utérus, alors même que ces engorgements sont anciens, considérables, et qu'ils ont résisté aux différentes médications usuelles, et notamment à l'application du fer rouge.

« En résolvant l'engorgement de l'utérus, les douches froides rendent facile la cicatrisation d'ulcérations qui, liées à cet engorgement et entretenues par lui, ont résisté à des applications réitérées de divers caustiques et même au cautère actuel; elles permettent également d'obtenir le redressement complet et définitif de la matrice, lorsque le déplacement est causé ou maintenu par l'augmentation de volume et de poids subie par la matrice.

« L'action exercée par les douches froides est double ; elle s'adresse simultanément aux accidents locaux et mécaniques, et aux symptômes généraux et sympathiques ; elle combat directement, et l'un par l'autre, ces deux ordres de phénomènes, et amène ainsi une guérison solide.

« En faisant disparaître l'engorgement, en ramenant l'utérus à sa direction normale, les douches froides font disparaître une cause fréquente de stérilité.

« Par l'action qu'elles exercent, d'une part, sur l'organe gesta-

(1) Aran, *Leçons cliniques sur les maladies de l'utérus*, etc. Paris, 1858.

teur, et, d'autre part, sur l'organisme tout entier, les douches froides éloignent plusieurs causes fréquentes d'avortement.

« Les douches froides sont le modificateur le plus efficace qu'on puisse employer pour prévenir ou combattre la congestion utérine, cause si puissante et si commune des engorgements, des déplacements et des ulcérations de la matrice.

« Les douches froides *générales* peuvent être administrées pendant l'époque menstruelle non seulement sans danger, mais encore avec avantage; elles exercent sur la circulation générale une action régulatrice qui a pour effet de ramener le flux cataménial à ses conditions physiologiques, toutes les fois qu'il s'en est écarté. »

Les applications les plus efficaces de l'hydrothérapie, au point de vue de l'action générale tonique et résolutive, sont les douches froides au jet brisé. Si la malade supporte mal, au début, la percussion de la douche, on emploiera momentanément les frictions au drap mouillé.

Certaines susceptibilités individuelles ou certains états diathésiques (rhumatisme, arthritisme) pourront nécessiter l'emploi de la douche écossaise. Par contre, dans certains cas à irritabilité nulle, on pourra faire usage de procédés plus stimulants, tels que la douche en pluie ou en cercle.

Quelques médecins adjoignent aux douches froides l'emploi des maillots et de l'étuve à la lampe (Béni-Barde); nous ne sommes pas partisan de cette méthode, qui peut avoir le grave inconvénient de congestionner l'utérus. Dans certains cas d'engorgement torpide, cependant, l'usage modéré de l'étuve limitée peut être indiqué, par la stimulation que ce procédé imprime à la circulation ralentie de de l'organe. Dans les autres cas, si l'on veut réveiller la circulation périphérique chez des malades dont la peau est sèche et fonctionne mal, on s'adressera de préférence au maillot humide diaphorétique.

A la douche froide générale on associera la douche en nappe à pression modérée, localisée sur les régions hypogastrique, lombaire et même sur les hanches ; cette douche devra être assez prolongée. On utilisera également les bains de siège froids à eau percutante; les douches vaginales, fraîches ou froides suivant la sensibilité locale, administrées sans pression, et que l'on prolongera pendant une durée de 10 à 20 minutes, les bains de pieds froids par immersion très courts.

Lorsqu'on a affaire à un état d'engorgement utérin torpide et à réaction locale nulle ou insignifiante, on pourra alterner les procédés précédents avec l'emploi des bains de siège très froids par immersion à eau courante de courte durée, et des douches vaginales très froides, percutantes et très courtes, moyens qui auront pour but de produire une réaction secondaire dans la circulation utérine et d'augmenter la tonicité des vaisseaux.

L'intervention hydrothérapique, loin d'être suspendue pendant les phases de métrorragie ou de ménorragie, sera au contraire continuée avec efficacité; mais elle sera soumise, dans ces cas, aux préceptes que nous avons formulés dans les articles précédents (voy. *Ménorragie, Métrorragie*). Dans ces circonstances, certaines applications locales froides, telles que les douches lombaires et hypogastriques, les bains de siège, les douches vaginales, seront rigoureusement proscrites.

Lorsque la métrite est le siège d'une poussée congestive ou inflammatoire aiguë ou subaiguë, on devra s'abstenir de toute application hydrothérapique froide générale. Les bains chauds généraux ou locaux seront prescrits, ainsi que les compresses réfrigérantes fréquemment répétées sur la région hypogastrique, les injections vaginales très chaudes (45° à 50°), les lavements très chauds.

Les poussées congestives subaiguës, même, ne contre-indiquent pas l'emploi de la douche générale. Mais, dans ces cas, on cherchera à diminuer le choc et le saisissement de l'eau en administrant la douche écossaise de courte durée, à une température peu élevée et à pression modérée.

DÉVIATIONS UTÉRINES

Dans tous les déplacements de l'utérus, que l'on ait affaire à un abaissement ou prolapsus de l'organe, à des versions de la totalité du corps de la matrice en avant ou en arrière, ou à des flexions diverses du corps sur le col, l'emploi de l'hydrothérapie est pleinement justifié, dans un double but thérapeutique : d'une part, elle agit sur l'état général à titre de médication reconstituante; d'autre part, elle modifie les parties locales en tonifiant et en resserrant les ligaments péritonéaux qui soutiennent l'utérus, ainsi que les tissus qui l'entourent, en rendant à la matrice sa tonicité normale qui lui a été soustraite par une involution vicieuse, en combattant la congestion utérine produite par la déviation et les brides péritonéales consécutives, et qui entretiennent elles-mêmes dans une certaine mesure le déplacement de l'organe, enfin en apaisant l'irritabilité nerveuse locale et en influençant les phénomènes douloureux qui en sont la conséquence.

Lorsque les déplacements utérins ne sont pas trop accentués, lorsqu'ils ne sont pas fixés d'une façon irrémédiable par des adhérences du péritoine, lorsque les lésions qui les accompagnent ou les provoquent sont réparables, on assiste à des guérisons fréquentes par l'emploi de l'hydrothérapie combinée à l'usage des pessaires et des moyens hygiéniques appropriés. Lorsque les déviations sont impossibles à guérir, l'hydrothérapie intervient toujours à titre d'agent palliatif et diminue les principaux symptômes qui rendent ces états si pénibles pour les malades.

Comme procédé général, nous recommandons la douche froide exclusive, ou précédée d'eau chaude si la sensibilité ou le tempérament des sujets l'exigent. A la douche froide générale on joindra la douche localisée, avec une pression modérée, sur la région lombaire et sur la région hypogastrique; ces douches localisées seront administrées pendant une durée assez longue.

On prescrira également les bains de siège froids à eau percutante, de 10 à 15 minutes de durée. On sera plus réservé sur l'emploi des bains de siège froids par immersion, qui congestionnent les organes du petit bassin; on n'emploierait ce dernier procédé que si la déviation s'accompagnait d'engorgement torpide, sans réaction locale.

On conseillera l'usage fréquent des douches ascendantes, non seulement pour lutter contre la constipation, mais aussi pour agir directement sur l'utérus et les ligaments péritonéaux et favoriser le redressement de l'organe. Les douches vaginales froides prolongées sont également très utiles.

CORPS FIBREUX DE L'UTÉRUS

L'hydrothérapie, on le comprend, ne saurait être d'aucune action curative dans les corps fibreux de la matrice. Mais elle peut rendre des services en réparant les forces du sujet, et en combattant l'anémie qui est le résultat des pertes sanguines ou leucorrhéiques provoquées par la présence de fibro-myomes dans l'utérus.

En outre, les hémorragies déterminées par les fibromes utérins seront directement influencées par les applications hydrothérapiques, qui restent les mêmes, dans la circonstance, que celles que nous avons indiquées au chapitre de la *métrorragie* et de la *ménorragie*.

Il faudra être très circonspect, lorsqu'il s'agira de doucher des malades atteintes de fibro-myomes. On aura soin d'éviter toute percussion sur les régions lombaire et hypogastrique, et en général sur tout le segment inférieur du corps. Dans beaucoup de cas, même, il sera nécessaire d'insister avec une certaine pression sur le tronc et les membres supérieurs, afin de produire une dérivation salutaire dans le cours du sang.

LEUCORRHÉE — VAGINITE CHRONIQUE

La **leucorrhée** (flueurs blanches) est le symptôme habituel de l'endométrite catarrhale; on la rencontre également dans toutes les causes irritatives de la muqueuse utérine, comme dans les corps fibreux, où elle alterne avec les pertes sanguines, dans les congestions diverses de l'utérus soit par stase, soit par fluxion.

En dehors des pertes blanches d'origine inflammatoire ou congestive, ce symptôme est fréquent dans les états dyscrasiques ou diathésiques (chlorose, anémie, lymphatisme, intoxications, etc.).

On comprendra, sans que nous ayons besoin d'y insister, de quelle efficacité peut être l'action de l'hydrothérapie générale et locale dans le traitement de la leucorrhée, par suite de la reconstitution puissante que cette médication produit dans l'état constitutionnel du sujet et de la modification énergique qu'elle imprime aux circulations générale et locale. Du reste, tout ce que nous avons dit à propos de la congestion utérine et de la métrite chronique nous dispense de nous étendre davantage sur ce sujet.

La **vaginite chronique**, si fréquente chez les enfants affaiblis, chez les femmes anémiques, lymphatiques, ou au moment de la ménopause, est favorablement modifiée par les applications générales d'eau froide, auxquelles on associera les douches vaginales froides prolongées, les bains de siège froids à eau percutante.

INFLAMMATIONS PÉRI ET PARA-UTÉRINES — OVARITE — SALPINGITE — HÉMATOCÈLE

Toutes ces affections, dans leurs formes chroniques, s'accompagnent d'une déchéance organique et d'un affaiblissement de l'économie contre lesquels lutteront avec avantage les procédés appropriés et judicieusement choisis de l'hydrothérapie générale. Dans certaines formes légères, ne nécessitant pas d'intervention chirurgicale, l'hydrothérapie, par son action si efficace sur la circulation, a pu même devenir l'agent principal d'un traitement curatif : concurremment avec les procédés généraux, on fera usage des bains de siège froids à eau percutante; quant aux douches hypogastriques et lombaires, on ne les emploiera qu'avec la plus grande modération et avec une pression très faible. On pourra également utiliser les lavements très chauds avec de l'eau à 55° (Reclus), répétés au besoin deux fois par jour, qui calmeront les douleurs et modifieront l'état inflammatoire des régions.

Lorsque ces affections ont nécessité une intervention opératoire, les douches, administrées avec prudence, constituent un moyen très utile pour activer les progrès de la convalescence.

STÉRILITÉ

Les causes de la stérilité chez la femme sont très nombreuses, et l'on comprend que l'hydrothérapie n'ait aucune prise sur certaines d'entre elles : malformations congénitales, certaines lésions inflammatoires, dégénérescences diverses, qui constituent des obstacles au cheminement de l'ovule ou à la marche des spermatozoïdes dans les différentes parties de l'appareil utéro-ovarien.

Mais, en revanche, il est un grand nombre de causes que les applications hydriatriques peuvent influencer très favorablement, et nous pourrions citer dans nos observations plusieurs cas de stérilité guéris par une cure hydrothérapique appropriée, alors que plusieurs cures hydrominérales antérieures étaient restées sans résultats.

En effet, dans l'étiologie de la stérilité, il faut noter de nombreux états morbides généraux ou locaux qui ressortissent en premier lieu au traitement hydrothérapique. Citons certaines maladies générales, comme la chlorose, la scrofule, la goutte, le rhumatisme, l'obésité, etc., dont l'influence sur la fécondité n'est pas douteuse, soit par la dyscrasie qu'elles entretiennent dans l'économie, soit par une action directe qu'elles exercent sur l'appareil de la génération; il en serait de même de certaines névroses, par suite de la perturbation qu'elles apportent dans l'innervation utéro-ovarienne. Dans les causes exclusivement locales, notons en première ligne le vaginisme, qui crée un obstacle à l'accomplissement de l'acte générateur; certains salpingites, l'endométrite, la métrite parenchymateuse, les granulations du col, la leucorrhée, qui diminuent soit par elles-mêmes, soit par les sécrétions qu'elles provoquent, la perméabilité des voies utérines. Enfin, l'utérus pubescent, dont la guérison et la fécondation ultérieure sont fort possibles : nous en avons observé un cas typique chez une jeune femme de vingt-trois ans, chez laquelle l'utérus, après trois saisons hydrothérapiques, s'est progressivement développé et est devenu gravide dans des conditions parfaitement normales.

Toutes ces causes pathogéniques de la stérilité, que nous venons d'énumérer, seront combattues avec efficacité par la médication hydrothérapique. En luttant, par tous les moyens généraux ou localisés dont elle dispose, contre les troubles de l'état général et contre les lésions locales, l'eau froide rétablit l'harmonie dans le fonctionnement de l'appareil utéro-ovarien et la régularité physiologique dans les phénomènes du rapprochement sexuel et de l'imprégnation consécutive. Nous n'avons pas à revenir sur les procédés hydriques à employer : nous les avons étudiés dans les articles précédents.

Dans le cas d'utérus pubescent auquel nous avons fait allusion, nous avons fait usage de la douche froide biquotidienne au jet brisé, en insistant avec le jet en éventail sur les régions lombaire et hypogastrique. Nous avons joint à cette médication les bains de siège froids par immersion à eau courante de cinq minutes de durée et les douches vaginales très froides, à percussion assez forte, et de très courte durée.

TROUBLES DE LA MÉNOPAUSE

L'âge critique chez la femme s'accompagne fréquemment de troubles locaux et généraux très pénibles. Souvent, à ce moment, se réveillent ou éclatent des manifestations diathésiques; souvent apparaissent des névropathies diverses, depuis les troubles nerveux variés de la neurasthénie jusqu'à l'hystérie convulsive, quelquefois même de véritables psychopathies (folie de la ménopause).

Au moment de la ménopause, beaucoup de femmes éprouvent des phénomènes morbides du côté de la circulation. Tantôt ce sont des règles très abondantes qui se produisent, tantôt un écoulement peu abondant, mais incessant. Chez d'autres, l'arrêt ou l'irrégularité des fonctions menstruelles déterminent des troubles circulatoires divers : congestions céphaliques, bouffées de chaleur, bourdonnements d'oreilles, palpitations, sueurs profuses, hémorragies supplémentaires, etc. L'état général est plus ou moins altéré, les forces sont affaiblies, on voit apparaître des troubles dyspeptiques, la congestion du foie, etc. On a noté quelquefois une altération très prononcée du nombre et de la qualité des globules rouges, qui aboutit à une forme sérieuse de chlorose (chlorose de la ménopause).

Nous n'avons pas à insister pour montrer les ressources puissantes que le médecin trouvera dans l'hydrothérapie, non seulement comme moyen préventif pour faciliter l'évolution de l'âge critique chez la femme et pour éviter la série des accidents qui peuvent se montrer à ce stade physiologique si important de la vie utérine, mais encore pour combattre et pour conjurer tous les phénomènes morbides qui se déclarent, tant du côté de la circulation locale de l'utérus que du côté du système nerveux et de l'organisme tout entier.

Pour les applications de l'hydrothérapie dans les troubles de la ménopause, nous renvoyons le lecteur aux chapitres divers où sont traités les différents états morbides qui lui sont afférents.

TROUBLES NERVEUX DES ORGANES GÉNITAUX : NÉVRALGIE DE L'UTÉRUS — NÉVRALGIE DE L'OVAIRE — PRURIT VULVAIRE — VAGINISME — HYPERESTHÉSIE ET ANESTHÉSIE DU VAGIN — COCCYGODYNIE

Névralgie de l'utérus. — La névralgie de l'utérus ou hystéralgie peut être provoquée par une lésion inflammatoire ou organique de l'utérus ou de ses annexes, et, dans ces cas, elle se complique très souvent de névralgie lombo-abdominale.

Dans bien des circonstances, la névralgie utérine se montre seule, comme état morbide primitif, indice fréquent d'un état général névropathique plus ou moins accentué ou d'un vice dyscrasique (chlorose, anémie, arthritisme).

L'affection est constituée par des douleurs dans le bas ventre, irradiant dans les régions avoisinantes, exagérées par la pression et rendant la marche plus ou moins pénible.

La névralgie de l'utérus est modifiée par les agents généraux ou locaux de l'hydrothérapie destinés à influencer les affections diverses qui lui donnent naissance. Toutefois, lorsque les douleurs sont très accentuées, on peut agir localement à l'aide d'un procédé révulsif et analgésique tel que la douche écossaise très chaude, administrée avec une pression moyenne sur les régions hypogastrique et lombaire.

La ceinture humide abdominale, la douche vaginale très chaude prolongée sont des moyens locaux utiles à recommander. Il en est de même des lavements très chauds répétés.

Dans l'hystéralgie relevant de l'anémie ou d'un état neuro-arthritique, il faut déconseiller l'emploi des piscines froides et des bains de siège froids. Les bains de siège très chauds, au contraire, pourront être très efficaces.

Névralgie de l'ovaire. — La névralgie de l'ovaire ou ovarialgie accompagne habituellement la névralgie de l'utérus. Elle peut se montrer cependant d'une façon indépendante, en particulier dans l'hystérie, dont elle constitue un des symptômes fréquents.

De même que la névralgie de l'utérus, celle de l'ovaire est influencée par les moyens hydriatriques dirigés contre les affections qui la provoquent. Comme procédé localisé, nous recommanderons également la douche écossaise très révulsive sur la région des ovaires; si la percussion même très atténuée de la douche chaude était douloureuse, on remplacerait l'eau chaude par une douche de vapeur.

Toutefois, dans l'ovarialgie ou ovarie des hystériques, il faudra être très réservé, — et l'on fera même mieux de s'abstenir, — dans l'emploi de tout procédé local percutant, car on sait qu'une pression même modérée suffit souvent pour provoquer une crise convulsive. C'est dire que, dans l'administration de la douche froide générale, on devra toujours procéder avec la plus grande légèreté au niveau de régions des ovaires. Si la douleur ovarienne était très pénible, on pourrait la calmer par des compresses très chaudes renouvelées fréquemment, ou même par un sac à glace appliqué en permanence, ces deux moyens opposés produisant souvent des effets identiques, dans les phénomènes d'ordre hystérique. Les lavements très chauds nous ont quelquefois donné de bons résultats pour calmer les douleurs ovariennes très vives chez certaines hystériques.

Prurit vulvaire. — Le prurit vulvaire, ou sensation de démangeaison et de brûlure au niveau de la vulve, peut être produit par des éruptions locales (herpès, eczéma, érythèmes divers) et sera calmé par les bains de siège chauds et les applications médicamenteuses appropriées.

Mais nous avons surtout en vue le prurit idiopathique, qui se montre indépendamment de toute irritation locale et qui, au même titre que le prurit anal de même nature, est essentiellement nerveux. Certains ont invoqué une origine centrale, d'autres une origine périphérique ; la diathèse arthritique, le diabète, les excitations réflexes (maladies de l'utérus, grossesse) sont des causes incontestables de prurit vulvaire.

Cette affection est extrêmement pénible pour les malades, chez lesquelles elle aboutit quelquefois à la masturbation. Elle devient souvent le point de départ de troubles généraux graves (éréthisme nerveux, anémie plus ou moins prononcée, quelquefois troubles mentaux).

L'eau froide sous toutes ses formes est le traitement par excellence du prurit vulvaire. Chez les sujets arthritiques, on associera, suivant les nécessités, le calorique aux applications générales du froid.

Les procédés locaux seront combinés avec les agents de l'hydrothérapie générale. Nous conseillons les bains de siège à eau percutante, les bains de siège froids par immersion, destinés à modifier l'innervation locale ; souvent les bains de siège frais à 22°-24°, prolongés pendant une durée assez longue, sont plus efficaces par suite de la faible réaction qu'ils provoquent. Les douches vulvo-vaginales froides prolongées, l'introduction fréquemment répétée de fragments de glace dans le vagin sont des moyens également utiles.

Vaginisme. — Le vaginisme est constitué par la contracture spasmodique non seulement du constricteur du vagin, mais encore des autres muscles du plancher pelvien. Ce spasme s'accompagne le plus souvent d'hyperesthésie vulvo-vaginale, de névralgie du canal vaginal plus ou moins vive ; cependant, il existe certains cas de contracture sans phénomènes douloureux.

Dans la production du vaginisme, il faut, d'une part, un terrain prédisposé, c'est-à-dire une extrême sensibilité nerveuse du côté du sujet, et, d'autre part, une cause locale servant d'excitation réflexe et déterminant la contracture. Le vaginisme se rencontrera donc surtout chez des femmes hystériques ou névropathes à des titres divers. Comme causes locales déterminantes, citons certaines malformations de la vulve ou de l'hymen, l'hyperesthésie vulvo-vaginale, l'inflammation des caroncules myrtiformes, les excoriations, les fissures de la vulve, etc. : on comprend, dès lors, que dans ces conditions le contact du pénis dans l'acte normal du coït, le toucher vaginal pratiqué dans un but médical, l'introduction du spéculum, deviennent le point de départ d'une contraction spasmodique du sphincter vaginal et des muscles pelviens.

Indépendamment des applications générales de l'hydrothérapie, qui seront graduées suivant l'excitabilité toujours assez prononcée de la malade, on emploiera concurremment certains procédés localisés. Parmi ceux-ci la douche en pluie, administrée pendant une longue durée sur la région vulvaire, à une température aussi chaude que la malade peut la supporter, amène souvent du soulagement : l'excessive chaleur, à l'inverse de ce qui se produit pour les muscles lisses, dont elle exagère l'excitabilité, diminue au contraire la contractilité des muscles striés; les bains de siège très chauds seront également indiqués. Cependant, si ces moyens peuvent atténuer le vaginisme en s'adressant directement à l'excitabilité du muscle, il est rare que leur action soit durable ; les bains de siège froids, dans beaucoup de cas, leur sont préférables, en modifiant directement la nervosité locale du conduit vulvo-vaginal; il en est de même de la douche vaginale froide, prolongée pendant 30 minutes et davantage, qui agit à la fois sur l'élément nerveux et sur l'élément musculaire des parties affectées.

M. Béni-Barde recommande le traitement suivant dans le vaginisme, ainsi que dans les troubles sensitifs de la vulve et du vagin : on administre un bain de siège à eau courante, en commençant l'opération avec de l'eau à 32° C.; on fait durer cette première manœuvre pendant un quart d'heure, puis on introduit dans le bain de siège des courants d'eau à température progressivement décroissante, jusqu'à ce que la malade éprouve la sensation du froid. A ce moment, on recommence une manœuvre en sens inverse, jusqu'à ce que le liquide ait repris la température initiale.

Hyperesthésie et anesthésie du vagin. — L'*hyperesthésie* et l'*anesthésie* de la vulve et du vagin sont des états morbides dont l'origine est souvent obscure. Dans certains cas, cependant, ils relèvent nettement d'une névrose cérébro-spinale. L'hyperesthésie a été notée sous forme de crises dans le tabes.

L'hydrothérapie, en influençant le système nerveux général, peut être très utile. On recherchera également, par des moyens locaux appropriés, à modifier la sensibilité des régions : en ce qui concerne l'*hyperesthésie*, les procédés localisés employés seront identiques à ceux que nous avons décrits en parlant du vaginisme; quant à l'*anesthésie*, on la combattra par des bains de siège très froids par immersion à eau courante de courte durée, par une douche vaginale assez énergique alternativement chaude et froide

(Béni-Barde), par la douche vaginale très froide et courte, par des lotions très chaudes pratiquées au niveau de la vulve et du périnée, moyens qui auront pour but d'exciter vivement la circulation de la muqueuse vaginale.

Coccygodynie. — Cette affection est caractérisée par une douleur très vive localisée au coccyx, s'exagérant par la pression, la marche, la défécation, les efforts de toute nature. Attribuée par les uns à une névralgie du coccyx, par d'autres à une névrite, elle reconnaît pour causes la parturition et certaines maladies de la matrice (métrite, déviations).

La coccygodynie est quelquefois très tenace, et nous avons eu l'occasion de constater dans quelques cas les excellents effets de l'hydrothérapie, sous forme de douches écossaises très révulsives au niveau de la région coccygienne.

FRIGIDITÉ — NYMPHOMANIE — INVERSION DU SENS GÉNITAL

La **frigidité** chez la femme est souvent sous la dépendance d'une névrose cérébro-spinale; dans certains cas, elle est due à une anesthésie de la vulve et du vagin. Dans bien des circonstances, elle constitue une de ces nombreuses aberrations de l'instinct et de la fonction génésiques si fréquentes chez les héréditaires et les dégénérés.

La **nymphomanie** se montre fréquemment dans les psychopathies et dans certains états névropathiques. Quant à l'**inversion du sens génital**, on ne la rencontre que dans la folie morale et chez de nombreux héréditaires.

Dans toutes ces perversions sexuelles, on comprend que l'hydrothérapie puisse rendre des services, comme moyen auxiliaire du traitement psychique (isolement, voyages, etc.), dont l'importance est capitale dans la cure de ces états morbides.

CHAPITRE XXVIII

HYDROTHÉRAPIE AU POINT DE VUE HYGIÉNIQUE ET PROPHYLACTIQUE

L'usage journalier de l'hydrothérapie, depuis les simples lotions froides jusqu'aux douches, accompagnées des frictions habituelles, nettoie la peau, la rend plus perméable, la tonifie et diminue sa sensibilité aux influences excessives de la température extérieure. Mais, en même temps, sous l'action journalière et répétée de l'eau froide, la nutrition devient plus active, les fonctions du système nerveux sont plus régulières, et la circulation capillaire de la peau étant mieux réglée et mieux répartie, il en résulte dans la circulation profonde de tous les organes splanchniques une régularisation plus grande et un équilibre plus parfait.

Ces excellentes conditions concourent merveilleusement au développement normal de l'organisme, et maintiennent l'harmonie dans toutes les grandes fonctions, en même temps qu'elles préviennent les congestions sanguines ou facilitent leur résolution immédiate.

Chacun sait l'importance que joue, en physiologie humaine, le bon fonctionnement du tégument externe, et les applications de l'hydrothérapie, en favorisant et en stimulant les phénomènes d'absorption et d'exhalation cutanée, en diminuant l'impressionnabilité au froid et en entretenant au niveau de la peau une circulation capillaire toujours active, préviennent ou conjurent un grand nombre d'inflammations internes ou de manifestations profondes dues à la concentration du froid : coryza, angine, laryngite, bronchite, diarrhée, rhumatismes, névralgies, etc., pour n'en citer que quelques-unes.

L'hydrothérapie, au point de vue hygiénique et prophylactique, ne saurait donc être trop conseillée à tous les âges et dans toutes les conditions sociales. Aujourd'hui que les exercices sportifs jouent un si grand rôle non seulement dans la vie de l'individu, mais aussi dans l'éducation scolaire de la jeunesse, les pratiques hydrothérapiques deviennent le complément indispensable des exercices corporels et de l'entraînement physique. Dans les établissements scolaires, dans les pensionnats, dans les casernes, l'hydrothérapie doit faire partie intégrante de leur organisation. Il existe à l'étranger, en Suisse, en Allemagne, en Angleterre, des installations de *bains scolaires,* dans lesquels filles et garçons sont soumis à tour de rôle à des pratiques hygiéniques de propreté (1), exemple que l'on devrait bien imiter en France, dans les quartiers pauvres et populeux des grandes villes.

En temps d'épidémie, l'hydrothérapie froide, et spécialement la douche, constitue un agent prophylactique de premier ordre. En imprimant une énergie plus grande à toutes les fonctions de l'économie et en modifiant d'une façon salutaire le terrain de l'individu, l'eau froide diminue la réceptivité organique pour les poisons morbides et pour les germes pathogènes.

Chez les enfants, l'hydrothérapie hygiénique est de la plus haute importance, pour combattre les prédispositions héréditaires et les vices diathésiques que les parents leur transmettent. Combien d'enfants, issus de névropathes divers, hystériques, neurasthéniques, etc., ne seront eux-mêmes plus tard que des « candidats à la névrose », si l'on ne vient, dès le début, par une sage hygiène physique et morale, par la vie au grand air et à la campagne, et surtout par les pratiques hydrothérapiques, conjurer le péril futur et étouffer dans l'œuf la maladie qui sommeille! A plus forte raison, chez ceux qui présentent déjà, dès l'enfance, des phénomènes nerveux, qui sont irritables, enclins à des accès de colère, ou qui ont des terreurs nocturnes, de l'incontinence d'urine, etc.

Nous en dirons autant des enfants faibles, pâles, lymphatiques, de ceux qui ont la poitrine étroite, la respiration courte, qui s'enrhument facilement, ou ceux qui sont issus de parents tuberculeux, syphilitiques ou de mariages consanguins. Dans tous ces cas, l'hydrothérapie pratiquée dès les premières années les aguerrit

(1) L'installation de ces *bains scolaires* est des plus simples. Dans un des locaux du souterrain d'une école de Bâle, on a installé au plafond un réservoir à eau. L'eau y remonte par un serpentin au centre duquel brûle une flamme de gaz. Des tuyaux aboutissant à des pommes d'arrosoir partent de ce réservoir, et sous ces pommes se placent les enfants qui vont être douchés. Ceux-ci sont préalablement savonnés vigoureusement des pieds à la tête, après quoi une douche tempérée leur tombe sur le dos. On douche tous les jours, le matin; une semaine est consacrée aux filles, l'autre aux garçons; le même enfant peut avoir sa douche tous les quinze jours. (Jaquet, in *Progrès médical,* 1890.)

contre les influences extérieures, développe leurs muscles et favorise le développement physique de tout leur corps.

Plus tard, au moment de la puberté, l'hydrothérapie facilite l'évolution de cette période, souvent difficile à franchir. Chez les jeunes filles pubères, au moment où se développe la menstruation, on active ainsi et on régularise cette fonction capitale, et on la rend beaucoup moins pénible en modifiant de la sorte les symptômes qui l'accompagnent, céphalée, bouffées de chaleur, douleurs abdominales, etc. Souvent aussi, à cet âge de transition, on assiste à une série de troubles de croissance, céphalalgie, palpitations, etc., qui sont très heureusement influencés par les applications hydrothérapiques.

Puisque nous vantons en ce moment les bienfaits de l'eau froide dans les premières années de la vie, nous ne saurions mieux faire que de citer un extrait du rapport de Van Esschen (1), réclamant l'extension de l'hydrothérapie à tous les établissements d'instruction publique et privée. « La gymnastique, dit ce médecin, est incontestablement un agent d'éducation physique d'une puissance énorme, et ceux qui en font un usage convenable n'ont qu'à se louer de son emploi. Malheureusement le bienfait de la gymnastique ne profite pas à tous les jeunes gens, et surtout pas à ceux qui en éprouvent le plus grand besoin. Je m'explique.

« Les exercices gymnastiques sont volontaires, ils exigent une certaine force physique, ils absorbent un temps assez considérable et présentent plus d'un danger. Or, quels sont les enfants qu'il importe avant tout de fortifier? Ce sont ces petits êtres chétifs, frileux, au teint pâle et décoloré, aux membres grêles et débiles, à l'intelligence précoce et ardente, chez lesquels les facultés de l'entendement semblent absorber toutes les forces de l'organisme. Mais ces jeunes gens abhorrent et fuient les exercices corporels; ils sont trop faibles pour s'y livrer, ils seraient surmenés et n'en retireraient que l'inconvénient de la fatigue excessive; d'autre part, leurs goûts les appellent vers les récréations moins violentes : ils préfèrent la conversation, la lecture; ils arrivent souvent à s'instruire même en s'amusant; enfin, comme ils ont le sentiment de leur fragilité, ils redoutent les efforts et les grands mouvements.

« La gymnastique est donc tout à fait insuffisante pour atteindre le but que nous poursuivons. Il faut un agent d'une application générale et facile, qui fortifie toutes les constitutions, mais surtout celles qui sont débiles et anémiées; dont l'usage puisse être pres-

(1) *Rapport au ministre de la guerre*. Bruxelles, 1864.

crit réglementairement, qui n'offre ni danger ni inconvénient, et dont l'efficacité ne puisse être contestée par personne.

« Cet agent, c'est l'eau froide administrée de façon à en obtenir les seuls effets stimulants; c'est la douche d'eau froide générale, en pluie et de courte durée.

« Sous l'influence de cette ablution quotidienne, on voit bientôt la peau s'animer, se colorer par l'essor remarquable de la circulation capillaire. Un sang vif et vermeil vient vivifier cette vaste surface où s'accomplissent des phénomènes si importants de la vie végétative. L'activité fonctionnelle de l'enveloppe cutanée et la régularisation de la circulation entraînent comme conséquences inévitables une assimilation plus complète, une meilleure nutrition; donc une digestion plus parfaite et une appétence plus prononcée.

« Il suffit d'une quinzaine de jours souvent pour voir cette métamorphose s'opérer, surtout chez les sujets pâles, passablement bien portants du reste, mais chez lesquels la peau, privée de stimulation convenable, se trouve dans un état d'inertie perpétuelle.

« Si l'on songe que les effets qui viennent d'être énumérés se répéteront chaque jour pendant les huit ou dix ans que dure l'éducation primaire et moyenne, on reste frappé de l'étendue du résultat final. »

Les pratiques hydrothérapiques devront être adaptées à l'âge et aux susceptibilités individuelles des enfants. Jusqu'à cinq à sept ans, on pratiquera surtout les lotions avec de l'eau tempérée, fraîche ou froide, suivant l'âge et la sensibilité des sujets. Chez quelques enfants débiles ou d'une susceptibilité nerveuse très grande, on fera précéder les ablutions fraîches (18° à 20°) de lotions à l'eau chaude (35° à 36°). Les enfants, du reste, arrivent bien vite à tolérer l'eau froide, et beaucoup se soumettent aux opérations hydrothérapiques avec un réel plaisir.

A partir de cinq, six, sept ans, on peut administrer la douche froide. Le meilleur procédé est assurément la douche mobile au jet brisé, sur les parties antérieure et postérieure du corps, terminée par le jet plein sur les membres inférieurs et les pieds; durée totale : quinze à vingt secondes. Chez les jeunes filles dont la menstruation a de la peine à s'établir, on pourra insister quelques secondes, avec une certaine pression, sur la région lombaire.

A défaut de douche en jet, on se servira de la douche en pluie verticale, qu'il est très facile d'installer à domicile, grâce à ces nombreux appareils que fabriquent maintenant tous les constructeurs. La douche verticale aura une durée de quinze à vingt secondes, pendant laquelle on tournera lentement sur soi-même en se frictionnant la poitrine avec les mains.

Il n'y a pas que les enfants qui bénéficient de l'hydrothérapie hygiénique. Tous les adultes faibles, à musculature peu développée, sensibles aux variations de température et contractant facilement des enrouements ou des bronchites, feront bien de s'habituer de bonne heure à l'eau froide. Chez ces sujets, les douches froides développeront la cage thoracique, rendront la respiration plus ample et les poumons plus résistants aux changements atmosphériques.

Nous citerons également les individus qui, par suite de leurs occupations professionnelles ou des exigences mondaines, vivent dans des conditions constantes de fatigue intellectuelle ou physique, les hommes d'affaires, les hommes de cabinet et d'étude, les femmes du monde lancées dans le tourbillon des veilles, des bals et des spectacles, toute cette classe enfin de sujets qui, pour peu qu'ils possèdent en eux un terrain névropathique héréditaire ou acquis, risqueraient bientôt de voir germer la névrose sous ses différentes formes, s'ils ne combattaient par des moyens appropriés les effets déprimants du surmenage intellectuel et physique auquel ils se livrent. « Cette génération, dit le professeur Landouzy, qui compte tant de jeunes hommes aux ardeurs défaillantes, aux volontés débiles, aux intelligences stériles, aux caractères tristes, inquiets et soupçonneux; tant de jeunes femmes toujours anxieuses, toujours remuantes, aux instabilités fonctionnelles constantes, jamais malades et toujours détraquées; tant de femmes impatientes, aux esprits instables, à l'humeur capricieuse, tour à tour charmantes et insupportables; aux *états d'âme* compliqués et hantés de casuistique, aux rires bruyants, aux larmes faciles, à la parole haute, précipitée, fatigante, intarissable, au langage inconséquent, décousu, hyperbolique; tant de femmes attristées, jamais satisfaites, plus amoureuses de réalisme que d'idéal, qui bientôt n'auront plus d'yeux que pour les impressionnistes, de goût que pour les symbolistes, de passion que pour certaines littératures et certaine musique qui, venues des pays du Nord, secouent leurs nerfs plus qu'elles n'éveillent et ne rassérènent leurs pensées; tant d'hommes névrosés, désœuvrés; tant de femmes ennuyées, incomprises, dévoyées; tant de découragés et de surmenés, comme si ne devenaient pas, dans la lutte pour la vie, vraiment découragés, déséquilibrés et surmenés ceux-là seuls qui sont décourageables, déséquilibrables et surmenables (1)? » A tous ces sujets l'hydro-

(1) LANDOUZY, *Leçon d'ouverture du cours de thérapeutique,* décembre 1893.

thérapie sous toutes ses formes (lotions, affusions, drap mouillé, douches) est indispensable, pour modérer l'excitation nerveuse, pour calmer la fatigue physique et cérébrale, et pour équilibrer l'innervation tout entière.

Chez les femmes, au moment de la ménopause, les pratiques hydrothérapiques faciliteront cette période critique, qui s'accompagne si fréquemment chez elles de phénomènes nerveux et circulatoires très pénibles (hystérie de la ménopause, ménorragies, etc.).

Les sujets qui, par leurs antécédents héréditaires, ont des prédispositions rhumatismales manifestes, ainsi que ceux qui ont de la tendance à l'obésité, feront bien de se soumettre de bonne heure à l'usage quotidien des douches froides ou des douches écossaises. Il faut bien savoir que la diathèse arthritique ne contre-indique pas l'emploi de la douche exclusivement froide, à la condition que celle-ci soit courte et percutante, et soit administrée dans de bonnes conditions de préaction et de réaction suffisantes. A ces procédés il sera bon de joindre de temps en temps, une ou deux fois par semaine, des sudations à l'étuve sèche ou humide suivies d'application froide. Les sujets prédisposés aux douleurs rhumatoïdes, qui ne pourraient, pour une raison ou pour une autre, faire usage de la douche, se trouveront bien des frictions au drap mouillé tordu; les affusions et même les lotions, par suite d'absence de percussion ou d'excitation de la peau, risqueraient d'amener chez eux une trop grande concentration du froid.

Chez les enfants et chez les adultes issus de parents goutteux, les soins de la peau, les bains, les lotions froides, les frictions devront être pratiqués d'une façon régulière. Les adultes associeront de temps à autre à ces pratiques l'usage des bains de vapeur ou des étuves sèches.

Les sudations à l'étuve, associées à l'eau froide, seront également un bon moyen à recommander aux individus dont la peau est très sensible aux influences extérieures, et chez lesquels le moindre refroidissement provoque des inflammations internes (angine, laryngite, bronchite, etc.), chez ceux dont le tégument cutané est le siège d'une transpiration exagérée qui, en se supprimant brusquement sous l'influence du plus léger courant d'air, produit souvent des accidents divers (rhumatismes, névralgies, myalgie, dermalgie, etc.). Chez tous ces sujets, les sudations, combinées à la douche froide, augmenteront la force de résistance de la peau. Mais on devra n'user de la diaphorèse qu'avec modération, sous peine de provoquer un affaiblissement de l'organisme et de diminuer la tonicité de l'enveloppe cutanée.

Enfin, les vieillards entraînés à l'eau froide ont tout intérêt à en continuer l'emploi aussi longtemps qu'ils le peuvent : c'est le meilleur moyen, pour eux, de conserver leur énergie musculaire et d'entretenir le fonctionnement plus ou moins parfait de tous leurs organes.

TABLE DES CHAPITRES

FIN DE LA TABLE DES CHAPITRES.

TABLE ALPHABÉTIQUE DES MATIÈRES

A

B

R

S

T

FIN DE LA TABLE ALPHABÉTIQUE DES MATIÈRES.

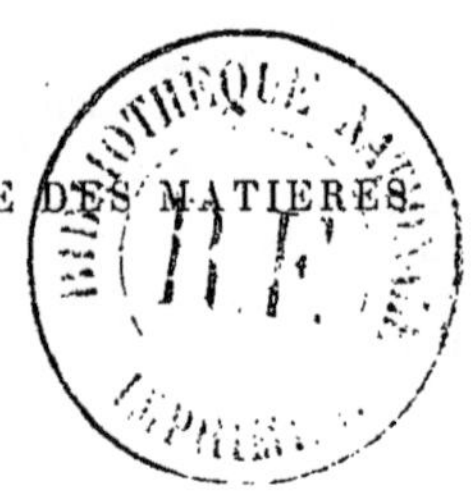

PARIS

TYPOGRAPHIE DE E. PLON, NOURRIT ET Cie

8, RUE GARANCIÈRE

www.ingramcontent.com/pod-product-compliance
Ingram Content Group UK Ltd.
Pitfield, Milton Keynes, MK11 3LW, UK
UKHW020149250726
13967UKWH00002B/951